药明康德经典译丛

基于结构的药物及其他生物活性分子设计：工具和策略

Structure-based Design of Drugs and Other Bioactive Molecules：Tools and Strategies

Arun K. Ghosh
Sandra Gemma 原著

药明康德新药开发有限公司 译

科学出版社

北 京

图字：01-2016-8741

内 容 简 介

本书是国际知名药物化学专家，美国普渡大学 Arun K. Ghosh 教授和意大利锡耶纳大学 Sandra Gemma 教授合著的《基于结构的药物和生物活性分子设计》的中译本。Ghosh 教授曾在美国默沙东公司从事基于结构的药物设计研究，他设计研发的抗艾滋病药物 Darunavir 已经 FDA 批准上市，为治疗艾滋病领域的重大研究成果。本书凝聚了作者及其所领导实验室的大量研究成果。在回顾了小分子药物研发的历史之后，作者阐述了基于结构药物设计的基本概念、工具和方法，以近年在欧美上市的经典药物为例，深入浅出地为读者介绍了其研发历程。本书内容丰富，除了介绍药物研发理念、工具，还借助生动的研发实例进行阐述，使得药物研发的精彩和艰辛跃然纸上，同时作者还附上了大量的参考文献以飨读者。

本书对大学高年级学生、研究生及从事药物研发科研人员、医药企业药物研发管理人员都有重要的参考价值。

图书在版编目(CIP)数据

基于结构的药物及其他生物活性分子设计：工具和策略 / （美）阿伦·戈什（Arun K. Ghosh），（美）桑德拉·吉玛（Sandra Gemma）著；药明康德新药开发有限公司译. —北京：科学出版社，2016.11
（药明康德经典译丛）
书名原文：Structure-based Design of Drugs and Other Bioactive Molecules：Tools and Strategies
ISBN 978-7-03-050948-2

Ⅰ．①基… Ⅱ．①阿… ②桑… ③药… Ⅲ．①药物-生物活性-分子结构-设计 Ⅳ．①R966

中国版本图书馆 CIP 数据核字（2016）第 281997 号

责任编辑：谭宏宇
责任印制：韩　芳 / 封面设计：殷　靓

科学出版社 出版
北京东黄城根北街 16 号
邮政编码：100717
http://www.sciencep.com

南京展望文化发展有限公司排版
广东虎彩云印刷有限公司印刷
科学出版社发行　各地新华书店经销

*

2017 年 1 月第　一　版　　开本：B5(720×1 000)
2024 年 9 月第十一次印刷　　印张：24 1/2
字数：421 000

定价：230.00 元
（如有印装质量问题，我社负责调换）

译者的话

现代药物科学的发展为人类的健康和幸福做出了巨大的贡献,药物可以减轻患者的痛苦,改善人们的生活质量,其意义不言而喻。药物的研究和开发,是一件耗时耗资、艰苦卓绝的"探险"活动,更是一件需要激情、毅力以及特殊技能和智慧的创造性活动。

中国创新药物的研发能力和水平与欧美发达国家还有较大的差距,真正意义上的原创新药还屈指可数,因此迫切需要培养一批熟悉创新药物研发全过程及各个环节的专业人才,提升中国创新药物研发整体水平。基于这个考虑,引进翻译一批介绍国外药物研发最新技术和理念的教材和专著,很有意义。由美国普渡大学 Arun K. Ghosh 教授和意大利锡耶纳大学 Sandra Gemma 教授合著的《基于结构的药物和生物活性分子设计》是一本近年出版的优秀专著。Ghosh 教授是一位世界知名的药物化学专家,他先在著名药企——默沙东从事新药研发工作,再回高校任教和从事科研工作,采用基于结构的药物设计和合理化药物设计方法研究 HIV 蛋白酶抑制剂和 BACE 抑制剂,发现了许多重要的药物临床化合物和先导物。由他的实验室设计合成的达芦那韦(Darunavir, TMC - 114,中文商品名:辈力,Prezista),于 2006 年 6 月经 FDA 批准上市,成为第一个治疗耐药性 HIV 感染患者的药物。本书亦是他们团队多年工作经验的分享以及对其他实验室研究工作的归纳总结,具有十分重要的学习参考价值。

《基于结构的药物及其他生物活性分子设计:工具和策略》一书共 20 个章节,分为两个部分。作者在第一章中以 1928~1980 年间小分子药物研发的历史开篇,紧接着引出 20 世纪 70 年代末逐渐兴起的基于结构的药物设计理念。从第 2~9 章,作者阐述了基于结构的药物设计的基本概念、工具、配体以及多样化的化合物骨架,并介绍了多种经典的蛋白酶抑制剂、蛋白酶体抑制剂、激酶抑制剂及 GPCR 相关药物的设计方法。第二部分从第 10 章开始,作者以近年来在欧美获批上市的相关药物为案例,深入浅出地为读者介绍了多款重磅药物的研发历程。

过去十五年来,药明康德新药开发有限公司(后称药明康德)为不断提高公司药物研发水平而持续追踪全球最新研究成果，同时也努力将国际先进知识和经验介绍给国内同行，以共同提升我国小分子药物研发的整体水平。至今已先后与华东理工大学出版社合作完成了具有很高学术水平的《有机化合物的波谱解析》及《新药合成艺术》的翻译和出版，与科学出版社合作完成了《有机合成切断法》《有机人名反应——机理及应用》《波谱数据表——有机化合物的结构解析》的翻译出版，本书是与科学出版社合作出版的第 4 本译作。药明康德一流的科研团队、优秀的专业知识背景为本书的翻译质量提供了保证，相信本书的出版能为国内高校、研究机构及医药研发企业从事药物研究的专业人士提供重要的参考。

药明康德于 2000 年 12 月成立，是全球领先的制药、生物技术以及医疗器械研发开放式能力和技术平台公司。药明康德的愿景是成为全球医药健康产业最高、最宽和最深的能力和技术平台，让天下没有难做的药，难治的病。药明康德国内新药研发服务部是药明康德为中国制药企业提供一体化新药研发服务的平台，立志帮助更多中国药企迈进“中国智造”的创新药物时代，经过近年来的实践，已经为中国本土制药企业的多款创新药物提供了一体化的新药研发方案和研发服务，包括药物设计、药物化学、药理学、药代动力学、ADME、毒理学研究、CMC 和临床前开发，以及新药临床申报等全部工作。

本书的翻译工作正是由药明康德国内新药研发服务部的科研团队完成。第 1~9 章分别由张丽博士、牟剑锋博士、余军博士、潘建峰博士、巴庚勇、王建非、刘世岚博士、雷茂义博士、陆剑宇博士、李小林、罗志博士、吴松亮完成；第 10~20 章分别由姚元山博士、石卫华、江志赶博士、黄勇、付志飞、熊剑、谢程博士、颜小兵博士、夏建华、袁之漆博士、韦昌青博士、周凯、赵乐乐博士完成。熊剑负责全书翻译的协调工作，王一恺博士、李鹏完成了译稿的修订工作。

在本书中文译稿完成之际，本书原作者 Arun K. Ghosh 教授和 Sandra Gemma 教授特意撰写了中文版序。药明康德计算机辅助药物设计实验室的龚珍博士、王非博士和张雪谨为本书有关计算机辅助药物设计的内容，特别是第 1、8、9 章的翻译提出了很多建设性意见，在此一并表示感谢。

黎健 博士

药明康德新药开发有限公司副总裁

陈曙辉 博士

药明康德新药开发有限公司科研总裁

2016 年 9 月

中文版序

  数百年来,药物和治疗方法都是从药用植物的提取物演变而来的。现代药物研发,作为一门高度跨领域的交叉学科,在 20 世纪后半叶登上了历史的舞台。在这个时代,合成化学、分子生物学、技术领域以及基于结构的分子设计所取得的进步,使药物化学和药物研发的过程产生了革命性的变化。由此,许多重要的首创药物被成功发现并获 FDA 批准上市,这让全世界患者的生活质量得到了非常显著的提高。对于许多类型的疾病,包括心脏病、癌症、艾滋病、肝炎、高血压、糖尿病、抑郁症及多种其他疾病,现代医药都极大地改善了患者的预期寿命和存活率。尽管已取得了重大进步,当代药物研究依然面临着诸多的障碍和挑战,在很多仍缺乏有效疗法的危重疾病领域,创新药物的研发进展也并不尽如人意。

  在现代药物的研发工作中,基于结构的分子设计已成为临床前药物开发最有效地策略之一。在现代基因组学发展推动下,潜在药物靶点的数目以指数方式增加,这为基于结构的分子设计和新药研发带来了巨大的机会。为了充分利用新靶点和结构的信息,深入了解酶的功能、理解分子设计的基本原则、并明确基于结构设计药物活性分子时可能面临的障碍,都是至关重要的。尽管该领域非常重要,目前并没有书籍着重于系统地介绍基于结构的药物研发。针对活性先导化合物的设计、构效关系的研究以及临床前药物的开发,本书为研发人员提供了合适的工具和知识。具体而言,本书概述了基于结构药物设计的发展历程、成功案例的原理分析以及实施合理的设计方法所需的主要技术。

  我们很高兴本书可以被翻译为中文版,中华文明见证了传统医学辉煌的历史,并为其做出了卓越的贡献;在现代生物医药和转化医学研究方面,中国也留下了浓墨重彩的一笔。我们真诚地希望,在本书的帮助下,新一代中国学生以及对药物研发感兴趣的科学家们,能够掌握基于结构药物设计的基本知识、原理、工具和策略。也希望,基于结构的药物设计这一令人兴奋的新兴领域,能够激发大家对药物化学的兴趣,进而促进新型治疗药物的创新性设计及开发。

Arun K. Ghosh
Sandra Gemma

作者序

随着我们对蛋白结构和功能的认识越来越深入,越来越多的新技术应运而生,并被率先应用于药物设计和开发。这种基于结构的设计策略对新药研发的影响重大而深远,应用此策略发现和开发出很多新药相继获得美国食品和药物管理局(FDA)批准,而且其中大部分是首创新药。分子生物学技术的重大进步也促使我们对新的疾病相关的酶靶标的结构有了更深入地了解。同时 X 射线单晶衍射技术的进步,使我们能够创建一个重要的蛋白结构信息数据库,从而更好地理解酶-配体之间的相互作用机制。20 世纪 80 年代以来,计算机分析技术的发展提高了基于结构设计开发新药的能力,在新药开发中起到非常重要的作用。现在,基于结构的设计已经成为药物设计和研发工作中最具创新性和最具活力的领域之一。

多年来,Ghosh 实验室在基于结构设计的领域积累了丰富的经验。基于结构设计开发全新概念的抗 HIV-1 蛋白酶抑制剂用于治疗 HIV/AIDS 就是 Ghosh 实验室在该领域的一个很好的例子,成功上市的达芦那韦(darunavir)成为第一个获得 FDA 批准用于耐药性 HIV/AIDS 治疗的新药。基于结构设计开发治疗阿尔茨海默病的 β-分泌酶 1(BACE1)抑制剂也是源于 Ghosh 实验室,他们设计合成了第一个基于底物过渡态的抑制剂,并且第一个解析了抑制剂和 BACE1 结合的 X 射线晶体结构,继而设计和开发出具有临床潜力的高效和高选择性的抑制剂。此外,Ghosh 实验室还设计了冠状病毒 3CLpro 和 PLpro 蛋白酶抑制剂,可能用于 SARS/Mers 的治疗;以及甲基转移酶抑制剂,可能用于登革热的治疗。本书详细介绍了 Ghosh 实验室在这些疾病领域中基于结构设计方面所获得的经验以及应用实例。

基于结构的设计策略对许多获批的治疗药物和临床前以及临床候选药物的开发都有突出贡献,学术界和工业界对这些实践事例也做过大量报道。这些实践工作同时也推动了相关的辅助工具、设计策略和理念的进步。这些工作中基于结构设计的大部分内容已经被吸收进普渡大学(Purdue University)药物开发和设计基础课程的教学讲义中。在科研和教学活动中,更凸显了编写本书的迫切需求。三十几年来，尽管有许多优秀的报告讲述了关于基于结构的新药设计和开发过程，但始终缺少一本书，能够系统性地讲述关于该领域的发展历史、基本原则和相关应用等内容。本书正是以此为目的而撰写的，本书内容包括基于结构的药物设计发展史的综述，一些基本原则的解析以及用于确定许多重要生物分子结构的最新的 X 射线衍射技术和方法的介绍。通过阅读本书读者将更直观地理解药物与其生物靶标在分子水平是如何相互作用的以及如何通过优化药物-靶标的相互作用以提高药物的亲和力及获得理想的理化性质和类药性。此外，读者还将获知影响成药性的其他因素是如何优化的，如 *in vivo* 药效、理化参数和药代动力学参数，通过优化这些因素从而将先导化合物转换成为临床药物分子。

第 1 章回顾了新药研发的历史进程，包括最初通过偶然发现到通过天然产物筛选，再到如今的基于结构设计发现新药的演变过程。

第 2～7 章概述了酶抑制剂设计的一般原则，涵盖了天冬氨酸蛋白酶、丝氨酸蛋白酶、半胱氨酸蛋白酶、金属蛋白酶、苏氨酸蛋白酶和蛋白激酶。这些章节重点讲解了蛋白-配体间的关键相互作用，以及配体、化合物架构和药物模板的演变以辅助先导抑制剂药物分子的设计和优化。此外，这些章节还包括选择的配体的合成，药物模板的合成和基于结构设计中经常用到的电子等排体的合成。

第 8 章综述了获得生物学相关的蛋白和 G-蛋白偶联受体（GPCR）等高分辨蛋白结构信息的最新研究进展，特别是 X 射线单晶衍射的方法和其在先导化合物开发中的应用。

第 9 章讲述了基于结构设计在 GPCR 新配体设计领域的最新动态，开启了 GPCR 领域一个激动人心的新研究方向。

第 10～20 章介绍了大量的新药，它们都是通过基于结构设计方案开发并获得 FDA 批准上市的新药。这些章节着重介绍了各类药物相关的作用机制，从结构角度深入地分析了蛋白-配体间的相互作用，结构设计以及如何优化配体结构加强其和蛋白的相互结合作用。第 10 章介绍了第一个 ACE 抑制剂——卡托普利的设计历程，标志着基于结构设计的新药研发的开始。第 11～19 章介绍了一些酶的抑制剂的设计及研发过程。比如 HIV-1 蛋白酶抑制剂，沙奎那韦、茚地那韦和达芦那韦（第 11 章）；激酶抑制剂药物伊马替尼、尼洛替尼和达沙替尼（第 12 章）；用于治疗 HCV 的 NS3/4 丝氨酸蛋白酶抑制剂药物波普瑞韦和替拉瑞韦（第 13 章）；用于治疗复发性多发性骨髓瘤的蛋白酶体抑制剂药物硼替佐米和卡非佐米（第 14 章）；直接凝血酶抑制剂达比加群酯（第 15 章）；反转录酶抑制剂依曲韦林和利匹韦林（第 16 章）；肾素抑制剂阿利吉仑（第 17 章）；用于治疗流感的神经氨酸酶抑制剂扎那米韦和奥司他韦(第 18 章);以及用于治疗青光眼的碳酸酐酶抑制剂多佐胺(第 19 章)。第 20 章概述了目前尚处于临床和临床前阶段的用于治疗阿尔茨海默病的 β-分泌酶抑制剂的研发过程。

总的来说,本书将大大提高读者对于基于结构设计的新药研发的理解,更了解它的潜质、基本原则、可能性和局限性。我们相信本书将成为一本优秀的教材,适用于对药物分子设计和人类医学发展有兴趣的新入行的药物化学家、生物学家、生物化学家和药理学家。基于结构的设计方法在当今的药物设计和开发过程中起到非常重要的作用,而且在 21 世纪的新药设计和药物化学发展中将继续发挥突出作用。我们希望本书能够对那些致力于药物研发和基于结构设计相关领域的研究者提供帮助。

我们衷心感谢(美国)国家卫生研究院(NIH)为我们的研究项目提供资金支持。

我们与 Frank Weinreich 博士、Lesley Belfit 博士以及 Wiley-VCH 编辑团队的合作非常愉快。衷心感谢他们对此项目的帮助和支持。感谢 Hiroaki Mitsuya 博士、Jordan Tang 博士和 Irene Weber 博士一直以来卓有成效的合作。还要感谢普渡大学的同事们,感谢 Venkateswararao Kalapala 博士、Navanth Gavande 博士、Heather Osswald 女士、Anindya Sarkar 先生、Kelsey Cantwell 女士和 Anthony Tomaine 先生,感谢他们在校对和审核工作中提供莫大的帮助。特别要表达对 Jody Ghosh 的感激之情,感谢她的帮助和支持,也感谢 JoAnna Hadley 夫人,感谢她在稿件的筹备和组织过程中给予的帮助。最后,感谢我们的家人,感谢他们的爱、支持和鼓舞。

Arun K. Ghosh
普渡大学
Sandra Gemma
普渡大学 & 锡耶纳大学

目　录

第1章
从传统药物到现代药物：
基于结构药物设计的历史回顾

1.1 引言

  今天的药物设计和发现过程需要跨学科的高度协作和共同努力[1-3]。20世纪后期分子生物学、合成化学和药理学的进步，以及X射线晶体学和计算方法的技术突破给药物化学实践领域带来了巨大的变化。基于酶靶标的三维结构进行药物设计研究已经成为当今分子设计策略的标志。这种基于结构设计的方法已经彻底改变了药物化学实践过程和临床前药物研发过程。美国食品药品监督管理局(FDA)批准的许多药物都是由基于结构设计策略演化而来的。到2012年，多达35个最新获批的药物源于基于结构的设计。后基因组时代推进了基于结构设计新药的进步并且为该策略应用于新疗法的药物开发提供了巨大的保障。目前人类基因组测序结果表明有20 000～25 000个人类蛋白编码基因，每个基因可以为一种蛋白质编码，这些蛋白负责实现人体内所有的细胞功能。同时这些蛋白也可以参与病理过程，因而为基于结构的新药设计提供了独特的机遇和挑战。这里有必要简短回顾一下20世纪上半叶新药研发事业是如何形成并丰富起来的，在这个过程中，开创性的发现和新技术的出现都对药物研发产生重大影响，而且这些新发现和新技术对当今的药物研发和药物化学的发展留下了重要的印记，之前的一些评论已为我们提供了一些见解和启示[4,5]。

1.2 1928～1980年期间的药物研发

  药物化学的历史起源于那些依赖偶然发现和临床观察发现的新药。有趣的是我们需要肯定不期而遇和偶然性在科学发现中的重要作用。但是偶然发现不仅仅是幸运，而是在寻找具有重大意义和价值的研究过程中伴随一点运气和巧合。正如 Pasteur 所说，"幸运总是眷顾有准备的人"。如果没有投入创造性的思索和细致的分析，仅仅是意外发生不会带来各种意外发现。青霉素的发现就是一个著名的偶然发现带来意外惊喜的故事[6,7]。1928 年的夏天，Alexander Fleming 要离开实验室去度假。他在实验台上留下一个金黄色葡萄球菌（*Staphylococcus aureus*）培养皿。一个月后他回来的时候发现培养皿被一块蓝绿色的真菌污染了导致发生溶菌现象。Fleming 随后证实这种真菌，也就是特异青霉菌（*Penicillium notatum*），生成了一个活性成分，被他称为青霉素。青霉素的发现真的是特别幸运，因为落在 Fleming 的培养皿中的青霉菌不是一般的青霉菌。如果只是普通的青霉菌，就不会生成足够浓度的青霉素也就不能引起细菌溶解。

青霉素的发现不仅仅是幸运，在它被用做抗生素之前，还做了大量的后续研究。青霉素发现的十几年后，在 20 世纪 40 年代，Howard Florey 和 Ernest Chain 带领他们的牛津团队揭示了青霉素的治疗作用。在这期间，发酵工艺的发展才使得青霉素能够有效地用于人类细菌感染的治疗（图 1.1）。能够杀菌的青霉素迅速替代了在此之前一直用于治疗某些细菌感染的抑菌的磺胺类药物。

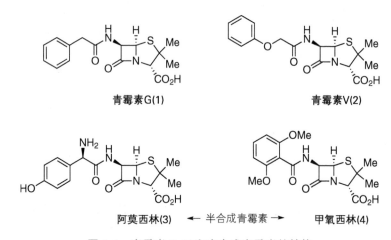

青霉素G(1)　　青霉素V(2)

阿莫西林(3)　← 半合成青霉素 →　甲氧西林(4)

图 1.1　青霉素 G、V 和半合成青霉素的结构

抑菌的磺胺类药物也有一个关于偶然发现和直觉洞察的有趣故事[8]。染料工业的蓬勃发展推动和促使化工制造业开发更多新的染料。德国化学家在使用偶氮染料的时候发现某些染料优先黏附和染色细菌菌落。这是不是可以作为对抗细菌的方法呢？1935 年，德国生物化学家 Gerhard Domagk 在合成化学家们的协助下，合成了上百种染料并检测了它们的生物活性，通过反复试验最后发现

百浪多息(prontosil rubrum)具有强大的抗菌活性(图 1.2)。后续研究发现这个化合物的活性基团为 4-氨基苯磺酰胺。在 p-苯胺和磺酰胺基团都引入取代基后得到新的磺酰苯胺衍生物，具有广谱抑菌活性，并且改善了药代动力学性质，降低了毒副反应。但是由于青霉素和其他一些抗生素的发现和临床应用，所以新的磺酰苯胺衍生物的合成变得不是那么重要了。

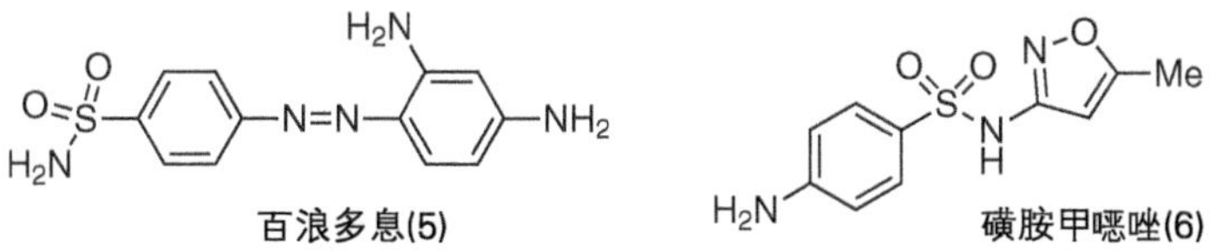

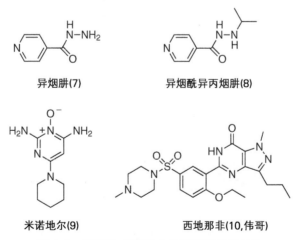

图 1.2　百浪多息及其衍生物的结构

但是磺胺类衍生物的研究并没有停滞。针对其副反应的深入研究拓展了这类药物的临床应用，并且衍生出了大量新的化合物。临床观察发现磺胺类药物能够引起低血糖，随后的研究旨在强化这种副反应而不是它的抑菌活性。这样就出现了用于治疗糖尿病的口服降糖药物。1940 年，Mann 和 Keilin 发现了磺胺类药物对碳酸酐酶的抑制活性。这个关键的发现为呋塞米类药物的后续发展铺平了道路[9]。

抗抑郁药物异烟酰异丙烟肼(iproniazid)也是因为临床上观察到的"副反应"开发而来的[10]。异烟肼(isoniazid)(图 1.3)和它的异丙基取代的衍生物异烟酰异丙烟肼最初开发用作抗结核药物。然而，与异烟肼相比，患者服用异烟酰异丙烟肼后表现出情绪提升的现象。随后的研究阐明异丙烟肼具有抗抑郁活性主要是因为抑制了中枢系统活性酶单氨基氧化酶(MAO)的活性。异烟

图 1.3　异烟肼、米诺地尔和西地那非的结构

酰异丙烟肼于 1958 年获批用于抑郁症的治疗。此外还有许多近期因临床发现而开发的新药的例子。比如，西地那非(sildenafil)也就是伟哥(viagra)，用于治疗勃起功能障碍的药物，其实最初开发是用作心绞痛的治疗[11,12]。米诺地尔(minoxidil)[13,14]本来是开发用作治疗高血压的药物，后来被批准用于脱发的治疗。

　　偶然发现在利眠宁(librium)的开发过程中也起了重要的作用，但是这种偶然发现并不是简单的意外发生[15,16]。Leo Sternbach 博士是 Hoffmann - La Roche 新泽西实验室开发新镇静剂项目的主要研究人员。他决定重新研究苯并庚氧二嗪类化合物，这一系列化合物是他 20 年前研究新染料时合成的，但是这些化合物的生物活性还不明确。他的研究团队合成得到了 40 个新的衍生物并且确认了它们是一系列含有六元环结构的化合物，如化合物(**11**)和(**12**)(图1.4)而不是最初所想的含七元环结构的化合物(**13**)和(**14**)。药理试验结果显示这些化合物都没有活性。他们关于镇静剂的项目已经接近尾声，在清理实验室的时候发现有两个早期的结晶状衍生物还没有做过活性检测。于是他们决定把这两个化合物也送去做生物测试。其中一个化合物是从喹唑啉衍生物(**15**)和甲胺反应制得的，这个化合物表现出高效的镇静和催眠作用，而且效果优于苯巴比妥。接下来的结构研究确定它是一个苯二氮䓬类衍生物氯氮䓬化合物(**17**，图1.5)也就是利眠宁。这是由于最初的苯并六元杂环化合物发生重排生成一个苯并七元杂环化合物(**17**)。这一发现还引领后续开发出大量苯二氮䓬类化合物，其中包括地西泮(diazepam)(**18**，安定)。

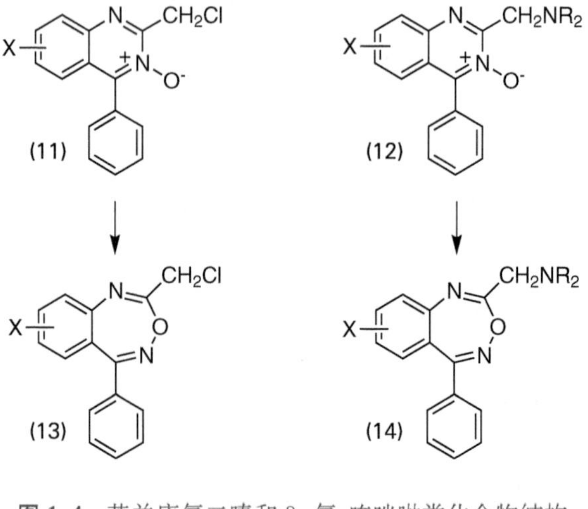

图 1.4　苯并庚氧二嗪和 3-氧-喹唑啉类化合物结构

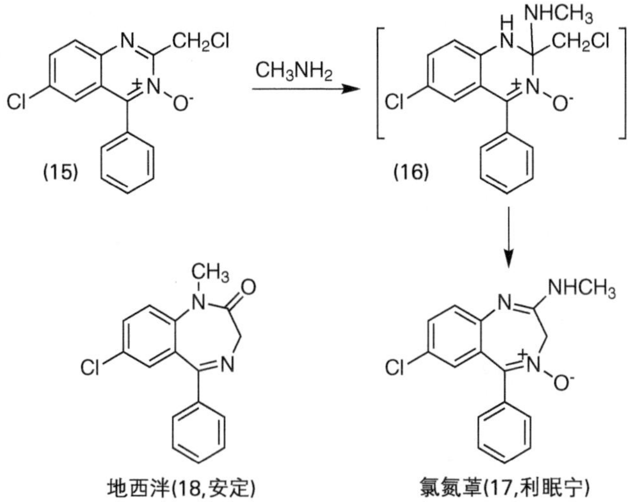

图 1.5 苯二氮䓬类衍生物：利眠宁和安定的结构

很久以来，天然产物都作为众多新药开发的重要来源。天然产物的活性筛选结果也证实这是一种很有效地途径。1970 年代发现的抗癌药物紫杉醇（taxol）就源于美国国家癌症研究所 1960 年启动的一个项目，该项目包含对各种天然产物的提取物进行活性筛选[17]。其中一个提取物在小鼠模型中表现出抗癌活性，并且对大部分肿瘤都有效。此后不久，就从红豆杉中分离得到了活性化合物，它的化学结构（**19**，图 1.6）在 1972 年被完全确定[18]。喜树碱（camptothecin）（**20**）是另一个通过天然产物筛选得到的重要的抗癌药物，它从喜树（*Camptotheca acuminata*）中分离得到[19]，大量的喜树碱衍生物也已获批用于癌症化疗。

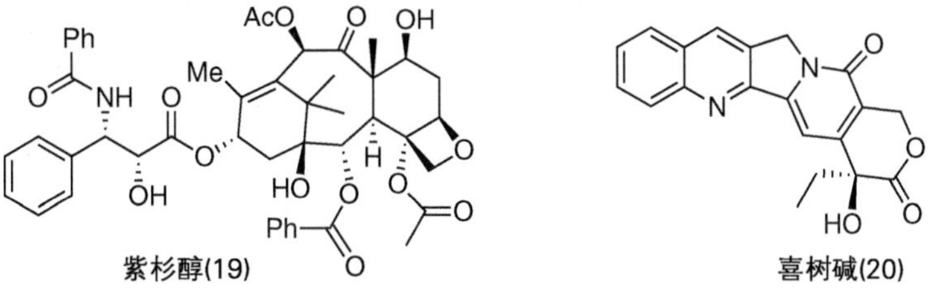

图 1.6 紫杉醇和喜树碱的结构

抗疟药青蒿素（**21**，图 1.7）[20]也是通过大规模筛选得到的。1950 年代严重的疟疾爆发后，耐药性疟疾菌株的传播给治疗带来了巨大的难度。中国开展了一个国家项目旨在发现、分离和鉴定天然产物成分作为潜在的抗疟先导药物。植物化学家屠呦呦和她的同事们发现，中草药青蒿（*Artemisia annua*）的提取物在小鼠模型中能有效地抗击疟疾。随后，倍半萜烯内酯青蒿素被鉴定为活性成分，其半合成的衍生物，如青蒿素甲醚(**22**)被用于对多种药物产生耐药性的疟疾的治疗。

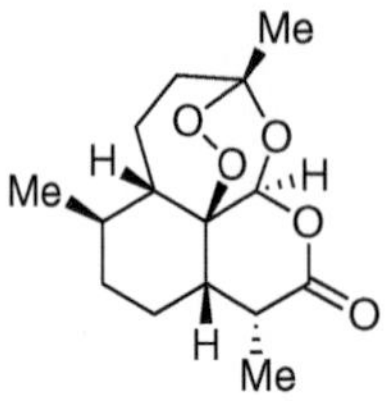

青蒿素(21) 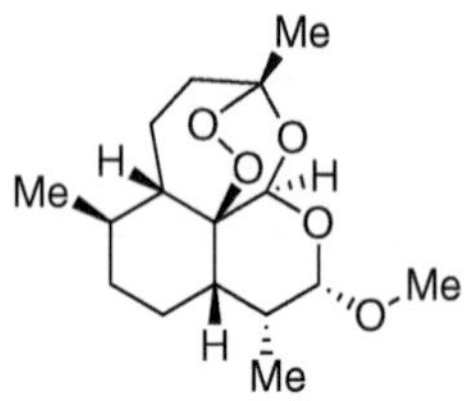　　　　　　　　　青蒿素甲醚(22)

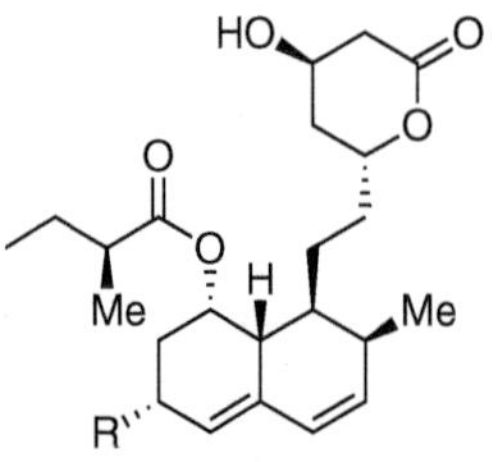

美伐他汀(R=H,23)
洛伐他汀(R=Me,24)　　　　　辛伐他汀(25)

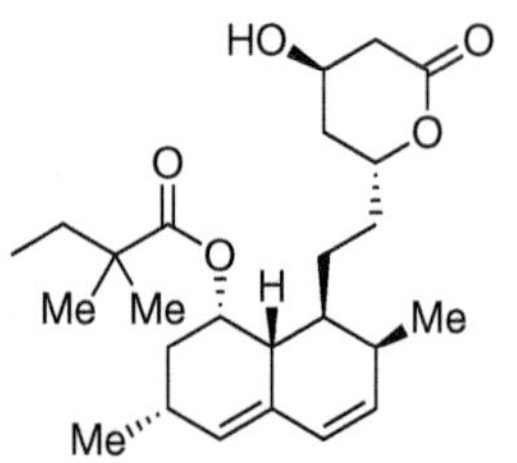

图 **1.7**　青蒿素、洛伐他汀及其衍生物的结构

在 20 世纪 70 年代，其他一些重要的天然产品也被引入作为新药。天然产物美伐他汀(compactin)和洛伐他汀(mevinolin)就是分别从橘青霉(*Penicillium citrinum*)和土曲霉(*Aspergillus terreus*)中分离得到的。这两种天然产物都对 HMG - CoA 还原酶显示了很高的抑制活性，HMG - CoA 还原酶主要参与肝脏内的胆固醇的生物合成。洛伐他汀(lovastatin)及其衍生物辛伐他汀(zocor)通过抑制 HMG - CoA 还原酶降低胆固醇水平，因此被用于动脉粥样硬化的治疗[21,22]。

1.3　基于结构的药物设计的起源

20 世纪 70 年代末，基于理论假设的药物设计逐渐发展成为新药发现和开发的一种策略。随着对药物靶标蛋白的三维结构的认识和靶标与先导化合物或天然配体间相互作用位点的了解，基于靶标-配体相互作用的分子设计策略开始初现雏形。这个策略实践之初，X 射线晶体结构信息非常有限，因此会参考相关酶的 X 射线晶体结构数据用做靶向酶建模。分子生物学理论和技术的进步大大提高了基于结构设计策略的可行性。20 世纪 80 年代，蛋白表达、纯化和蛋白晶体学的快速发展提供了疾病相关蛋白靶标的详细结构信息。同时化学合成的发展也很及时。新型的有效的试剂、保护基、催化转化以及多步化学合成策略为基于结构设计提供了巨大创新性的潜能。基于结构进行药物设计革命性地改变了药物化学研究策略，同时也改变了新的药物分子的筛选和优化的方法。

基于结构的设计策略，需要先得到靶蛋白的结合位点的形状和电子特性的信息。还要测定并解析蛋白和配体复合物的单晶结构以获得蛋白活性位点上分子间相互作用的信息。这种分子水平的解析常常会为分子设计提供配体的活性构象[23,24]。从这一关键信息开始，基于结构设计策略就可以在保持或者优化先导化合物类药性质的同时对配体蛋白相互作用加以优化，从而改善活性、亲和力和选择性。

最早应用酶-抑制剂相互作用的结构信息辅助药物设计的例子可以追溯到心血管紧张素转化酶（ACE）抑制剂卡托普利的开发[25]。尽管那时 ACE 的 X 射线晶体结构信息还是未知的，但是与其结构相似的酶羧肽酶 A 的结构是已知的。羧肽酶 A 和 ACE 有许多相同的特征，包括在蛋白酶活性位点都存在一个锌离子。基于此蛋白结构信息和许多从蛇毒中分离得到的肽类 ACE 先导抑制剂的结构信息，百时美施贵宝（BMS）的研究人员模拟了 ACE 的活性位点并通过推理设计得到卡托普利，卡托普利是第一个获得 FDA 批准的 ACE 抑制剂，于1981 年上市用于高血压的治疗。

ACE 抑制剂在临床上取得的成功也极大引发了研发人员开发肾素抑制剂药物的兴趣。肾素是一个天冬氨酸蛋白酶[26]，负责调节血压，通过抑制肾素治疗高血压被认为是一个非常可靠的临床药物开发策略。据推测，一个成功的肾素抑制剂会比 ACE 抑制剂的副反应更少，因为肾素具有专一的选择性，只作用于单一底物。肾素抑制剂开发的关键在于弄清楚底物的解离机制和内源性肽的结合位点的特征[27-29]。肾素的 X 射线晶体结构也是未知的，但是通过借鉴相关天冬氨酸蛋白酶，比如华根霉（Rhizopus chinensis）羧基蛋白酶，内源性维生素B1 胃蛋白酶（endothiapepsin）和其他天冬氨酸蛋白酶的 X 射线晶体结构，建立了肾素的结构模型。此外，肽抑制剂的 X 射线晶体结构的研究也为分子间的相互作用提供了详细信息。在这些信息基础上，模拟血管紧张素的 N 端部分，并根据过渡态模拟的概念，修饰了 N 端易断裂的肽键开发出了基于底物的抑制剂。后续在早期肾素抑制剂的基础上进行结构优化，成功地改善了抑制剂的类药性，最终在 2007 年开发得到阿利吉伦（aliskiren），也是第一个获得 FDA 批准的肾素抑制剂,用于高血压的治疗[30,31]。

20 世纪 80 年代末,用于治疗艾滋病毒感染和艾滋病治疗的 HIV 蛋白酶抑制的成功开发揭示了基于结构的设计策略的强大潜能。发现 HIV 蛋白酶在病毒生命周期中的重要作用,以及抑制病毒的 HIV-1 蛋白酶会产生非传染性病毒粒子,这些结论给通过抑制 HIV 蛋白酶来治疗艾滋病带来了希望,也给研究人员带来紧迫感[32,33]。在肾素抑制剂的设计过程所获得的相关知识和经验,以及项目早期得到的 HIV-1 蛋白酶 X 射线晶体结构使得基于结构设计的能力加速发展[34]。这十年来,数以百计的 X 射线晶体结构包括 HIV 蛋白酶,抑制剂结合的 HIV-1 蛋白酶和突变的蛋白酶的晶体结构被用做辅助设计全新概念的抑制剂。在此背景下,涌现出大量的辅助工具和概念用于全新抑制剂的设计和耐药性问题的解决[35,36]。沙奎那韦(saquinavir)是第一个 HIV-1 蛋白酶抑制剂,于 1996 年获得 FDA 批准上市。基于结构的药物研发策略在许多其他疾病领域也在迅速扩大应用范围。如表 1.1 所示,到 2012 年,基于结构的方法贡献了 34 个获批新药用于高血压、HIV/AIDS、各种癌症以及人类其他许多疾病的治疗。

表 1.1　通过基于结构设计策略开发得到的新药

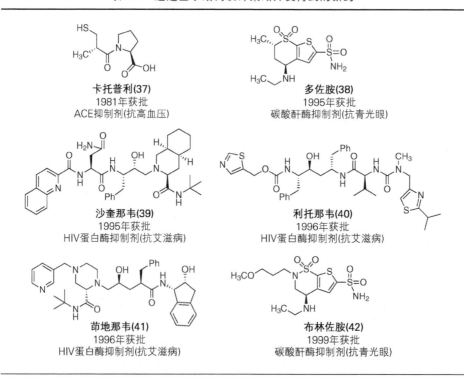

卡托普利(37)
1981年获批
ACE抑制剂(抗高血压)

多佐胺(38)
1995年获批
碳酸酐酶抑制剂(抗青光眼)

沙奎那韦(39)
1995年获批
HIV蛋白酶抑制剂(抗艾滋病)

利托那韦(40)
1996年获批
HIV蛋白酶抑制剂(抗艾滋病)

茚地那韦(41)
1996年获批
HIV蛋白酶抑制剂(抗艾滋病)

布林佐胺(42)
1999年获批
碳酸酐酶抑制剂(抗青光眼)

续　表

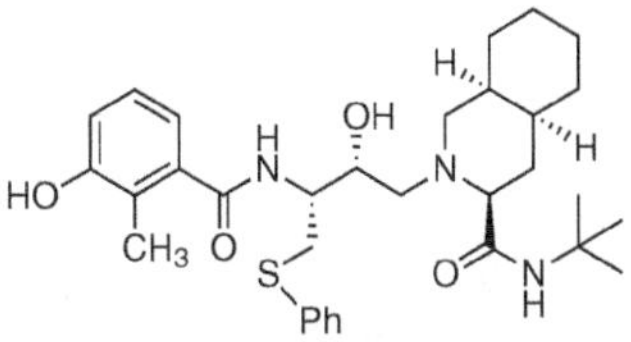

奈非那韦(43)
1999年获批
HIV蛋白酶抑制剂(抗艾滋病)

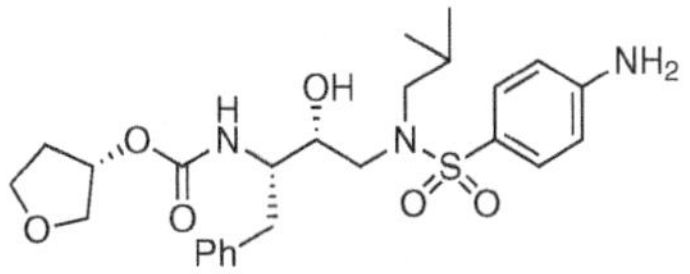

氨普那韦(44)
1999年获批
HIV蛋白酶抑制剂(抗艾滋病)

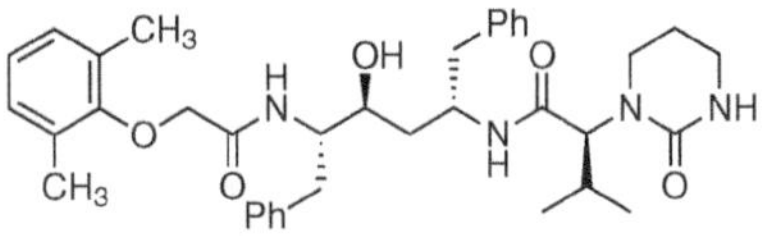

洛匹那韦(45)
1999年获批
HIV蛋白酶抑制剂(抗艾滋病)

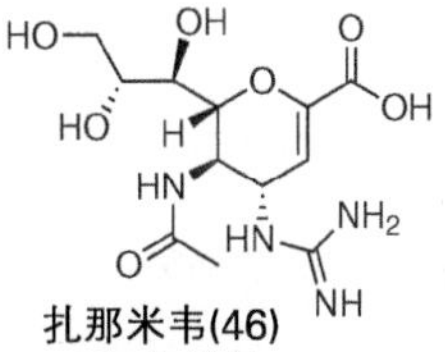

扎那米韦(46)
1999年获批
神经氨酸酶抑制剂(抗流感)

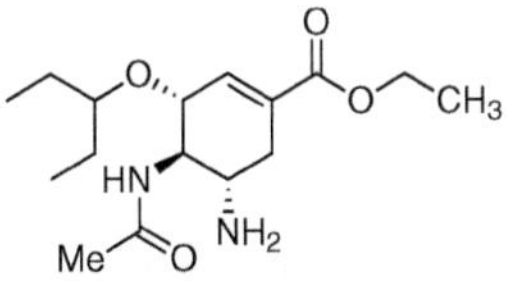

奥司他韦(47)
1999年获批
神经氨酸酶抑制剂(抗流感)

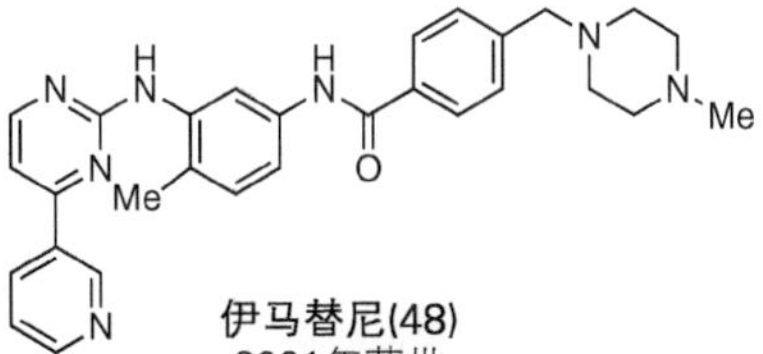

伊马替尼(48)
2001年获批
慢性髓细胞白血病

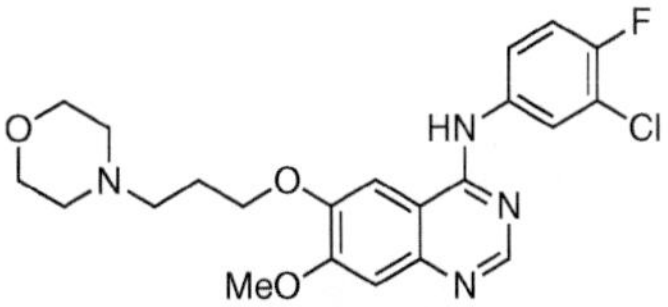

吉非替尼(49)
2003年获批
EGFR抑制剂(抗癌)

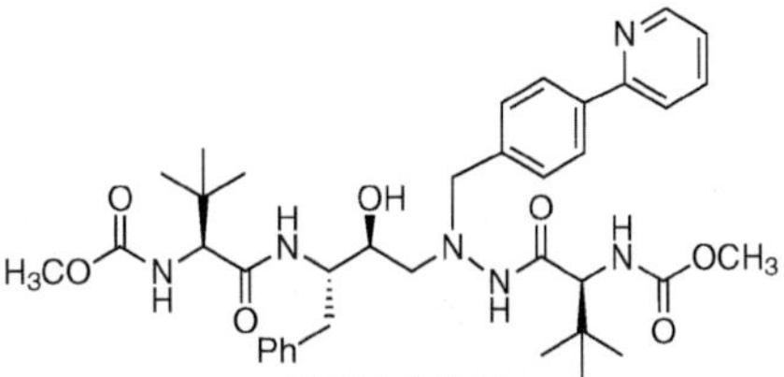

阿扎那韦(50)
2003年获批
HIV蛋白酶抑制剂(抗艾滋病)

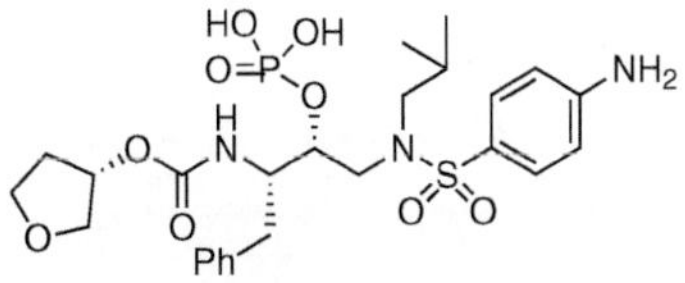

呋山那韦(51)
2003年获批
HIV蛋白酶抑制剂(抗艾滋病)

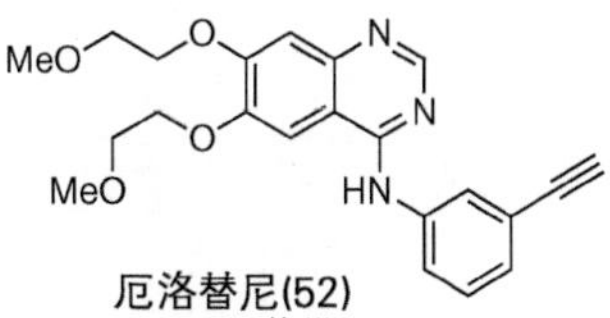

厄洛替尼(52)
2004年获批
EGFR抑制剂(抗癌)

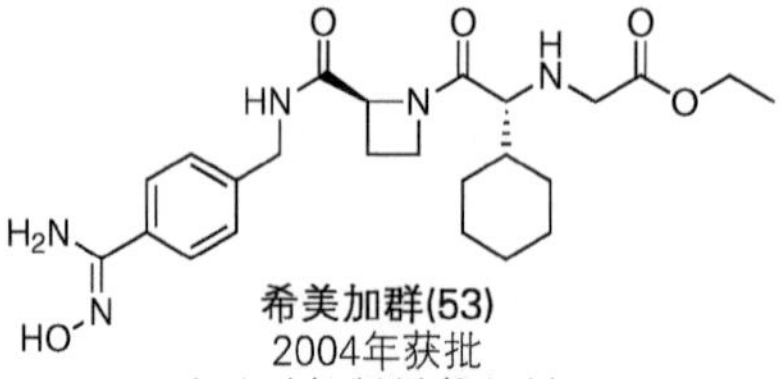

希美加群(53)
2004年获批
凝血酶抑制剂(抗凝剂)

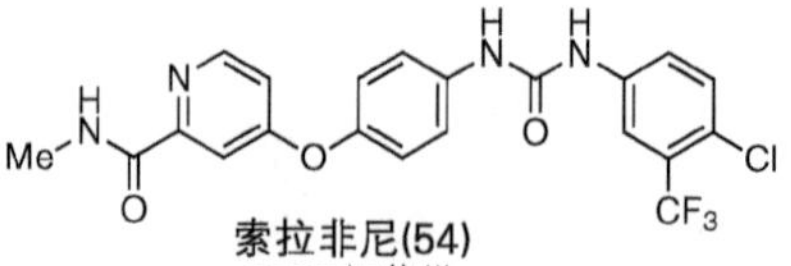

索拉非尼(54)
2005年获批
VEGFR抑制剂(抗癌)

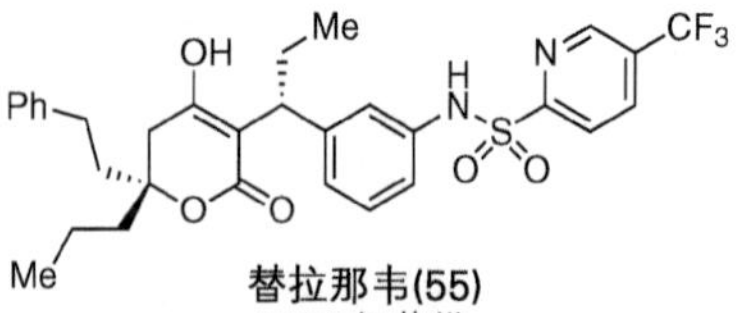

替拉那韦(55)
2005年获批
HIV蛋白酶抑制剂(抗艾滋病)

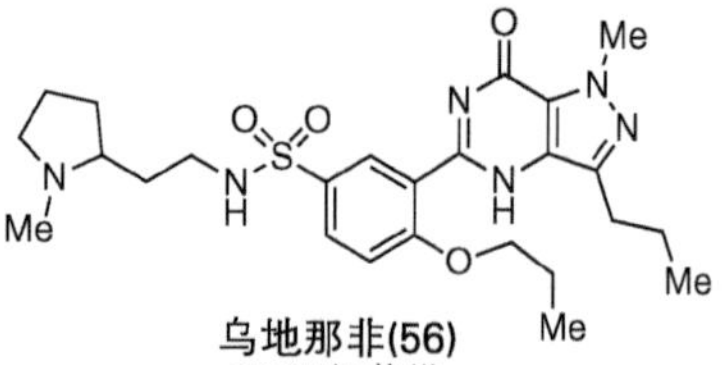

乌地那非(56)
2005年获批
PDE-5抑制剂(勃起功能障碍)

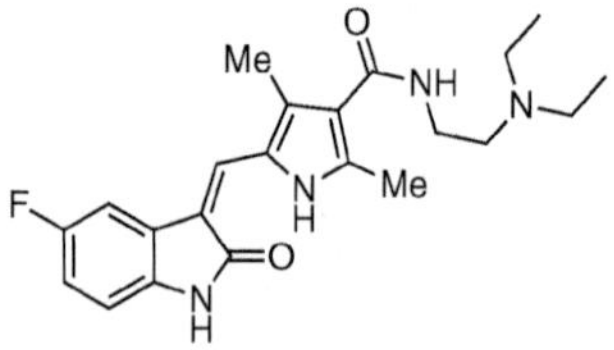

舒尼替尼(57)
2006年获批
多激酶抑制剂(抗癌)

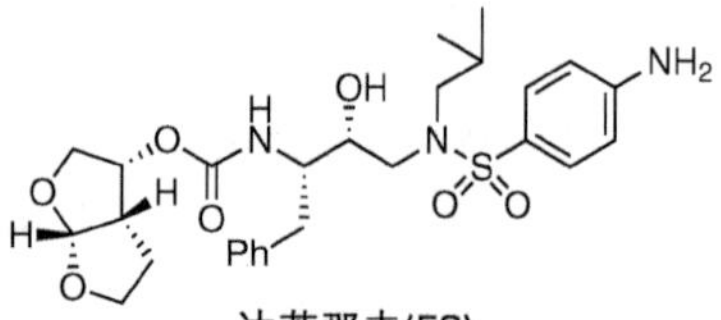

达芦那韦(58)
2006年获批
HIV蛋白酶抑制剂(抗艾滋病)

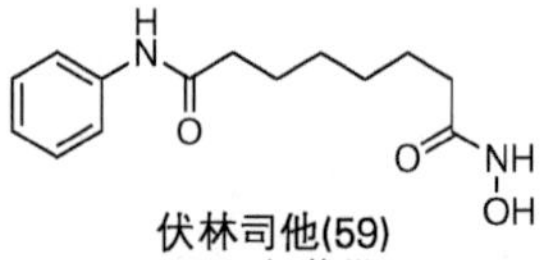

伏林司他(59)
2006年获批
组蛋白去乙酰基酶抑制剂(抗癌)

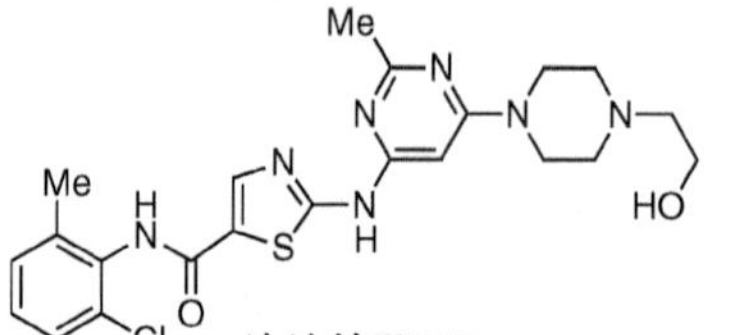

达沙替尼(60)
2006年获批
酪氨酸激酶抑制剂(抗白血病)

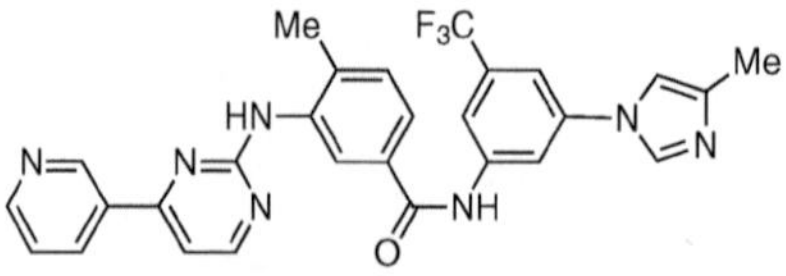

尼洛替尼(61)
2006年获批
BCR-ABL激酶抑制剂(抗白血病)

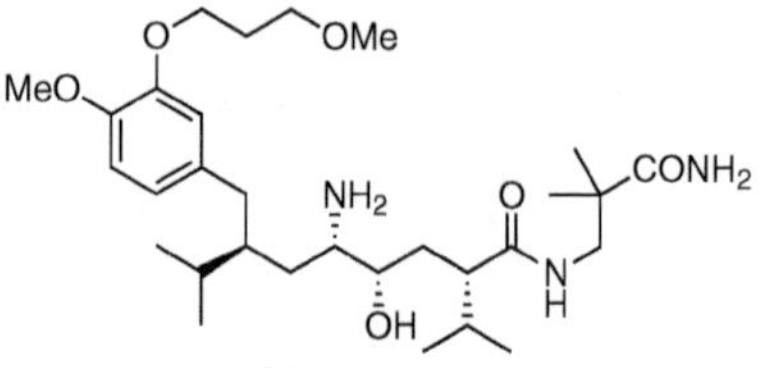

阿利吉仑(62)
2007年获批
肾素抑制剂(抗高血压)

续　表

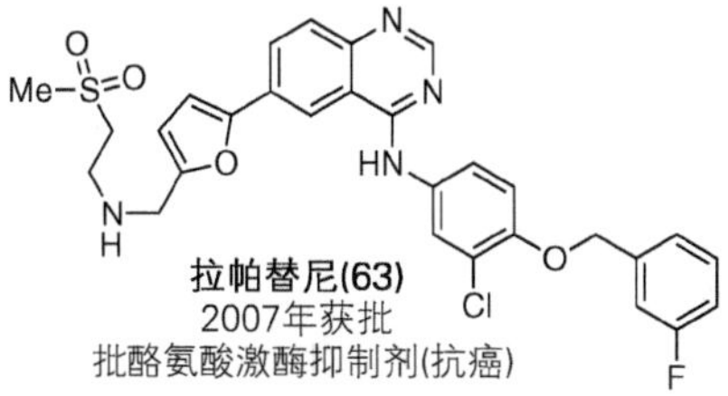

拉帕替尼(63)
2007年获批
批酪氨酸激酶抑制剂(抗癌)

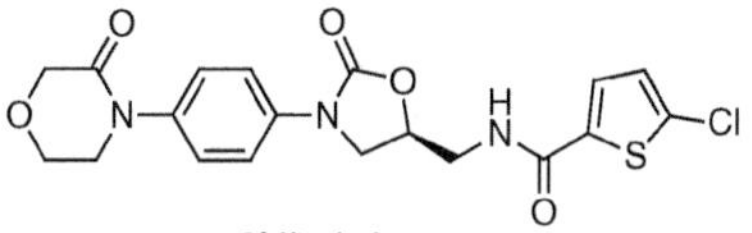

利伐沙班(64)
2008年获批
Xa因子抑制剂(抗凝血)

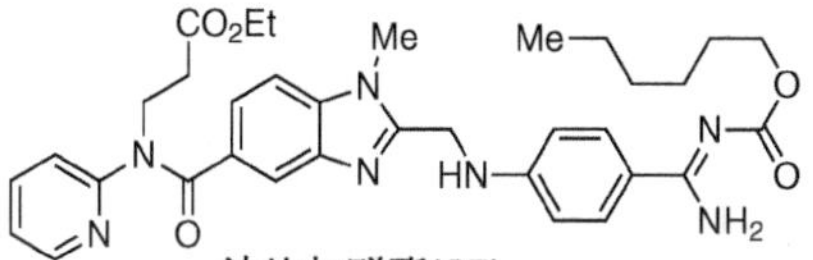

达比加群酯(65)
2008年获批
凝血酶抑制剂(抗凝血)

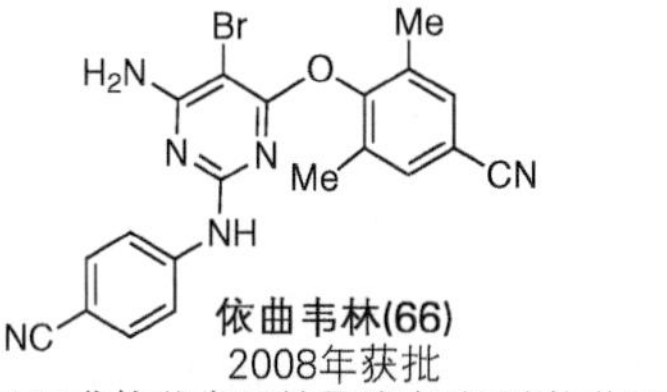

依曲韦林(66)
2008年获批
NNRT(非核苷类反转录酶)抑制剂(抗艾滋病)

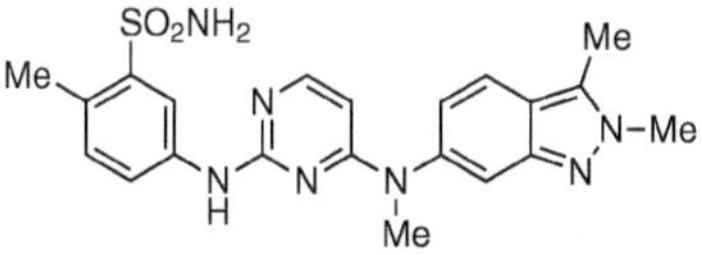

帕唑帕尼(67)
2009年获批
多激酶抑制剂(抗癌)

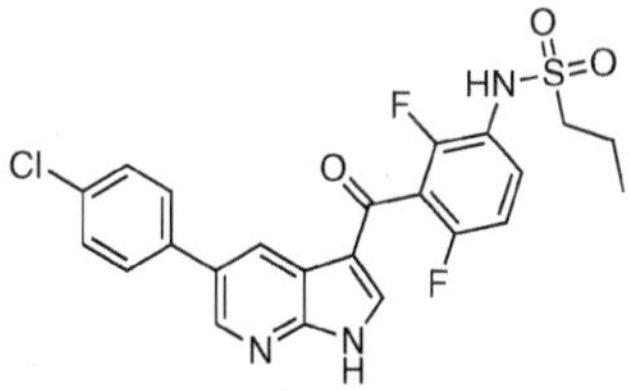

维罗非尼(68)
2011年获批
B-Raf 激酶抑制剂(抗癌)

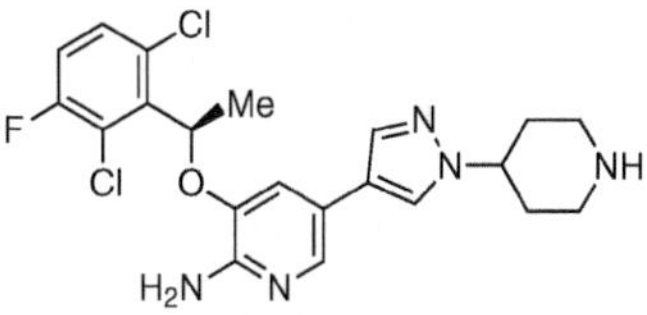

克唑替尼(69)
2011年获批
c-MET and ALK 抑制剂(抗癌)

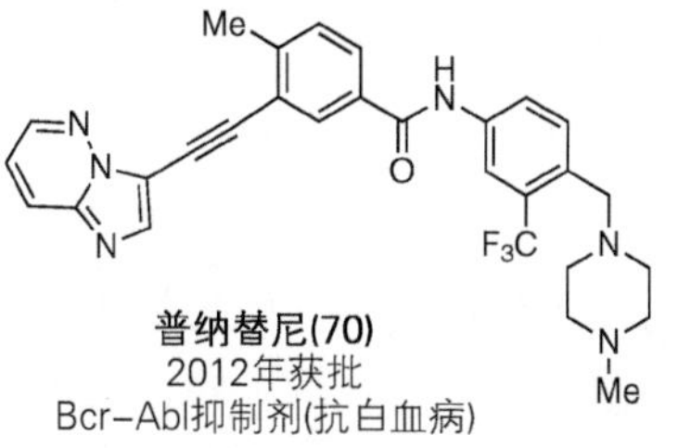

普纳替尼(70)
2012年获批
Bcr-Abl抑制剂(抗白血病)

　　基于结构的药物设计策略也广泛用于设计和开发蛋白激酶抑制剂，这些激酶抑制剂被用于各种癌症的治疗[71-73]。伊马替尼(imatinib)是第一个专门靶向 Bcr-Abl 融合蛋白的抗癌药物，该蛋白参与慢性髓细胞白血病的发病机制。伊马替尼和 Abl 激酶复合物的详细的结构研究为伊马替尼的耐药性提供了很多分子层面的认知。伊马替尼的先导化合物是通过高通量筛选(HTS)发现的，先导化合物优化以后提高了活性、选择性和药代动力学参数，因而得到现在的伊马替尼。该项目中的结构研究也为其他激酶抑制剂的开发铺平道路。自蛋白激酶被认为是抗肿瘤重要的药物靶标以来,许多研究项目致力于获取各种蛋白激酶的结构信息和结合位点信息。X 射线晶体学对理解各种不同类型抑制剂结合模式是极为重要的。这种分子水平的认知又被广泛应用于基于结构设计各种不同激酶抑制剂类药物的研发。

实际上,对基于结构设计的全部潜能还有待进一步认识。基于结构设计 G-蛋白偶联受体(GPCRs)配体的研究一直在稳步发展[74-77]。X 射线晶体学的最新技术大大提高了新的 GPCRs 的结构解析速度。大量配体结合 GPCRs 的高分辨 X 射线晶体结构为更好地理解两者的结合方式和蛋白受体激活过程提供了非常有用的信息,这些信息对设计激动剂或拮抗剂来说都至关重要。最近的研究旨在将这些结构信息有效地用于基于结构的设计策略,从而获得全新的、有效地和具有选择性的 GPCRs 配体。基于结构设计 GPCRs 的新配体已经成为药物研究中一个振奋人心的新领域。

1.4 结论

在药物设计领域,偶然发现和天然产物筛选可能还会继续起到重要的作用,但是基于结构的设计策略对药物研发过程所产生的重要影响力也是显而易见的。到 2012 年,基于这个策略已有 34 个药物获得 FDA 批准上市,足以证实这个方法是成功的。此外,还有大量的应用此方法开发出来的药物正在临床试验阶段。毋庸置疑,基于结构设计策略的成功主要是依赖于对疾病相关酶靶标及其酶家族结构的认识和解析。药物研发在 HIV-1 蛋白酶、蛋白激酶、NS3/4 *丝氨酸蛋白酶*以及 β-分泌蛋白酶等研究领域均获得了显著的成功,也因此推动了基于结构设计策略在其他药物研发领域的应用。随着技术的日益进步和人类对疾病机制以及蛋白结构等知识的不断增长,基于结构的设计策略在药物研发领域将会得到更广泛的应用。

在后基因组时代,大量全新的重要药物靶点涌现出来,因而基于结构的设计策略将会为新药研发提供新的机遇。G 蛋白偶联受体的高分辨结构信息在该领域药物研发中的贡献有目共睹。基于结构的设计也得益于先导化合物的快速发现和验证策略。基于片段的筛选方法提供了早期小分子先导化合物和靶标蛋白结合作用的结构信息。同时,随着计算机基础设施,数据组合,分析工具的不断改进,虚拟筛选也日渐成熟。由于传统的高通量筛选(HTS)方法通常昂贵而且费时,同时受限于化合物库不够多样化等因素,虚拟筛选方法可以作为传统高通量筛选的有益补充。

  尽管基于结构的设计策略显示了它的成功之处，但值得指出的是药物化学在先导化合物优化和药物设计过程仍起到重要的推动作用。正是经验丰富的药物化学家的智慧和创造力推动了未来的新药研发。人们对分子和结构生物学的认识在不断提高，这些新的认知将会揭示令人兴奋的新的药物靶点。然而，对于创新分子的设计和合成来说，化学合成对今后新疗法的发展仍然起到至关重要的作用。基于结构的设计策略还有巨大的潜力有待实践，毫无疑问这些策略将会在 21 世纪剩余时间里继续对新药研究发挥重要作用。

（张丽 译）

参 考 文 献

第一部分

基于结构药物设计的基本概念、工具、配体以及多样化的化合物骨架

第 2 章
天冬氨酸蛋白酶抑制剂的设计

2.1 引言

过去的二十多年里,基于结构的设计在许多关键首创药物的发现和开发中的成功应用,改变了药物化学领域的面貌。在药物化学的许多领域,基于结构的设计也导致了许多药物发现和开发中新概念和新工具的产生。各种复杂的技术及 X 射线单晶衍射技术的发展,特别是高强度同步源的 X 射线的出现,可以提供许多蛋白质-配体复合物的高分辨率 X 射线晶体结构[1]。因此,技术的发展可以让我们从分子作用层面考察配体和靶点的相互作用,从而指导早期先导化合物的结构优化。这些三维相互作用的一手资料,以及生物活性结果,很多时候可以协助药物化学家决定下一步分子设计和结构优化工作。一般而言,药物发现过程中,需要进行分子修饰,以提高结合活性和选择性或者改善理化参数和药代动力学特性。相对于传统的药物化学策略,基于结构的设计可以大大减少分子迭代,因此,基于结构的设计方法可大大降低成本,加快临床候选药物的发现过程。如图 2.1 所示,β-分泌蛋白与抑制剂 OM99-2 的 X 射线晶体结构在 2000 年被解析出来[2],这种初始的蛋白质-配体 X 射线晶体结构可以提供关键的分子作用信息和重要的药物设计模板,从而为设计强效、选择性抑制剂打下了坚实的基础[3]。如高活性的小分子抑制剂 GRL-8234(**1**)及高 β-分泌蛋白选择性抑制剂 GRL-1439(**2**)均可以用于阿尔茨海默病的潜在治疗[4,5]。随后,通过基于结构设计的方法,得到了许多不同类型的抑制剂,其中包括可以穿越血-脑屏障,降低脑中 β 样淀粉蛋白的临床实验化合物[6-9]。

在创新性方面,基于结构的设计提供了难得的机遇,而这对于知识产权非常重要。有机合成知识对于基于结构的设计过程是极其重要的。成功的分子设计还需要判断选择哪些分子进行合成,并对众多可能的合成路线进行可行性分析。

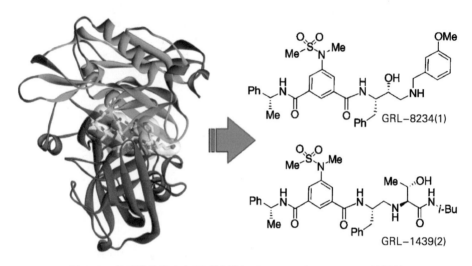

图 2.1 基于结构的 BACE 抑制剂 GRL 8234 和 GRL 1439 的设计

很多时候，分子修饰策略只适用于某种特定的情况，而对于另一个药物化学项目可能并不适用。然而对于解决药物设计和开发中的问题，分子设计的基本原理却具有很好的普适性。在本章中，我们将重点介绍各种设计理念及成功用于基于结构设计的药物及临床化合物的各种配体、骨架及生物电子等排体，并介绍其实用的合成方法。

2.2 天冬氨酸蛋白酶类肽抑制剂的设计

对于天冬氨酸蛋白酶抑制剂的设计，可以采用非水解性的二肽等排体进行可水解酰胺键的置换[10,11]。这种二肽等排体通常是可模拟蛋白水解四面体过渡态的结构类似物（图 2.2）。Pauling 首次提出了处于过渡态的酶和底物的相互作用最强的假说，因此，通过模拟过渡状态将得到活性非常高的竞争性抑制剂[12]。多年来，研究者们开发了很多等排体，用于众多高活性和选择性的天冬氨酸蛋白酶抑制剂的设计[13]。其基本设计理念是利用非水解性的二肽等排体进行 P_1-P_1' 位可水解酰胺键的置换。基本的二肽等排体包括 statine（**7**，图 2.3）、羟基亚甲基（**8**）、还原酰胺（**9**）、羟乙胺（**11**）、羟乙基磺酰胺（**12**）和次亚膦酸（**13**）等。在结构设计中，成功引入这些结构骨架通常可以提高亲和力、活性、代谢稳定性和口服吸收性质[14]。

通过引入这些基本的核心骨架进行抑制剂的设计已成为药物发现和开发的

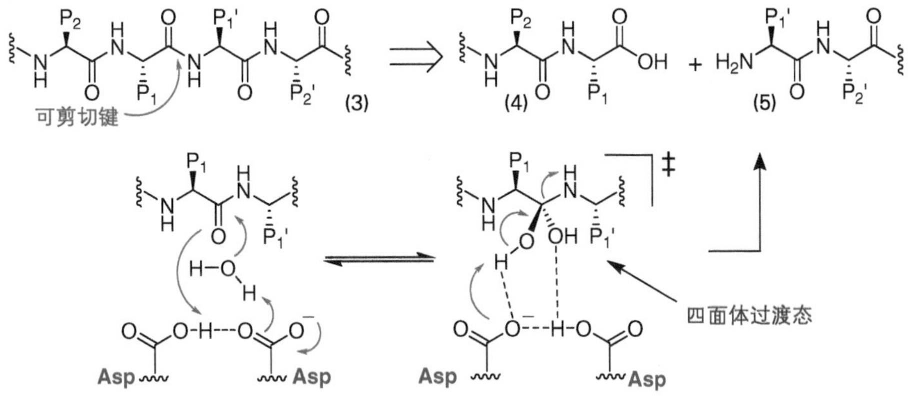

图 2.2　天冬氨酸蛋白酶催化水解多肽的机制

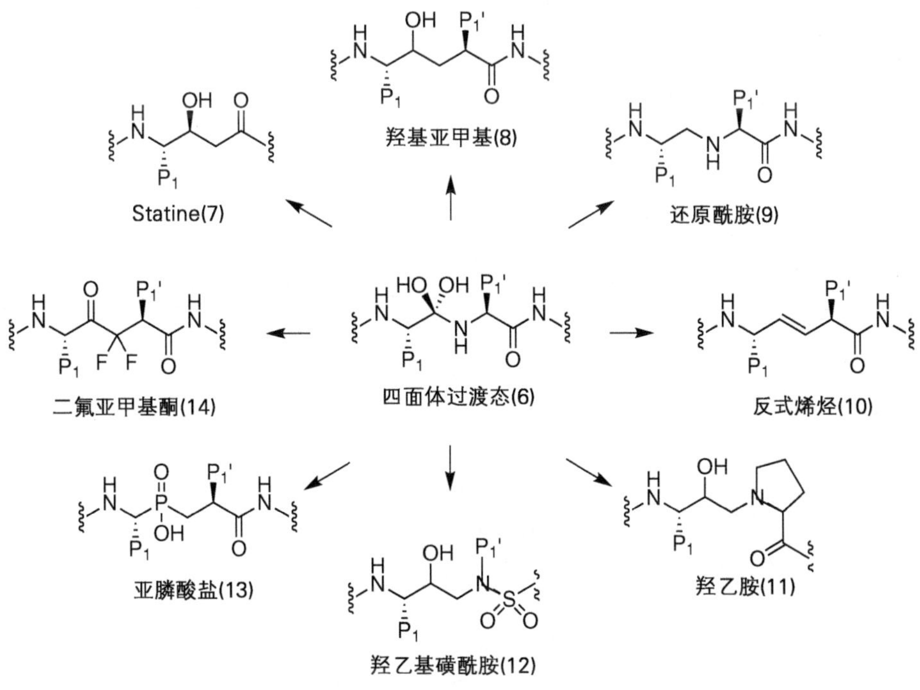

图 2.3　天冬氨酸蛋白酶抑制剂的设计中常见的二肽等排体

重要策略。许多 FDA 批准的蛋白酶抑制剂类药物都包含二肽等排体,特别是羟基亚甲基和羟乙胺等排体,被广泛地用于设计高活性和选择性蛋白酶抑制剂,比如用于治疗高血压的肾素抑制剂、治疗艾滋病的 HIV-1 蛋白酶抑制剂、可能用于治疗阿尔茨海默病的 β-分泌蛋白抑制剂及可能用于治疗疟疾的门冬氨酰蛋白酶(plasmepsins)抑制剂[15]。这些基本的核心单元本身并没有任何显著的抑制作用,然而针对具体的 S_2 和 S_2' 亚基,引入合适的 P_2 和 P_2' 配体,通常能够得到对于靶酶有更好活性和选择性的抑制剂。由于二肽等排体是通过模拟底物肽键水解的过渡态而进行设计的,因此对于 P_1 和 P_1' 替代基团的选择必须基于 S_1 和 S_1' 亚基的特异性[16,17]。

2.3 基于 statine 的抑制剂设计

1976 年,Tang 及同事正式命名了 Statine[18]。Statine(**16**)是一种非天然氨基酸,结构为 3-羟基-4-氨基-6-甲基庚酸。Umezawa 等从不同种类的放线菌培养滤液中,发现了抑肽素,并从中首次观察到了这种非天然的氨基酸结构[19]。抑肽素(**15**)是一种 5 肽化合物,其中包含 2 个 statine 单元,它是一种强效的肾素及其他天冬氨酸蛋白酶抑制剂[20]。Tang 及同事表明,statine 是抑肽素具有天冬氨酸蛋白酶抑制活性的主要结构元素[18],它模拟了肽键水解的四面体过渡态。此外,statine 在具有细胞毒性的缩肽类化合物中也很常见[21,22]。与典型的 2 肽相比,statine 少一个碳单元,是一个缺少 P_1 侧链的羟基亚甲基等排体。如图 2.4 所示,在进行竞争性的猪胃蛋白酶抑制剂的设计伊始,即通过引入 statine 骨架而得到(**17**)和(**18**)两个小分子多肽[21]。通过在底物中引入 statine 片段,也得到了猪肾素的强效抑制剂[23]。至此,各种 statine 衍生物被广泛用于天冬氨酸蛋白酶抑制剂的设计中,如肾素、HIV-蛋白酶、β-分泌蛋白及组织蛋白酶 D(Cathepsin D)等[24-26]。

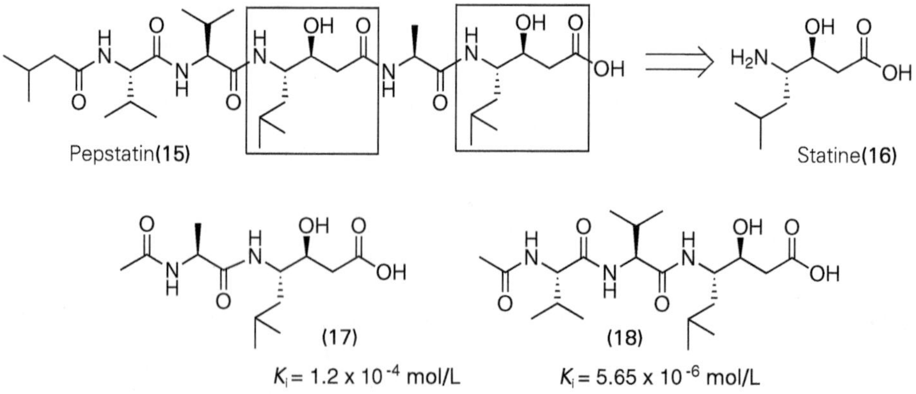

图 2.4 抑肽素的结构及早期 statine 类似物

自从抑肽素被发现以来,statine 本身已在肾素、门冬氨酰蛋白酶 II 和组织蛋白酶 D 酶抑制剂的设计中得到了应用[24,27,28]。Statine 衍生的肾素抑制剂 L-363564(Boc-His-Pro-Phe-His-Sta-Leu-Phe-NH$_2$)与从真菌 *Endothia parasitica* 中得到的天冬氨酸蛋白酶复合物的 X 射线晶体结构已经被解析[29]。如图 2.5 所示,X 射线晶体结构表明,statine 中的羟基与活性位点具有催化活性的 Asp32 和 Asp215 的羧基形成非常强的氢键作用(苯丙氨酸侧链并没有在 X 射线晶体结构中显示),该晶体结构提供了在抑制剂设计中引入 statine 骨架的有力证据。Statine 是独特的,因为从真正意义上讲,他们并不是二肽类似物。然而结构研究表明,Statine 尽管缺乏 P$_1$′侧链,其仍然占据在 P$_1$ 至 P$_1$′的位置[29]。一种可能的解释是其他残基,如抑制剂的 P$_2$′侧链,可以部分占据到 S$_1$′亚单位,从而弥补 P$_1$′侧链的缺乏。因此,Statine 作为二肽类似物被用于其衍生的抑制剂的设计。

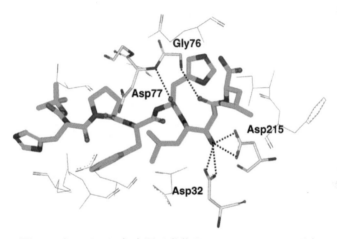

图 2.5　L-363564 与来源于真菌 *Endothia parasitica* 天冬氨酸蛋白酶复合物的 X 射线晶体结构

许多文献报道了 Statine 及其衍生物的合成[30-40]。Maibaum 和 Rich 报道了从叔丁氧羰基保护的氨基酸合成 Statine 的实用方法[34]。如图 2.6 所示,N-Boc 保护的氨基酸(**19**)与羰基二咪唑进行反应,得到活化的酸酐与丙二酸二乙酯的烯醇镁盐(**20**)反应,所得到的 γ-氨基-β-酮酯(**21**)可被不同的还原剂还原,得到可以分离的非对应的 Statine 衍生物(**22**)和(**23**)。3-羟基-4-氨基-5-环己基戊酸(ACHPA)(**24**),一种含有环己基侧链的 Statine 衍生物,正是采用以上方法进行合成的[41],该片段被广泛地用于肾素抑制剂的合成。事实上,与其他侧链相比,引入 ACHPA 片段可以使活性提高 50 倍[24,42]。

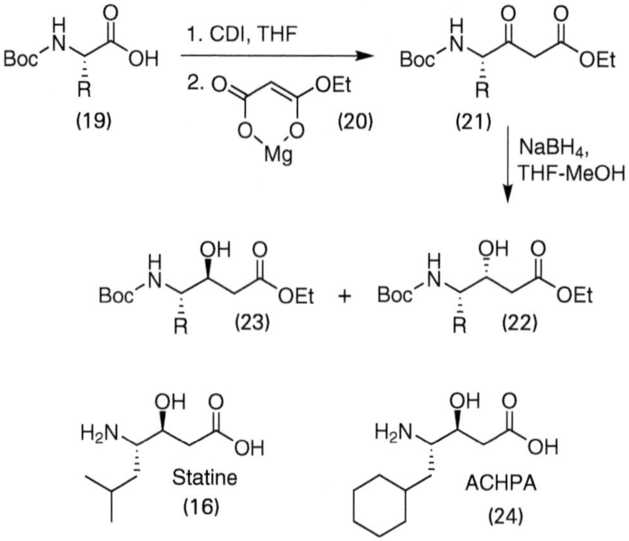

图 2.6 合成 Statine 及其衍生物实用方法

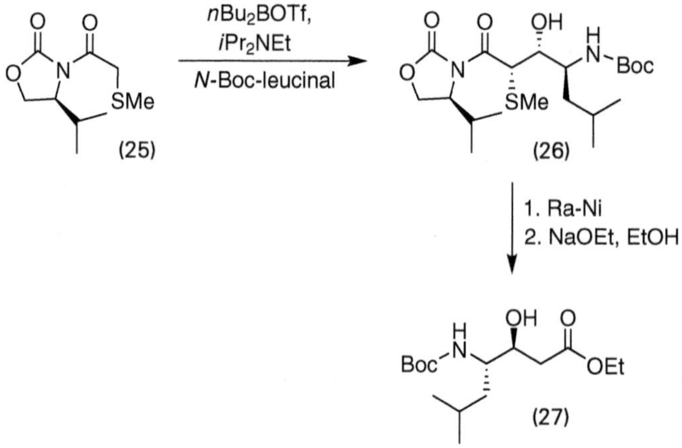

图 2.7 高非对映选择性地合成 Statine

Woo 等报道了采用 Evans 羟醛缩合反应为关键步骤，高非对映选择性地合成 Statine 的方法（图 2.7）[43,44]。该合成路线中硫甲基乙酰基噁唑烷酮化合物（**25**）制备的烯醇硼醚和 Boc 保护的亮氨酸醛反应，以＞99％的 de 值得到羟醛缩合的产物（**26**）。通过雷尼镍还原，脱除 Aldol 缩合产物中的甲硫基，在乙醇钠/乙醇的条件下脱除 Evans 辅基，从而方便地得到 Statine 乙酯化合物（**27**）。

Kwon 和 Ko 报道了基于 syn-氨基醇化合物不对称合成 Statine 衍生物的

方法[45]。如图 2.8 所示，虽然该合成路线比较冗长，但通过使用不同的格式试剂，此方法可以合成含有非天然氨基酸侧链的 Statine 衍生物。该方法关键步骤为 CuBr 催化下，格式试剂对 N‐叔丁氧羰基‐氮杂环丙烷化合物(**30**)进行开环，从而得到化合物(**31**)。光学纯的 N‐Boc‐氮杂环丙烷化合物(**30**)可以由化合物(**29**)方便地制备，而化合物(**29**)可以按照之前报道的方法，从光学纯的酒石酸二异丙酯(**28**)进行制备[46]。

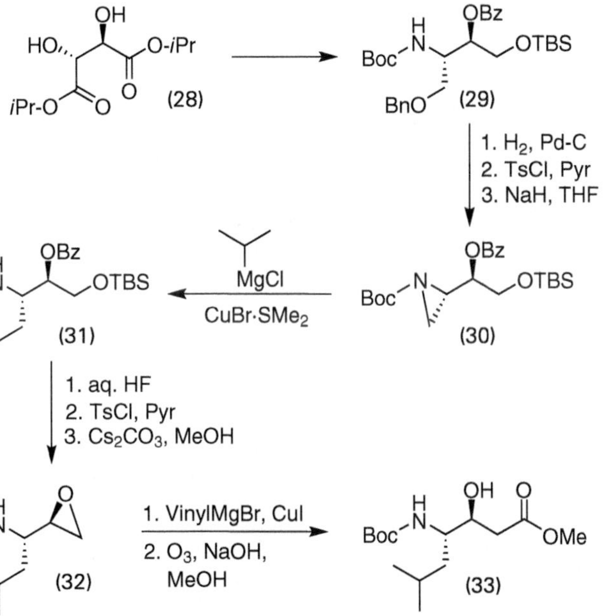

图 2.8　含有非天然氨基酸侧链的 Statine 衍生物的合成

对于含有非天然氨基酸侧链的 Statine 抑制剂，Ghosh 等也开发了一种实用的方法。该合成路线从 4‐苯基丁酸内酯(**34**)出发，非对映选择性地合成了官能团化的四氢呋喃衍生物(**37**)，后经过路易斯酸催化的乙酰氧基碳正离子介导开环反应，得到苯乙烯衍生物(**38**)(图 2.9)[40]。氧化裂解苯乙烯衍生物(**38**)得到 *anti*-aldol 产物，再经 Curtius 重排，得到 Statine 衍生物(**39**)。

随着时间推移，通过引入 Statine 片段模拟过渡态，各种各样的天冬氨酸蛋白酶抑制剂被设计出来。设计策略是在易水解的位点引入 Statine 片段，通过采用这一基于结构的设计策略，设计出了许多人类肾素、HIV‐1 蛋白酶和 β‐分泌蛋白的强效抑制剂(**40~42**)(图 2.10)[47-49]。

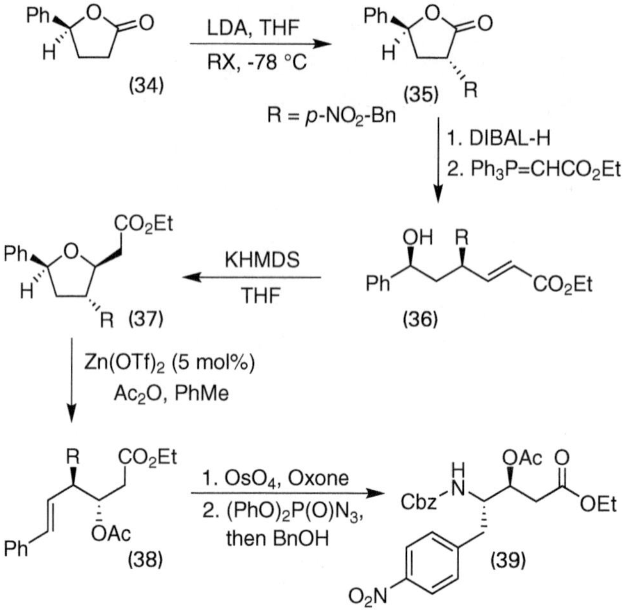

图 2.9　不同侧链 Statine 衍生物的合成

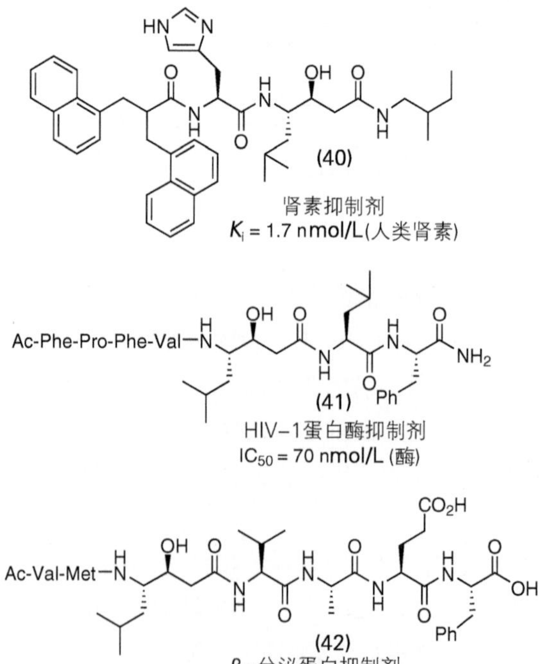

(40)

肾素抑制剂
K_i = 1.7 nmol/L(人类肾素)

Ac-Phe-Pro-Phe-Val—N

(41)

HIV−1蛋白酶抑制剂
IC_{50} = 70 nmol/L (酶)

Ac-Val-Met—N

(42)

β−分泌蛋白抑制剂
IC_{50} = 300 nmol/L (酶)

图 2.10　Statine 衍生的蛋白酶抑制剂的结构

2.4　基于羟基亚甲基等排体抑制剂的设计

正如前面提到的,通过研究 Statine 衍生的抑制剂 L-363564 的 X 射线晶体结构发现,Statine 中 3 位 S 构型的羟基会与天冬氨酸催化结构域形成紧密的氢键相互作用。然而 Statine 的羟基与亲核性的水分子或易水解的酰胺键的羰基氧是否占据同样的位置目前并不清楚。不过,X 射线晶体结构显示,Statine 羟基模拟了催化中心的过渡态[29]。从结构上讲,Statine 骨架是独特的,因为与单一的氨基酸相比,它包含两个额外的主链碳原子。同时,与典型的二肽相比,它却少一个碳原子。虽然 Statine 缺乏 P_1' 侧链,其 P_2' 基团通过采取不同的方向,能部分占据 S_1' 亚结构域。如图 2.11 所示,依此类比,采用羟基亚甲基官能团 $[CH(OH)-CH_2]$ 也可以模拟酰胺键水解时的四面体过渡状态。事实上,Szelke 等报道了含有羟基亚甲基等排体的肾素抑制剂[50,51],在这些抑制剂中,羟基亚甲基二肽等排体被用来替换易水解的酰胺键。在肾素底物的 6～13 位,通过引入羟基亚甲基等排体,抑制剂 H261(**44**)的活性得到了极大地提高,其 IC_{50} 值为 0.7 nmol/L[52]。

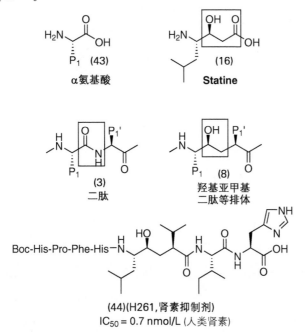

图 2.11　Statine、典型二肽、羟基亚甲基等排体及抑制剂 H261 的结构

Blundell 等以 2.6 Å 的分辨率测定了 H261 与内座壳属胃蛋白酶 (endothiapepsin) 的 X 射线晶体结构[52]。如图 2.12 所示，晶体结构表明羟基亚甲基二肽等排体的羟基取代了处于天冬氨酸催化活性位点 Asp32 和 Asp215 之间的水分子。此外，羟基官能团似乎是对称分布，与 Asp32 和 Asp215 的羧酸根负离子均有强的氢键作用。羟基官能团模拟了天冬氨酸残基催化水解肽键的过渡状态。与含有 statine 骨架的抑制剂不同，H261 中的 P_1 和 P_1' 残基能很好地与 S_1 及 S_1' 疏水口袋结合。此外，P_1 区域的 NH 和羰基分别与 Gly220 的羰基及 Asp77 的 NH 形成强的氢键相互作用。P_2 区域的咪唑侧链并未在 X 射线晶体结构中显示[52]。

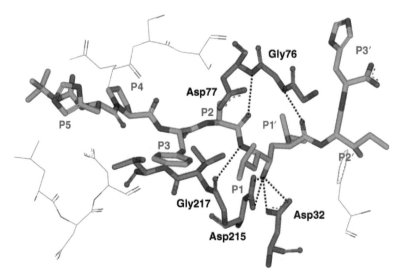

图 2.12 Endothiapepsin 与含有羟基亚甲基等排体的抑制剂 H261 的 X 射线晶体结构（蓝色；PDB 代码：1OEX）

随着时间的推移，越来越多的含有羟基亚甲基等排体的天冬氨酸蛋白酶抑制剂被设计出来[15]。因此，基于 α-氨基酸衍生 P_1 的片段，许多合成这些骨架结构的方法被开发出来[50-60]。很多肾素抑制剂是基于 Leu-Val 等排体和其他 P_1 区域含有环己甲基和缬氨酸残基等排体进行设计的。许多 HIV-1 蛋白酶抑制剂则是基于以 Phe-Phe 或 Leu-Phe 作为首选的水解位点而进行等排体设计的。而对于 β-分泌蛋白抑制剂的设计则采用了 Leu-Ala 等排体，因为对于 P_1 和 P_1' 片段而言，相应的亮氨酸和丙氨酸残基具有最好的动力学性质和选择性。

1983 年，Szelke 与 Rich 及其同事分别报道了羟基亚甲基等排体的首次合成[50-53]。如图 2.13 所示，Szelke 等报道了 Leu-Leu 二肽等排体的合成。从邻

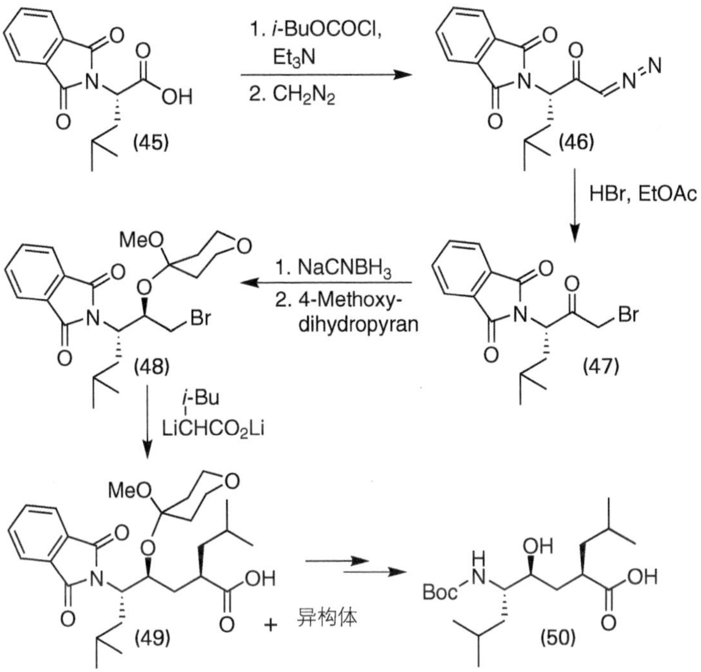

图 2.13 Szelke 等合成羟基亚甲基等排体的路线

苯二甲酰亚胺保护的亮氨酸(**45**)出发,经增碳反应得到 α-溴代酮化合物(**47**),经还原及随后的羟基保护,得到化合物(**48**)。化合物(**48**)与 4-甲基戊酸衍生的双负离子反应,得到含有 Leu-Leu 等排体核心骨架化合物(**49**)。水合肼脱除 N 上的邻苯二甲酰亚胺保护,再与(Boc)₂O 反应,得到用于抑制剂合成的 Boc 保护的化合物(**50**)。

Szelke 等开发了一种合成 Leu-Val 二肽等排体的方法[50,51]。如图 2.14 所示,带保护基的 α 溴代醇化合物(**51**)与丙二酸二叔丁酯负离子发生取代反应,再与异丙基碘进行烷基化反应得到双酯衍生物(**52**)。酸催化脱除 THP 保护,随后进行苄基保护得到衍生物(**53**)。在 p-TsOH 条件下进行酯基水解和脱羧得到 Leu-Val 等排体核心骨架化合物(**54**),后经同上相同的步骤,得到 Boc 保护的衍生物(**55**)。

早期,Rich 和 Holladay 等开发了立体选择性合成 Leu-Ala 二肽等排体的方法[53,54]。如图 2.15 所示,以 Evans 烷基化为关键步,合成了手性化合物(**57**)[61]。由化合物(**57**)制备的格式试剂与 Boc 保护的亮氨酸醛反应,得到了 C-4 位比例为 1∶4 的非对映异构体(**58**)和(**59**)。将羟基用乙酰基保护,氢化条件脱除苄基,再经四丁基碘化铵存在下的 KMnO₄ 氧化,得到 Boc 保护的 Leu-

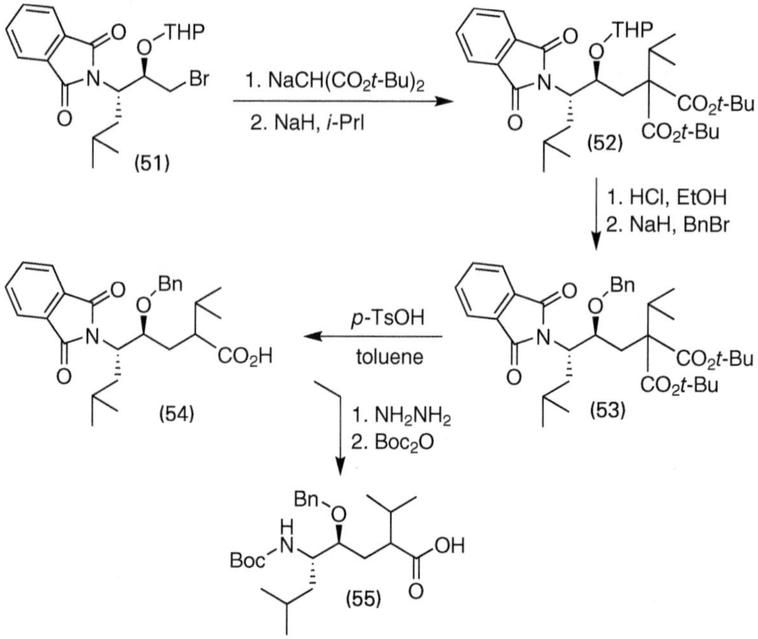

图 2.14 Szelke 等合成 Leu-Val 型羟基亚甲基等排体的路线

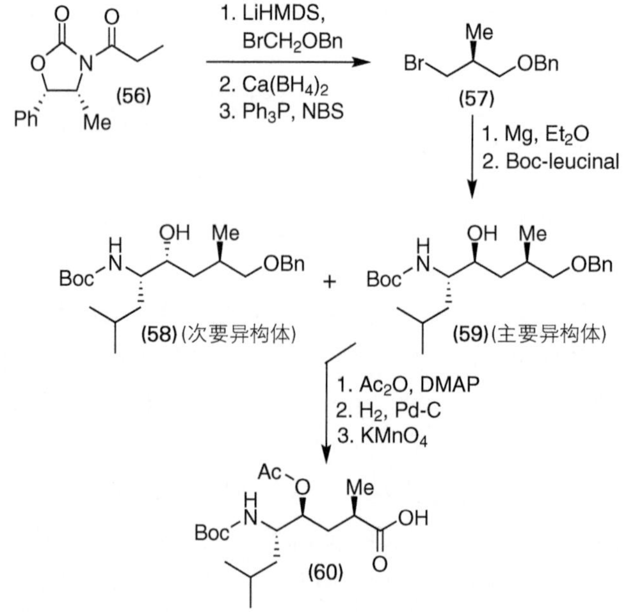

图 2.15 Rich 等合成 Leu-Ala 型羟基亚甲基等排体的路线

Ala 化合物(**60**),其可以用与不同抑制剂的合成。采用 3 -苯基丙酰噁唑烷酮为起始原料,经相同的合成步骤,可以合成相应的 Leu -Phe 等排体[54]。许多其他合成羟基亚甲基二肽等排体的方法也相继被报道出来[55-63]。

为了进行肾素抑制剂的设计与合成,Herold 等发展了一种实用且立体选择性地合成羟基亚甲基二肽等排体的方法[62]。由于不以天然氨基酸为原料,该方法可以合成 C -2 和 C -5 位为不同取代基的肾素抑制剂。如图 2.16 所示,手性己酸衍生物(**63**)可以很容易通过 Evans 烷基化反应合成得到[61,63]。脱除手性辅基之后,所得到的羧酸经过酰氯化后,被转化为二甲基酰胺化合物(**64**)。通过使用改良的 Yoshida 碘内酯化反应[64]可得到内酯化合物(**65**)。这步转化也可通过溴内酯化反应以非常高的非对映选择性和产率实现。然而,当采用碘化物进行叠氮取代时主要发生消除反应;当采用溴代物时,则能很好地通过 S_N2 反应得到叠氮化合物(**66**)。在 40℃加热条件下,正丁胺对叠氮内酯化合物(**66**)开环,得到丁基酰胺衍生物,后经过氢化还原得到 P_1 区为环己甲基取代的羟基亚甲基二肽等排体(**67**)。这种方法可用于合成带有不同 P_1 和 P_1' 取代基的羟基亚甲基等排体。

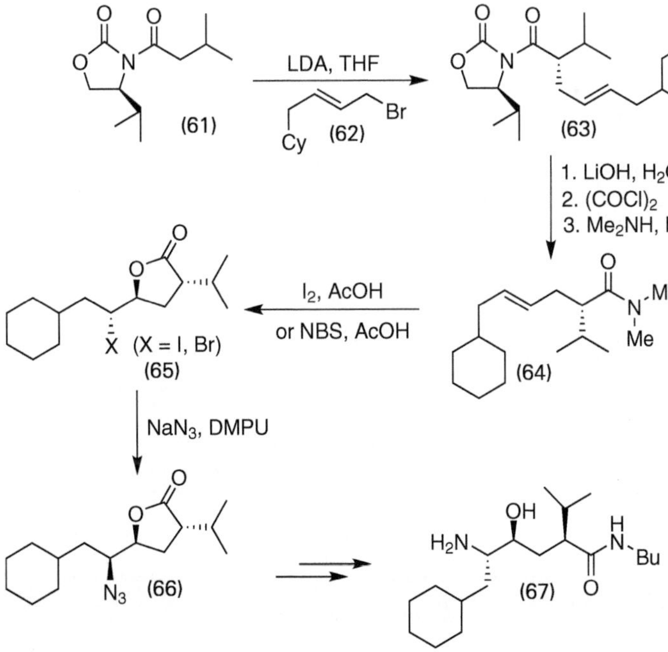

图 2.16　Herold 等合成羟基亚甲基等排体的路线

为了设计 HIV -1 蛋白酶抑制剂,Ghosh 等则发展了一条高立体选择性合成的 Phe‑Phe 羟基亚甲基二肽等排体的方法[65]。可以非对映选择性地合成很多非天然氨基酸来源的 C‑2 和 C‑5 位抑制剂。如图 2.17 所示，通过采用 Ireland 等报道的方法，化合物（**69**）很容易由 D‑甘露糖得到。经 Ferrier 重排得到非对映选择性为 1∶1 的化合物（**70**），再经多步转化得到环氧化合物（**71**）。使用苯基格式试剂对环氧进行开环，后将羟基进行叠氮化得到化合物（**72**）。缩醛化合物（**72**）经氧化得到内酯，在酯基 α 位进行烷基化得到化合物（**73**），通过采用不同的烷基化试剂，可以引入不同的 C‑2 取代基。这些烷基化的内酯化合物可以制备得到很多高活性和选择性的 HIV‑1 蛋白酶抑制剂。

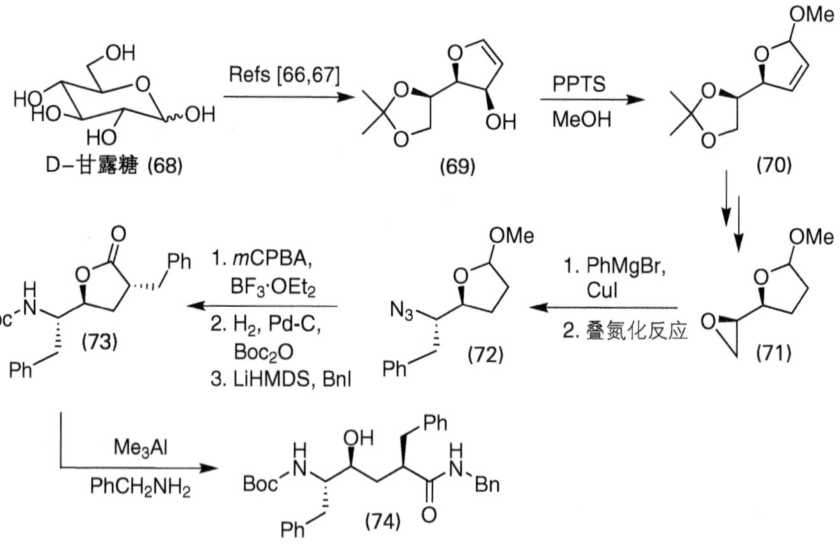

图 2.17 Herold 等合成羟基亚甲基等排体的路线

很多羟基亚甲基二肽等排体被用于各种肾素[68]、β‑分泌蛋白[2,6-8]、γ‑分泌蛋白[69]、HIV‑1 蛋白酶[70-72] 和门冬氨酰蛋白酶 E[73] 的设计当中。图 2.18 所列举的是采用羟基亚甲基等排体代替易水解酰胺的代表性的天冬氨酸蛋白酶抑制剂。基于底物设计，引入 Leu‑Ala 等排体，得到 β‑分泌蛋白抑制剂 OM99‑2（**75**）。随后，OM99‑2 与 β‑分泌蛋白的共晶结构揭示了结合位点的分子相互作用。含有 Phe‑Phe 羟基亚甲基等排体的 HIV‑1 蛋白酶抑制剂 L‑682679（**76**），则是 Merck 研发实验室早期的先导化合物之一[74]。含有羟基亚甲基等排体的肾素抑制剂 CGP 38560（**77**）则由 Ciba Geigy 公司开发的[75]。肾素抑制剂 A‑70450 经过开发得到分泌型天冬氨酸蛋白酶（SAP）抑制剂，且改良后得到选择性的 SAP 抑制剂[76,77]。

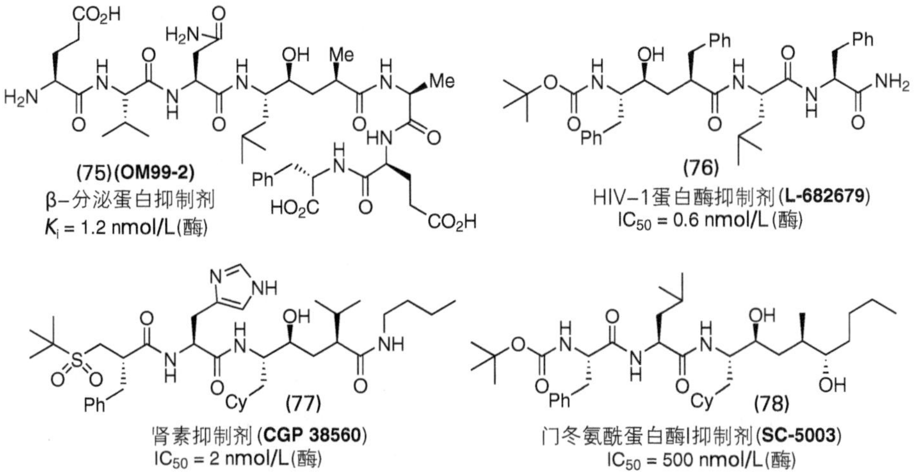

图 2.18　含有羟基亚甲基等排体的抑制剂结构

2.5　基于羟乙胺等排体抑制剂的设计

除了 statine 和羟基亚甲基等排体之外，氨基醇衍生的羟乙胺等排体，也被用于模拟假定的过渡态来替换易水解位置的肽键。如图 2.19 所示，在此设计中，肽键通常用 $CH(OH)-CH_2-$ 官能团替换；从本质上说，该替换在 $P_1-P_1{}'$ 连接链部分增加了一个额外的原子。羟乙胺(**79** 和 **80**)的设计理念首先由 Gordon 等在血管紧张素转换酶(ACE)抑制剂的设计过程中提出[78]。在已知的 ACE 底物，N 端苯甲酰基保护的 Phe-Ala-Pro 中倒数第二个酰胺键引入羟乙胺等排

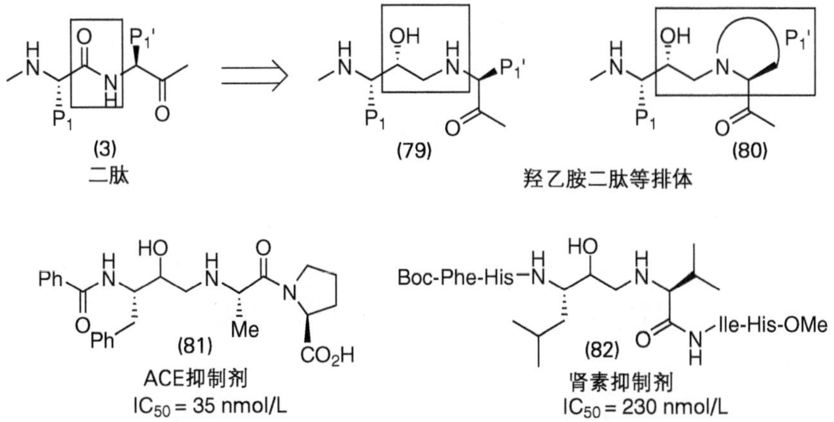

图 2.19　羟乙胺二肽等排体和相应抑制剂的结构

体可以得到 1 ∶ 1 的非对映体混合物(81)[79]，该混合物具有非常好的 ACE 抑制活性(IC_{50}＝35 nmol/L)。

以羟乙胺作为核心骨架的肾素抑制剂的设计则是由 Dann 等首次报道的[80]。如图所示，在 P_1-P_1' 易水解位点引入羟乙胺核心骨架，可以得到强效肾素抑制剂(82)，其 IC_{50} 值为 230 nmol/L。多年来，羟乙胺骨架已经被广泛地用于多种天冬氨酸蛋白酶抑制剂的合成与设计中。

Rich 等报道了基于 Phe-Pro 易水解位点设计的含有羟乙胺等排体的抑制剂[81]。如图 2.20 所示，抑制剂 JG-365(84)的设计是基于底物 Ac-Ser-Leu-Asn-Phe-Pro-Ile-Val-OMe 的部分序列(83)。在基于底物的 HIV-1 蛋白酶抑制剂的设计中，也是采用在 Phe-Pro 易水解位点引入羟乙胺核心骨架，得到羟基构型(R & S)没有控制的非对映异构体(84)。该混合物的 K_i 值为 0.66 nmol/L，其中 S 构型的异构体的 K_i 值可达 0.23 nmol/L。

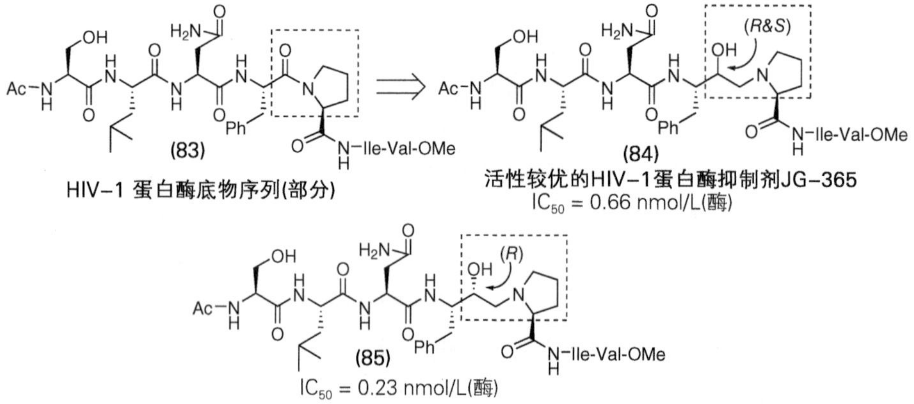

图 2.20　基于底物的含有羟乙胺等排体抑制剂的设计

蛋白酶抑制剂 JG-365 与 HIV-1 蛋白酶复合物的 X 射线晶体结构以 2.6 Å 的分辨率被成功解析[82]。虽然抑制剂是羟基为 R 和 S 构型的混合物，只有 S 构型的异构体才能与 HIV-1 蛋白酶形成紧密结合。如图 2.21 所示，抑制剂中模拟过渡态的羟基位于侧链 Asp25 和 Asp25′ 催化位点之间，并与之形成强氢键相互作用。紧密结合的水分子(水-301)与 Phe-Asn 和 Pro-Ile 肽键的羰基，以及 HIV-1 蛋白酶 Ile50 和 Ile50′ 的 NH 形成强氢键相互作用。JG-365(84)与底物衍生的，含有较少肽数的抑制剂 MVT-101 类似，均可与 HIV-1 蛋白酶形成多种相互作用[82,83]。

Gordon 等报道了抑制剂 JG-365(84)羟乙胺核心骨架的合成[78]。如图 2.22 所述，从苯丙氨酸的氯甲基酮衍生物出发，经过逐步地缩合反应，得到了氯

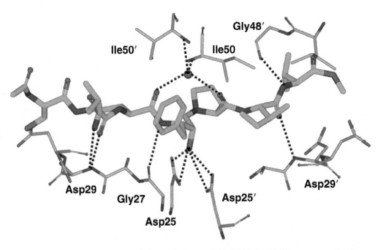

图 2.21 HIV-1 蛋白酶与含有羟乙胺等排体抑制剂 JG 365(绿色)
的 X 射线晶体结构(PDB code：7HVP)

甲基酮四肽化合物(**86**)。化合物(**86**)与 N 端为脯氨酸的三肽化合物(**87**)发生
S_N2 反应得到 β-氨基酮化合物(**88**)。(**88**)经 $NaBH_4$ 还原则得到羟乙胺核心骨
架，催化氢化脱除苄基保护后得到抑制剂 JG-365[81]。

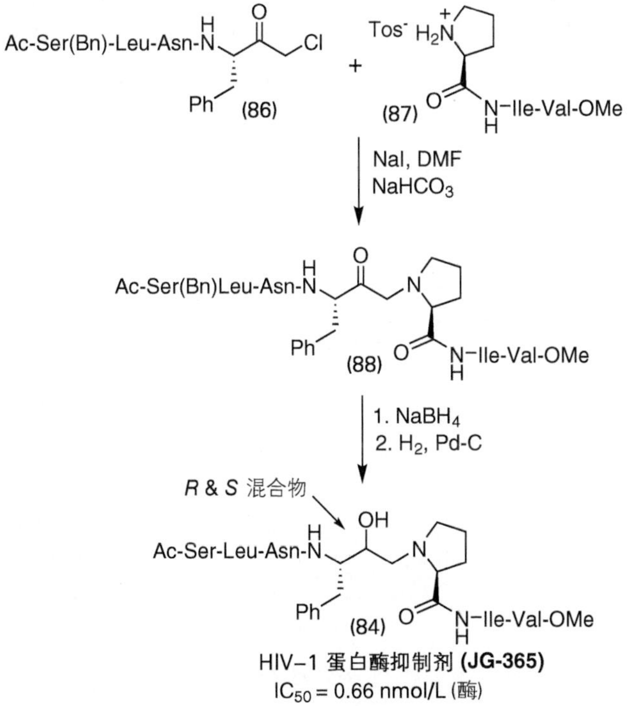

图 2.22 含有羟乙胺等排体抑制剂 JG-365 的合成

2.5.1　光学活性的 α-氨烷基取代的环氧化物的合成

如图 2.23 所示,含有羟乙胺骨架的抑制剂,可以通过带保护基的 α-氨烷基环氧化物(**89**)与胺(**90**)发生环氧开环反应得到。一般而言,α-氨烷基环氧化物包含 P_1 侧链,而胺部分包含 $P_1{'}$ 侧链,大多数抑制剂都是应用该策略设计合成的。因此,有光学活性的 α-氨烷基环氧化物的合成引起了合成界极大的兴趣[55,84-90]。关于此类反应,有一些以 α-氨基酸为起始原料的方法被报道,另外,也有一些不对称合成手性环氧乙烷的方法被报道[91-94],不对称合成方法的优势是可以引入非氨基酸类衍生物的侧链。通常,在羟乙胺等排体中,$(R)-OH$ 构型比 $(S)-OH$ 构型的抑制活性更高。

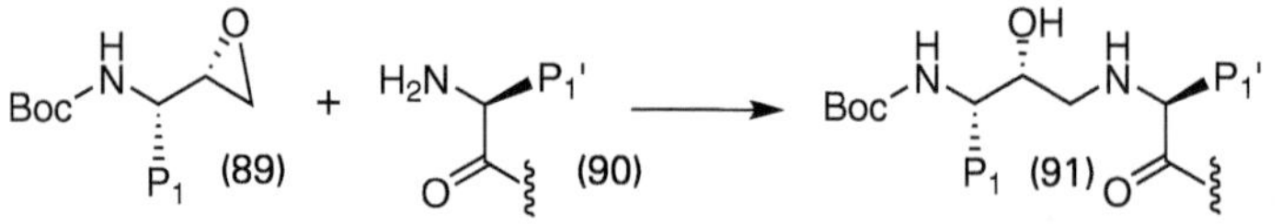

图 2.23　羟乙胺等排体的一般合成策略

Luly 等报道了一种由保护的氨基酸衍生的醛制备氨烷基环氧化物的方法[84]。如图 2.24 所示,酯(**92**)用 DIBAL-H 还原得到醛(**93**),接着与亚甲基三苯基膦发生 Wittig 烯化反应得到保护的烯丙基胺(**94**)。烯烃(**94**)在 m-CPBA/DCM 条件下发生环氧化,高选择性地得到苏式环氧化物(**95**)。若 α-氨基醛(**93**)与二甲基·亚甲基锍发生 Corey-Chaykovsky 环氧化反应,则高收率得到非对映异构体比例为 1∶1 的环氧化物(**96**)[95],该异构体可以采用柱层析方法分离。

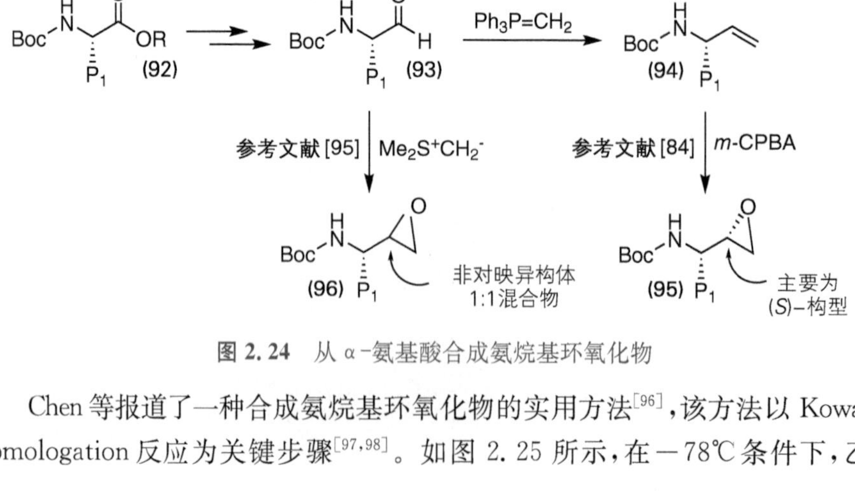

图 2.24　从 α-氨基酸合成氨烷基环氧化物

Chen 等报道了一种合成氨烷基环氧化物的实用方法[96],该方法以 Kowalski homologation 反应为关键步骤[97,98]。如图 2.25 所示,在 −78℃ 条件下,乙酯

（**97**）与 4 当量 LDA＋ICH$_2$Cl 生成的试剂及另外 1 当量的 LDA 反应，原位生成 α-氯代酮（**98**）。α-氯代酮（**98**）用 NaBH$_4$ 还原，得到高对映选择性（对于多种酯类起始原料，通常为 98∶2）的氯乙醇，再用 KOH/EtOH 处理，得到高光学纯的 Boc-保护的氨烷基环氧化物（**99**），该方法适用于大规模合成，目前已被应用在多种带有 N-保护基的光学纯环氧化合物的合成上[99]。

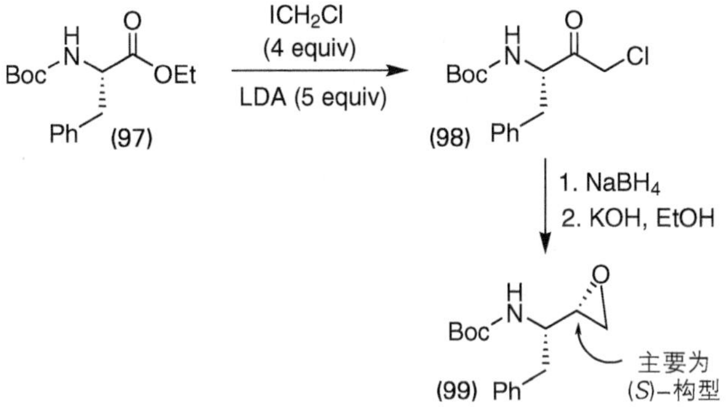

图 2.25　从 α-氯代酮合成氨烷基环氧化物

Ghosh 等设计了一种实用的合成光学活性叠氮烷基环氧化物的方法，该方法以 Sharpless 不对称环氧化作为关键步骤[91]。如图 2.26，市售的丁二烯单氧化物（**100**）在 CuCN 的催化下与 PhMgBr 反应得到烯丙醇，接着在 D-（—）-酒石酸二乙酯存在下发生 Sharpless 不对称环氧化[100,101]得到高对映体纯度的环氧化物（**101**）[98]。该环氧化物与二异丙氧钛二叠氮化物反应，区域选择性地合成了叠氮基二醇（**102**）[102]。叠氮基二醇（**102**）相继与 2-乙酰氧基异丁酰氯和甲醇钠进行反应生成环氧化物（**103**）。该环氧化物可以制备多种有效地 HIV-1 蛋白酶抑制剂[91]，该方法同样适用于大规模合成一系列含有多种 P$_1$ 侧链的叠氮

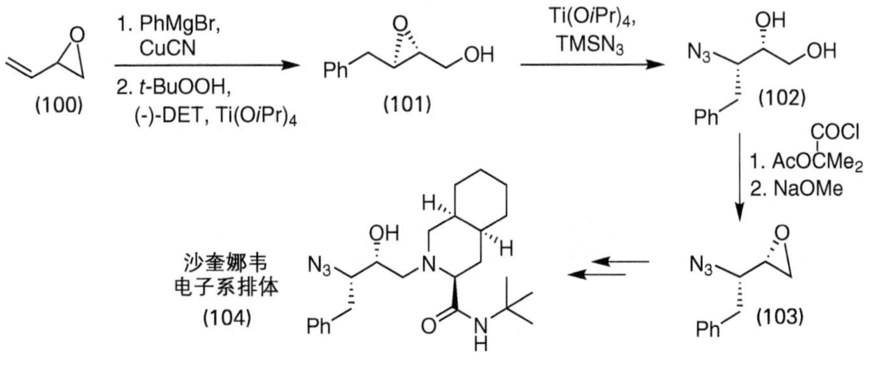

图 2.26　叠氮环氧化物的不对称合成

烷基环氧化物[91]。

2.6 基于羟乙基脲的抑制剂的设计

过去几年,很多羟乙胺骨架在肾素抑制剂、HIV-1 蛋白酶抑制剂、β-分泌蛋白抑制剂以及门冬氨酰蛋白酶抑制剂(plasmepsins)的设计与合成中得到应用[15]。羟乙胺衍生的 HIV-1 蛋白酶抑制剂如沙奎那韦和奈非那韦,已经被 FDA 批准作为高效抗反转录病毒疗法(HAART)的一部分,用于治疗 HIV 感染和艾滋病[103,104]。多年来,一些羟乙胺等排体也得到了发展与应用[105,106],其中包括羟乙基脲与羟乙基磺酰胺衍生的过渡态等排体。

一些研究者报道了一类有意思的羟乙胺等排体——羟乙基脲(106),并将其引入肾素抑制剂中[107-109]。如图 2.27,在这个设计中,N 原子替代了二肽片段(105)中 P$_1$′位的 α-C 原子。与在 P$_1$′-P$_2$′二肽中的羰基一样,这个结构修饰在脲中相同的位置保留了羰基。羟乙胺等排体通常在 P$_1$-P$_1$′连接

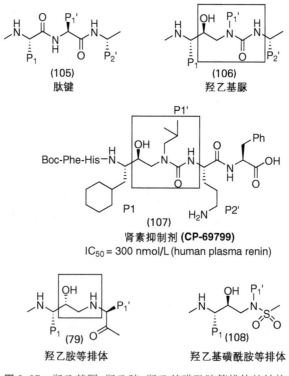

图 2.27 羟乙基脲、羟乙胺、羟乙基磺酰胺等排体的结构

链处增加一个额外的原子,而羟乙基脲等排体类似于二肽等排体,没有增加原子。CP-69799(**107**)是一个有效地肾素抑制剂,其在易水解位点引入了(S)-羟乙基片段[108],如图 2.28 所示,对比肾素抑制剂羟乙胺(抑制剂 H261)和羟乙基脲(CP-69799)等排体的 X 射线晶体结构发现,二者羟乙基片段的扭转角非常相似[52,108],因此,二者的 P_1' 取代基都能很好地与 S_1' 亚基结合。

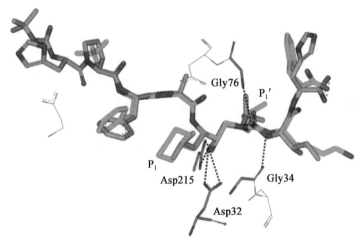

图 2.28　肾素抑制剂 H261(品红色,PDB code:1OEX)和 CP-69799(绿色,PDB code:5ER2)的 Endothiapepsin X 射线晶体结构叠加

Getman 等设计并报道了含有羟乙基脲的 HIV-1 蛋白酶抑制剂[110]。作者在 P_1' 位尝试了各种各样的取代基,结果表明,P_1' 位为异丁基或异戊基侧链的叔丁基脲有更好的活性。这类羟乙基脲等排体可以很容易地由以下反应得到,首先氨烷基环氧化物(**99**)与异戊胺(**109**)发生开环反应,得到的二级胺接着与叔丁基异氰酸酯反应即可获得脲等排体(**110**)。羟基的立体化学对活性有重要的影响,R 构型的异构体优于 S 构型的异构体。HIV-1 蛋白酶抑制剂(**111**)有极好的酶抑制活性和 CEM 细胞抗病毒活性,如图 2.29 所示,该抑制剂是 P_2 为天冬酰胺取代,P_3 为喹啉-2-甲酰胺取代,P_1' 为异戊基取代的叔丁基脲。含有异丁基侧链和正丁基脲结构的抑制剂(**112**)和 HIV-1 蛋白酶的 X 射线晶体结构显示,P_2' 正丁基侧链和 P_1' 异丁基脲侧链分别占据了 S_1' 和 S_2' 位点[110]。含有羟乙基脲等排体的 γ-分泌酶抑制剂也展现了很好的活性[111],代表性的例子(**113**)参见图 2.29。

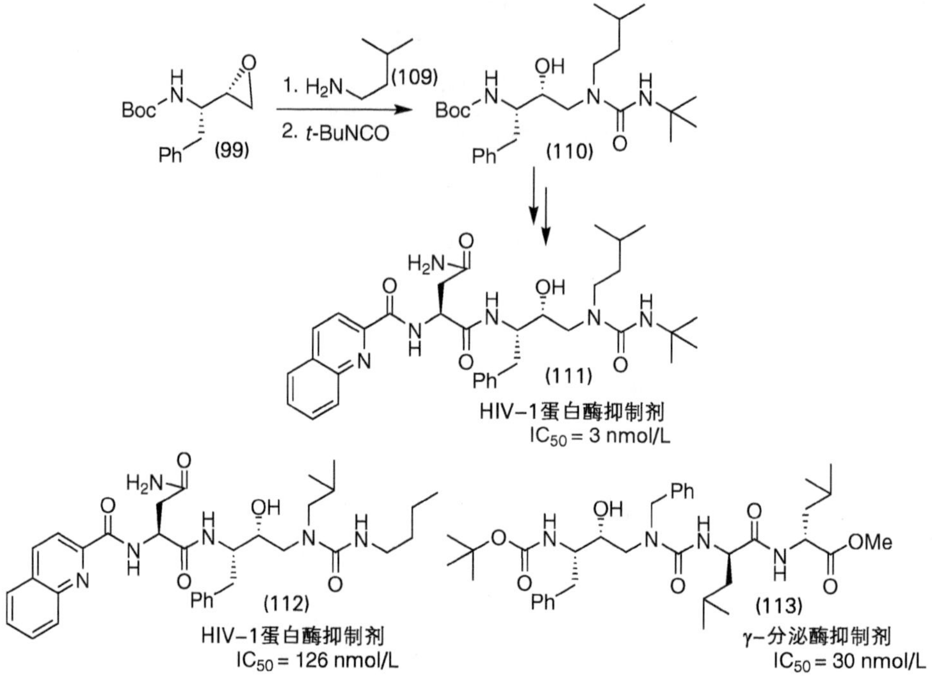

图 2.29　含有羟乙基脲等排体的 HIV-1 蛋白酶抑制剂与 γ-分泌酶抑制剂

2.7　基于羟乙基磺酰胺的抑制剂

在脲的基础上进一步结构优化,将脲修饰为磺酰胺衍生物则得到羟乙基磺酰胺等排体(**108**),该设计最初由 Vasquez 和 Tung 等分别提出(图 2.30)[112,113]。在该类等排体中,羟乙胺等排体抑制剂的 P_1' - P_2' 酰胺被磺酰胺取代。各种各样的羟乙基磺酰胺被引入 HIV-1 蛋白酶抑制剂(**115~117**)的设计与合成,用于治疗 HIV/AIDS[114-116]。

2.8　杂环/非类肽天冬氨酸蛋白酶抑制剂的设计

如前所述,天冬氨酸蛋白酶抑制剂的设计与合成一般涉及将易水解的酰胺键替换为其等排体,该等排体可模拟肽键水解的假定过渡态,这种经典的方法是过去三十年来基于结构设计药物分子的特点[117,118]。这些核心结构模板被广泛

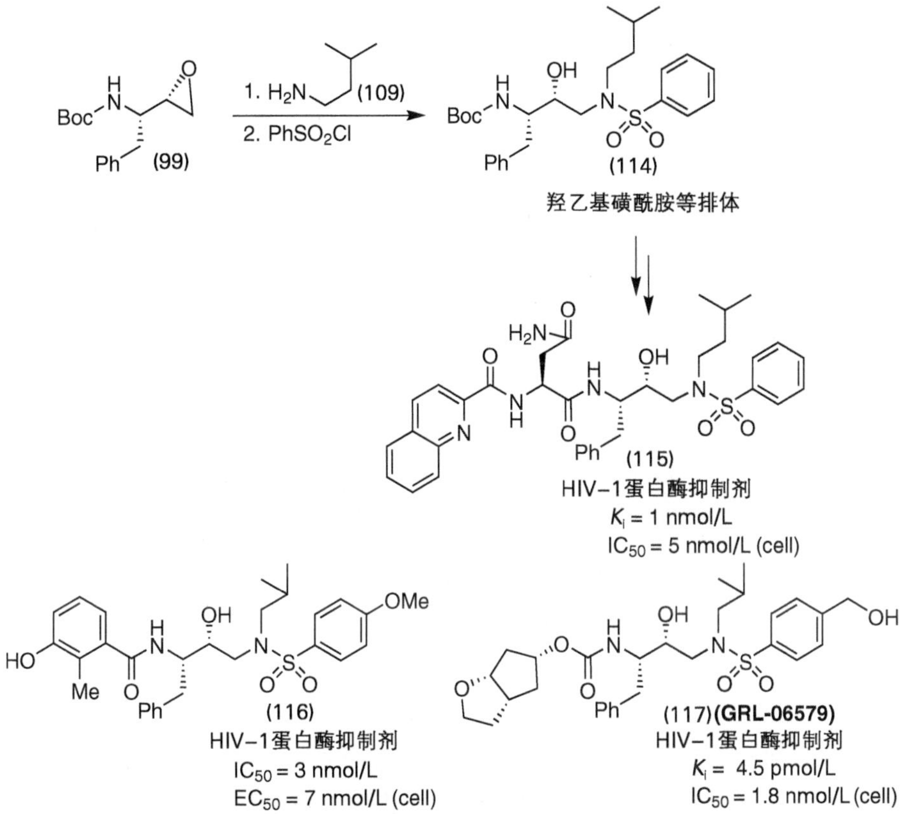

图 2.30 含有羟乙基磺酰胺等排体的 HIV - 1 蛋白酶抑制剂

地应用于基于底物的拟肽类的和非肽类抑制剂的设计与评估,很多非肽类抑制剂能够模拟基本过渡态;但是这类抑制剂没有肽键或者碱性氨基酸衍生的侧链。多年来,科学家们开发了很多有趣的抑制剂,它们结构中不含经典的模拟过渡态,但是含有能与氨基酸残基活化位点强结合的官能团[119]。由此,基于新型杂环骨架设计了多种天冬氨酸蛋白酶抑制剂,这些抑制剂与天冬氨酸残基活化位点的结合方式完全不同于过渡态等排体抑制剂,却有相同的功能。这一类结构抑制剂的出现,标志着基于结构的设计开启了令人激动的时代。一些新的杂环核心骨架如图 2.31 所示,包括二氢吡喃酮(**118**)[120,121]、哌嗪(**119**)[122]、氨基吡啶(**120**)[123]和酰基胍(**121**)[124]。

2.8.1 基于羟基香豆素和羟基吡喃酮的抑制剂

经过广泛的筛选,华法林(**122**)和苯丙香豆素(**123**)被确认为最初的活性较弱的 HIV - 1 蛋白酶抑制剂,其抑制活性为微摩尔水平[125,126],随后的动力学研

Asp
(118)
二氢吡喃酮
(119)
哌嗪
(120)
氨基吡啶
(121)
酰基胍

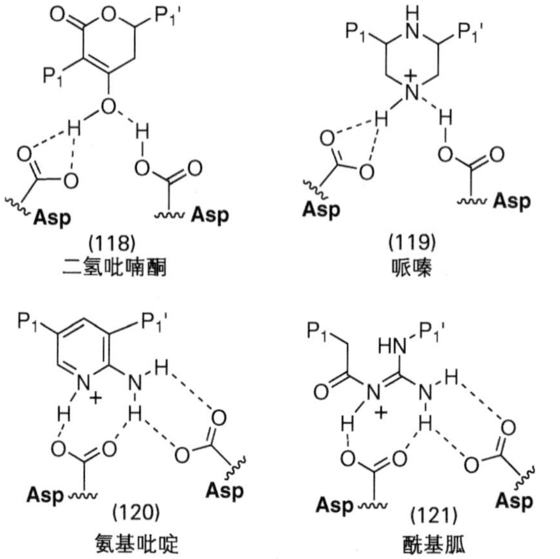

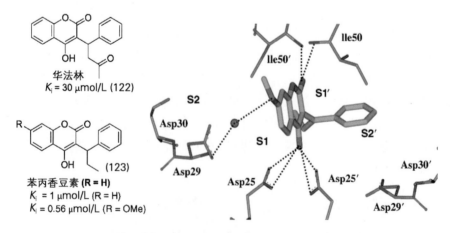

图 2.31　含有独特结构的非肽类抑制剂与天冬氨酸蛋白酶活性位点的结合模式

究表明，这两个抑制剂都是 HIV－1 蛋白酶的竞争性抑制剂[126]。苯丙香豆素及其甲氧基衍生物和 HIV－1 蛋白酶的 X 射线晶体结构揭示，该类化合物与 HIV－1 蛋白酶活性位点的相互作用模式非常有趣。如图 2.32 所示，化合物 **123**(R=OMe)的 4－位羟基与两个起催化作用的天冬氨酸形成了氢键，内酯上的氧原子与 flap 残基上的骨架酰胺形成了氢键。似乎在该先导结构上可以引入很多种取代基，与 S_1、S_1'和 S_2'亚基发生相互作用。这个史无前例的结构片段，

华法林
K_i = 30 μmol/L (122)
(123)
苯丙香豆素 (R = H)
K_i = 1 μmol/L (R = H)
K_i = 0.56 μmol/L (R = OMe)
Ile50
Ile50′
S1′
S2
Asp30
S1
S2′
Asp29
Asp25
Asp25′
Asp30′
Asp29′

图 2.32　HIV－1 蛋白酶和甲氧基苯丙香豆素(绿色；PDB code：3UPJ)的 X 射线晶体结构以及华法林与苯丙香豆素的结构

其独特的活性位点相互作用和 X 射线晶体结构信息，为基于结构设计活性更高的衍生物打下了基础。

　　如图 2.33 所示，引入 3-氨基丙酰胺侧链与 S_2' 亚基作用，使化合物（**124**）的活性提高到了纳摩尔级别[127]，相应的吡喃酮衍生物活性也很高。进一步基于结构的优化产生了一系列高活性的抑制剂[120,121]，最终，其中一个抑制剂替拉那韦（**126**）成为 FDA 批准的药物[128]。羟基香豆素和二氢吡喃酮的母核结构都是独特的非肽类 HIV-1 蛋白酶抑制剂的设计模板，这些结构特点一般都能应用在其他蛋白酶抑制剂的设计合成上。

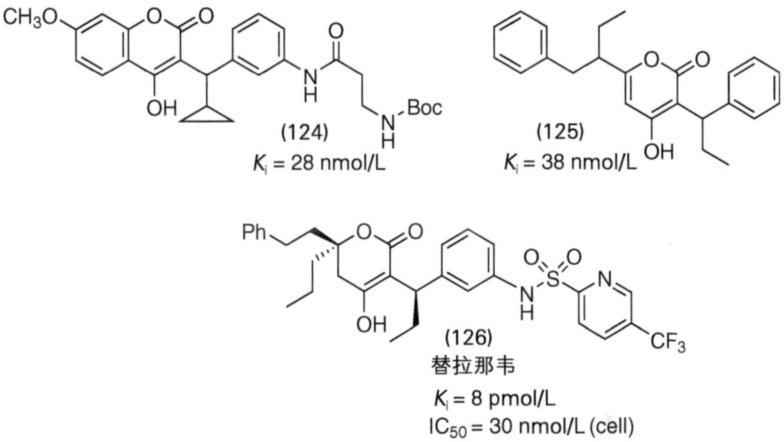

图 2.33　羟基香豆素和二氢吡喃酮衍生的 HIV-1 蛋白酶抑制剂

　　4-羟基香豆素母核结构的合成如图 2.34 所示。间硝基苯丙酮（**127**）进行 Horner-Emmons 烯化反应得到 E/Z 混合的 α,β-不饱和酯（**128**）[129]，钯催化氢化双键的同时，把硝基还原为氨基，接着用三苯甲基保护氨基得到（**129**）。LDA 拔质子形成的烯醇化物与水杨酸甲酯反应得到 β-酮酸酯（**130**），随后，β-

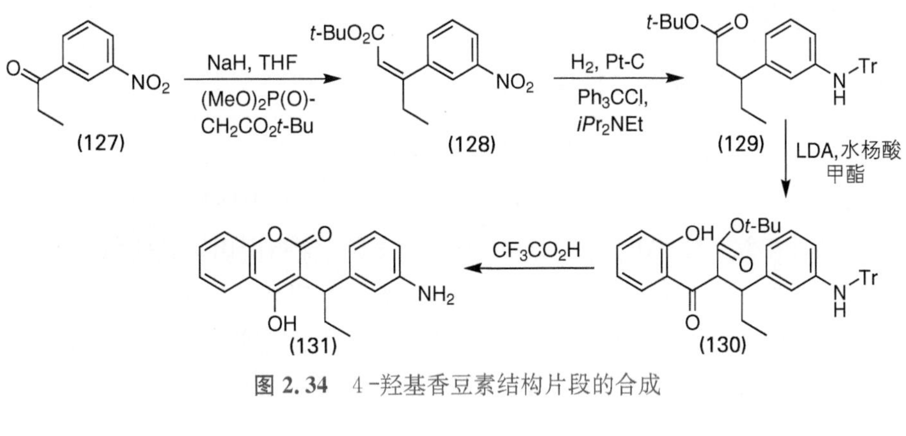

图 2.34　4-羟基香豆素结构片段的合成

酮酸酯在三氟乙酸条件下关环得到 4-羟基香豆素衍生物(**131**)，进一步官能团化修饰可得到活性更高的化合物[129]。

从市售可得的 4-羟基-6-甲基-2-吡喃酮(**132**)出发，可以合成 4-羟基吡喃酮。如图 2.35 所示，苄醇(**133**)可以由相应的环丙基酮依次经过硝化、铂催化氢化还原硝基和酮得到[127]。苄醇衍生物(**133**)与 6-甲基吡喃酮(**132**)，在对甲苯磺酸存在下缩合，得到环丙基吡喃酮衍生物(**134**)。接着先后与 LDA/溴乙烷及苄溴发生烷基化得到含乙基和苄基侧链的衍生物(**135**)，脱去 Cbz 保护即得到(**136**)。进一步的研究表明(**136**)是一个 P$_3$ 配体，可以产生各种各样的 HIV-1 蛋白酶抑制剂。

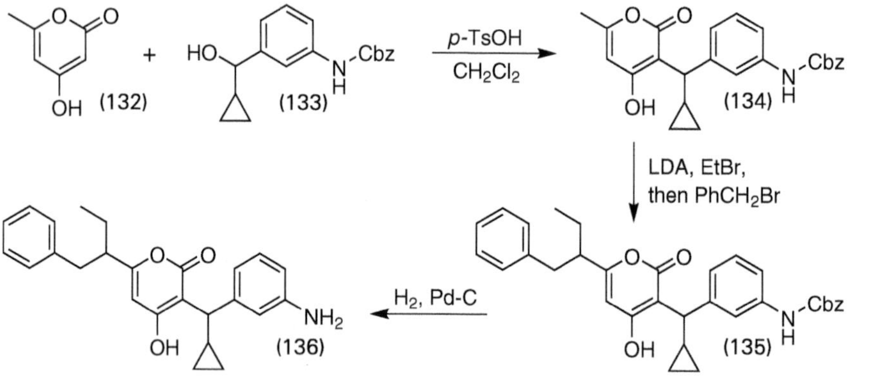

图 2.35 4-羟基吡喃酮结构片段的合成

正如前面讨论的，大量针对天冬氨酸蛋白酶的、基于结构的拟肽类抑制剂设计取得了相当大的进展。然而，拟肽类抑制剂也有一些问题，比如分子质量大、口服吸收和溶解性差。因此，基于结构并应用杂环或杂原子设计的非肽类抑制剂很有希望成为候选药物，此外，这些模板的蛋白-配体相互作用，为基于结构的设计提供了新的基本结构片段。

2.8.2 基于取代哌啶的抑制剂的设计

1996 年，Roche 通过化合物库高通量筛选，筛出了一个弱的肾素抑制剂——3,4-二取代的烷氧基芳基哌啶(**137**)[122]，这个发现标志着非肽类天冬氨酸蛋白酶抑制剂演变的开始[130]，这类结构片段有可能被应用于其他酶与受体系统。深刻理解 X 射线晶体结构中烷氧基芳基哌啶与肾素活性位点的结合模式，对基于结构进一步设计活性更高的 3,4,5-三取代衍生物有较大的帮助，如图 2.36 中的(**139**)。

三个早期的抑制剂(**137～139**,图 2.36)与重组人肾素 X 射线晶体结构研究显示,哌啶环氮上的氢位于两个活性天冬氨酸中间[122]。如图 2.37 所示,3,4-二取代哌啶衍生物环上的氮原子与起催化作用的两个天冬氨酸 Asp32、Asp215 接近,从而形成了两个很强的氢键,同时 3-萘基甲氧基取代基占据了肾素的 S_1 和 S_3 两个疏水亚基,这些区域一般是被类肽抑制剂,如 CP-69799 的 P_1 环己基和 P_3 苯基侧链占据(图 2.28)。有趣的是,与 Apoenzyme 相比,大的 4-苯基环连同其侧链能引起活性位点的诱导契合性适应(induced-fit adaptation),并引起蛋白结构主要构象的改变。

(137)
人肾素抑制剂
IC50 = 26 μmol/L
(138)
IC50 = 5 μmol/L
(139)
人肾素抑制剂
IC50 = 2 nmol/L
门冬氨酰蛋白酶
I、II抑制剂
IC50 = 1 μmol/L

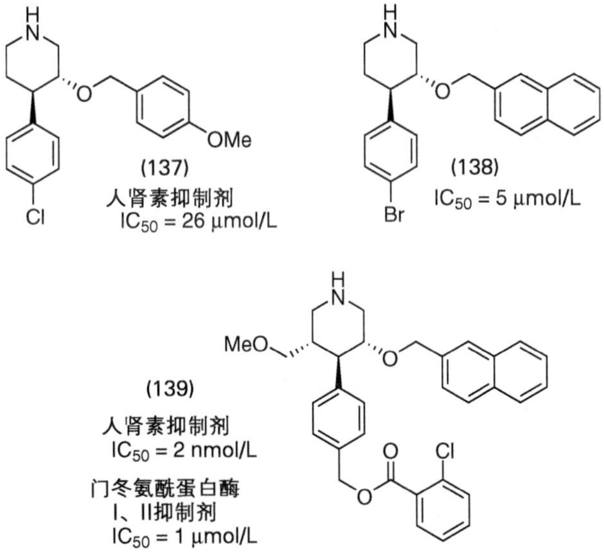

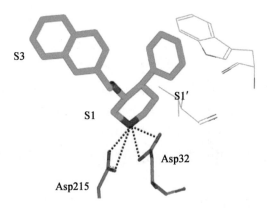

图 2.36　新一类的非肽类肾素抑制剂的结构

S3
S1′
S1
Asp32
Asp215

图 2.37　芳基哌啶与肾素的 X 射线晶体结构(PDB code: 4GJ5)

所有烷氧基芳基哌啶类肾素抑制剂的 X 射线晶体结构中，都能观察到结合部位的诱导契合效应，研究人员通过对该分子诱导契合效应的深刻理解，认为天冬氨酸蛋白酶的结合部位具有潜在的构象柔性。3,4,5-三取代哌啶衍生物(**139**)确实能抑制镰状疟原虫 plasmepsins I 和 II，其 IC$_{50}$ 值为 1 mmol/L[122]，这个结果表明，哌啶及相关杂环可以作为其他天冬氨酸蛋白酶抑制剂设计的一般结构模板。

Rich 及其合作者发展了哌啶结构单元的对映选择性合成。如图 2.38 所示，N-Boc 保护的 4-哌啶酮(**140**)转化成三氟甲磺酸烯醇酯，经过 Suzuki 反应得到偶联产物(**141**)[131]，Sharpless 不对称双羟化可对映选择性地得到二醇(**142**)[132]。接着脱去 TBS 保护，再用 Raney 镍还原得到光学纯的反-3,4-二取代羟基芳基哌啶(**143**)，特别要说明的是，Raney 镍还原反应只有在 TBS 保护脱除后才能成功。随后选择性地保护酚羟基，最后通过醇羟基烷基化反应，得到光学活性的哌啶结构单元(**144**)。

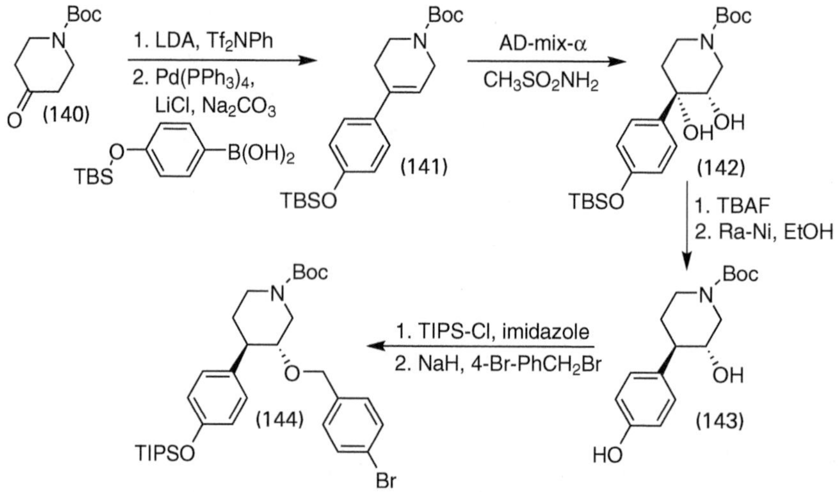

图 2.38 光学活性哌啶结构基元的合成

对该哌啶类抑制剂的不同结构改造，导致了很多有效抑制剂的发现[133-135]，如图 2.39 中，在芳基哌啶骨架的基础上进行优化，得到了非常有效地抑制剂(**145**)，其在犬类身上有很好的口服生物利用度[136]。一批有活性的新颖的桥环哌啶骨架被设计出来，其中代表性的化合物(**146**)表现出优秀的肾素抑制活性和大鼠口服吸收[137]，X 射线晶体结构显示其 9 位的氮原子处于两个催化天冬氨酸之间，而 3 位的氮原子暴露在溶剂中。诺华的研究人员研发了一类新的哌啶骨架，并通过结构优化得到了一系列有效地肾素抑制剂，代表性的化合物为(**147**)[135]。

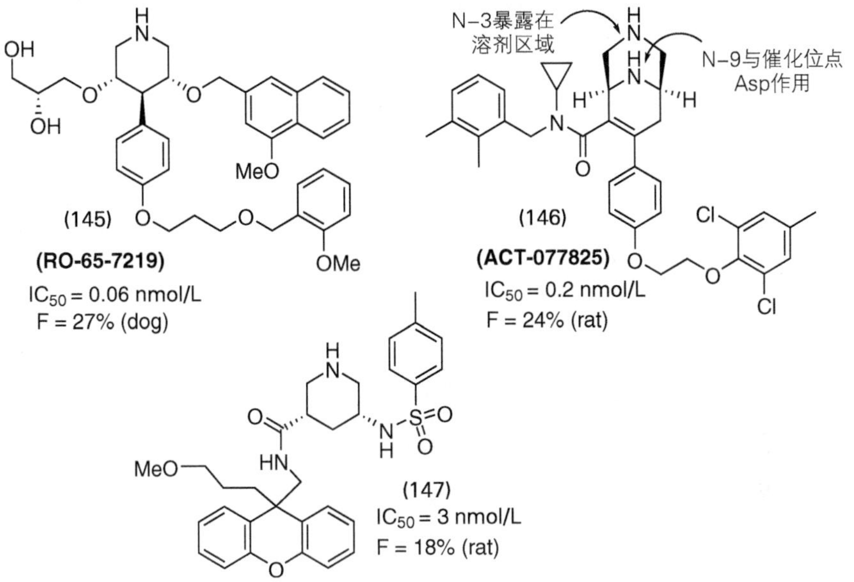
N-3暴露在
溶剂区域
N-9与催化位点
Asp作用
(145)
(RO-65-7219)
IC50 = 0.06 nmol/L
F = 27% (dog)
(146)
(ACT-077825)
IC50 = 0.2 nmol/L
F = 24% (rat)
(147)
IC50 = 3 nmol/L
F = 18% (rat)

图 2.39　有效的非类肽肾素抑制剂的结构

从 4 -溴巴豆酸酯和苄胺出发，可以实现桥环哌啶骨架的合成[137]。如图 2.40 所示，苄胺发生 N -烷基化得到相应的叔胺(**149**)，接着甲胺与之发生双 Michael 加成反应后催化氢化脱去苄基得到顺/反比例为 2∶1 的哌嗪混合物(**150**)，重结晶可得到纯的顺式异构体。随后经过 Dieckmann 环化反应，以及氨基保护得到 3,9 -二氮杂双环壬酮，经(+)-酒石酸手性拆分得到 β -酮酯(**151**)。(**151**)先制备成三氟甲磺酸烯醇酯，然后进行 Negishi 偶联[138]得到基础的二环骨架(**152**)，这为该类抑制剂的合成做好了准备。

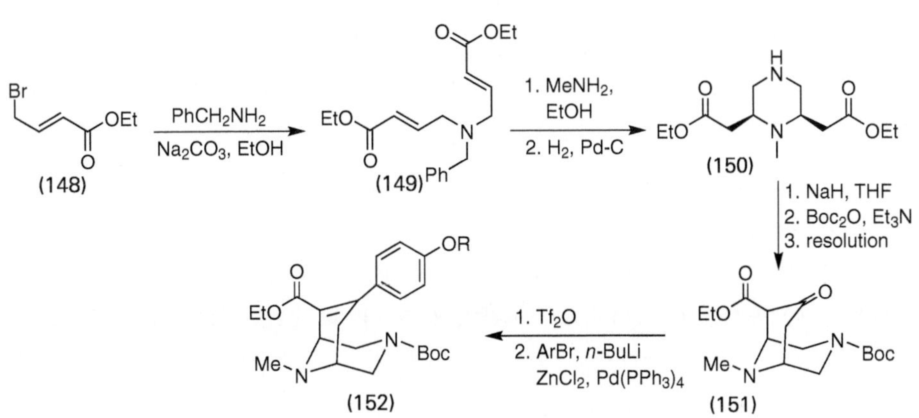
PhCH2NH2
Na2CO3, EtOH
(148)
(149)
1. MeNH2, EtOH
2. H2, Pd-C
(150)
1. NaH, THF
2. Boc2O, Et3N
3. resolution
(151)
1. Tf2O
2. ArBr, n-BuLi
ZnCl2, Pd(PPh3)4
(152)

图 2.40　光学活性的桥环哌啶结构片段的合成

从市售可得的 Boc 保护的氨基烟酸（**153**）出发可以很容易地合成 3,5-二取代的哌啶结构骨架[135]。如图 2.41 所示，Boc-氨基烟酸催化氢化之后，Fmoc 保护氨基得到外消旋的 Fmoc 衍生物（**154**），选择性脱去 Boc 保护，裸露的氨基与对甲苯磺酰氯反应得到 3,5-二取代哌啶的基础结构骨架（**155**），与合适的胺偶联即可得到该类抑制剂。

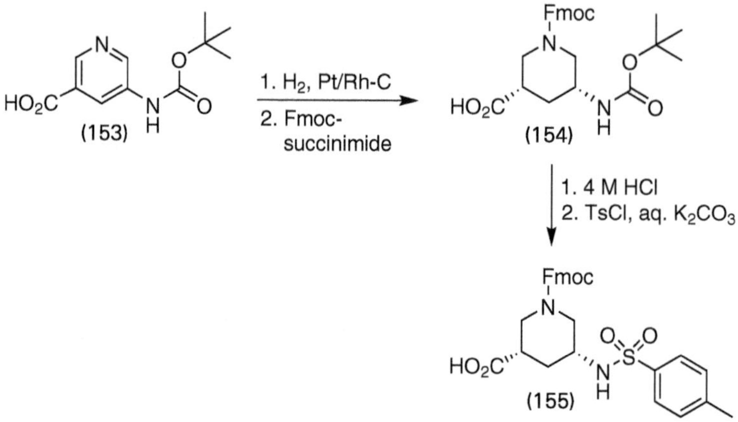

图 2.41   3,5-二取代哌啶结构骨架的合成

2.8.3   基于二氨基嘧啶的抑制剂的设计

Holsworth 等通过高通量筛选发现，二氨基嘧啶类衍生物（**156**）有较弱的肾素抑制活性（图 2.42）[139]。对先导化合物优化得到的二氟衍生物（**157**），其活性提高了 7 倍。该抑制剂与肾素的 X 射线晶体结构显示其与肾素的活性部位有一种独特的结合模式，嘧啶环的 N' 原子和 2-NH_2 同催化活性的天冬氨酸 Asp215 和 Asp32 形成了氢键作用。然后研究人员通过比较二氨基嘧啶抑制剂和哌啶/哌嗪酮抑制剂两者与肾素的结合模式，在分子中引入取代的四氢喹啉来代替芳基胺得到化合物（**158**），随后在此结构基础上引入可以和 S_3 亚基发生相互作用的戊酸酯侧链得到一个有效地抑制剂（**159**），这类抑制剂分子中没有手性中心。

除基于哌啶的非类肽蛋白酶抑制剂外，高通量筛选还得到了其他有趣的化学实体，它们与有催化活性的天冬氨酸以独特的模式结合。随后，采用基于结构的设计策略对这类抑制剂进行了优化，优化后的杂环骨架包括酰基胍、2-氨基喹啉、氨基吡啶及螺哌啶亚氨基乙内酰脲，很多抑制剂的设计都引入了这些核心结构，特别是 BACE1 抑制剂。该类抑制剂的作用模式与模拟过渡态的等排体类抑制剂不同，此外，这类骨架还有可能应用于设计其他天冬氨酸蛋白酶抑制剂。

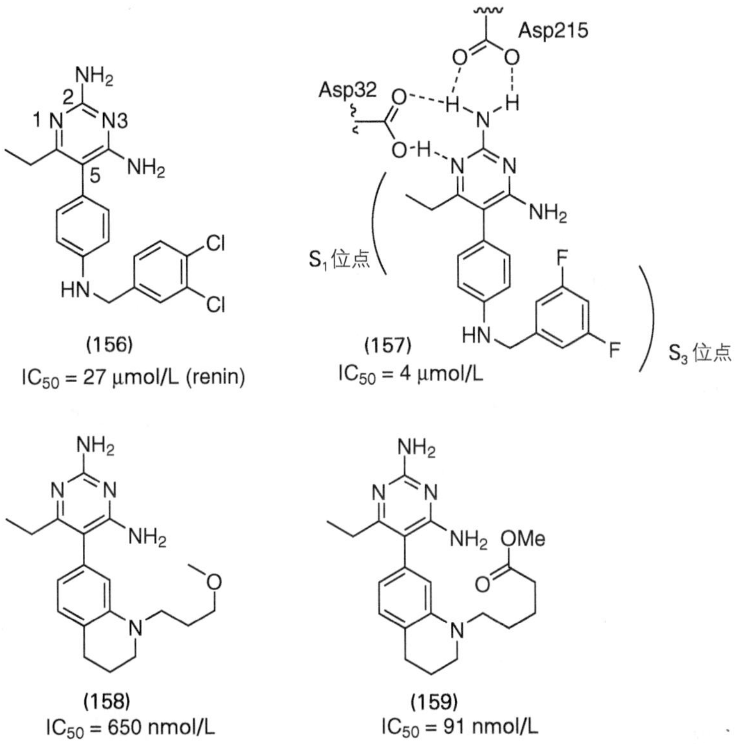

图 2.42　基于 2,4 - 二氨基嘧啶的肾素抑制剂的结构

2.8.4　基于酰基胍的抑制剂的设计

惠氏制药的 Cole 等通过高通量筛选得到了一个基于酰基胍结构的化合物（**160**）（图 2.43），该化合物是一个弱的 β-分泌酶抑制剂（$IC_{50} = 3.7$ μmol/L）[140]，优化后的抑制剂（**161**）与 BACE1 的 X 射线晶体结构显示它们有独特的相互作用方式。如图 2.43 所示，酰基胍官能团与起催化作用的天冬氨酸 Asp32 和 Asp228 形成了四个氢键，有趣的是，flap 区域采取了瓣开构象来适应二芳基吡咯骨架。实际上，拟肽类 BACE1 抑制剂的二芳基吡咯片段占据了 Tyr71 的空间，而且吡咯环似乎与 Tyr71 的苯环形成了 π-边缘堆积（π- edge stacking）。同样的"瓣开"构象还可以在肾素与胃蛋白酶和各自对应抑制剂的复合物中观察到。随后，基于该结构在胍的氮原子接上 3-丙醇侧链来接近 S_1' 亚基，同时在 S_1 亚基结合处引入金刚烷基可以提高活性（BACE1，$IC_{50} =$

240 nmol/L)[140]。进一步将配体与 S_1 和 S_3 亚基结合处的基团换为位阻小的苯基侧链可以得到很多有活性的抑制剂，其中代表性的化合物为（**161**），其 IC_{50} 为 0.6 μmol/L [141]。

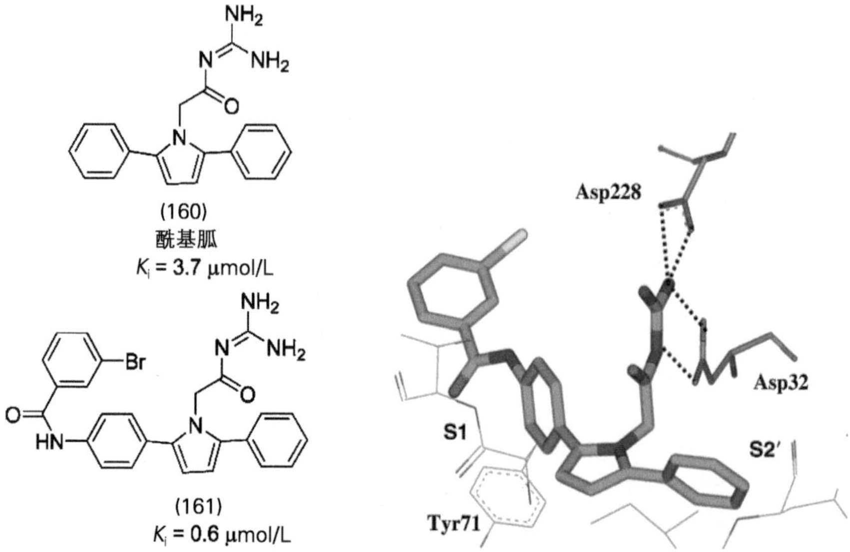

图 2.43　酰基胍类 BACE1 抑制剂的结构及其与 BACE1 的 X 射线晶体结构（绿色；PDB code：2ZE1）

　　酰基胍核心骨架的一般合成方法如图 2.44 所示。通过 Kulinkovich 及其合作者报道的方法[142]，苯乙酮（**163**）和烯醇化的酮（**162**）进行偶联得到 1,4-二酮（**164**），该二酮与甘氨酸缩合得到吡咯乙酸（**165**）。（**165**）和羰基二咪唑混合后，接着与盐酸胍反应得到未取代的酰基胍（**166**），通过进行 N-取代，可以用来合成类似物[141]。

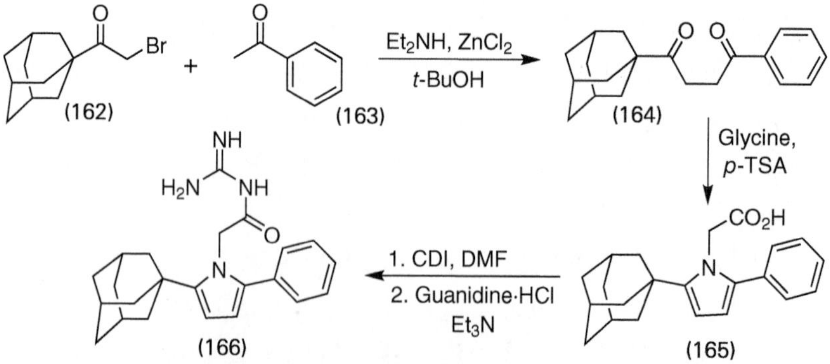

图 2.44　含 2,5-二取代吡咯环的酰基胍的合成

2.8.5　基于氨基吡啶的抑制剂的设计

应用高通量筛选和 X 射线晶体学方法,针对 β-分泌酶进行片段筛选得到的氨基喹啉和氨基吡啶片段,能以非常新颖的方式与天冬氨酸结合[143,144]。氨基喹啉片段(167)与天冬氨酸的结合方式见图 2.45,氨基吡啶片段(168)显示了更高的 BACE 抑制活性,基于结构修饰所得到抑制剂(170 和 171)的活性提高到了纳摩尔级别。这些结构片段的发现促使了基于结构设计的一系列 β-分泌酶抑制剂的开发[145]。

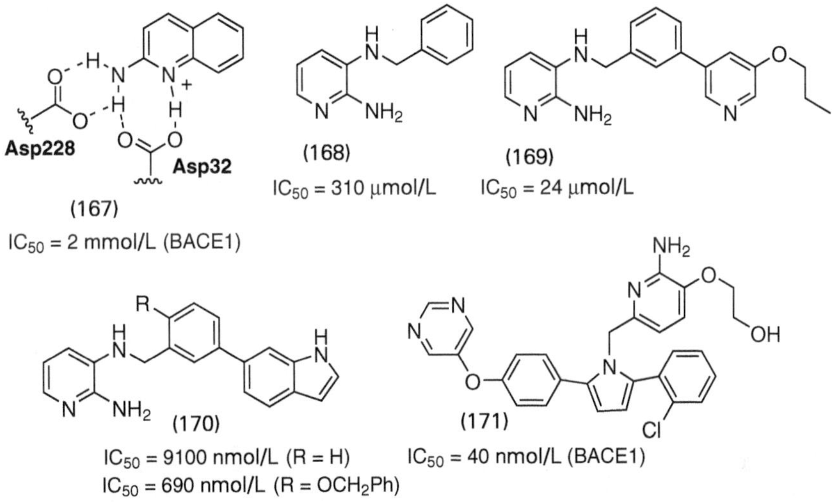

图 2.45　氨基吡啶类 BACE1 抑制剂的结构

如图 2.46 所示,从市售可得的 2,3-二氨基吡啶(172)出发,可以进行以氨基吡啶结构为核心的抑制剂的合成。(172)和 3-溴苯甲醛发生还原胺化得到

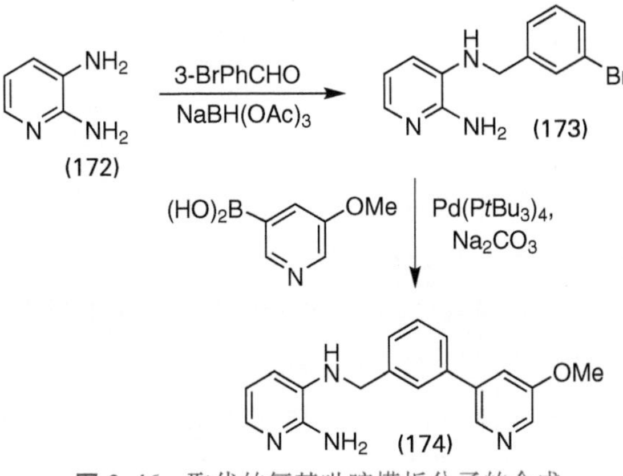

图 2.46　取代的氨基吡啶模板分子的合成

(173)，随后与 5 -甲氧基吡啶- 3 -硼酸发生 Suzuki 偶联得到微摩尔级别活性的 β-分泌酶抑制剂**(174)**[144]。

2.8.6　基于氨基咪唑和氨基乙内酰脲的抑制剂的设计

通过高通量筛选得到了一类以氨基咪唑为核心结构的 β - 分泌酶抑制剂[146]。如图 2.47 所示，氨基咪唑衍生物**(175)**显示了弱的 β-分泌酶抑制活性（$IC_{50} = 38 \ \mu mol/L$），与 BACE1 的 X 射线晶体结构显示该化合物和起催化作用的天冬氨酸形成了一个氢键网络，这个活性部位结合方式很独特。X 射线晶体结构显示，酶的 S_1 和 S_2 亚结构与抑制剂的结合都可以通过芳香环上的取代基来实现。随后，基于结构优化得到了具有纳摩尔级别活性的氨基乙内酰脲骨架抑制剂**(176)**，目前已有多种含有该骨架的高活性的 BACE1 抑制剂被报道[147-149]。

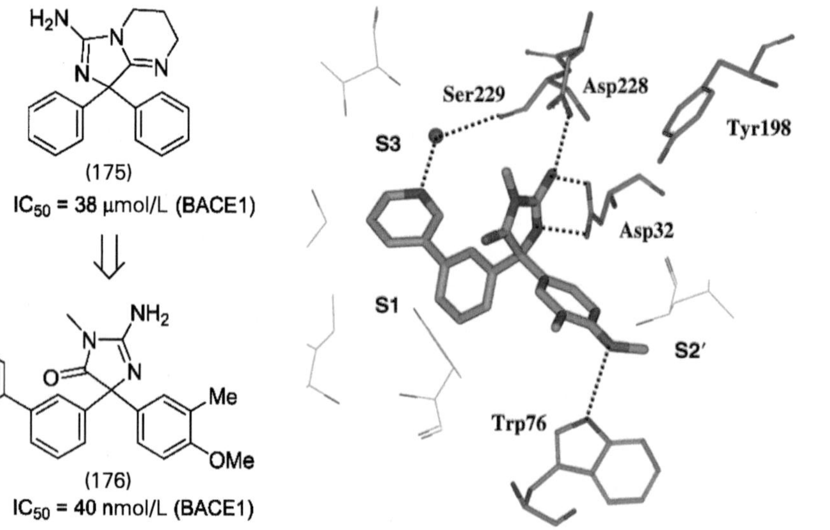

图 2.47　BACE1 抑制剂的结构及其与 BACE1 的 X 射线晶体结构
品红色；PDB code：3INF

如图 2.48 所示，氨基咪唑核心骨架可以很容易地合成得到。苯腈或者其衍生物与格式试剂反应之后经 $NaBH_4$ 还原得到胺**(178)**。胺转化为异硫氰酸酯之后在 KO^tBu 条件下与 CS_2 反应以很好的产率得到 2,5 -二硫代- 1,3 -四氢噻唑**(179)**。**(179)**与多种二胺缩合之后再与 ^tBuOOH 和 NH_4OH 反应得到氨基咪唑核心骨架**(181)**，在其基础上可以进行抑制剂优化[146]。

取代的氨基乙内酰脲的基本合成路线如图 2.49 所示。乙炔基吡啶和间溴碘苯发生 Sonogashira 偶联以很好的收率得到乙炔衍生物**(185)**[150]。**(185)**经

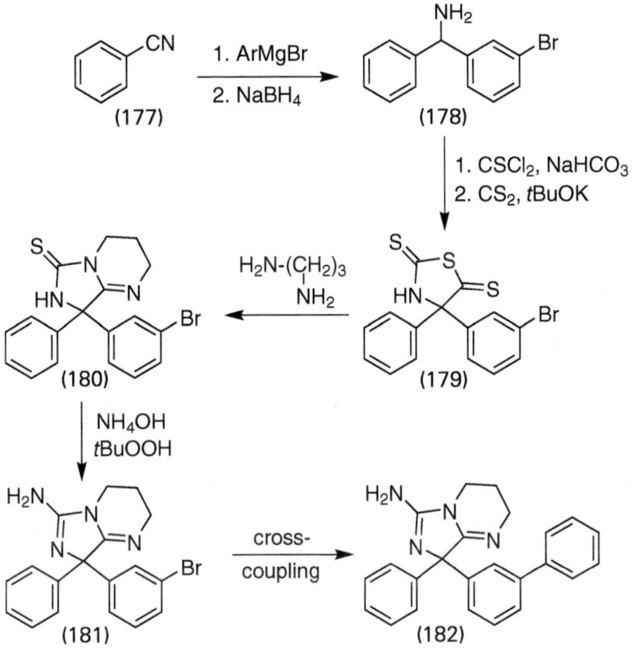

图 2.48　取代的氨基咪唑核心骨架的合成

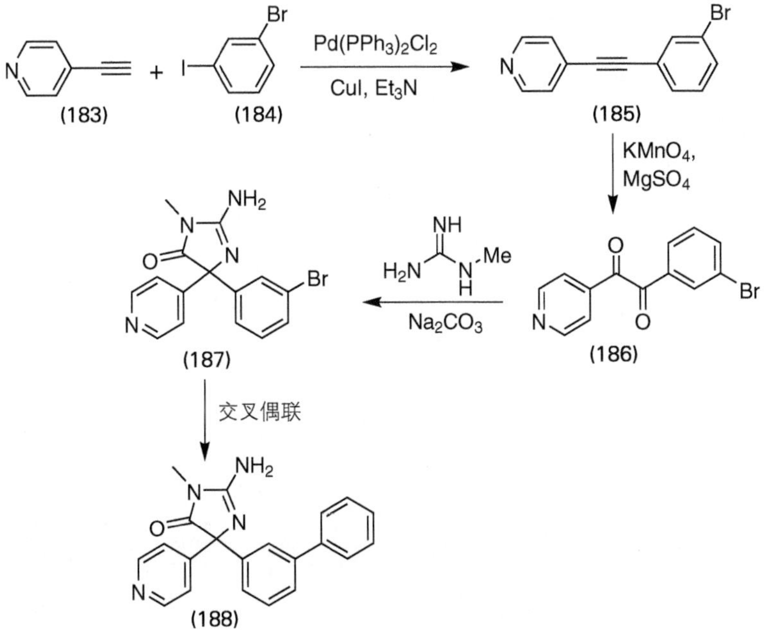

图 2.49　取代的氨基乙内酰脲核心骨架的合成

高锰酸钾氧化得到二酮(**186**)，接着与甲基脲反应得到氨基乙内酰脲(**187**)^[151]。(**187**)可以进一步地进行衍生，比如，在合适的钯催化条件下与硼酸反应可以得到多样化的取代衍生物。

2.9　结论

由于人类很多疾病的发病机制都涉及天冬氨酸蛋白酶，因此天冬氨酸蛋白酶吸引了蛋白生物化学家、药物化学家和结构生物学家们的关注，随着时间的推移，科学家们发展了各种各样的工具、概念和设计理念。蛋白 X 射线晶体结构知识的发展，极大地帮助了人们基于结构来设计多种高效的、选择性的潜在临床抑制剂。数以百计的酶和抑制剂复合物的 X 射线晶体结构被解析出来，使科学家对药物靶点和分子抑制酶活性时的相互作用有了更深刻的理解。本章概述了设计理念的演变、基于结构设计策略的应用，以及广泛应用于药物的关键配体、骨架和生物电子等排体的化学合成。

（牟剑锋　余军　译）

参 考 文 献

第3章
丝氨酸蛋白酶抑制剂的设计

3.1 引言

丝氨酸蛋白酶是在真核生物和原核生物中普遍存在的蛋白质水解酶的大家族。丝氨酸蛋白酶在多种生理过程,包括消化、血液凝结(凝血)、伤口愈合、炎症反应、细胞信号传导以及其他一些过程中扮演着重要角色[1-3]。一般情况下,关键蛋白质水解过程的异常往往是许多人类疾病的发病机制,如卒中、炎症、阿尔茨海默病、癌症和关节炎等。因此毫不奇怪,选择性丝氨酸蛋白酶抑制剂的设计已经是药物开发中非常令人感兴趣的课题。

3.2 丝氨酸蛋白酶的催化机制

所有丝氨酸蛋白酶的活性部位都含有一个由 Ser195、His57 和 Asp102(糜蛋白酶编号)组成的起催化作用的三联体。该活性部位还存在一个由 Ser195 和 Gly193 骨架形成的氧离子结合位点[4]。这些重要的活性残基是所有的丝氨酸蛋白酶的保守基团。X 射线晶体结构研究显示,这些残基在大多数丝氨酸蛋白酶中是可重叠的[5,6]。丝氨酸蛋白酶的催化机制见图 3.1。如图所示,在常见的 His57 作为碱的催化下,Ser195 的羟基亲核进攻易断裂键的羰基碳,生成四面体过渡态。该中间态通过与氧离子凹洞中的 Ser195 和 Gly193 骨架上的 NHs 形成氢键来达到稳定。最终该四面体中间态发生坍缩,裂解成产物(**2**)和(**3**)。

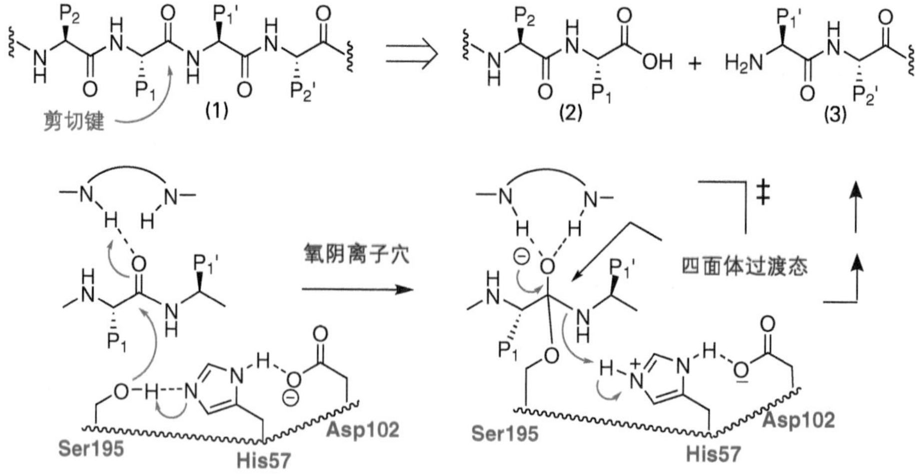

图 3.1　丝氨酸蛋白酶水解肽的催化机制

3.3　丝氨酸蛋白酶抑制剂的类型

多年来,已有多种丝氨酸蛋白酶抑制剂被设计和开发出来[6-8]。如图 3.2 所示,大多数早期的抑制剂都是共价抑制剂,因为它们都含有亲电基团,能与催化三联体的丝氨酸羟基形成共价键。亲电基团因此被称为丝氨酸陷阱(serine traps)或弹头(warheads)。丝氨酸陷阱的选择对于与催化三联体形成的共价键是否可逆而言是非常重要的。共价抑制剂的主要缺陷是它们对同一类或同一家族的其他蛋白酶缺乏选择性和特异性。考虑到哺乳动物体内含有大量具有重要生理活性的丝氨酸、半胱氨酸和苏氨酸蛋白酶,抑制剂的选择性对于潜在疗法的发展是必不可少的,因为选择性的缺乏常常会导致毒性和副反应。

抑制剂的效力很重要,但它不能成为抑制剂设计策略的唯一目的。抑制剂必须是化学和代谢稳定的,并且对于丝氨酸陷阱的选择也是非常重要的。早期的丝氨酸蛋白酶抑制剂是随着天然产物亮肽素的发现而逐渐发展的,该天然产物含有一个醛基,以此作为丝氨酸陷阱。随后的丝氨酸蛋白酶抑制剂的设计就遵循掺入醛基的策略。但是,醛基具有化学和代谢稳定性的问题,这直接导致了其他亲电丝氨酸陷阱的发展。共价丝氨酸蛋白酶抑制剂的基本设计策略包括选择一个良好的底物,然后连接上丝氨酸陷阱/弹头,如氯甲基酮(**4**)、二苯基膦酸酯(**5**)、三氟甲基酮(**6**)、肽硼酸(**7**)、各种 α-酮杂环(**8**)和 β-内酰胺衍生物(**9**)。

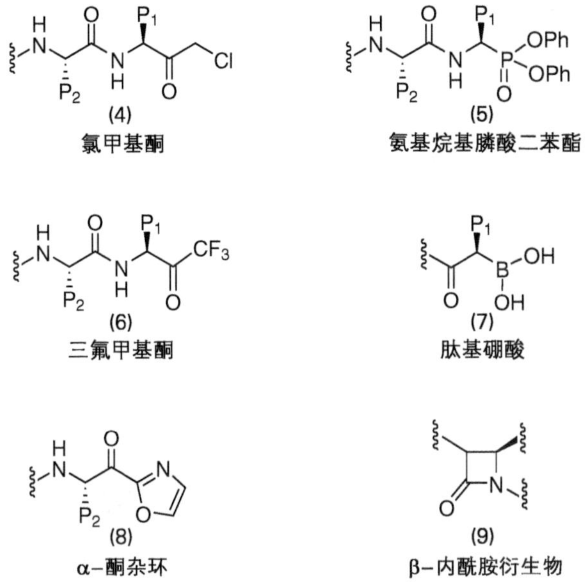

图 3.2 丝氨酸蛋白酶抑制剂设计的基本结构核心

基于这些弹头,各种不可逆的和可逆的共价丝氨酸蛋白酶抑制剂被设计出来。卤甲基酮与活性部位的丝氨酸羟基通常形成不可逆的共价键,而酮羰基和酮杂环则与起催化作用的丝氨酸羟基形成可逆共价键。另外还有许多不可逆共价丝氨酸蛋白酶是基于杂环如异香豆素、β-内酰胺等结构来设计的[9]。

大多数早期的共价抑制剂没有表现出对半胱氨酸蛋白酶的选择性,具有相当大的毒性,因而不适合体内应用。但是通过药物化学结构设计上的努力还是开发出许多类重要的丝氨酸蛋白酶抑制剂,包括 FDA 批准的治疗丙型肝炎病毒的 NS3 蛋白酶抑制剂、抗静脉血栓的凝血酶抑制剂,以及针对炎症,肺部疾病和慢性阻塞性肺病的弹性蛋白酶抑制剂(elastase inhibitors)[6-8]。

3.4 卤代甲基酮类抑制剂

大量的丝氨酸蛋白酶抑制剂通过引入官能团使活性部位丝氨酸残基烷基化。这些官能团包括氯甲基酮、二甲基锍盐等[6]。由于卤甲基酮的反应活性很高,如何实现高选择性一直是个主要的限制。但是,通过改变 P_1 和 P_2 的氨基酸是可以实现一定程度的选择性的,因为这些氨基酸是酶的识别元件。抑制剂的设计策略涉及肽段的鉴别,要与优良基底的序列相对应,以及烷基化基团如卤代酮的连接。该类丝氨酸蛋白酶抑制剂对多种丝氨酸和半胱氨酸蛋白酶都能识别，常表现出高反应性和低选择性[9]。此外，它们还能与含有 SH 基团的分子如谷胱甘肽等非蛋白酶发生反应[10]。结果，该类抑制剂一般显示毒性，不适合体内应用。另一方面，肽基氟代甲基酮的反应性不是太高，与氯甲基酮衍生的抑制剂相比，其对谷胱甘肽的烷基化要慢得多[11]。然而，含有氟甲基酮的抑制剂通常对半胱氨酸蛋白酶是有选择性的[12]。

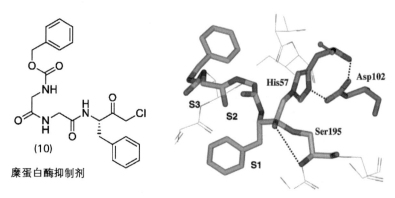

图 3.3　抑制剂(**10**)的结构以及该抑制剂与糜蛋白酶(绿色；
PDB 代码：1DLK)的 X 射线晶体结构

　　对这些肽基氯甲基酮抑制剂的结构研究为了解底物与酶亚位点分子间的相互作用提供了重要的依据。这种理解对于设计选择性的抑制剂是非常有用的。如图 3.3 所示，抑制剂(**10**)结合糜蛋白酶的 X 射线晶体结构表明，活性部位的 Ser195 和 His57 与抑制剂的 P_1 羰基碳形成四面体半缩酮加成物[12]。苯丙氨酸侧链恰好地填满 S_1 特异性口袋。

3.5　膦酸二苯酯类抑制剂

　　氟膦酸二异丙酯(DFP)是一种被广泛使用的经典丝氨酸蛋白酶抑制剂[13,14]。它是通过自身磷原子与活性部位丝氨酸羟基之间形成共价键来抑制丝氨酸蛋白酶。由此生成的五价磷加合物类似于四面体中间态；但是，它与肽底物相比，却只有非常少的相似之处。DFP 具有反应活性非常高的官能团，因而能与许多蛋白质发生反应，缺乏选择性。Lamden 和 Bartlett 用氨基酸取代了其中一个异丙基，解决了 DFP 的选择性和反应性问题[15]。如图 3.4 所示，所得到的氨基烷基膦酰氟衍生物显示出对 α-糜蛋白酶改善的抑制活性以及对半胱氨酸蛋白酶的选择性。然而,这样的氟膦酸酯不是很稳定,在水相条件下会迅速水解。

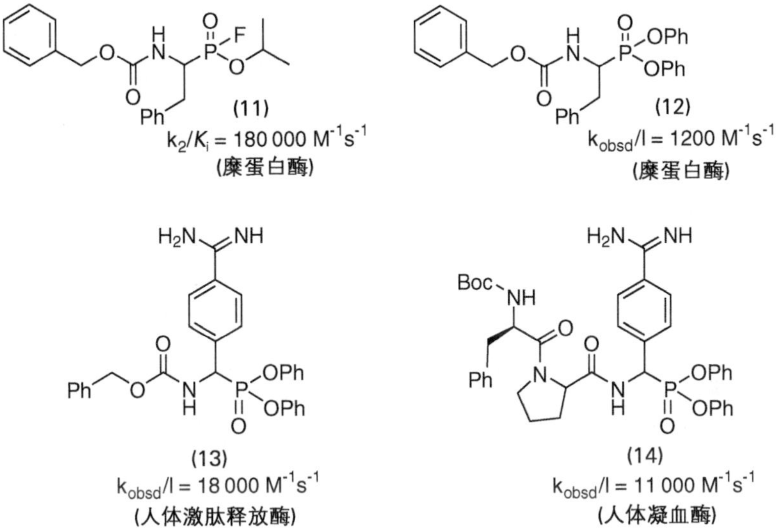

图 3.4 氨基烷基膦酰氟和氨基烷基膦酸酯结构

Oleksyszyn 和 Powers 开发了一类新的(α-氨基烷基)二苯基膦酸酯抑制剂[16,17]。这些抑制剂具有良好的生物活性,对水解相当稳定,而且与乙酰胆碱酯酶没有反应活性。许多丝氨酸蛋白酶抑制剂是基于二苯基膦酸酯官能团设计的。其基本设计策略涉及用一个(α-氨基烷基)磷酸残基或(α-氨基烷基)膦酸酯来替换易断裂键。

如图所示,有效的、选择性的、不可逆的丝氨酸蛋白酶、弹性蛋白酶和糜蛋白酶的抑制剂被设计出来[15,18-20]。胰蛋白酶和凝血酶的 S_1 口袋显示出对碱性氨基酸的偏好。相应的,含有 P_1 赖氨酸、精氨酸和鸟氨酸侧链的肽基膦酸酯就表现出很好的活性和选择性。Powers 及其同事随后设计了 4-脒基苯基的结构核心,以模仿精氨酸侧链[20]。他们研究了含有 4-脒基苯基甘氨酸和 4-脒基苯基丙氨酸膦酸酯衍生结构的抑制剂对凝血酶和其他凝血丝氨酸蛋白酶的抑制活性。以 4-脒基甘氨酸为核心的衍生物表现出最好的抗人凝血酶抑制活性。具有单氨基酸侧链的 Cbz 衍生物(**13**)显示出非常好的抗人血浆激肽释放酶抑制活性[18,19],化合物(**14**)显示出良好的抗人凝血酶的效力和选择性。这些衍生物已被证实是稳定的,并且对乙酰胆碱酯酶没有活性。

如图 3.5 所示,此类抑制剂的作用模式涉及活性部位膦原子的活化和活性部位 Ser195 的羟基对苯氧基的取代[17]。这类抑制剂对半胱氨酸蛋白酶有选择性。此外，通过目标丝氨酸蛋白酶子位点的特异性，引入相应合适的 P_1 和 P_2 氨基酸，可以改善抑制剂的选择性。

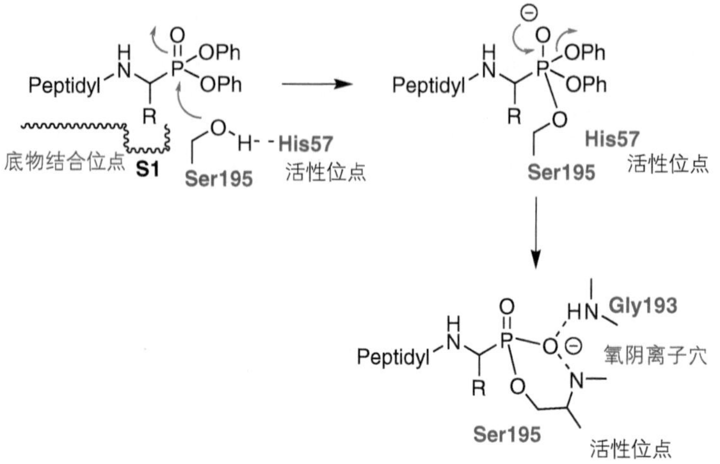

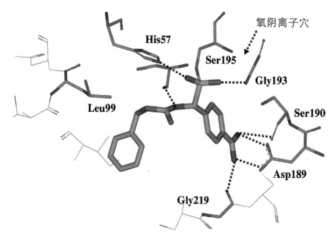

图 3.5 膦酸酯抑制丝氨酸蛋白酶的作用模式

Powers 及其同事对 4-脒基苯基甘氨酸衍生物（**13**）与牛胰蛋白酶的结合物进行了 X 射线晶体结构研究[20,21]。结构揭示了以共价键与活性部位 Ser195 相连的四面体磷原子的形成。如图 3.6 所示，共价键的形成伴着两个苯氧基的失去而进行。一个有趣的晶体研究通过把抑制剂 Cbz – D – Dpa – Pro – Mpg – (OPh)2 绑定到人体 α-凝血酶上，对抑制剂的结合模式进行了考察[22]。事实表明，7 日龄的抑制剂凝血酶复合物显示出可逆的五配位磷中间态，而 12 周龄的

图 3.6 抑制剂（**13**）（品红色）与胰蛋白酶（PDB 代码：1MAX）络合物的 X 射线晶体结构

抑制剂酶复合物抑制剂的膦原子与酶 Ser195 上的羟基已形成共价键。在这种情形下,膦原子是四配位的,相连的氧离子与氧阴离子穴有相互作用。

如图 3.7 所示,各式肽膦酸酯已被合成出来。4-氰基苯甲醛(**15**)与亚磷酸三苯酯和氨基甲酸苄酯在乙酸中反应,以良好的产率生成 α-氨基烷基化的产物(**16**)[18]。然后通过干燥盐酸以及干燥氨甲醇溶液处理,氰基以良好的收率转化得到脒(**17**)。氢解除去 Cbz 基团生成氨基磷酸酯(**18**)。该胺化物再与 Boc-Phe-(D)-Pro-OH(**19**)偶联得到抑制剂(**14**)。

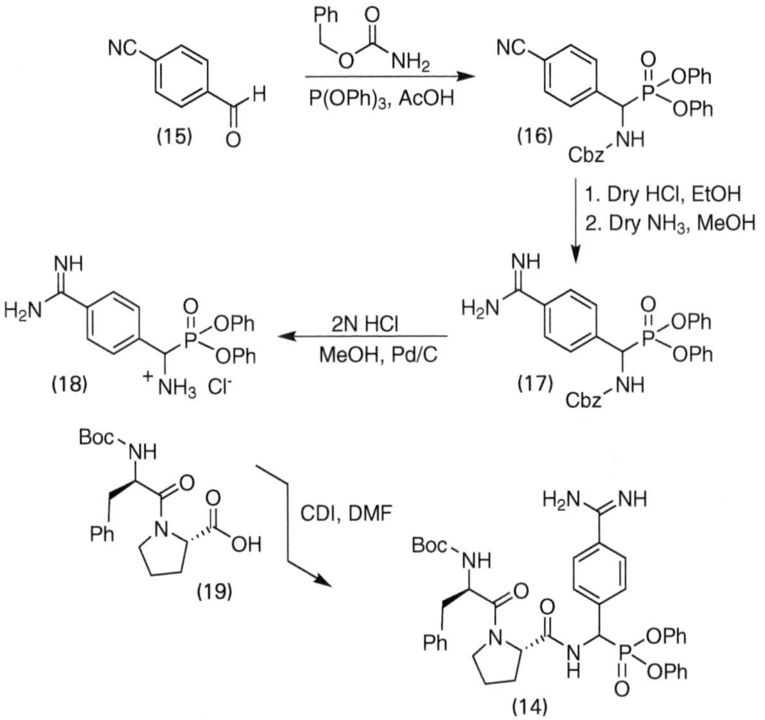

图 3.7　肽膦酸酯衍生物的合成

3.6　三氟甲基酮类抑制剂

在一类新的丝氨酸蛋白酶抑制剂的开发中,三氟甲基酮被设计成弹头。Imperiali 和 Abeles 引入三氟甲基酮来开发特定丝氨酸蛋白酶的抑制剂,特别是针对糜蛋白酶和弹性蛋白酶[23]。在底物类似物中引入二和三氟甲基酮结构,能够得到对多种蛋白水解酶有效的过渡态抑制剂,包括乙酰胆碱酯酶。如图 3.8

所示，此类抑制剂的设计策略包括用一个三氟甲基酮官能团来替换切割位点的易断裂键。而 P_1、P_2、P_3 等位置的肽基侧链的性质将决定该抑制剂的特异性[23]。^{13}C NMR 研究表明，在水中三氟甲基酮主要以水合物的形式存在。据推测，该水合的肽三氟甲基酮能够与活性部位的 Ser195 反应，形成图中所示的稳定的半缩酮。Stein 等也报道了由三氟甲基酮衍生的针对人体白细胞弹性蛋白酶的缓慢结合型丝氨酸蛋白酶抑制剂[24]。

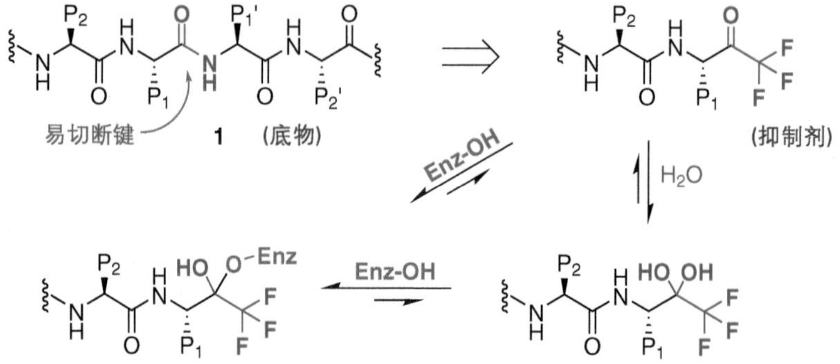

图 3.8　三氟甲基酮作为丝氨酸蛋白酶抑制剂的设计策略以及它们的抑制模式

如图 3.9 所示，Imperiali 和 Abeles 的研究表明三氟甲基衍生物（**20**）比二氟甲基衍生物（**21**）和单氟甲基衍生物（**22**）的效力更高[23]。三氟甲基酮类抑制剂对糜蛋白酶显示出极好的特异性，而对牛胰蛋白酶或猪胰弹性蛋白酶（PPE）的影响非常小或者没有影响。它们最初表现出缓慢结合的可逆的竞争性的抑制作用[23-25]。

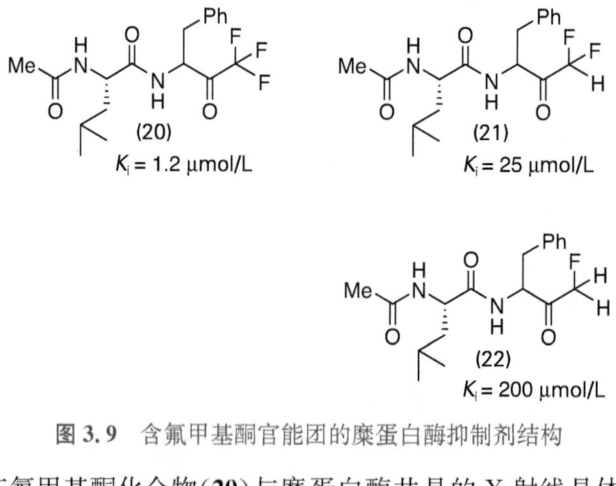

图 3.9　含氟甲基酮官能团的糜蛋白酶抑制剂结构

通过对三氟甲基酮化合物（**20**）与糜蛋白酶共晶的 X 射线晶体研究，Abeles 等论证了酶与抑制剂在酶活性部位的相互作用[25]。如图 3.10 所示，起催化作用的 Ser195 与三氟甲基酮的羰基生成共价键，形成一个四面体半缩酮中间态。该半缩酮的氧原子被定位在能与氧离子洞的 Gly193 和 Ser195 骨架上的酰胺 NHs 形成氢键的距离内，P_1 苄基侧链则很好地占据了 S_1 口袋[25]。

His57
S_2
Asp102
Ser214
Gly216
Ser195
S_1
Gly193

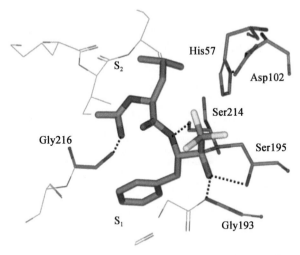

图 3.10　抑制剂(**20**)(碳链，绿色；F3，黄色)与糜蛋白酶(PDB 代码：7GCH)络合物的 X 射线晶体结构

三氟甲基酮类化合物在药理学上是相当稳定的。因此，各种基于三氟甲基酮结构的丝氨酸蛋白酶抑制剂被设计合成出来，并评估了其临床潜力。阿斯利康公司的研究人员设计了多种肽三氟甲基酮衍生物，用作有效的人体弹性蛋白酶抑制剂[26-29]。如图 3.11 所示，含有二芳酰基磺酰胺官能团的抑制剂(**23**)，被证实是非常有效的弹性蛋白酶抑制剂[30]。然而，当实验动物口服给予这种抑制

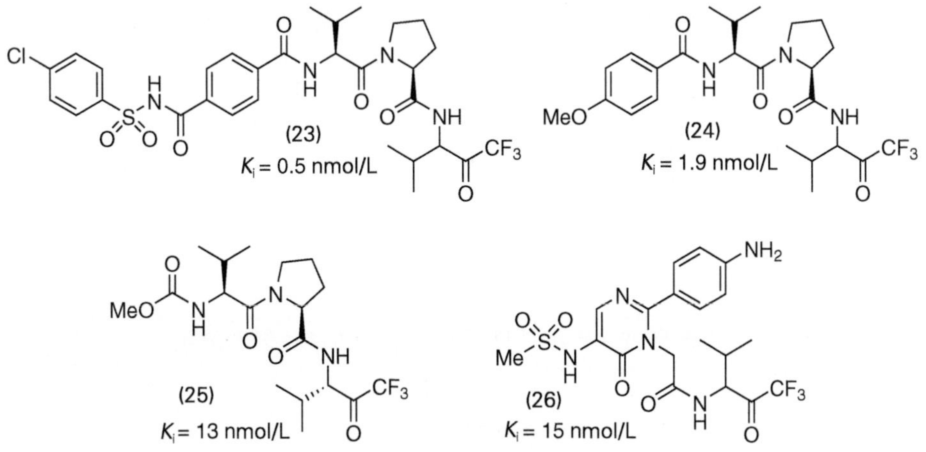

(23)
K_i = 0.5 nmol/L
(24)
K_i = 1.9 nmol/L
(25)
K_i = 13 nmol/L
(26)
K_i = 15 nmol/L

图 3.11　三氟甲基酮类抑制剂的结构

剂时却发现没有药效。通过对性质的进一步优化，研究人员又开发出许多含有三氟甲基酮结构且有口服活性的抑制剂。抑制剂（**24**）和（**25**）不但活性高，对实验动物也有着极好的口服生物利用度[29,31]。在 P_1 异丙基侧链位置为（S）构型的光学纯化合物（**25**）已成为临床开发的候选药物，可用于弹性蛋白酶相关的呼吸系统疾病的治疗。除了三氟甲基酮，五氟乙基酮类化合物也被证明是有效的丝氨酸蛋白酶抑制剂。此外，含有吡啶酮结构的拟肽型抑制剂也作为有效的抑制剂被设计出来[27,28]。

化合物（**26**）表现出优异的效力和体内性质。它与猪胰弹性蛋白酶的 X 射线晶体结构显示其催化部位的相互作用与抑制剂（**20**）相类似（图 3.11）。P_1 异丙基侧链占据了 S_1 口袋。嘧啶酮羰基、5-磺酰胺 NH 和 2-位的对氨基芳基在活性部位形成若干氢键[27]。嘧啶酮骨架也被应用于拟肽型半胱氨酸蛋白酶抑制剂。这将在后面更详细地讨论。

3.6.1 三氟甲基酮类化合物的合成

Imperiali 和 Abeles 设计了一种 β-氨基醇的简便合成方法，而 β-氨基醇是含有 P_1 侧链的三氟甲基酮衍生物的基本构建模块[32]。硝基烷烃的选择确定了所设计抑制剂的 P_1 侧链。如图 3.12 所示，为了实现 P_1 位置苯丙氨酸侧链的合成，（2-硝基乙基）苯与三氟乙醛水合物以优良的产率缩合成 β-硝基醇（**27**）。接着还原硝基，用浓 HCl 处理得到胺盐（**28**），它是个顺/反非对映异构体的外消旋混合物。该氨基醇混合物与光学活性的酸（**29**）偶联生成含有非对映异构体醇的

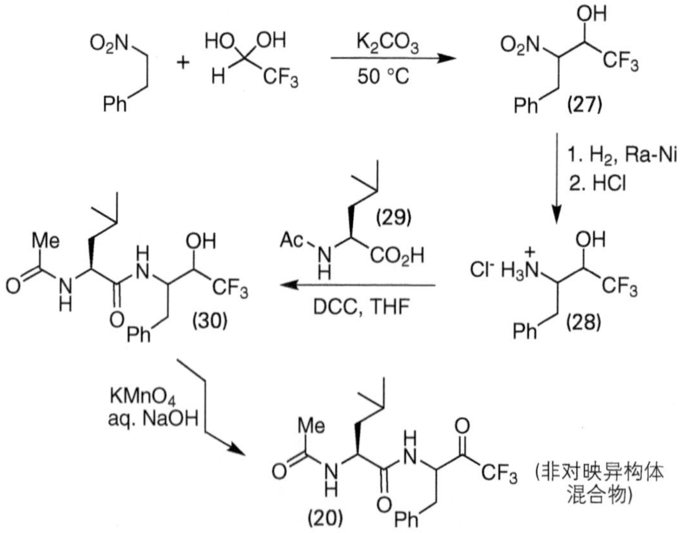

图 3.12　肽三氟甲基酮衍生物的合成

肽。肽分子中的三氟甲基醇再用高锰酸钾氧化,得到抑制剂(**20**),一个在氨基位消旋的非对映异构体混合物[32]。

Edwards 报道了含有缬氨酸侧链的三氟甲基酮类化合物的立体选择性合成方法[33]。三氟甲基锌试剂加成到含有醛基的氨基酸衍生物,如缬氨酸衍生物上,生成三氟甲基醇,再用 Dess - Martin 高碘物氧化醇得到未消旋化的三氟甲基酮。Veale 等开发了一条制备光学活性(2R,3S)-氨基醇(**32**)的替代路线[31]。如图 3.13 所示,硝基异丁烷与三氟乙醛缩合生成 β-硝基醇(**31**)的(顺/反)混合物。分级结晶后,还原硝基得到反式非对映异构体(**32**),是个外消旋体。而主要含有顺式异构体的母液可用 K_2CO_3 差向异构化成顺/反异构体的混合物。反式非对映异构体(±)-**32** 再通过 D-酒石酸拆分得到光学活性的氨基醇(**33**)(2R,3S)。在另一条替换路线中,也可以将外消旋的反式非对映异构体(**32**)先转化成噁唑烷酮。噁唑烷酮再与(-)-薄荷基氯甲酸偶联后重结晶得到光学活性的氨基甲酸酯(**34**)。(**34**)用 KOH 水溶液处理,得到光学活性的(**33**)(2R,3S)。该氨基醇与合适的酸偶合后再氧化生成含有 P_1 异丙基侧链的三氟甲基酮抑制剂。

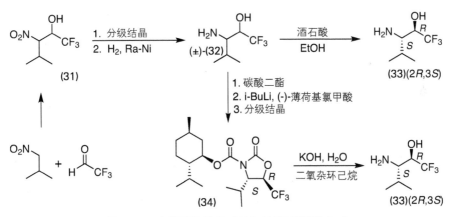

图 3.13　光学活性的 β-氨基三氟甲基醇的合成

3.7　肽基硼酸类抑制剂

肽硼酸在基于结构设计开发丝氨酸蛋白酶抑制剂过程中也引起了人们显著的兴趣。从历史上看,简单的烷基和芳基硼酸首次显示出对糜蛋白酶和枯草芽孢杆菌蛋白酶的抑制作用[34-36]。苯基硼酸和苯乙基硼酸与枯草芽孢杆菌蛋白酶复合物的 X 射线晶体结构显示，芳基硼酸与 Ser195 的残基形成四面体加成物，进而可模拟推测的肽裂解四面体过渡态[37,38]。此外，芳香基团占据了 S_1 亚位点。这种分子水平上的观察说明硼酸可以用作弹头与合适的具有特定亚位点的氨基酸残基一起设计成有效的和特异的抑制剂。图 3.14 描绘了硼酸在丝氨酸蛋白酶的活性位点是如何模仿过渡态的。有趣的是，负电荷驻留在硼上，而与此相反，肽裂解过程中实际形成的过渡态中，负电荷是在羰基氧上的。由于碳原子大小与硼类似，由硼酸生成的四面体加成物能更精密地模仿肽裂解过程中位于碳中心的实际的四面体过渡态。

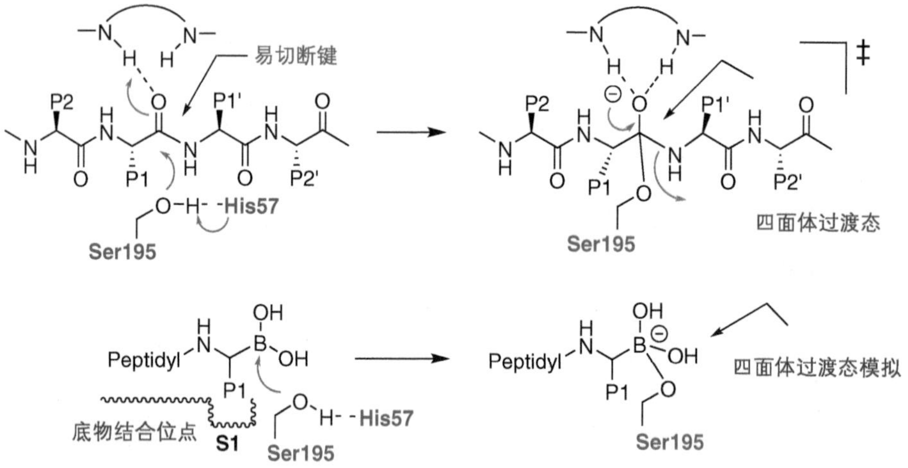

图 3.14　丝氨酸蛋白酶和硼酸类抑制剂协同的蛋白水解

如图 3.14 所示，硼酸类抑制剂的设计策略涉及在裂解位点用硼酸官能团来替换易断裂键。为了设计有效的抑制剂，不仅要引入 P_1 位点的配体，也要有和酶次要位点互补结合的额外残基。通过引入适当的 P_1、P_2 和 P_3 基团，可以满足特定丝氨酸蛋白酶对特异性的要求，得到结合紧密的抑制剂。事实上，很多有效的具有选择性的肽硼酸类抑制剂已被设计出来。许多关于硼酸衍生的丝氨酸蛋白酶抑制剂的综述文章中详尽地列举了这些化合物[39-41]。近年来，因为 FDA 对硼替佐米的批准上市，硼酸类抑制剂获得了特别的关注。硼替佐米是一个有效的具有选择性的蛋白酶抑制剂，可用于治疗多发性骨髓瘤和外套细胞淋巴瘤[42,43]。

为了提高硼酸类抑制剂的特异性，Matteson 等率先开发了与 α-氨基酸相一致的 α-氨基烷基硼酸[44]。特别是图 3.15 中所示的 1-乙酰胺基-2-苯乙基硼酸（**36**），它被作为糜蛋白酶的过渡态类似物制备出来。选择苯丙氨酸侧链作

为 P_1 是合乎逻辑的，因为糜蛋白酶和枯草芽孢杆菌蛋白酶具有高度特异性的裂解位点，在 S_1 位点倾向于大的疏水氨基酸残基。糜蛋白酶与(R)和(S)-乙酰氨基-2-苯乙基硼酸的亲和力是基于马尿酸甲酯水解速率测定的。结果表明，两种异构体都对糜蛋白酶显示出竞争性的抑制作用。(R)-异构体的结合比(S)-异构体要更紧密，这与 L-苯丙氨酸衍生物的立体化学倾向是一致的。事实上，(R)-乙酰氨基-2-苯乙基硼酸对糜蛋白酶的亲和力要比 N-乙酰基-L-苯丙氨酸酰胺大 14 000 倍[45]。其后，各种基于肽基硼酸的有效的糜蛋白酶和弹性蛋白酶抑制剂被开发出来。

(35) 2-苯乙基硼酸 $K_d = 4 \times 10^{-5}$ mol/L

(36) (*R*)-乙酰胺基硼杂苯丙氨酸 $K_d = 2.1 \times 10^{-6}$ mol/L

(37) (*S*)-乙酰胺基硼杂苯丙氨酸 $K_d = 5.3 \times 10^{-5}$ mol/L

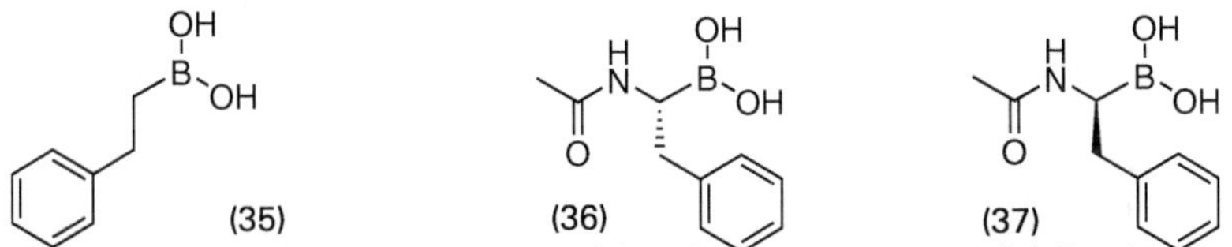

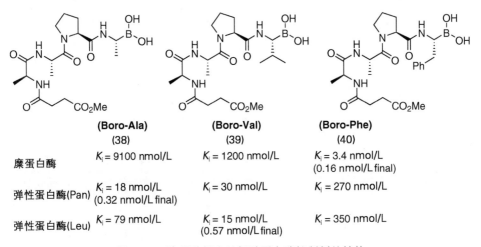

图 3.15　硼酸类丝氨酸蛋白酶抑制剂的结构

在开发白细胞弹性蛋白酶、胰弹性蛋白酶、组织蛋白酶 G 和糜蛋白酶等丝氨酸蛋白酶抑制剂的努力中，Kettner 和 Shenvi 设计了基于底物的硼酸衍生的抑制剂[46]。具体来看，他们为糜蛋白酶选择的 P_1 为苯丙氨酸硼酸，为胰腺弹性蛋白酶选择的 P_1 为丙氨酸硼酸，为白细胞弹性蛋白酶选择的 P_1 为缬氨酸硼酸。MeO-Suc-Ala-Ala-Pro 肽链被引入作为 P_2 到 P_5 的配体，这是对上述蛋白酶最好的配位序列。如图 3.16 所示，这些肽的硼酸衍生物(**38～40**)表现出非常有

	(Boro-Ala) (38)	(Boro-Val) (39)	(Boro-Phe) (40)
糜蛋白酶	K_i = 9100 nmol/L	K_i = 1200 nmol/L	K_i = 3.4 nmol/L (0.16 nmol/L final)
弹性蛋白酶(Pan)	K_i = 18 nmol/L (0.32 nmol/L final)	K_i = 30 nmol/L	K_i = 270 nmol/L
弹性蛋白酶(Leu)	K_i = 79 nmol/L	K_i = 15 nmol/L (0.57 nmol/L final)	K_i = 350 nmol/L

图 3.16　肽硼酸衍生丝氨酸蛋白酶抑制剂的结构

效地抑制各种丝氨酸蛋白酶的活性。此外，抑制活性很好地与蛋白酶各自好的底物序列相匹配。动力学研究表明抑制剂不是竞争性抑制，而是表现出"缓慢结合抑制"。

杜邦-默克公司的研究人员报道了多种肽硼酸类凝血酶抑制剂。凝血酶是一种丝氨酸蛋白酶，能在血液的凝固级联中催化血纤维蛋白原转换成纤维蛋白。此外，凝血酶也是血小板和其他凝血因子的活化剂。因此，凝血酶已成为开发针对肺栓塞、血栓形成和相关疾病药物的有吸引力的治疗靶标[47,48]。以凝血酶的一个肽序列（D）- Phe - Pro - Arg 为底物，人们设计了凝血酶抑制剂[49,50]。其他的活性弹头与该底物序列相连也能得到有效的抑制剂。如图 3.17 所示，具有 α-氨基精氨酸硼酸和 P_2 脯氨酸结构的抑制剂（**41**）显示出 3.3 nmol/L 的 K_i 活性。外延 P3 为（D）- Phe 得到抑制剂 DUP - 714（**42**），K_i 活性为 0.041 nmol/L，可见（D）- Phe 对活性有 80 倍的贡献。用 N - Boc 置换 N-乙酰基得到更显著有效的抑制剂（**43**），效力又增强了 10 倍。基于 DUP - 714 绑定凝血酶的 X 射线晶体结构，Quan 等随后引入了联芳基衍生物来替换 Phe - Pro 二肽[51]。如图所示，联苯衍生物（**44**）表现出优良的抗凝血酶效能。进一步在亲脂性 S_2 和 S_3 特

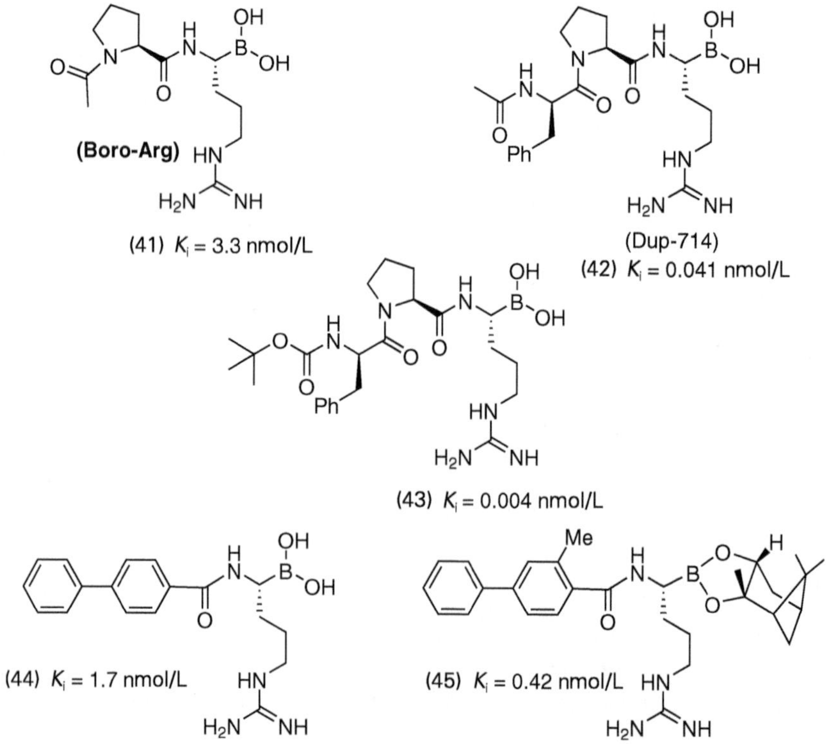

图 3.17　肽和拟肽类凝血酶抑制剂的结构

异性口袋位置引入邻位甲基使得抑制剂(**45**)的效力增强 4 倍。

　　为获得更多对分子的了解,研究人员测定了抑制剂(**42**)绑定 α-凝血酶的 X 射线晶体结构[52]。如图 3.18 所示,抑制剂的硼原子与活性部位的 Ser195 形成了共价键。硼原子采取了四面体构型,使得硼酸能很好地模拟蛋白质水解的四面体过渡态。正如预期的那样,精氨酸的碱性基团参与了与骨架羰基、水分子以及位于 S₁ 特异性口袋的 Asp189 侧链的氢键相互作用。

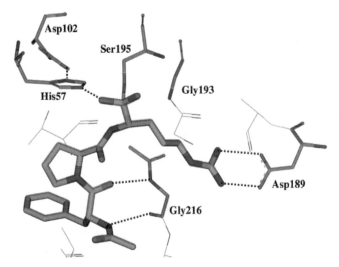

图 3.18　抑制剂(**42**)(DUP - 714)(碳链,品红色;硼,绿色)与凝血酶
(PDB 代码:1LHC)络合物的 X 射线晶体结构

　　拟肽型硼酸类丙型肝炎病毒(HCV)NS3/4A 蛋白酶抑制剂被设计和合成出来,用于慢性 HCV 感染的治疗。慢性 HCV 感染会进一步恶化成进行性肝损伤、肝硬化和肝癌[53]。NS3/4A 丝氨酸蛋白酶在病毒复制过程中起着关键作用,已成为抗病毒药物开发的一个靶标[54,55]。NS3/4A 蛋白酶的 X 射线晶体结构研究显示,该单体酶包含两个结构域:胰蛋白酶状折叠和锌结合位点。NS3/4A 蛋白酶的底物特异性与细胞丝氨酸蛋白酶不同,肽底物显示前者含有 P₁ 半胱氨酸残基。范围广泛的 NS3/4A 蛋白酶抑制剂已被设计出来,包括 FDA 最近批准的以 α-酮酰胺为弹头的替拉瑞韦和波普瑞韦[56,57]。

　　通过掺入 α-氨基烷基硼酸或环状硼酸酯作为在 P₁ 部位的弹头,大量的努力已投入到非环状和环状的 NS3/4A 蛋白酶抑制剂的设计中。如图 3.19 所示,波普瑞韦的硼酸衍生物,化合物(46)表现出 10 nmol/L 的 K_i 值。扩展成含有 P₄ 取代基的化合物(**47**),效力有 50 倍的改善[58]。化合物(**47**)绑定 NS3/4A 蛋白酶的 X 射线晶体结构显示,起催化作用的 Ser139 与硼原子结合,模拟蛋白质水解的四面体过渡态。P_1 环丁基甲基很好地占据了 S_1 亚位点。此外，带有磺酰胺帽的 P_4 叔丁基占据了 S_4 亚位点。磺胺氧与 S_4 区的 Cys159 形成氢键。氨基甲酸酯化合物（**48** 和 **49**）含有 P_2 脯氨酸核心结构，表现出非常有效的抑制活性[59]。相应的环状硼酸酯也是有效的抑制剂，例如化合物（**49**）[60]。同样的，大环抑制剂（**50**）拥有 α-氨基环状硼酸酯的结构，也表现出良好的抑制活性[61]。X 射线晶体结构显示在硼原子中心与起催化作用的 Ser139 形成了四面体中间体。

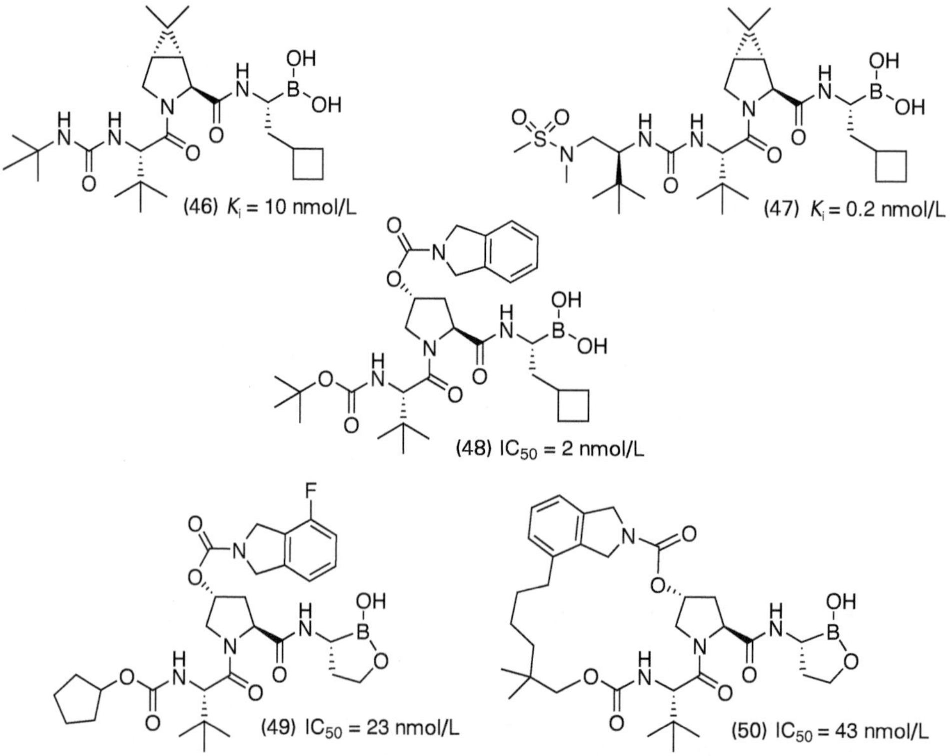

图 3.19 NS3/4A 丝氨酸蛋白酶抑制剂的结构和活性

3.7.1 α-氨基烷基硼酸衍生物的合成

Matteson 等开发了光学活性的 α-氨基烷基硼酸的合成方法[44]。图 3.20 中，如 Matteson 和 Majumdar 此前所述，（＋）-苄基硼酸蒎烷二醇酯（**51**）与二氯甲基锂发生同系化反应生成氯代-2-苯乙基硼酸酯（**52**）[62]。未进行纯化，粗品直接用六甲基二硅胺锂（LiHMDS）处理，接着用乙酸酐和乙酸处理，得到光学活性的（R）-1-乙酰胺基-2-苯乙基硼酸酯（**54**）。其再经 BCl_3 处理后得到硼酸衍生物（**36**）。经过相同的反应序列，从（－）-苄基硼酸蒎烷二醇酯可以制备得到

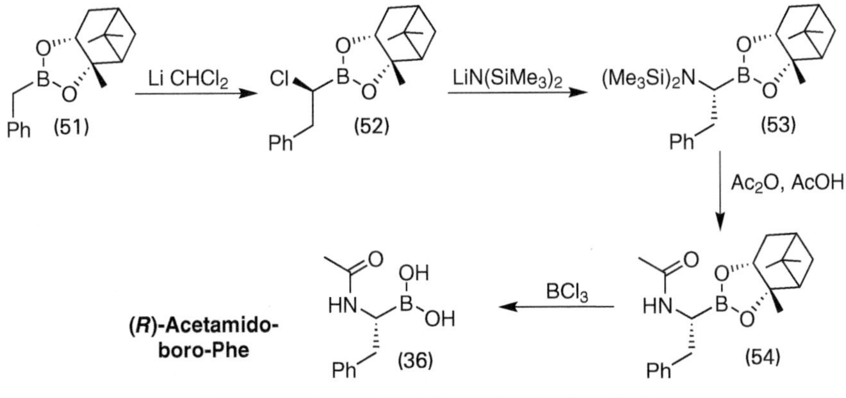

图 3.20　(R)-乙酰胺基硼杂苯丙氨酸的合成

(S)-1-乙酰胺基-2-苯乙基硼酸酯。

　　图 3.21 显示的是一条改进的 α-烷基硼酸的合成路线。如图所示，二氯甲烷在-100℃脱质子化，随后用硼酸三甲酯处理生成甲酯(**55**)[58]。甲酯再与(+)-蒎二醇发生酯交换，紧接着与合适的格氏试剂反应，得到氯化物(**57** 和 **58**)。这些氯化物用六甲基二硅胺锂处理后，接着用盐酸处理得到光学活性的胺盐(**59** 和 **60**)，可用于硼酸类抑制剂的合成。

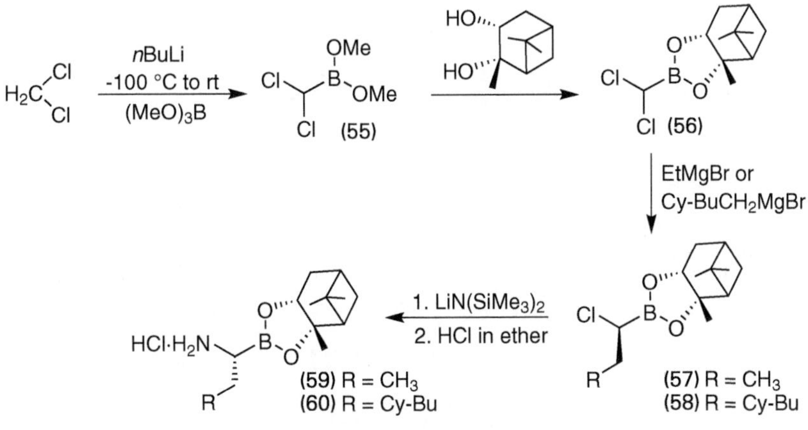

图 3.21　光学活性的氨基烷基硼酸的合成

　　图 3.22 显示了 α-氨基环状硼酸酯的合成。如 Sadhu 和 Matteson 此前所述[63]，由氯碘甲烷可制备得到氯甲基硼酸酯(**61**)。然后它被进一步转化成PMB 醚(**62**)。(**62**)如 Matteson 和 Majumdar 所述的那样[62]，同系化后用二氯甲基锂处理得到 α-氯硼酸酯(**63**)。氯原子被六甲基二硅胺锂取代后经无水氯化氢处理得到胺盐(**64**)。这个胺盐与合适的肽或拟肽酸偶联生成羧酰胺，再用

异丁基硼酸和盐酸处理可得到以 α-氨基氧硼戊环为 P₁ 配体的抑制剂[60]。

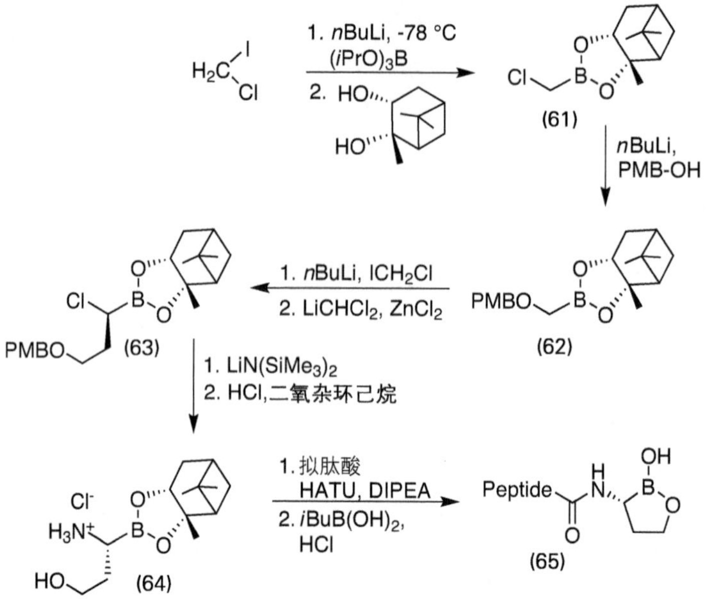

图 3.22 以 α-氨基氧硼戊环为 P₁ 配体的抑制剂的合成

3.8 肽基 α-酮酰胺和 α-酮杂环类抑制剂

正如我们前面所讨论的，三氟甲基酮衍生的丝氨酸蛋白酶抑制剂中，三氟甲基的吸电子效应活化了肽基酮的羰基，促进了活性位点羟基的亲核加成。酯和酰胺官能团的吸电子效应也被应用到 α-酮酯或 α-酮酰胺衍生的过渡态抑制剂的设计中[64,65]。Powers 及其同事报道了弹性蛋白酶强效抑制剂的设计[66,67]。Ocain 和 Rich 设计了氨肽酶的 α-酮酰胺衍生抑制剂[68]。α-酮酯在药物设计中的应用受限于其潜在的水解和代谢不稳定性[69]。但是，在抑制剂上引入 α-酮酰胺作为弹头，已被广泛地运用于各种蛋白酶抑制剂的设计。若干高质量的综述涵盖了这些抑制剂的设计策略、生物学评价、X 射线晶体结构研究和临床开发[70-72]。

设计策略涉及用 α-酮酰胺官能团替换剪切位点的易断裂键。如图 3.23 中所示，其作用机制包括凝血酶的 Ser195 羟基对酮酰胺羰基的亲核攻击，形成一个共价加合物，该过程是稳定和可逆的。为设计出有效的抑制剂，引入满足特异

性要求的 P_1',P_2 和 P_3 基团也是相当重要的[73]。

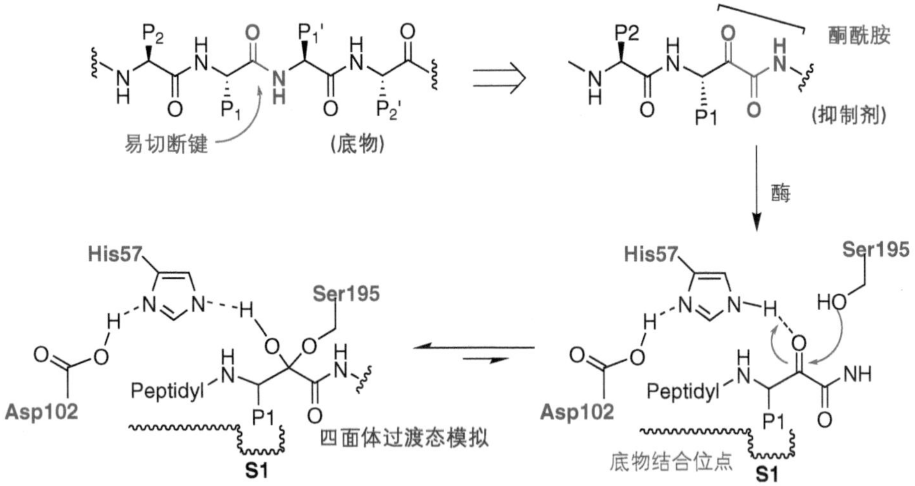

图 3.23 α-酮酰胺作为 α-凝血酶丝氨酸蛋白酶抑制剂的设计策略及其生物作用模式

　　通过在易断裂部位引入 α-酮酰胺模块,一系列 HCV NS3/4A 蛋白酶抑制剂被设计和合成出来。NS3/4A 蛋白酶在 HCV 的复制循环中起着关键作用,人们为设计小分子 NS3/4A 蛋白酶抑制剂已付出了大量的努力[74,75]。杜邦制药的 Han 等报道了基于六肽先导结构的肽基酮酰胺抑制剂(**66**)的设计,该抑制剂抑制 NS3/4A 蛋白酶的 IC_{50} 值为 2.5 μmol/L[76,77]。通过对 NS3/4A 蛋白酶的 X 射线晶体结构的了解,其 S_1 特异性口袋被确定为是浅的和疏水性的。研究人员验证了乙基和烯丙基侧链与酮酰胺模块作为 P_1 配体的可行性。如图 3.24 所示,以酮酰胺作为丝氨酸陷阱,将 6 肽截短至 4 肽,所得到的抑制剂的效力比 6 肽先导化合物有所改善。进一步用 2,2-二氟乙基改进 P_1 残基得到抑制剂(**68**),显示效力有超过 7 倍的改善[76]。通过结构设计,人们得到了多种有效的非环状和环状的酮酰胺型抑制剂,例如化合物(**69 和 70**)[78-81]。酮酰胺官能团是丝氨酸蛋白酶抑制活性的关键,它对 NS3/4A 蛋白酶的抑制机制与图 3.23 中所示类似。据推测,NS3/4A 蛋白酶的 Ser195 羟基进攻酮酰胺的羰基,形成稳定和可逆的共价加成物。该共价四面体中间态是通过 NS3 蛋白酶活性部位的 His57 和 Asp81 残基来稳定的。波普瑞韦和替拉瑞韦是两个通过结构设计策略开发的 NS3 蛋白酶抑制剂药物,并获得了 FDA 的批准用于 HCV 感染的治疗[56,57]。在后面的章节将进一步讨论细节。

　　α-酮酰胺官能团具有生物活性天然产物的结构特征。如图 3.25 所示,Cyclotheonamide A[82]和 poststatin[83]结构中都有 α-酮酰胺功能团,且都显示

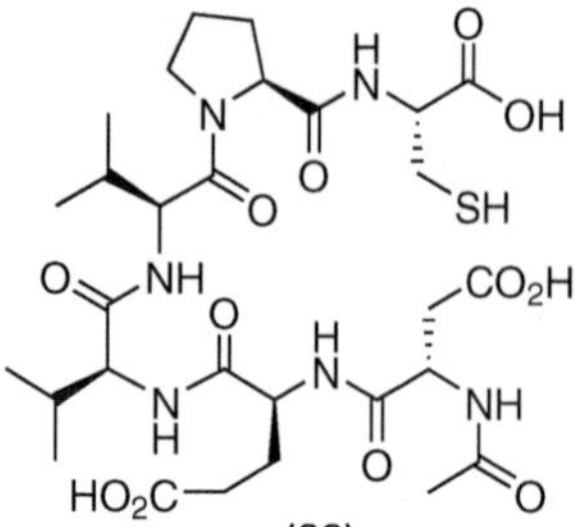

(66)
IC_{50} = 2.5 μmol/L

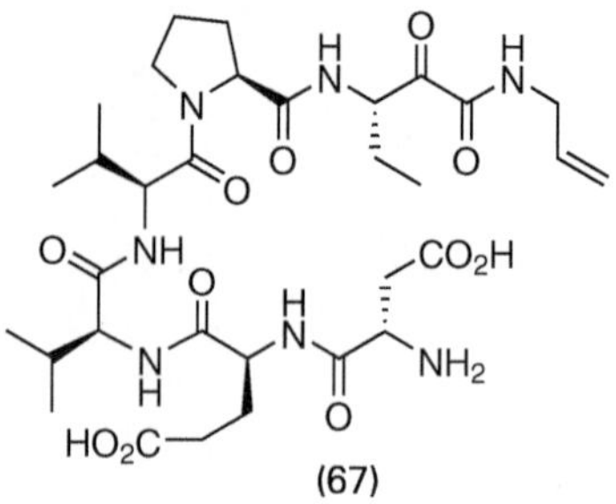

(67)
IC_{50} = 420 nmol/L

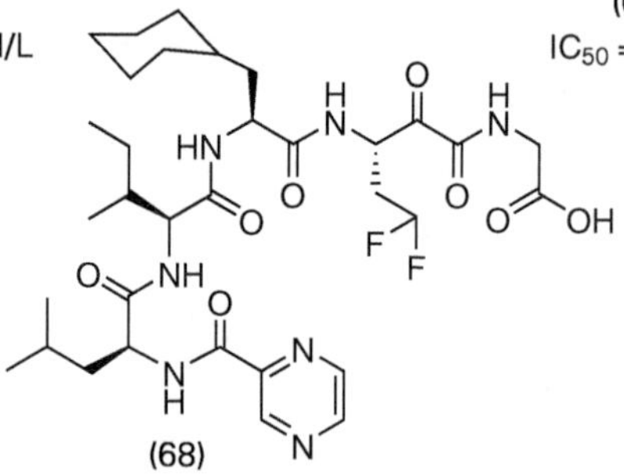

(68)
IC_{50} = 60 nmol/L

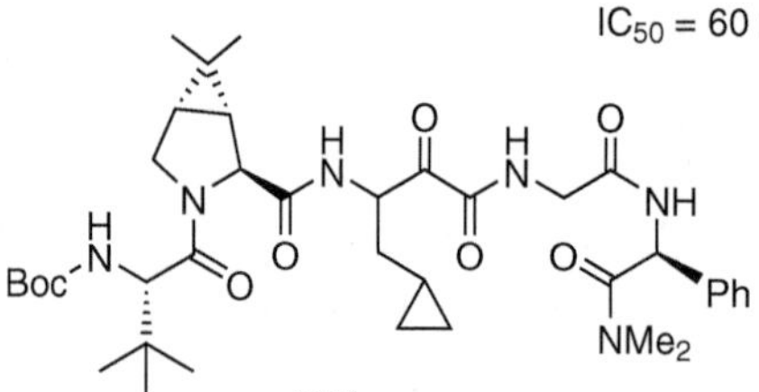

(69)
IC_{50} = 3.8 nmol/L

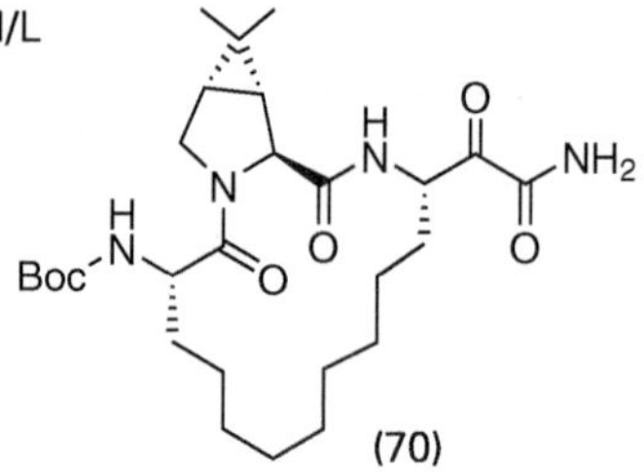

(70)
IC_{50} = 30 nmol/L

图 3.24 酮酰胺类 NS3 蛋白酶抑制剂的结构与活性

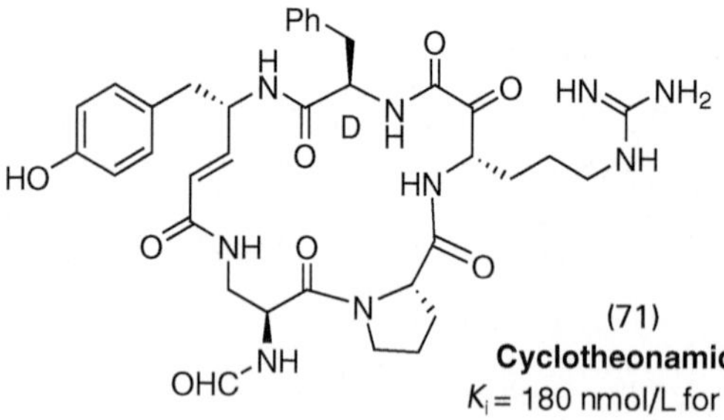

(71)
Cyclotheonamide A
K_i = 180 nmol/L for α-thrombin
K_i = 23 nmol/L for trypsin

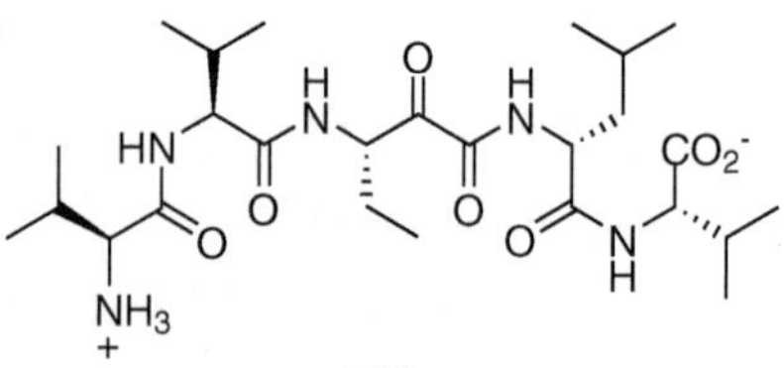

(72)
Poststatin
IC_{50} = 30 nmol/L
(prolyl endopeptidase)

图 3.25 cyclotheonamide A 和 poststatin 的结构和活性

出对丝氨酸蛋白酶的抑制作用。Cyclotheonamide A（**71**）是从日本海绵 Theonella SP 中分离出来的。它显示出对丝氨酸蛋白酶如 α-凝血酶和胰蛋白酶的抑制活性[84]。但是，该抑制剂对胰蛋白酶比 α-凝血酶更有效。Poststatin

从链真菌 *viridochromogenes* 的培养液中分离出来，表现出对脯氨酰肽链内切酶的抑制活性。α-酮酰胺官能团对这些天然产物的生物活性至关重要，还原酮羰基会很大程度地丧失对酶的抑制活性。

Cyclotheonamide 结合凝血酶的 X 射线晶体结构表明，活性部位 Ser195 的羟基与 cyclotheonamide A 的酮酰胺基团生成共价键（图 3.26）[84]，进而形成模拟肽裂解过渡状态的四面体中间体。该抑制剂的 Arg 侧链占据了 S_1 特异性口袋，并与 Asp189 形成氢键。脯氨酸部分则填充在 S_2 亚位点。就如可预见的，将 α-酮酰胺官能团的亲电羰基还原成相应的醇，即失去对 α-凝血酶的抑制活性。通过结构上对 cyclotheonamide A 在凝血酶活性部位的相互结合作用的了解，进一步推动了融入酮酰胺以及酮酰胺官能团结构变体的 cyclotheonamide 衍生物和新凝血酶抑制剂的设计与合成[85]。

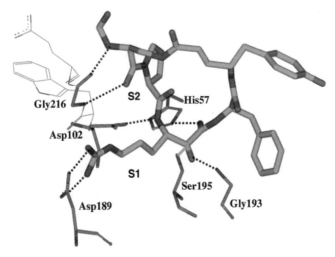

图 3.26　cyclotheonamide（**71**）（碳链，绿色）与 α-凝血酶（PDB 代码：1tmb）络合物的 X 射线晶体结构

Edwards 等研发了肽基 α-酮杂环类化合物，作为一个新的能使弹性蛋白酶失活的模板[72,86]。α-酮杂环的设计是基于杂环的吸电子效应可以显著活化酮羰基的前提。随后活性中心 Ser195 羟基亲核进攻生成四面体中间体，可以模拟蛋白质水解的过渡态。他们合成了一系列 α-酮杂环抑制剂，来证明这种设计理念的可行性[86-88]。如图 3.27 中所示，三肽 α-酮苯并噁唑（**73**）能抑制人嗜中性粒细胞弹性蛋白酶（HNE），K_i 值为 3 nmol/L。酮官能团的重要性被对应的 α-羟基苯并噁唑抑制剂（**74**）所证实，其效力降低了 7000 倍。酮噁唑啉衍生的抑制剂（**75**）表现出非常有效的 HNE 抑制活性。用 *N*-Ac-Ala 片段替换（**73**）中的

Cbz－Val 片段得到抑制剂(**76**)，其 K_i值为 73 nmol/L。抑制剂(**73**)的动力学分析和双倒数曲线图确证该抑制剂在性质上是可逆的和竞争性的。研究人员测定了(**76**)结合 PPE 的 X 射线晶体结构，以获得对配体结合位点相互作用的了解。PPE 与 HNE 有相似的底物特异性，结构研究显示这两种酶之间具有拓扑相似性。所报道结构的立体视图显示 Ser195 的羟基与抑制剂的酮羰基形成共价键，苯并噁唑的氮原子与 His57 有氢键相互作用，而 P_1 缬氨酸残基占据了 S_1 位点[86]。

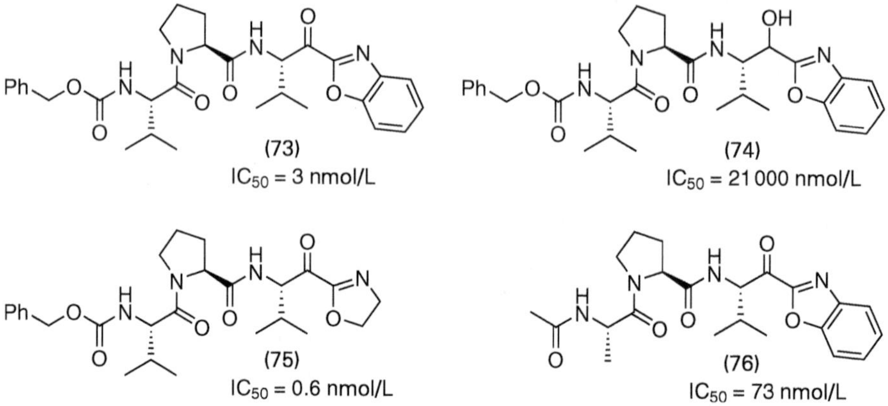

(73) IC_{50} = 3 nmol/L

(74) IC_{50} = 21 000 nmol/L

(75) IC_{50} = 0.6 nmol/L

(76) IC_{50} = 73 nmol/L

图 3.27 肽基 α－酮杂环衍生抑制剂的结构与活性

α－酮杂环衍生模板的功用在其他丝氨酸蛋白酶抑制剂的设计中有进一步的展示。Tsutsumi 等通过导入某些取代 α－酮杂环，制备了一系列有效的脯氨酰肽链内切酶抑制剂[89,90]。如图 3.28 所示，抑制剂(**77**)表现出有效的对脯氨酰肽链内切酶的抑制活性。Costanzo 等设计了一系列以 Me(D－Phe)－Pro－Arg 三肽链为主旨的肽基酮杂环类化合物，用作凝血酶和胰蛋白酶抑制剂[91]。抑制剂(**78**)表现出有效的对凝血酶的抑制活性和极好的对纤溶酶、组织型纤溶酶原激活剂和链激酶的选择性。另外它对胰蛋白酶有中等的选择性(16 倍)。抑制剂(**79**)拥有模拟精氨酸的 1－脒基－3－哌啶侧链和一个 α－酮噻唑基团，展现出较强的抗 α－凝血酶活性和对胰蛋白酶超过 500 倍的选择性[92,93]。化合物(**79**)虽然在性质上表现为非肽类，其在狗中的口服生物利用度却很差。但是，通过静脉给药，它在大鼠动脉模型中是有效的。

Matthews 等报道了抑制剂(**78**)结合凝血酶的 X 射线晶体结构[94]。在图 3.29 中可以看出，活性部位的 Ser195 羟基与抑制剂的酮羰基形成共价键。S_1' 亚位点的 P_1'苯并噻唑氮与起催化作用的 His57 残基形成氢键。抑制剂的羰基碳呈四面体构型。结构中 D－Phe－Pro－Arg 片段显示的抑制剂-凝血酶相互

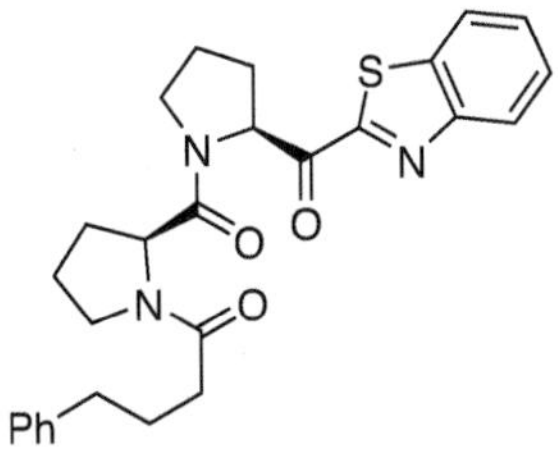

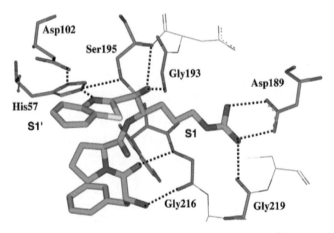

(77) IC_{50} = 4.0 nmol/L
(脯氨酰肽链内切酶)

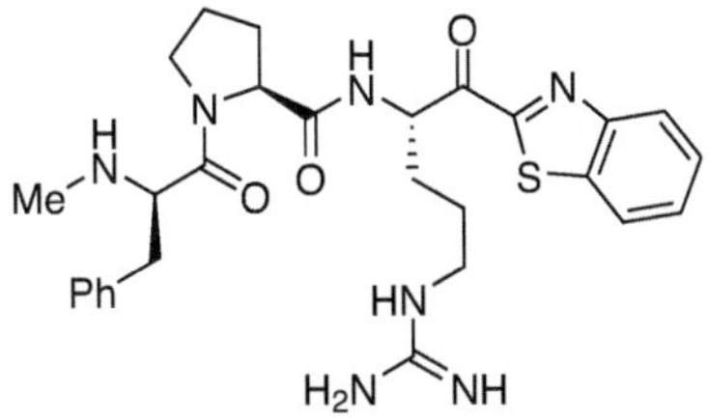

(78) (RWJ-50353)
K_i = 0.19 nmol/L (凝血酶)

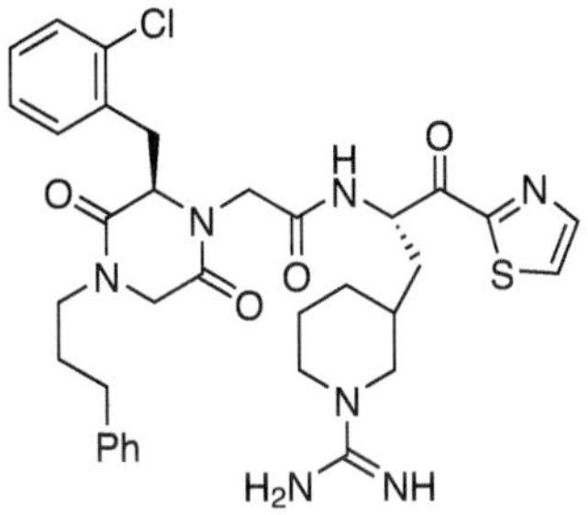

(79) K_i = 1.2 nmol/L (凝血酶)

图 3.28　α-酮杂环类抑制剂的结构与活性

图 3.29　抑制剂(78)(碳链,绿色)与 α-凝血酶(PDB 代码：1tbz)
络合物的 X 射线晶体结构

作用,与在图 3.18 中所观察到的抑制剂(42)结合凝血酶的作用相类似。X 射线
晶体结构中没有显示出甲基基团。

3.8.1　α-羰基酰胺类和 α-羰基杂环类化合物的合成

Han 等开发了一种合成 N-烷基 α-羰基酰胺类化合物衍生物的路线[77]。

该路线是通过一个被保护的氨基酸来比较方便的合成 N-烷基 α-羰基酰胺类化合物，如 3.30 所示。还原 Weinreb 酰胺(**80**)得到醛，然后转化为氰醇(**81**)。酸催化水解后再通过 Boc 保护得到 α-羟基酸(**82**)，接着与烯丙胺缩合得到烯丙酰胺(**83**)。烯丙酰胺(**83**)脱 Boc 后与 5 肽酸缩合获得相应的酰胺。Dess-Martin 氧化羟基酰胺可以高收率的获得 α-羰基酰胺衍生物(**84**)。

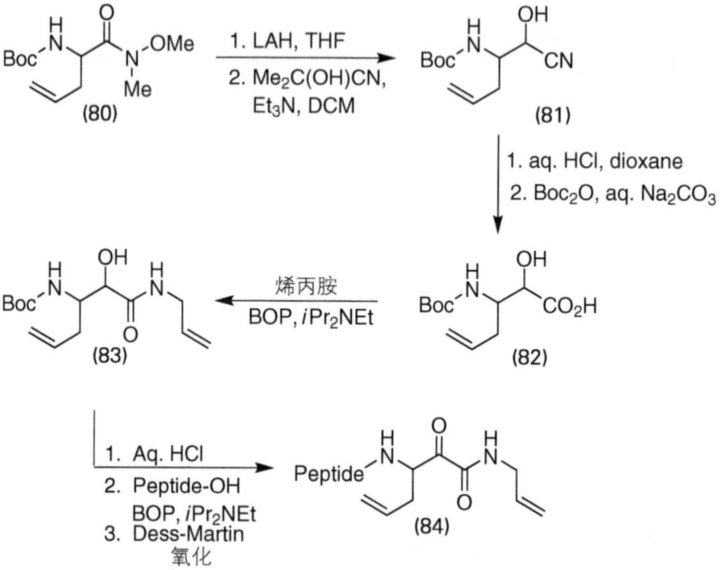

图 3.30　用 α-氨基酸合成 α-羰基酰胺模版化合物

　　Chen 及同事报道了一种以 Henry 反应作为关键步骤合成 α-羰基酰胺的方法[78]，如图 3.31 所示，硝基丁烷(**85**)与乙醛酸缩合生成相应的硝基 aldol 产物。将硝基还原然后通过 Boc 的保护生成 Boc 衍生物(**86**)。以硝基丁烷作为原料为 P_1 配体提供了一系列的丙基侧链，羟基酸(**86**)可以转化为许多酰胺化合物。如

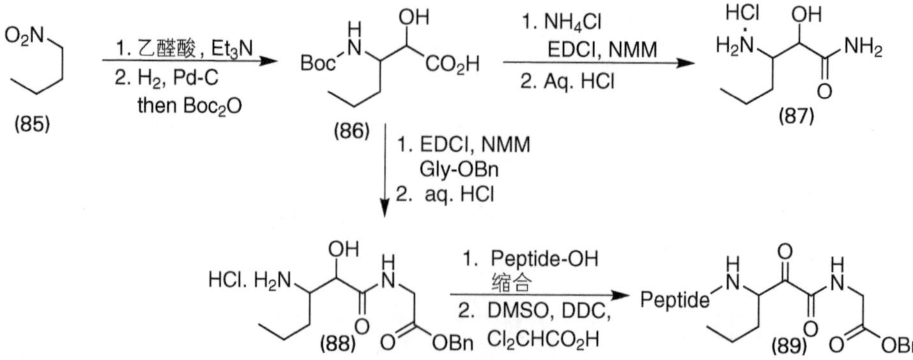

图 3.31　用硝基烷烃合成 α-羰基酰胺模版化合物

图所示,羟基酸(**86**)可分别与氯化铵和甘氨酸酯反应,生成羟基酰胺(**87**)和(**88**)。甘氨酰胺(**88**)与相应的酸偶联再经过改良 Moffatt 氧化即得到相应的羰基酰胺衍生物(**89**)。

　　Han 等报道了一种不对称合成 α-羰基酰胺衍生物的方法,这种方法是在他们合成 NS3 蛋白酶抑制剂的过程中发现的。如图 3.32 所示,α,β-不饱和酯(**90**)通过 Sharpless 不对称氨羟化反应以 78% 的收率得到氨基醇衍生物(**91**)(83% ee)[95,96],再通过重结晶使手性纯度达到 95% ee。氢化脱去 Cbz 然后与 5 肽酸缩合得到相应的缩合产物(**92**),缩合产物(**92**)再转化为 α-羟基烯丙酰胺(**93**)。最后通过 Dess-Martin 氧化反应可高收率获得 α-羰基酰胺衍生物(**84**)。

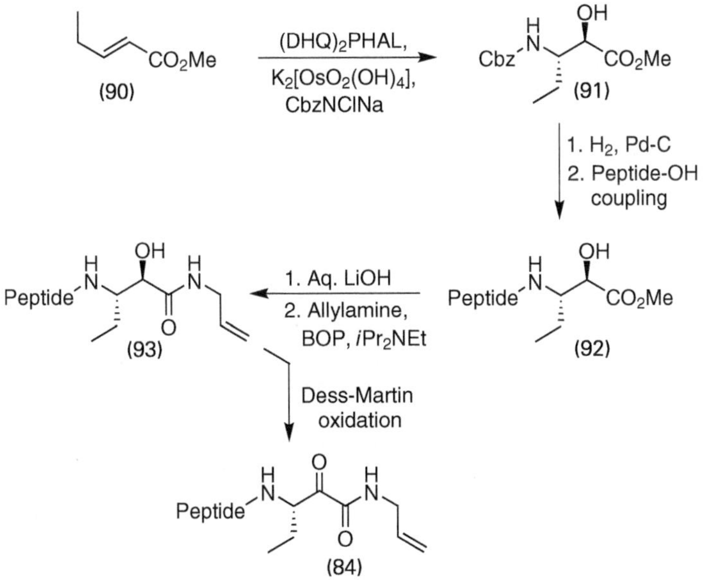

图 3.32　用 α,β 不饱和酯不对称合成 α-羰基酰胺类化合物

　　为了合成苯羰基并恶唑酮类抑制剂,Edwards 等用腈与氨基苯酚缩合构建苯并恶唑环[86]。如图 3.33 所示,醛(**94**)可以通过对 Weinreb 酰胺的还原制备,然后转化为羟基氰化合物(**95**)。化合物(**95**)与无水盐酸乙醇作用获得相应的亚氨醚盐酸盐,该盐酸盐与 2-氨基苯酚缩合获得 α-羟基苯并恶唑化合物(**96**)。还原去除 cbz 可以得到相应的胺,再与肽羧酸缩合构建肽基 α-羟基苯并恶唑(**97**)。使用改良的 Maffatt 条件氧化该醇获得抑制剂(**76**),这个通用工艺可用于很多 α-羰基苯并恶唑酮和其他杂环抑制剂的合成。

　　Costanzo 等开发了一种实用路线来合成包含 α-羰基苯并噻唑酮的凝血酶抑制剂[91]。如图 3.34 所示,Weinreb 酰胺(**98**)与苯并噻唑锂反应生成相应的

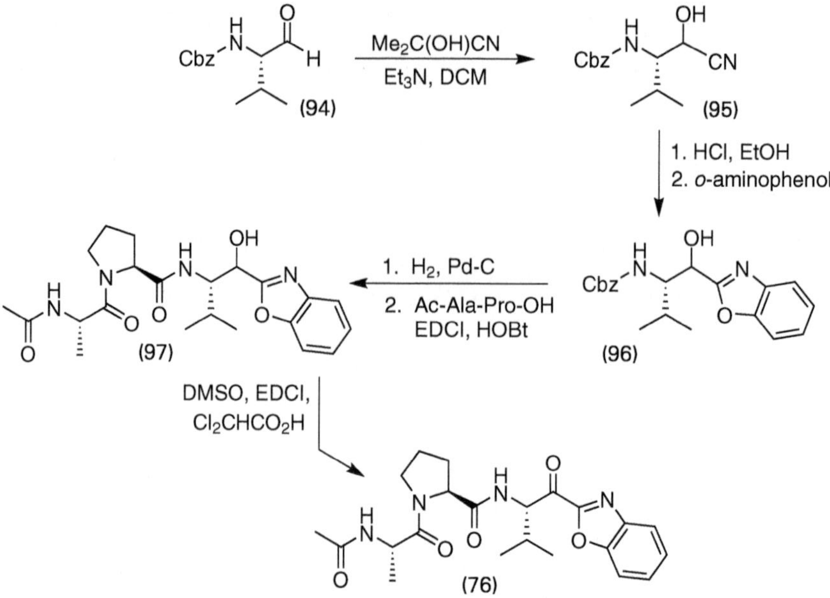

图 3.33 α-羰基酰胺衍生物类 HNE 抑制剂的合成

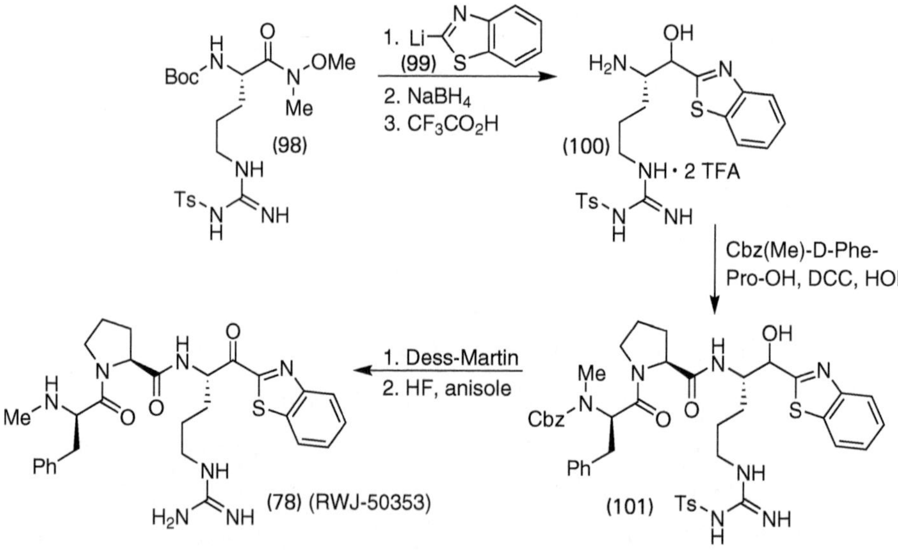

图 3.34 α-羰基本并噻唑衍生物类凝血酶抑制剂的合成

酮，该酮还原获得 α-羟基苯并噻唑。尽管 α-羰基苯并噻唑是理想的产物，酮官能团还是被还原成醇以避免后续一系列反应产生差向异构体。Boc 去除后与肽羧酸缩合获得 α-羟基苯并噻唑衍生物。Dess-Martin 氧化后的产物在 HF 和苯甲醚条件下得到抑制剂（**78**）（RWJ-50353）。该方法适用于其他 α-杂环酮抑制剂的合成。

3.9　基于杂环化合物设计丝氨酸蛋白酶抑制剂

许多特定的杂环化合物已经被用于开发丝氨酸蛋白酶抑制剂。这些杂环类抑制剂通常通过酰基化作用不可逆抑制酶活性。这种抑制剂的主要缺点之一是一旦形成酰基化酶,将迅速脱酰基并恢复酶的活性。因此,通过控制空间效应和电子效应可以得到更稳定的杂环类抑制剂[6]。我们将概述异香豆素和基于β-内酰胺杂环的抑制剂。

3.9.1　异香豆素衍生的不可逆抑制剂

异香豆素衍生的不可逆抑制剂是由 Harper 和 Powers 设计合成的[97]。最初,3,4-二氯异香豆素(**102**,图 3.35)被证实是一般的丝氨酸蛋白酶抑制剂[98]。它不抑制天冬氨酸蛋白酶,但对半胱氨酸蛋白酶显示出一些抑制活性。为了改善对丝氨酸蛋白酶的活性和选择性,一系列取代衍生物被合成。替换 3-位点、4-位点和 7-位点可以提高抑制剂的选择性,3-烷氧基-4-氯-异香豆素类化合物是一种非常有效的抑制剂[99,100]。7-氨基和 3-甲氧基取代的抑制剂(**103**),提高了对 HLE 的抑制活性[97]。抑制剂(**104**)中的 3-异硫脲-丙氧基取代大大提高对牛胰蛋白酶的抑制活性[98]。3-取代对各种丝氨酸蛋白酶的 P_1 位点有抑制

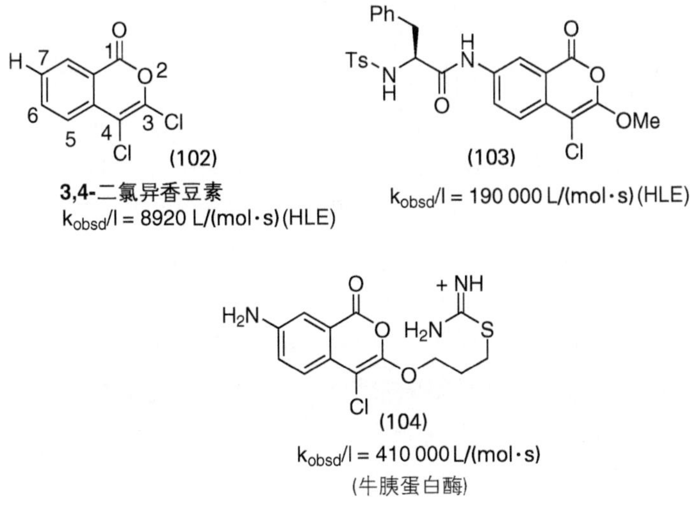

图 3.35　取代的异香豆素衍生物抑制剂的结构和活性

作用。X射线晶体结构研究表明3位点的取代涉及与S_1位点的相互作用[99,100]。

异香豆素抑制剂的作用机制可能是活性部位的丝氨酸羟基打开了7-氨基取代的异香豆素(**105**)中异香豆素环的(图3.36)。由此产生的酰基酶中间体(**106**)转换为醌亚胺烷基中间体(**107**)。这个高活性中间体可以与His57的活性部位反应形成一个不可逆复合物(**108**)，也可能与亲核溶剂或试剂反应生成(**109**)。7-氨基-4-氯-3-甲氧基异香豆素和PPE的X射线晶体结构显示酰基酶与Ser195形成复合物[99]。溶剂中的醋酸根也取代了氯。

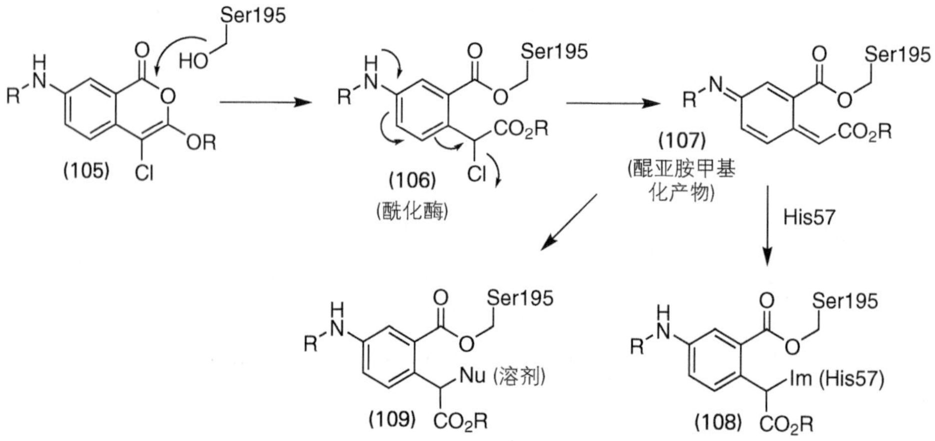

图3.36　7-胺基取代的异香豆素抑制丝氨酸蛋白酶的机制

3.9.2　β-内酰胺衍生的不可逆抑制剂

β-内酰胺衍生物抗生素，包括青霉素、头孢菌素以及相关化合物，是最广泛使用的抗菌药物。这类抗生素通过抑制转肽酶这一负责细菌细胞壁生物合成的关键酶来发挥作用[101]。细菌通过进化抵抗β-内酰胺抗生素是一个大问题。耐药的机制是β-内酰胺环被丝氨酸水解酶打开，这一类酶被称为β-内酰胺酶[102]。克拉维酸是一种有效的β-内酰胺酶抑制剂。符合逻辑推论，默克公司的研究人员表明克拉维酸苄酯(**110**)可以抑制丝氨酸蛋白酶和弹性蛋白酶(图3.37)[103]。随后，中性头孢菌素酯被证明能抑制人白细胞弹性蛋白酶、猪胰弹性蛋白酶和α-胰凝乳蛋白酶。因此，β-内酰胺酶，包括头孢菌素、氮杂环丁酮类和青霉烷类，被修饰为不可逆的丝氨酸蛋白酶抑制剂。研究人员在基于β-内酰胺结构模板的人白细胞弹性蛋白酶抑制剂的合成研究工作上投入了相当大的努力。

头孢菌素衍生物L-659286(**114**)的抑制机制可能涉及活性部位的Ser195

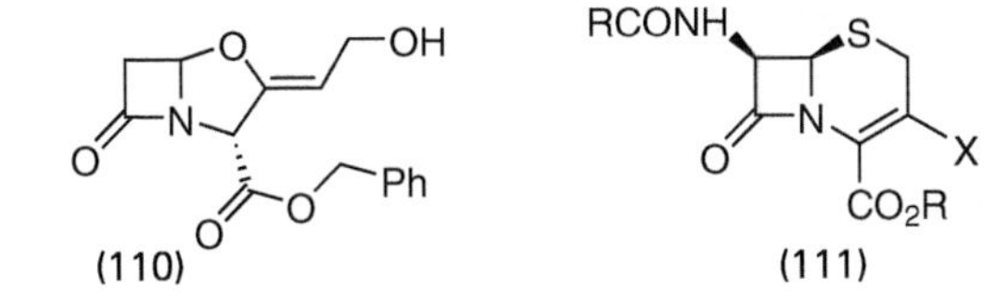

图 3.37　各种 β-内酰胺衍生物的结构

进攻 β-内酰胺的羰基形成四面体中间体(**115**),如图 3.38 所示[104,105]。β-内酰胺环打开形成活性的酰基酶中间产物(**116**)。活性部位的 His57 发生 Michael 加成生成稳定的酶抑制剂复合物(**117**)。这个中间体(**116**)可以发生酰基水解,而重新生成有活性的酶。X 射线晶体结构研究对这种机制提供了支持[105]。

Han 等报道了基于 β-内酰胺设计的凝血酶抑制剂[106]。我们知道在水解位点 P_1 位置有碱性氨基酸精氨酸或赖氨酸的底物更易被凝血酶剪切。基于此,3

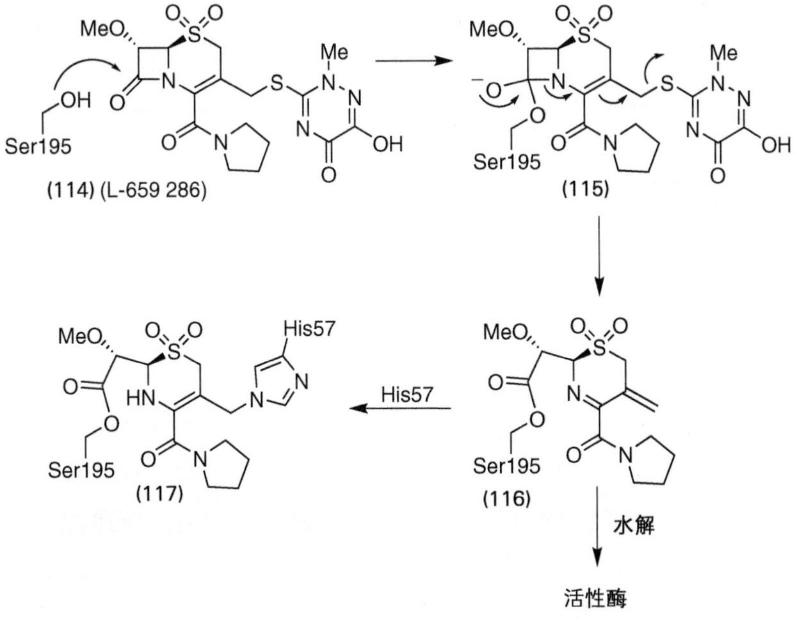

图 3.38　β-内酰胺抑制丝氨酸蛋白酶的机制

位含有烷基胍的氮杂环丁酮的 β-内酰胺衍生物是一种有效的时间依赖性的凝血酶抑制剂[106]。图 3.39 中的化合物（**118**）显示了有效的凝血活性。此外，这种抑制剂可以预防人类血浆中凝血酶诱导的凝块形成。

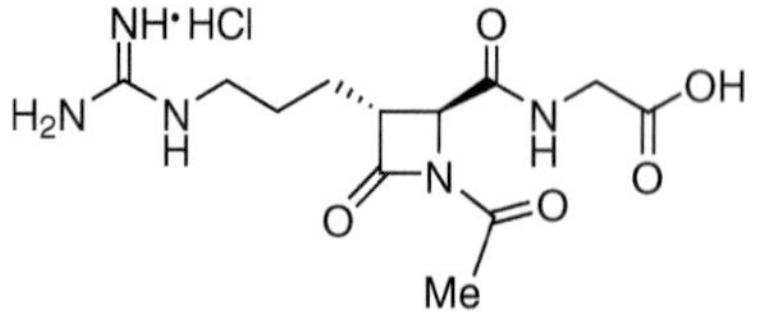

(118) IC$_{50}$ = 12 nmol/L
（凝血酶）

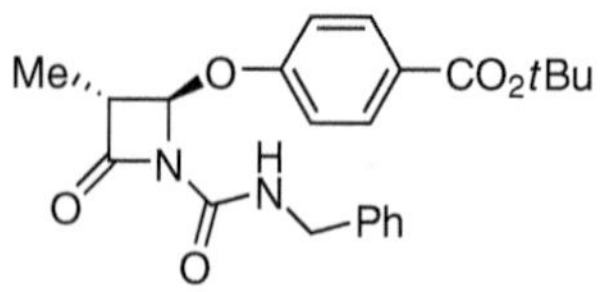

(119) K_i = 5.7 μmol/L
（HCMV 蛋白酶）

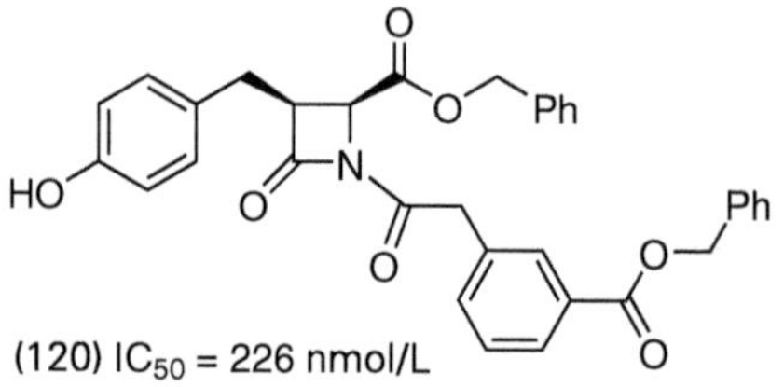

(120) IC$_{50}$ = 226 nmol/L
（前列腺特异性抗原）

图 3.39 β-内酰胺衍生物抑制剂的结构和活性

Borthwick 等设计了一系列氮杂环丁酮衍生物用于抑制巨细胞病毒蛋白酶[107]。该类抑制剂的设计是基于氮杂环丁酮环的 3-位，4-位取代将分别占用 S$_1$ 和 S$_3$ 位点为前提。氮上的取代基将进入 S$_1'$ 位置。代表型化合物（**119**）对人类巨细胞病毒（HCMV）蛋白酶显示出低微摩尔水平的抑制活性。另外氮杂环丁酮衍生物也用于抑制前列腺特异性抗原。抑制剂（**120**）的抑制活性浓度在纳摩尔范围[108]。据推测，它产生抑制作用的方式是与 Ser195 活性部位形成一个酰基酶复合物。

3.10 可逆的/非共价抑制剂

通过将易断键的肽底物替换为适当的丝氨酸陷阱得到丝氨酸蛋白酶抑制剂，其中包括有效并口服可利用的针对 NS3 蛋白酶的 FDA 批准药物。还有一些丝氨酸蛋白酶抑制剂药物进入到不同的临床阶段。如前面所述，基于结构设计的抑制剂，涉及丝氨酸陷阱的设计通常会得到可靠的强效抑制剂。然而，共价或非共价、可逆或不可逆抑制的问题可能与具体的治疗应用是密切相关。例如，一个缓慢结合的药物并不适合用于开发凝血酶或基于Ⅹa因子的抑制剂。在这种情况下,可逆的、快速起效的抑制剂更为可取。

　　基于对分子配体-结合位点的相互作用和 X 射线晶体结构的深入了解,设计开发有活性的和有选择性的非共价丝氨酸蛋白酶抑制剂领域不断取得进展[109]。这里,终点说明一些小分子非共价丝氨酸蛋白酶抑制剂的设计方法。

　　如图 3.40 所示,Bajusz 等报道了基于底物的高活性凝血酶抑制剂 D-Phe-Pro-Arg-H(**121**)[110]。亲电的醛基官能团作为丝氨酸陷阱,与位于活性位点的丝氨酸羟基形成了一个共价键。Bajusz 等还报导了醛基被氢取代的抑制剂(**122**)[111]。Wiley 等随后证实了胍丁胺衍生物抑制剂(**122**)在体外和体内都保留了重要的抗凝活性[112]。此外,抑制剂(**122**)还保持了对起消化作用的胰蛋白酶、纤溶酶、n-tPA 和尿激酶的良好的选择性。胍丁胺的亲和力比能够在活性位点形成共价键的精氨酸衍生物(**121**)弱 3～4 kcal/mol。据推测,胍丁胺通过与凝血酶活性位点形成非共价的相互作用来发挥其活性。抑制剂(**122**)和凝血酶复合物的 X 射线晶体结构表明,胍丁胺的侧链位于凝血酶的 S_1 特异性口袋,其胍盐官能团与 Asp189 形成很强的氢键。D-Phe-Pro 的二肽单元与相应的精氨酸抑制剂(**121**)显示出相似的相互作用。为了提高活性和选择性,Wiley 等将胍丁胺替换成取代的甲脒苄胺衍生物[113]。结果表明,对甲脒苄胺的衍生物

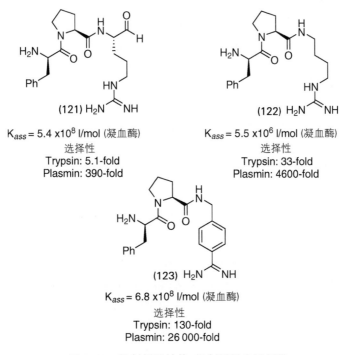

图 **3.40**　抑制剂的结构、抑制活性和选择性

(**123**)与共价抑制剂(**121**)在亲和力方面达到了相近水平。据推测,活性的改善是由于在 S_1 特异性口袋中的非共价相互作用的改进。有趣的是,对甲脒苄胺也提高了对胰蛋白酶和纤溶酶的选择性。

默克公司的 Lyle 等研究了它们开发的一个有效的共价抑制剂丝氨酸陷阱删除后的效果[114]。抑制剂(**124**)(图 3.41)是反式胺基环己基甘氨酸酮酰胺,作为 P_1 配体具有优良的抗凝血酶活性,也表现出对牛胰蛋白酶[115]良好的选择性。该化合物是基于 D-Phe-Pro-Arg-H 设计的,其中精氨酸侧链被氨基环己基取代,特别针对凝血酶的 S_1 特异性口袋而非胰蛋白酶。这个结构的另一个重要特征是 α-羰基酰胺官能团的存在,它与丝氨酸起催化作用的羟基形成了共价键。将抑制剂(**124**)的 α-羰基酰胺官能团删除后得到的化合物(**125**)的 K_i 值只有 5 nmol/L。令人惊讶的是,抑制剂(**125**)的活性只减少了55 倍,仍然保留着显著地凝血酶抑制活性。此外,抑制剂(**125**)对胰蛋白酶表现出更好的选择性,大概是由于氨基环己基的富电性和疏水性很适合 S_1 特异性口袋。X 射线晶体结构研究表明,在 Ser195 和(**124**)的羰基酰胺之间的共价键缺失的情况下,抑制剂(**125**)的环己基在 S_1 口袋中采取更有利的构象。这有利于在 S_1 中形成更强的氢键和疏水作用,从而弥补未能形成共价键而带来的结合能损失。

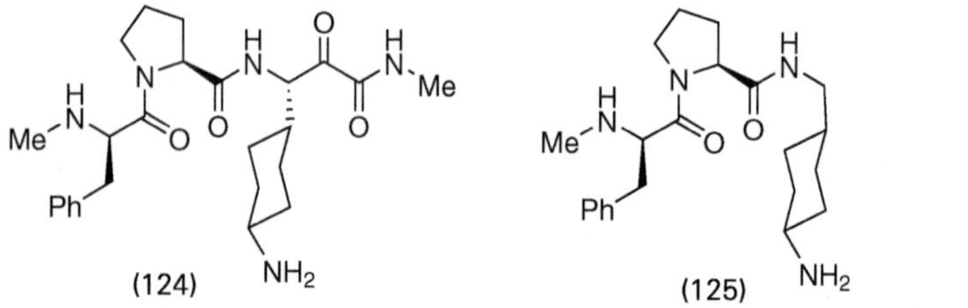

K_i = 0.09 nmol/L (human thrombin)
K_i = 1150 nmol/L (bovine trypsin)

K_i = 5 nmol/L (human thrombin)
K_i = 11 000 nmol/L (bovine trypsin)

图 3.41 抑制剂的结构、抑制活性和选择性

如图 3.42 所示,抑制剂(**125**)在 S_1 和 S_2 口袋里形成了四个强的氢键。与(**124**)结合结构相比较表明,Glu192 侧链围绕着 Cα-Cβ 键旋转了大约 90,最大限度与 S_1 中的环己基环发生疏水性相互作用。此外,该氨基环己基处于"无张力"状态,与 Asp189 形成了一个更强的静电相互作用[114]。

后续的基于结构的设计增强了与 P_3 亲脂性基团的结合,获得了活性的提升。如图 3.43 所示,抑制剂(**126**)含有 D-二苯基丙氨酸 P_2 配体,显示对凝血酶抑制活性为 0.1 nmol/L[116]。

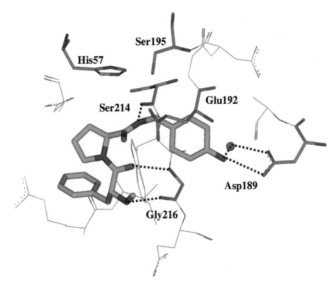

图 3.42　抑制剂(**125**)(碳链,绿色)与 α-凝血酶络合的晶体结构　X 射线衍射图(PDB 号:1TOM)

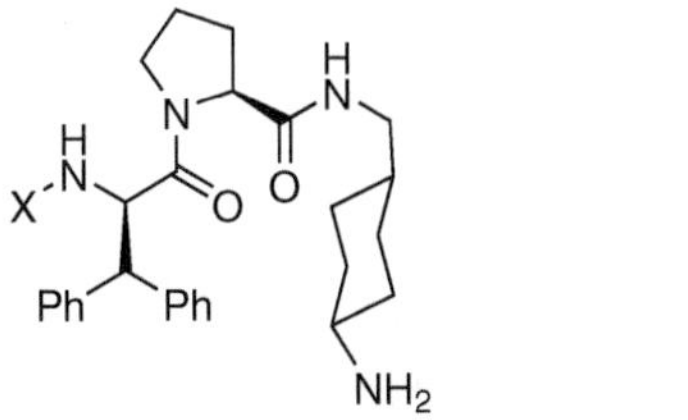

(**126**) K_i = 0.1 nmol/L (X = H)
(**127**) K_i = 2.5 pmol/L (X = SO₂CH₂Ph)

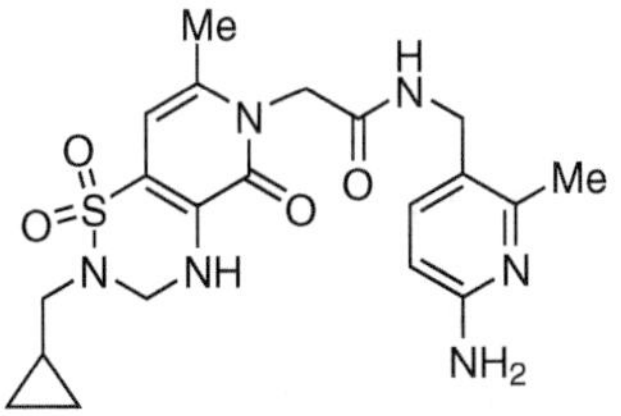

(**128**) K_i = 2.1 nmol/L (thrombin)
　　　　K_i = 6100 nmol/L (trypsin)

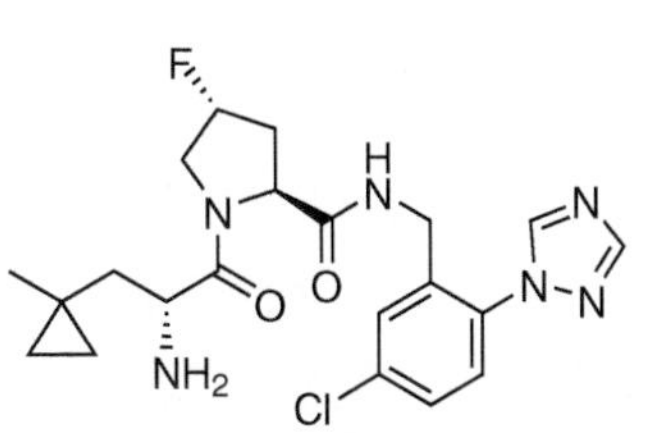

(**129**) K_i = 0.37 nmol/L (thrombin)
　　　　K_i = 3300 nmol/L (trypsin)

图 3.43　抑制剂的结构、凝血酶抑制活性和选择性

由于 D-二苯基丙氨酸是一种良好的 P₂ 配体,抑制剂(**126**)的亲和力与(**125**)[117]相比提高了 50 倍。进一步引入与 P₃ 作用的苯甲磺胺将(**127**)的 K_i 值提高到了 2.5 pmol/L,砜基氧有望与 Gly219 主干上的 NH 形成氢键。它在狗

身上表现出良好的口服吸收。化合物（**126**）的体内药效优于化合物（**127**）。进一步基于结构设计出多环化合物（**128 和 129**）是活性和选择性都很好的非共价抑制剂，在实验室动物中表现出良好的药效和药代动力学特性[118,119]。Diederich 和同事们通过交互式基于结构的设计策略，设计出了结构刚性、非肽类、非共价凝血酶抑制剂。如图 3.44 所示，苄脒衍生物（**130**）能够与 Gly216 和 Tyr60 形成氢键，同时还能在 S1 和 S2 区域形成疏水相互作用[120]。化合物（**130**）是外消旋产物，对凝血酶的 K_i 值是 18 μmol/L。移除苄脒正离子中的亚甲基使得抑制剂活性进一步提升。外消旋化合物（**131**）的 K_i 值是 90 nmol/L，并且对胰蛋白酶的选择性提高了 8 倍[121]。

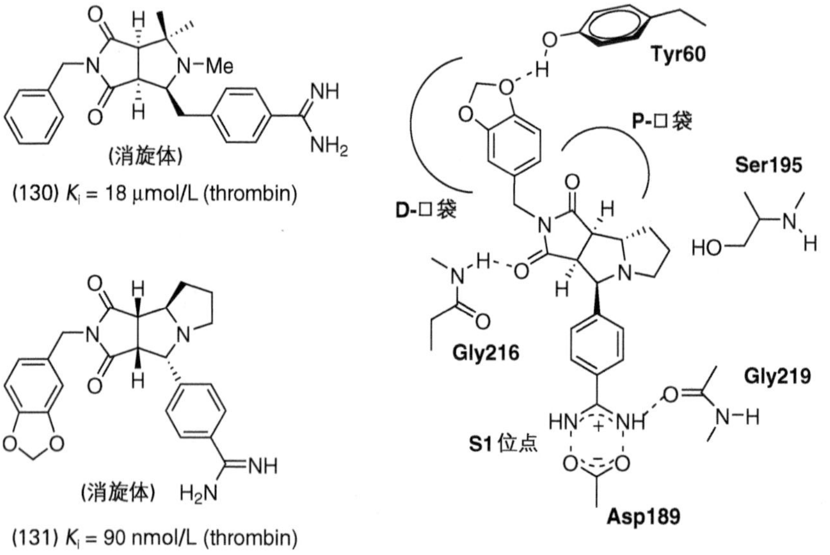

(130) K_i = 18 μmol/L (thrombin)

(131) K_i = 90 nmol/L (thrombin)

图 3.44　多环抑制剂的结构及（**131**）与凝血酶结合的 X 射线衍射结构示意图

为了确定结合模式，对外消旋的抑制剂（**131**）与凝血酶进行 X 射线晶体结构研究。在活性位点发现（3aS,4R,8aS,8bR）-对映体。X 射线晶体结构如图 3.44 所示。苄脒正离子的侧链在 S1 区域与 Asp189 形成氢键作用。琥珀酰亚胺的一个羰基与 Gly216 酰胺 NH 在远端口袋（D-pocket）形成氢键。胡椒环中的氧在酶的近侧口袋（P-pocket）与 Tyr60 形成氢键作用。

基于这些配体-结合位点的相互作用，Diederich 和同事们随后在 C-1 上引入一个烷基取代基，提高了对胰蛋白酶的选择性。如图 3.45 所示，外消旋抑制剂（**132**）在 C-1 上引入异丙基提高了凝血酶的 K_i 值。经手性拆分得到的 ent -（＋）- 132 抑制剂（1R,3aS,4R,8aS,8bR）对凝血酶的 K_i 值为

7 nmol/L，对胰蛋白酶的选择性提高了 740 倍。*ent*-(−)-132 对凝血酶的 K_i 值则显著降低。*ent*-(+)-132 与凝血酶结合的 X 射线晶体结构表明 C-1 异丙基取代基很好地结合在疏水的 P-口袋中，胡椒环中的氧和 Tyr60 形成氢键相互作用。

(消旋体)

(132) K_i = 13 nmol/L (thrombin)

***ent*-(+)-132**　　K_i = 7 nmol/L (thrombin)　选择性: 740-fold (trypsin)

***ent*-(-)-132**　　K_i = 5600 nmol/L (thrombin)　选择性: 21-fold (trypsin)

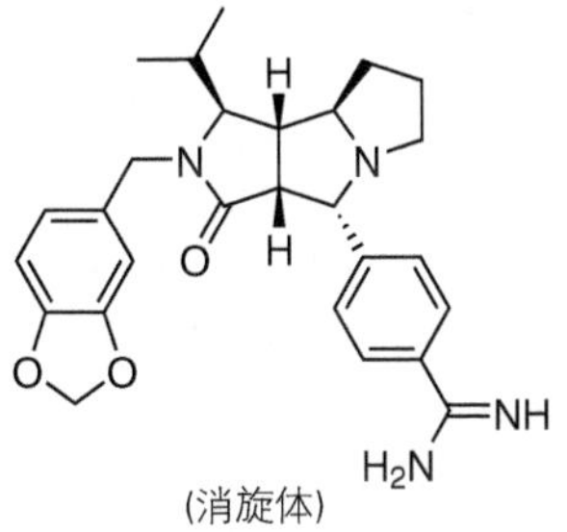

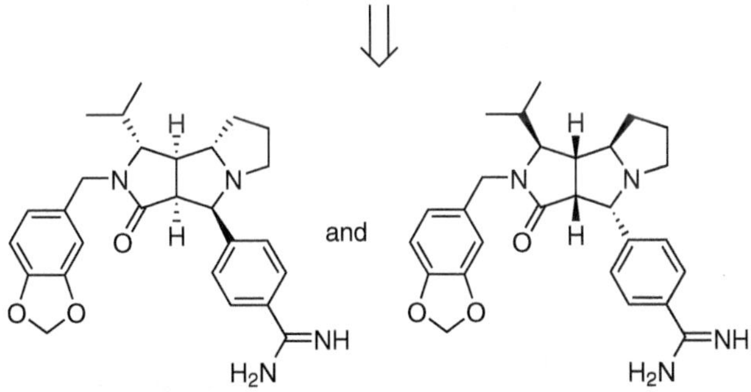

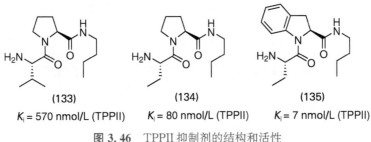

图 3.45　抑制剂的结构、抑制活性和选择性

Ganellin 和同事报道了一个通用方法，设计非共价结合的、可逆的钝化胆囊收缩素丝氨酸蛋白酶抑制剂，用于肥胖的治疗[122]。研究人员用对肽链内切酶有微摩尔亲和力的二肽先导化合物(**133**)(图 3.46)，先后优化 P_3 和 P_1 配体开发出了抑制剂(**134**)，其对三肽基肽酶 II(TPPII)的 K_i 达到纳摩尔级[123]。进一步优

(133) K_i = 570 nmol/L (TPPII)　(134) K_i = 80 nmol/L (TPPII)　(135) K_i = 7 nmol/L (TPPII)

图 3.46　TPPII 抑制剂的结构和活性

化的吲哚啉衍生物（**135**）是一个有效的、可逆的抑制剂。虽然肽链内切酶的结构是未知的，然而当前从第一水解产物开始的非共价抑制剂设计策略，可能对肽链内切酶抑制剂的设计是通用的。

　　来自强生的 Greco 等开发出了非肽类的可逆丝氨酸蛋白酶（组织蛋白酶 G）抑制剂[124]。这种类似胰凝乳蛋白酶的酶存储在中性粒细胞的嗜苯胺蓝颗粒中，在细胞的脱粒中释放。组织蛋白酶 G 已被作为各种炎症的靶标。如图 3.47 所示，化合物库的初始高通量筛选得到了较弱的苗头化合物（**136**），活性只有较低的微摩尔级。有趣的是，这个非肽类化合物显示出竞争性和可逆性的抑制动力学。因而决定对（**136**）与蛋白酶 G 结合的 X 射线晶体结构进行测定。结果表明具有（R）-构型的异构体在活性部位被结合。2-萘环占据了 S_1 区域，而 1-萘环则位于 S_2 特异性口袋。该化合物与 His57，Gly193 和 Lys192 在活性区域形成很多氢键。随后，基于结构对萘环引入取代基开发出的抑制剂（**137**），是一个具有纳摩尔级别亲和力的竞争性可逆抑制剂。化合物（**137**）具有对胰凝乳蛋白酶和其他丝氨酸蛋白酶[124,125]的良好选择性。

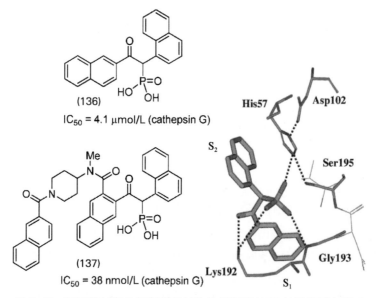

图 3.47　组织蛋白酶 G 抑制剂的结构及抑制剂（**136**）与组织蛋白酶 G
　　　　（洋红色；PDB 号：1KYN）结合的晶体结构 X 射线衍射示意图

　　很多其他的酰胺类抑制剂是基于让取代基结合在 S_3 和 S_4 区域而设计的。如图 3.48 所示，通过二乙基膦酸（**138**）去质子化随后与萘并[2,3-C]呋喃-1,3-二酮反应合成（**139**）。其与合适的二级胺反应生成外消旋抑制剂（**140**）[124]。

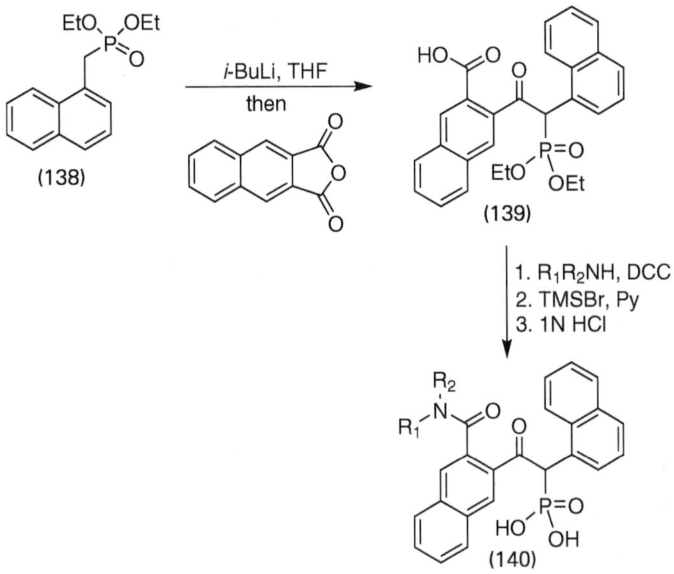

图 3.48　β-羰基磷酸酰胺衍生物的合成

3.11　结论

　　丝氨酸蛋白酶在许多生物学过程中扮演重要角色，这些酶的反常会导致许多人类疾病。多年来，各种丝氨酸蛋白酶抑制剂的设计工具和策略已经被开发出来。

　　X 射线晶体结构研究已广泛应用于研究这些酶以及基于结构设计多种抑制剂之中。本章概述了各种依靠亲电弹头设计丝氨酸蛋白酶的共价抑制剂的设计策略。此外，也介绍了临床药物研发过程中基于结构设计出的一系列拟肽物和许多弹头的化学合成。

（潘建峰　巴庚勇　译）

参 考 文 献

第 4 章
蛋白酶体抑制剂的设计

4.1　引言

　　蛋白酶体是位于细胞核和细胞质中的一系列具有多种催化水解功能的酶，专门负责细胞内蛋白的选择性降解。真核细胞内这种泛素依赖的蛋白水解作用调节了正常细胞的很多功能，包括了信号传导、信号转录、细胞周期调控、细胞凋亡、细胞应激反应和免疫反应[1]。此外，这种泛素-蛋白酶体系统也参与了一些非正常蛋白的降解，这些非正常蛋白包括了错误折叠的以及变异的蛋白，它们会干扰阻碍体内细胞的平衡[2]。正如我们期望的，这条通路上的缺陷已经与一些疾病的发病机制相关联，其中包括感染类疾病、神经退行性疾病以及癌症。选择性地抑制一些蛋白酶体成为近来新药研发的一个新热点。用于治疗复发性多发性骨髓瘤的硼替佐米（万珂，Velcade）的成功获批，为学术界以及工业界开发癌症和神经退行性疾病等领域的蛋白酶体抑制剂奠定了基础[3,4]。

4.2　20S 蛋白酶体的催化机制

　　蛋白酶体系统中起蛋白水解作用的是 26S 蛋白酶体，它是由两个 19S 控制单元和一个核心单元（20S 蛋白酶）共同组成的，控制单元负责识别底物和展开蛋白折叠。N 端苏氨酸水解酶的水解能力来源于一个分子质量为 700 kDa 的圆柱形结构，该结构包含了 28 个蛋白单元，以 $\alpha_7\beta_7\beta_7\alpha_7$ 的形式分布于 4 个堆积的环系上。两端的 α 环控制了分子的组装，中间的 β 环含有蛋白水解的活性位点。蛋白酶体至少可以水解三种不同的蛋白，其中包括糜蛋白、胰蛋白以及谷酰基多肽[5]。苏氨酸蛋白酶体的催化水解机制如图 4.1 所示。X 射线晶体结构研究表明，催化性的苏氨酸水解酶体（1）的 N 端的羟基借助水分子的帮助，作为催化性的亲核试剂进攻易断裂酰胺键中的羰基碳原子[6,7]。产生的四面体型氧负离子通过与 Gly47 酰胺残基的 NH 形成氢键得以稳定。这个四面体型中间体反转成酰基化酶中间体，再经过水解，生成氨基酸降解产物，并且重新生成催化性的 Thr1。

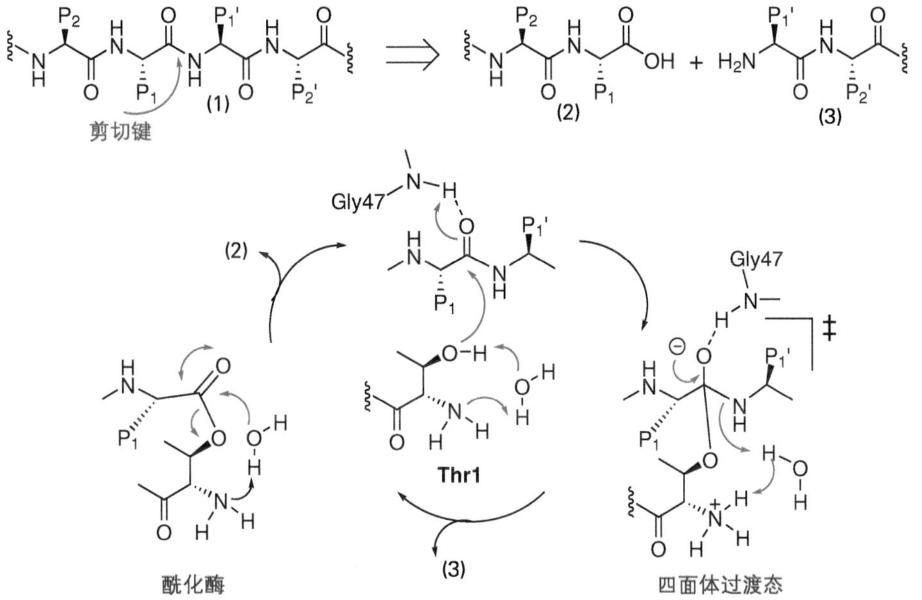

图 4.1　20S 蛋白酶体的催化机制

4.3　蛋白酶体抑制剂

近来大量综述文章都对多种结构不同的蛋白酶体抑制剂及其用途做了介绍[8-10]。绝大多数的蛋白酶体抑制剂可以被划分为两大类：共价型抑制剂和非共价型抑制剂。由于蛋白酶体是一种苏氨酸蛋白酶，因此蛋白酶体抑制剂理论上可以被设计成一个亲电"弹头"与一段较小的多肽片段相连的化合物，这样的结构可以与底物识别位置相结合。普通类型的丝氨酸蛋白酶体抑制剂的设计，特别是含有氯甲基酮、多肽醛基、三氟甲基酮、α-酮羧基等弹头的抑制剂的设计，已在第 3 章中做了描述。大量的蛋白酶体抑制剂都是基于这些亲电的弹头来设计的。在这些抑制剂中，绝大部分都是不可逆转的共价型抑制剂。然而，一些含有酮羧基和硼酸弹头的抑制剂却是可逆转的共价型抑制剂。非共价型的蛋白酶体抑制剂都是天然可逆转的。Power 等已经对早期一些含有亲电型诱捕区域的丝氨酸蛋白酶体抑制剂和苏氨酸蛋白酶体抑制剂的设计加以综述[11]。在本章中，我们将会对含有 γ-内酰胺-β-内酯母核的天然产物型抑制剂、硼酸型抑制剂以及非共价型抑制剂的设计加以介绍。

4.3.1 硼酸型蛋白酶体抑制剂的开发

总的来说，多肽醛基型抑制剂由于其高反应活性和稳定性的问题，不适合用于药物的开发。图 4.2 中的化合物（**4**）展现了较好的蛋白酶体抑制活性，化合物（**4**）与蛋白酶体的 X 射线晶体结构显示出醛基与苏氨酸的羟基活性位点形成了半缩醛型的加成产物[12,13]。对于配体的初步优化显示出亮氨酸侧链对于 P_1 位点较优，同时亲脂性基团可以位于 P_2 和 P_3 位点。

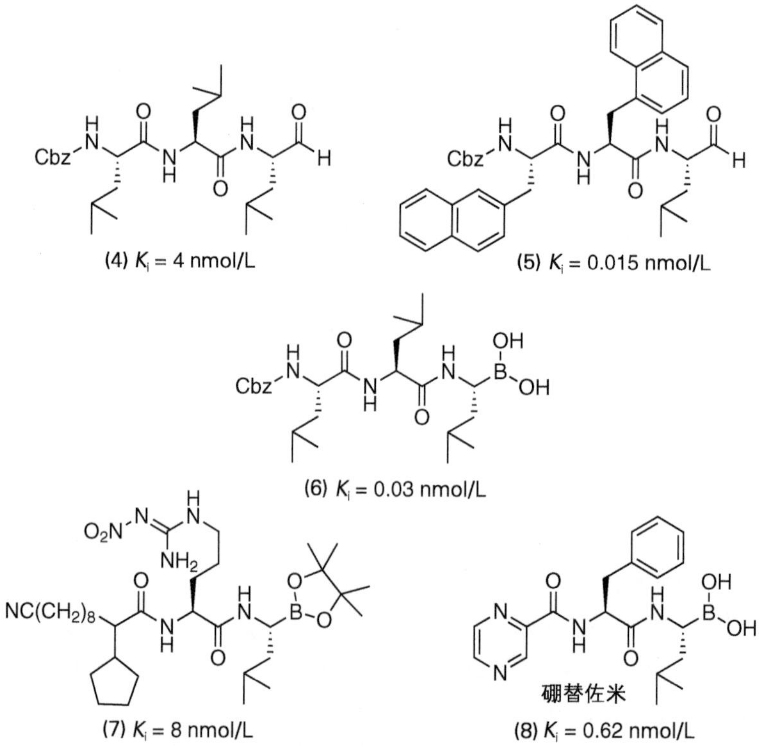

图 4.2　一些蛋白酶体抑制剂的结构与活性

化合物（**5**）在一系列制备的蛋白酶体抑制剂中活性最好。Adams 等也研究了含有其他一些弹头，比如三氟甲基酮类、酮基苯并恶唑类和二酮酰胺类的抑制剂。有趣的是，引入硼酸基团后，相比多肽醛基抑制剂（**4**），化合物（**6**）的活性提高超过 100 倍[14]。相关的多肽型硼酸酯化合物（**7**）也展示了一定的蛋白酶抑制活性[15]。与硫代蛋白酶体 Cathepsin B 相比,多肽醛基型硼酸化合物(**6**)展现了非常好的选择性($K_i =$ 6.1 μmol/L,200 000 倍选择性)。对于抑制剂(**6**)的进一步的优化得到了分子质量减小的抑制剂(**8**),其对于普通的丝氨酸蛋白酶体具有很高的选择性。由于抑制剂(**8**)的临床开发的成功,FDA 批准了硼替佐米(万珂)的上市,对于万珂副反应的后续研究导致了高活性和高选择性的第二代硼酸型抑制剂(**9** 和 **10**)的发现(图 4.3)[16,17]。硼酸与蛋白酶体形成了可逆型的加合物。然而,该加合物解离的速率要比蛋白酶体—多肽醛基加合物的解离速率低很多。在细胞试验中,硼替佐米的解离速率很低,一般认为其是非可逆型的抑制,关于硼替佐米开发的更多细节将在后面详述。

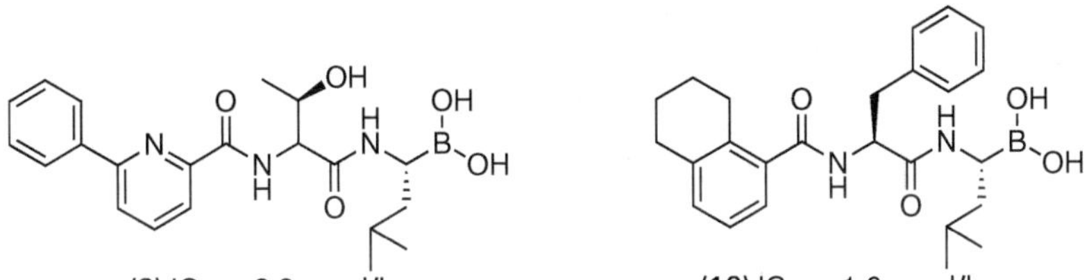

(9) IC$_{50}$ = 3.8 nmol/L　　(10) IC$_{50}$ = 1.6 nmol/L

图 4.3　第二代硼酸型抑制剂的结构与活性

4.3.2　基于 β-内酯天然产物的蛋白酶体抑制剂的开发

天然产物在蛋白酶体的研究中占据了重要的地位。乳胞素(**11**)是第一个具有显著蛋白酶体抑制活性的天然产物[18,19]。乳胞素从一种链真菌中分离得到的,在体内作为一个前药。在体内,乳胞素自发地转变成能具有细胞渗透活性的活性化合物 Omuralide(**12**,图 4.4)。Omuralide 有效抑制了糜蛋白酶类(CT - L)的蛋白酶体活性(IC$_{50}$ = 49 nmol/L)[20,21]。Omuralide 与酵母蛋白酶体的 X 射线共晶衍射结构表明催化性的苏氨酸的亲核性羟基进攻 β-内酯并开环,产生了酯化合物(**13**)(图 4.4)[22]。产生的 α-羟基功能性地与苏氨酸的胺基 NH 形成氢键并阻碍了抑制剂-苏氨酸酯化合物(**13**)的水解,其产生的 α-羟基还与 Phe168 和 Thr21 残基形成氢键。Omuralide 的异丙基侧链很好地占据了 S$_1$ 特异性口袋。这些非共价型的分子作用在 Omuralide 的选择性上起到了非常重要的作用。天然产物中的 Omuralide 家族以及其结构类似物都比多肽醛基展示出更加专一的蛋白酶体抑制活性,但是比环氧酮衍生的天然产物的专一性略弱。

此外,除了 Cathepsin A 和细胞质三肽蛋白酶体 Ⅱ(Cytosolic tripeptidyl peptidase Ⅱ),β-内酯型的天然产物[23]不抑制半胱氨酸蛋白酶体和丝氨酸蛋白酶

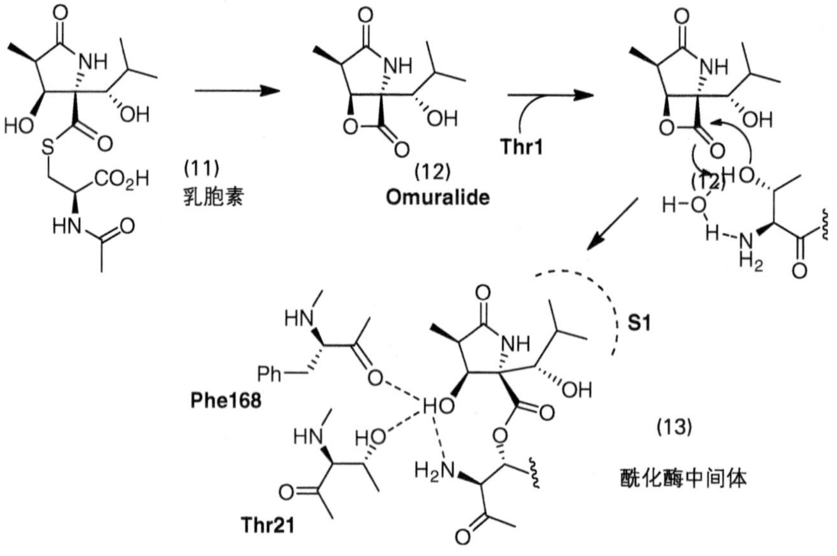

图 4.4 乳胞素与 Omuralide 的结构以及 Omuralide 与
20S 蛋白酶体的 X 射线晶体结构示意图

体。其他多个 β-内酯型天然产物也展示了蛋白酶体抑制活性。Salinosporamide
A(**14**,图 4.5),也称为 Marizomib,是从一种海洋放线菌 Salinospora tropica[24]
中分离得到的天然产物,展示了对兔蛋白酶体较高的抑制活性(IC$_{50}$ =
2.6 nmol/L)。

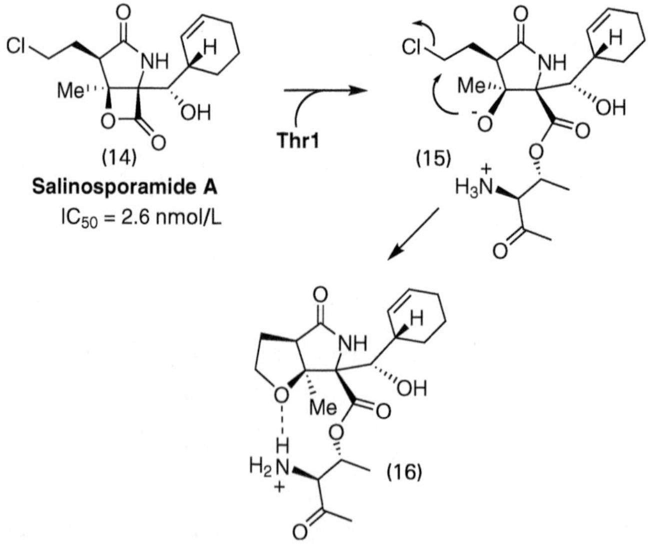

图 4.5 Salinosporamide A 的结构以及其蛋白酶体抑制机制

　　与 Omuralide(**12**)相比，Salinosporamide A 也展示了更高的抑制活性。Salinosporamide A 的作用机制包含了苏氨酸的羟基亲核性进攻 β-内酯并开环，产生了酯化合物(**15**)，同时在取代氯原子后形成了四氢呋喃环(**16**)，这一机制如图 4.5 所示。Salinosporamide A 对于蛋白酶体抑制活性的提高可能是由于催化性苏氨酸的胺基的完全质子化以及酰基化酶加合物中间体通过四氢呋喃环得以稳定化。Salinosporamide A 用于治疗多种骨髓瘤和其他肿瘤的临床试验正在进行中[25]。

　　另一类含有 β-内酯的蛋白酶体抑制剂家族还包括 Belactosins A(**17**)和 C(**18**)，如图 4.6 所示。这些天然产物是从链真菌属 *Streptomyces* sp. UCK14[26] 中分离出来的。它们展示了相对可比的兔 20S 蛋白酶体抑制活性(IC$_{50}$ = 210 nmol/L)。它的作用机制与 omuralide 相似，也是 β-内酯的开环和催化性的苏氨酸的亲核性羟基的酰化，产生酰化酶中间体[27]。对于这类天然产物结构上的修饰产生了抑制活性更高的 β-内酯衍生物(**19**)(homobelactosin C，IC$_{50}$ = 48 nmol/L)和(**20**)(IC$_{50}$ = 5.7 nmol/L)[28]。

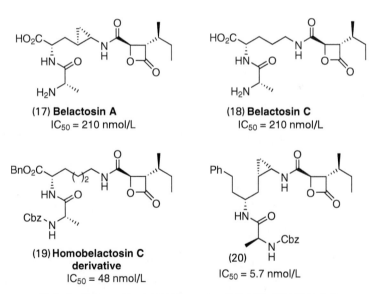

图 4.6　Belactosins A 和 Belactosins C 的结构以及其衍生物

4.3.3　环氧酮衍生物类抑制剂的开发

　　抗菌性天然产物 Eponemycin(**21**)和 Epoxomicin(**22**)的结构如图 4.7 所示。它们展示了一定的抗肿瘤活性，特别是对于 B16 小鼠黑色素瘤[29,30]。这些天然产物也展示出了专一的蛋白酶体抑制活性。酵母菌蛋白酶体与 Epoxomicin

（**22**）的 X 射线晶体结构显示，蛋白酶体的 N 端苏氨酸与环氧酮形成了不可逆的吗啡啉加合物（**23**）[31]，图 4.7 展示了其与靶标形成的特殊的吗啡啉加合物（**23**）。Epoxomicin 专一性非常高，未见明显脱靶效应。其环氧酮结构可能是其高选择性的重要原因，因为半胱氨酸蛋白酶体和丝氨酸蛋白酶体不包含结构性的 α-氨基，也无法形成类似的加合物。

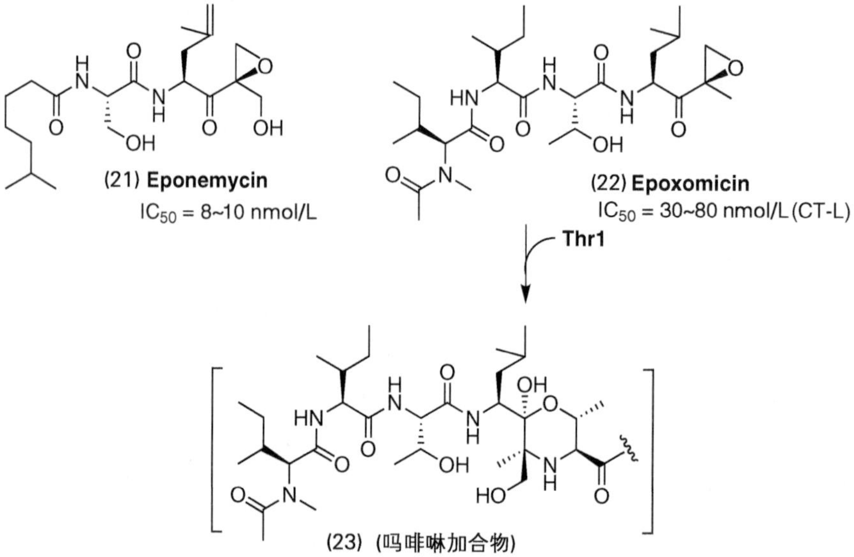

图 4.7 Eponemycin 和 Epoxomicin 的结构以及其吗啡啉加合物

后续对于 P$_2$ 到 P$_4$ 残基的探索发现了比硼替佐米活性更高、性质更好的化合物。四肽环氧酮化合物（**24**）（YU-101，如图 4.8 所示）和（**25**）（PR-171，也被称为卡非佐米）是高活性和高选择性的蛋白酶体抑制剂[32,33]。四肽化合物（**25**）于 2012 年被 FDA 批准用于复发性的难治性的多种骨髓瘤的治疗[34]。更多关于卡非佐米的开发细节将会随后加以介绍。

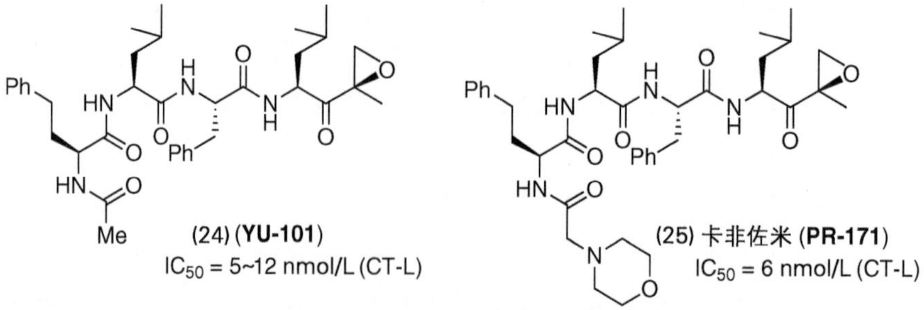

图 4.8 YU-101 和卡非佐米的结构

4.3.4　非共价型蛋白酶体抑制剂

　　一些环状的和非环状的多肽被证实为非共价型的蛋白酶体抑制剂。其中，天然产物 TMC‐95A（**26**，结构如图 4.9 所示）及其衍生物都展现出一定的蛋白酶体抑制活性[35,36]。TMC‐95A 及其相关化合物是从梨孢假壳属 *Apiospora montagnei* Sacc. TC 1093 的发酵液中分离得到的。TMC‐95A 展示出对 CT‐L 蛋白酶（IC_{50} = 5.4 nmol/L）、T‐L 蛋白酶（IC_{50} = 200 nmol/L）和 PA 蛋白酶（IC_{50} = 60 nmol/L）的最优蛋白酶体抑制活性。TMC‐95A 与酵母蛋白酶体共晶的 X 射线衍射结构分析显示天然产物与蛋白酶体的活性位点以一种非共价键形式紧密结合[37]。催化中心的 Thr1 没有与 TMC‐95A 形成任何共价键，反而与顺式丙烯酰胺的 NH 在 S_1 口袋形成了氢键作用，这种氢键作用阻碍了底物接近催化性的苏氨酸。这种非共价型的抑制导致了 TMC‐95A 与氨基酸残基之间在 S_1 和 S_2 特异性口袋里一种反平行的 β‐折叠的形成。TMC‐95A 对于钙蛋白酶体、组织蛋白酶体和胰蛋白酶体展现了较好的选择性。针对 TMC‐95A 结构上的大量修饰产生了一系列的类似物，已经有研究者对这些类似物进行了综述介绍。其他一些环状的多肽也展示了非共价型的蛋白酶体抑制活性，这里包括了 Argyrin A[38] 和 Scytonemide A[39]。

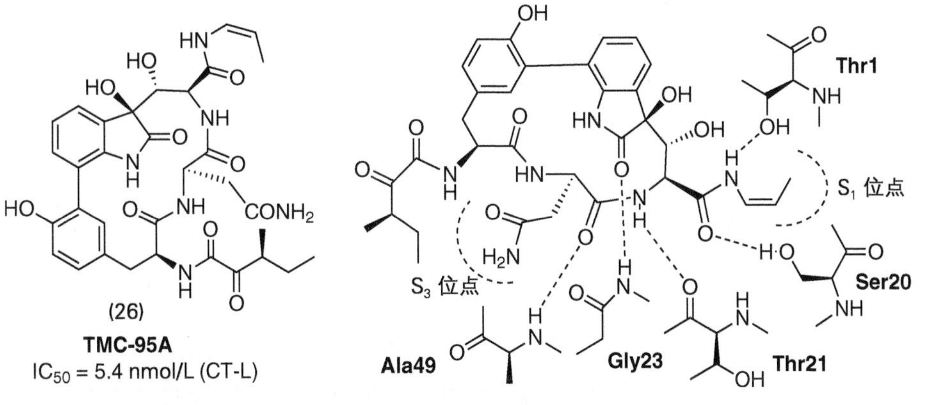

图 4.9　TMC‐95A 的结构及其与蛋白酶体共晶 X 射线衍射结构示意图（PDB 代号：1JD2）

　　有一些非环状多肽和其衍生物也展示了一定的蛋白酶体抑制活性。如图 4.10 所示，利托那韦（**27**）和以化合物（**28**）为代表的一系列修饰的抑胃酶氨酸衍生物，都能通过可逆结合方式来抑制蛋白酶体活性[40,41]。对于多种非环状多肽的结构改构得到了氮端加帽修饰的多肽类抑制剂[42]。其中一个代表性的化合物(**29**)展示了一定的蛋白酶体抑制活性。化合物(**29**)与酵素蛋白酶体的 X 射线晶体结构显示该抑制剂是以一种非共价结合的方式结合到酵母蛋白酶体上的[43]。其C端结合于 S_1 口袋，其氨基酸残基结合于 S_2 和 S_3 区域。催化性的苏氨酸没有与抑制剂相作用。对于抑制剂的结构以及分子结构中配体/活性位点间相互作用的深入认识，使得基于结构的非共价型蛋白酶抑制剂的设计成为可能。

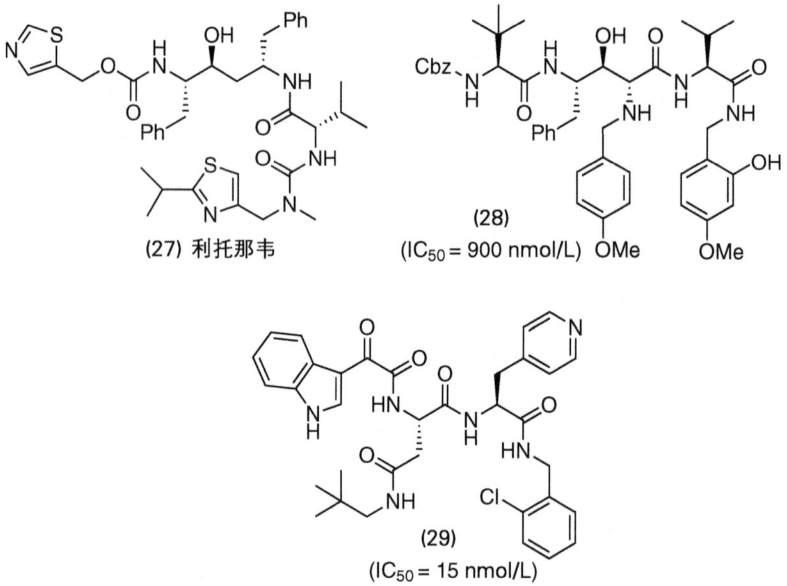

(27) 利托那韦

(28)
(IC_{50} = 900 nmol/L)

(29)
(IC_{50} = 15 nmol/L)

图 4.10 多肽衍生物型非共价抑制剂的结构

4.4 β-内酯骨架的制备

对于(+)- Belactosin A[44]中 β-内酯骨架(**30**)的制备，Armstrong 和 Scutt 采用了一种通过螯合作用控制立体选择性氯代的方法以及随后的关环策略。对于 β-内酯(**31**)[45]的制备，Barlaam 等以前也开发了类似的策略。如图 4.11 所示，琥珀酸衍生物(**33**)是通过噁唑烷酮(**32**)与溴乙酸特丁基酯的立体选择性烷基化(选择性 93∶7)以及随后除去噁唑烷酮的方法来制备的。将琥珀酸衍生物(**33**)先与 LiHMDS 作用，然后在生成的烯醇化合物(**34**)中加入四氯化碳，生成 β-氯代羧酸(**35**)。将化合物(**35**)置于碳酸氢钠水溶液中生成需要的 β-内酯(**30**)。

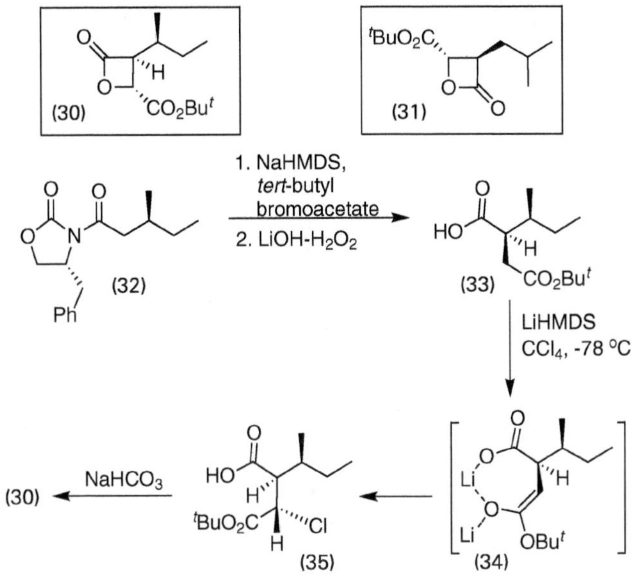

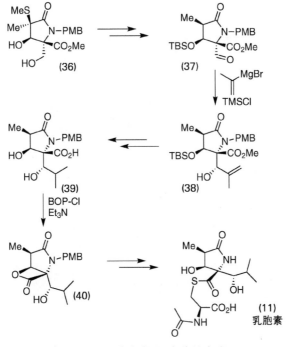

图 4.11 β-内酯(**30**)的立体选择性合成

在乳胞素和 Salinosporamide A 的制备中，Corey 等通过相应的 β-羟基酸来制备 β-内酯骨架[46,47]。如图 4.12 所示，二醇(**36**)通过标准的保护反应，脱保护

图 4.12 乳胞素 β-内酯的合成

反应，脱硫反应和氧化反应的操作，被转变成醛(37)。醛(37)和异丙烯基溴化镁在三甲基氯硅烷存在的情况下反应得到单一化合物烯丙基醇衍生物(38)。化合物(38)的氢化，TBS 脱保护以及后续的皂化反应得到羟基羧酸(39)。羟基羧酸(39)与 BOP－Cl 在三乙胺存在的条件下以 90％的收率生成 β－内酯(40)，并最终被转化为蛋白酶体抑制剂(11)。

Larionov 和 Meijere 使用了一种新颖的多米诺酰化/β－内酯化的策略来制备 Belactosins A 和 C 的 β－内酯母核[48]。如图 4.13 所示，按照 Evans[49]等开发的方法，顺式硅基烯酮乙缩醛(41)与乙醛酸乙酯的 Mukaiyama 羟醛缩合反应高立体选择性地生成了化合物(43)(99％ ee，顺式/反式>40：1)。用 10％盐酸水溶液对乙酯(43)进行选择性地水解，以 74％的收率得到需要的取代的苹果酸衍生物(44)。苹果酸衍生物(44)与胺(45)在 EDC、HOAt 和 TMP 的缩合条件下，以 71％的收率得到 Belactosin(46)的 β－内酯母核。

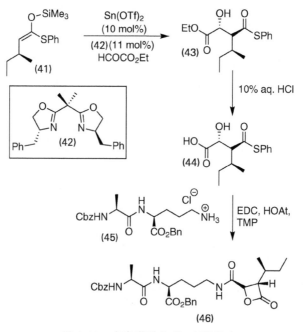

图 4.13　多米诺酰化/β－内酯策略

4.5　环氧酮骨架的制备

Crews 等采用与 Dihydroeponemycin 的环氧酮骨架的合成相类似的操作，

使用碱性双氧水对 α,β-不饱和酮进行了环氧化反应,制备了 Epoxomicin 的环氧酮骨架[50,51]。如图 4.14 所示,烯酮(**48**)是通过将 2-溴-1-丙烯与 t-BuLi 反应原位生成 2-烯丙基锂,再与 Boc-亮氨酸的 Weinreb 酰胺(**47**)反应来制备的。烯酮(**48**)与双氧水在 DIEA 存在的条件下反应,以 1:1.7 的非对映异构体比例得到相应的环氧酮(**49**)和(**50**)。对化合物(**50**)使用 TFA 脱去 Boc 保护基后得到游离胺,再与三肽羧酸骨架(**51**)缩合可以得到 TBS-保护的 Epoxomicin(**52**)。

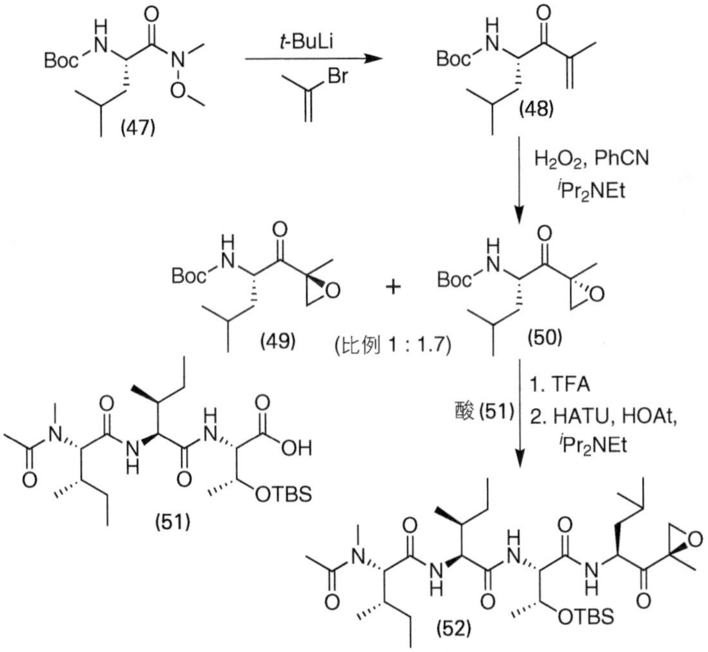

图 4.14　通过烯酮环氧化制备环氧酮

Zhou 等在开发高口服生物利用度的蛋白酶体抑制剂的研究中,在 VO(acac)₂ 存在下使用特丁基过氧醇对烯丙醇进行立体专一性环氧化,再经过对生成的环氧醇的氧化,制备了环氧酮骨架[52]。如图 4.15 所示,使用硼氢化钠和七水合三氯化铈对 α,β-不饱和酮(**53**)进行还原,以 98% 的收率和 6:1 的非对映异构体比例得到对应的醇(**54**)和(**55**)。该混合物,在 VO(acac)₂ 存在下使用特丁基过氧醇氧化,以相似的非对映异构体比例得到环氧醇(**56**)和(**57**),反应产物可以不经过纯化直接在下步反应中使用。对环氧醇混合物使用 Dess-Martin 氧化以 27% 的两步总收率得到环氧化合物(**58**)。

William 等开发了一种从光学醇烯烃(**59**)制备环氧酮前体(**61**)的方法,并将这个方法用于 Epoxomicin 的制备[53]。如图 4.16 所示,烯烃(**59**)与 DMDO

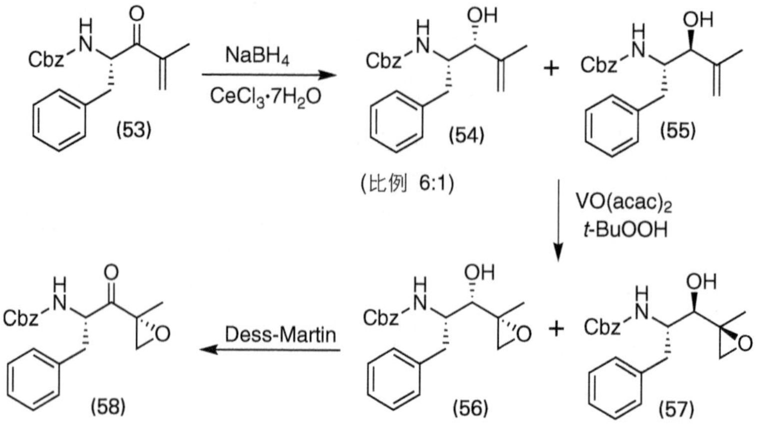

图 4.15 烯丙醇的立体专一性环氧化

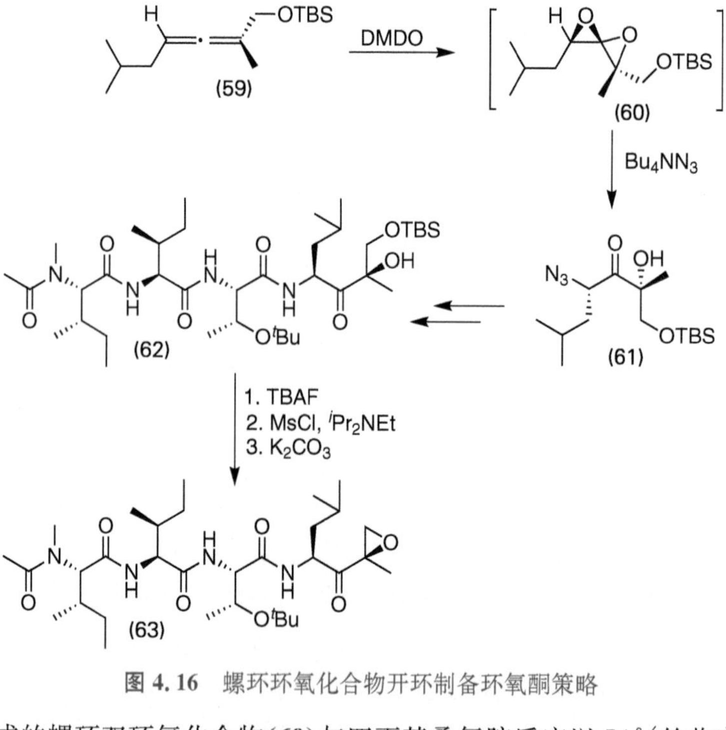

图 4.16 螺环环氧化合物开环制备环氧酮策略

反应,生成的螺环双环氧化合物(**60**)与四丁基叠氮胺反应以 54% 的收率得到叠氮酮(**61**),同时还得到其非对映异构体产物,两者比例大约 3：1,总收率 72%。化合物(**61**)的叠氮基被转变成相应的胺基,生成的胺基与相应的羧酸的缩合反应,以 86% 的收率得到 Epoxomicin 的前体(**62**)。将化合物(**62**)用 TBAF 处理后,与甲基磺酰氯反应得到相应的甲基磺酸酯,甲基磺酸酯随后与碳酸钾反应被转变成需要的环氧酮。

4.6　结论

　　蛋白酶体对于很多过程的调节都是非常重要的,其中包括细胞分化、细胞凋亡、信号传导和免疫监控。蛋白酶体抑制剂的设计已经成为抗肿瘤新疗法开发的一个重要领域。如本章内容描述,早期蛋白酶体抑制剂的设计依赖于我们在第三章中介绍的弹头策略。硼替佐米作为 FDA 批准的首个蛋白酶体抑制剂上市药物,其成功开发引入了硼酸官能团弹头,并验证了蛋白酶体可以作为一个重要的抗肿瘤药物开发靶标。本章介绍了多种 β-内酯和含环氧弹头的天然产物的作用机制,同时对包括卡非佐米在内的选择性蛋白酶体抑制剂的设计进行了介绍。本章还对具有临床应用潜力的下一代蛋白酶体抑制剂,如 β-内酯和环氧官能团作为弹头的抑制剂的合成方法进行了阐述。

（王建非　译）

参 考 文 献

第 5 章
半胱氨酸蛋白酶抑制剂设计

5.1 引言

　　半胱氨酸蛋白酶,也被称为巯基蛋白酶,是蛋白水解酶,负责降解蛋白质[1]。这些蛋白酶广泛地分布于自然界,存在于病毒、细菌、哺乳动物、真菌和几乎所有的植物中。根据蛋白序列同源性[2,3],这些酶被分为三个不同类型:木瓜蛋白酶家族、半胱天冬酶家族和微小病毒家族。木瓜蛋白酶家族是最有名和研究最广泛的一类[4]。半胱氨酸蛋白酶与许多疾病的发病机制有关,包括炎症反应、呼吸系统疾病、心血管疾病、骨骼肌系统疾病、中枢神经系统疾病和癌症。所以半胱氨酸蛋白酶抑制剂的设计与合成一直是药物化学界的热门话题。研发半胱氨酸蛋白酶选择性抑制剂一直是木瓜蛋白酶家族的一个重大挑战。

　　半胱氨酸蛋白酶的活性位点与丝氨酸蛋白酶有一定的相似性。如图 5.1 所示,半胱氨酸蛋白酶的活性位点是一个由半胱氨酸、组氨酸和天冬酰胺组成的催

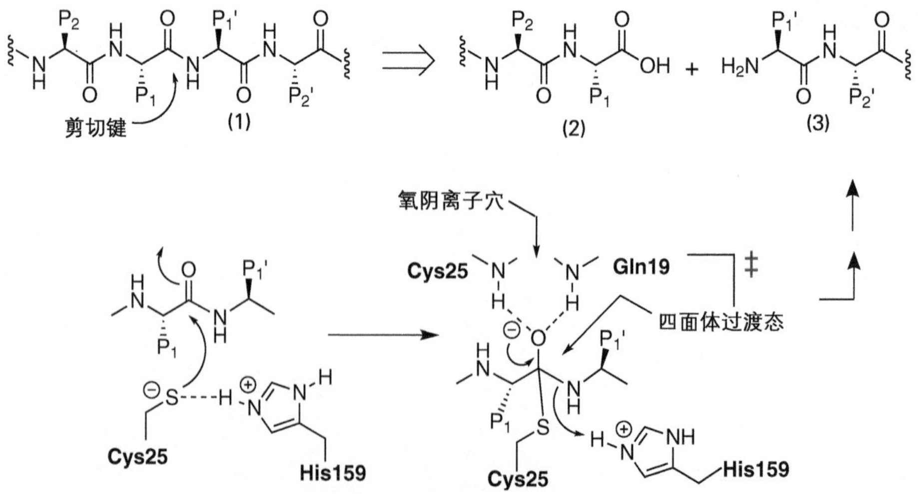

图 5.1　半胱氨酸催化的肽键水解机制

化三联体。蛋白水解机制是先形成巯基咪唑离子对,生成一个高亲核性的半胱氨酸巯基。巯基阴离子进攻易断裂的酰胺羰基形成一个四面体过渡态,其通过氧阴离子穴作用而稳定存在[5]。然后四面体过渡态分解为酰基酶中间体和第一裂解产物(**3**)。酰基酶中间体随后水解生成第二裂解产物(**2**)和游离酶。

一直以来,许多半胱氨酸蛋白酶抑制剂通过设计连接适当的亲电弹头到起识别作用的肽序列上来实现。用于半胱氨酸蛋白酶抑制剂的亲电弹头包括取代的甲基酮、醛、环氧化合物、氮杂环丙烷、卤代酮和迈克尔加成反应受体等。这些抑制剂的设计基本策略是类似于前面提到的丝氨酸蛋白酶抑制剂的设计。关于设计有类药性和选择性的半胱氨酸酶抑制剂有大量综述报道。基于结构设计的半胱氨酸蛋白酶抑制剂取得了很多类型具有临床潜力的选择性抑制剂。本章我们将简要介绍基于迈克尔加成受体和非共价可逆小分子半胱氨酸蛋白酶抑制剂的设计,这些分子设计在药物研发中受到了极大的关注。

5.2 迈克尔加成受体的半胱氨酸抑制剂

包含迈克尔受体亲电基团的肽类或拟肽类衍生物是一类重要的半胱氨酸蛋白酶抑制剂[5,6]。这些抑制剂是半胱氨酸蛋白酶特异的不可逆抑制剂,许多抑制剂已经显示临床应用潜力。各种亲电受体基团已经被开发出来,包括乙烯基砜类、α,β-不饱和羰基衍生物和相关化合物等。抑制剂设计策略是用合适的迈克尔受体替代易裂开的酰胺键羰基。在这种设计中,抑制剂通常模仿底物从 P_1 到 P_3 结合并延伸到 S_1 特异性的口袋中。如图 5.2 所示,抑制机制为迈克尔加成反应活性点硫醇盐阴离子加成到迈克尔受体 β-碳上,随后 α-碳负离子质子化得到稳定硫醚加合物[9]。通过使用氯代的 α,β-不饱和衍生物作为迈克尔亲电受体,氯离子定量释放证实了这一机制。

如图 5.3 所示[11],一个具有迈克尔加成受体的第一抑制剂是延胡索酸酯衍生物(**4**)(Dc-11),其不可逆地抑制组织蛋白酶 B、H 和 L。Hanzlik 和他的同事报道了用 α,β-不饱和羰基和乙烯砜衍生物(**5**)和(**6**)来设计木瓜蛋白酶和二肽基肽酶-I(DPP-I)[12]的半胱氨酸蛋白酶抑制剂。多肽和类肽乙烯砜衍生物是由 Palmer 等设计用来抑制组织蛋白酶、钙蛋白酶和克鲁斯锥体虫半胱氨酸蛋白酶[13]。

乙烯砜类作为亲电受体提供了许多有效的特异性抑制剂。这类抑制剂不抑制丝氨酸蛋白酶,并对谷胱甘肽循环稳定。在图 5.4 中乙烯砜衍生物(**7**)是设计作为半胱氨酸蛋白酶抑制剂阻止疟疾寄生虫。该化合物口服对小鼠有药效[14,15]。

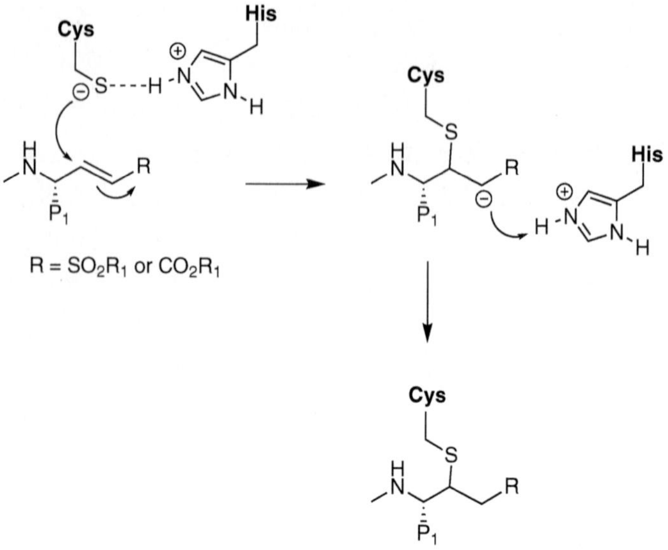

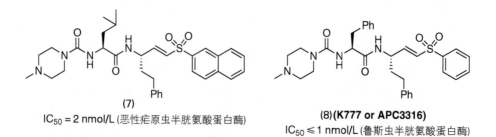

图 5.2　通过与迈克尔受体抑制剂的半胱氨酸蛋白酶抑制

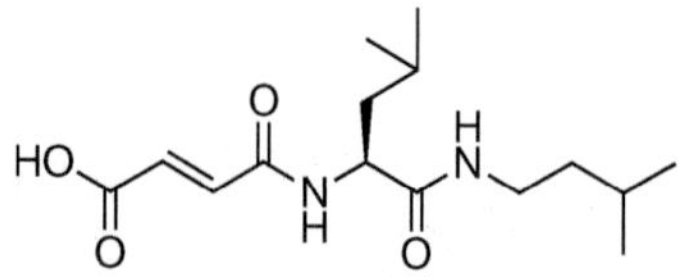

(4) (Dc-11)
K_{app} = 11 $M^{-1}S^{-1}$ (cathepsin H)

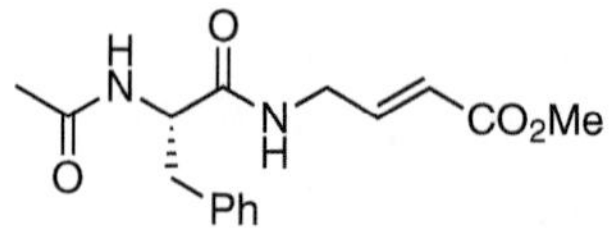

(5)
K_i = 26 μmol/L (木瓜蛋白酶)

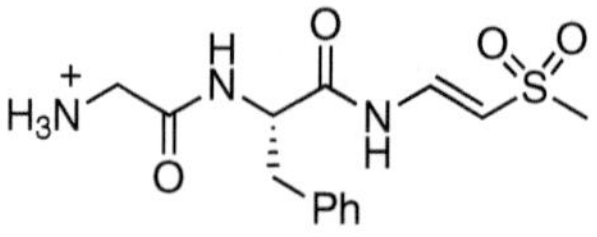

(6) K_i = 180 μmol/L (DPP-I)

图 5.3　含 α,β-不饱和羰基和乙烯砜结构的半胱氨酸蛋白酶抑制剂的结构和活性

(7)
IC$_{50}$ = 2 nmol/L (恶性疟原虫半胱氨酸蛋白酶)

(8)(K777 or APC3316)
IC$_{50}$ ≤ 1 nmol/L (鲁斯虫半胱氨酸蛋白酶)

图 5.4　含乙烯砜类亚结构的半胱氨酸蛋白酶抑制剂的结构

一个相类似的衍生物(**8**)表现出对组织蛋白酶 B、L 和克鲁斯锥体虫半胱氨酸蛋白酶强抑制活性[16]。这个化合物显示对美洲锥虫病小鼠模型有效,并进行临床开发[17,18]。

第一个乙烯砜抑制剂(**8**)与组织蛋白酶 V 的 X 射线晶体结构显示,抑制剂与活性位点有多个相互作用,如图 5.5 所示。乙烯砜伸展到主要结合位点与受体侧链上的 Gln19 和 Trp189 形成氢键。这有利于乙烯砜的 β-碳与 Cys25 的亲核性硫负离子加成。抑制剂也和 Gly68 的骨架形成一个垂直的 T 形相互作用且与 Asp162 形成一个额外氢键。酶的硫醇盐阴离子可以从乙烯砜两个非对映异构面进攻,而组织蛋白酶 V 只从抑制剂的 Si-面进攻[19]。

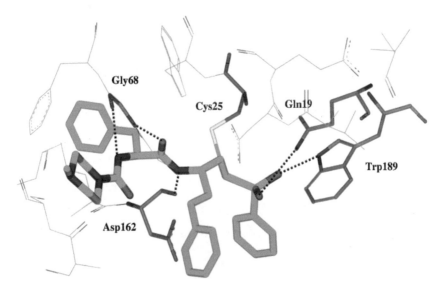

图 5.5　抑制剂(**8**)(碳链是绿色)与 Cathepsin V 共晶 X 衍射结构(PDB code:1FH0)

以 α,β-不饱和羰基衍生物作为受体,设计和合成了各种各样的人类鼻病毒 3C(HRV 3C)蛋白酶抑制剂。这类半胱氨酸蛋白酶在 Gln 的 P_1 上具有独特的特异性。人们利用这一特性设计抑制剂。Kong 等报道了第一个 HRV 3C 蛋白酶抑制剂时制备了一系列具有 α,β-不饱和酯结构的肽类抑制剂[20]。肽部分设计是选择基于底物裂解位点。代表性抑制剂(**9**)的 IC_{50} 值为 130 nmol/L。P_1 谷氨酰胺的存在对抑制活性很关键。Dragovich 等致力于设计特异性的 HRV 3C 蛋白酶抑制剂[21,22]。肽类抑制剂(**10**)显示了选择性的 HRV 3C 蛋白酶抑制活性。P_2 和 P_3 配体的后续优化得到了高活性的肽类抑制剂(**11**)和(**12**)[20]。抑制剂(**12**)也称为 Rupintrivir(AG7088),抑制 HRV14 3Cpro 的 IC_{50} 为 13 nmol/L,对 48 种不同的 HRV 血清型 EC_{50} 为 100 nmol/L,对血清型 14 的 EC_{50} 为 23 nmol/L(图 5.6)。基于这些令人满意的效果,该化合物被选定进入临床开发[23,24]。

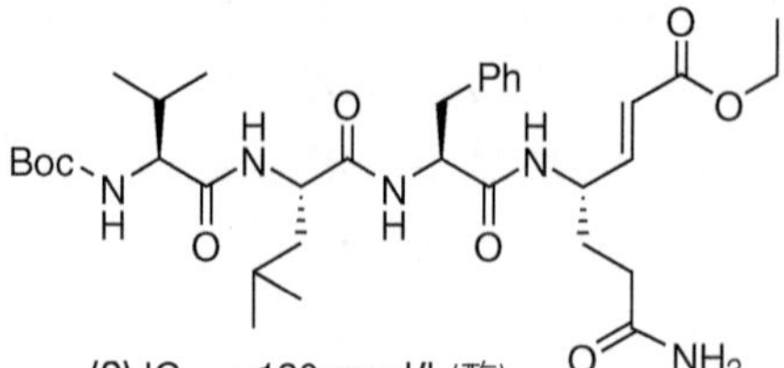

(9) IC$_{50}$ = 130 nmol/L(酶)

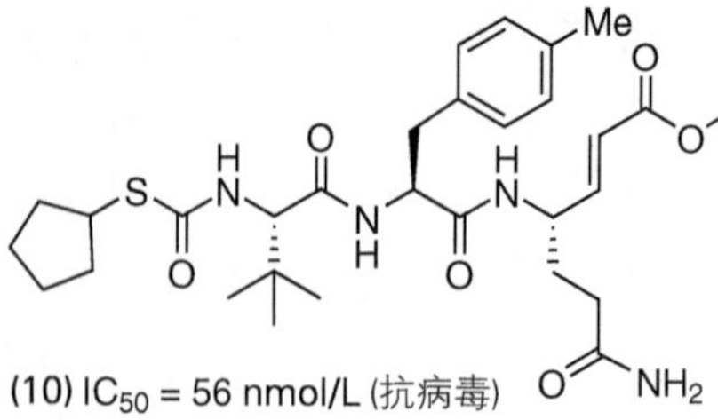

(10) IC$_{50}$ = 56 nmol/L (抗病毒)

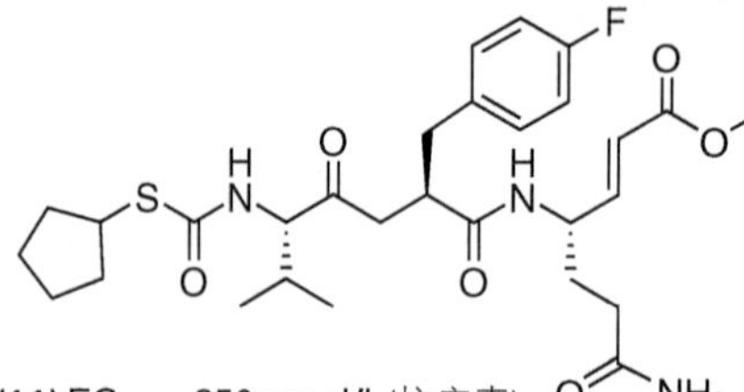

(11) EC$_{90}$ < 250 nmol/L(抗病毒)

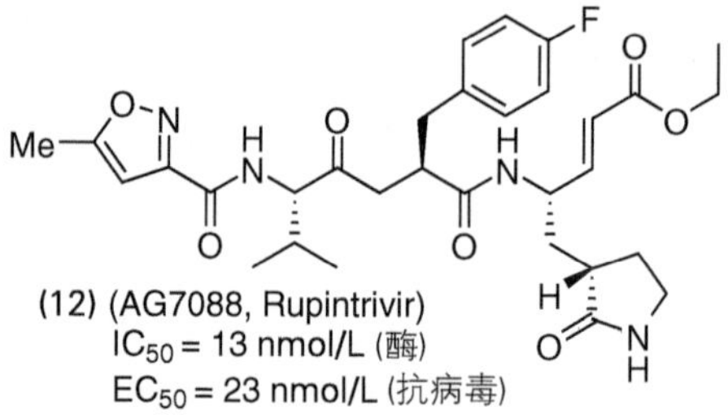

(12) (AG7088, Rupintrivir)
IC$_{50}$ = 13 nmol/L (酶)
EC$_{50}$ = 23 nmol/L (抗病毒)

图 5.6　HRV 3C 蛋白酶抑制剂的结构及活性

在 2003 年爆发的严重急性呼吸系统综合征(SARS)病原体被鉴定为一种新型冠状病毒，这也导致了以半胱氨酸蛋白酶 SARS－CoV 3CLpro 和 SARS－CoV PLpro(类木瓜蛋白酶)成为药物设计靶标[25,26]。基于底物特异性与 HRV 3Cpro 相似之处，AG7088 成为新抑制剂的研发起点[27,28]。Ghosh 等修改了 AG7088 的 P$_1$ 位置得到了高活性抑制剂(**13**)和(**14**)[29,30]，如图 5.7 所示。这些

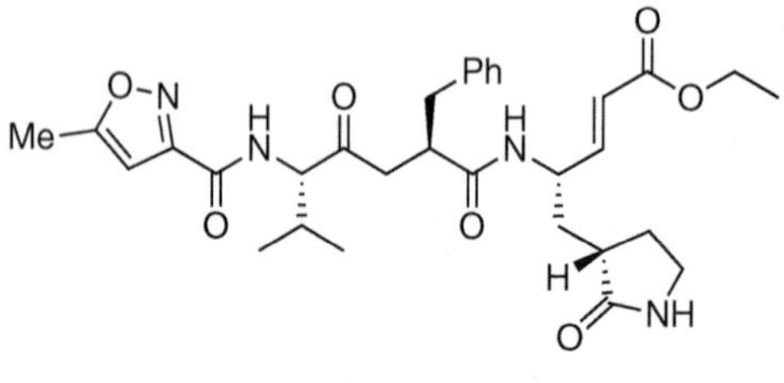

(13) IC$_{50}$ = 870 μmol/L (3CLpro)

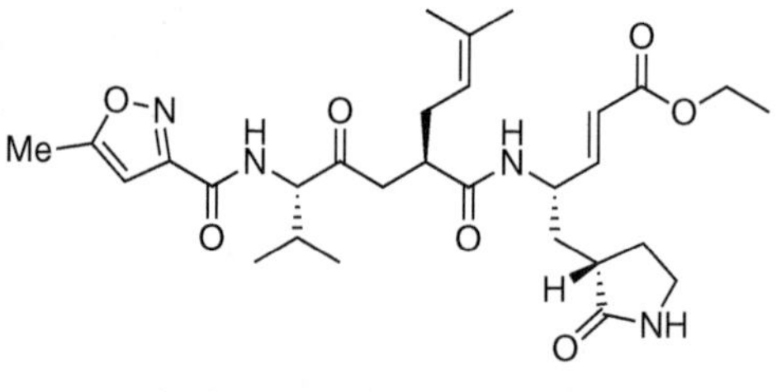

(14) IC$_{50}$ = 800 μmol/L (3CLpro)

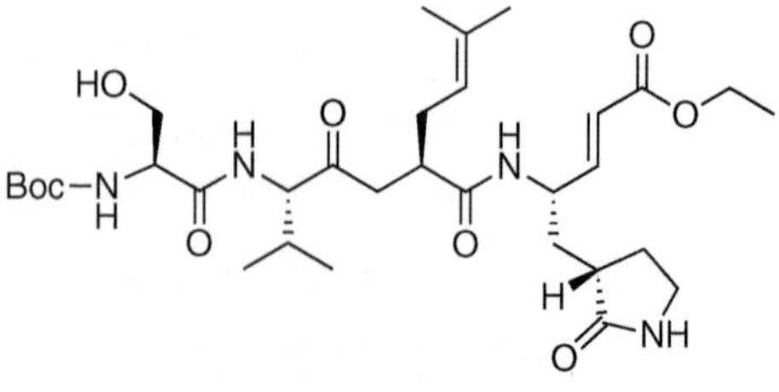

(15) IC$_{50}$ = 80 μmol/L (3CLpro)

图 5.7　SARS－CoV 3CLpro 酶抑制剂的结构及活性

化合物被证明能在细胞培养实验中阻止 SARS - CoV 复制而没有毒性。

　　抑制剂(**14**)结合 SARS - CoV3CLpro 的 X 射线单晶衍射结构揭示了配体与蛋白相互作用位点结合的关键信息。如图 5.8 所示,结构表明抑制剂通过碳硫键共价结合到酶的活性部位 Cys145。P_1 内酰胺羰基与 His172 的咪唑环形成一个氢键。P_3 的羰基与 Glu166 的 NH 形成一个氢键。基于该结构设计了更有效的 SARS - CoV 3CLpro 抑制剂如化合物(**15**)[31]。

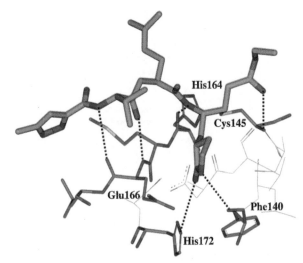

图 **5.8**　抑制剂(**14**)(碳链是品红色)与 SARS - CoV3 CLpro 酶 X 射线晶体结构图

5.3　非共价半胱氨酸蛋白酶抑制剂的设计

　　正如我们在 3.10 节所看到的丝氨酸蛋白酶非共价可逆抑制剂的设计,基于底物设计不含有亲电受体的抑制剂作为先导化合物发现的主要策略。人类组织蛋白酶 K 在骨吸收中起着至关重要的作用。为了阻止骨吸收,设计和合成了非共价键的组织蛋白酶 K 抑制剂。为了设计非共价抑制剂,Kim 等从肽基醛(**16**)开始如图 5.9 所示[32]。用取代的苯胺替换醛基的抑制剂(**17**)损失了近 10 倍的活性。而用 4-哌啶苯胺替换醛基的抑制剂(**18**)和肽类醛基抑制剂的活性水平相当。这种抑制剂对组织蛋白酶 L 有很强的活性。详细的动力学研究表明该抑制剂是竞争性抑制。此外,通过透析或稀释后酶活性的恢复证实了该抑制剂是可逆性抑制。

　　Fairlie 等从传统的带有亲电受体肽类抑制剂出发,设计出非共价的半胱氨

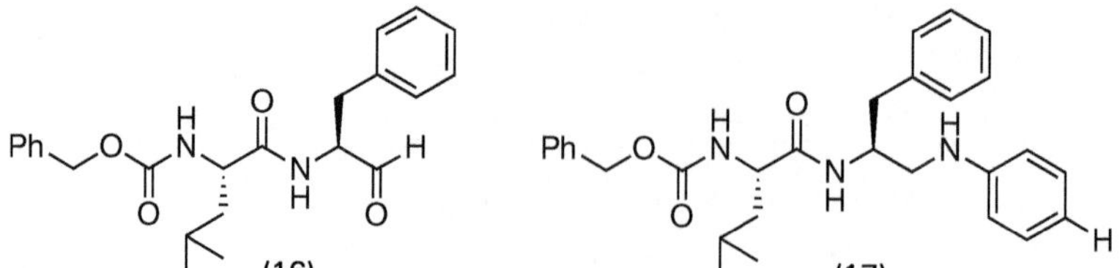

(16)
IC$_{50}$ = 20 nmol/L (cathepsin L)

(17)
IC$_{50}$ = 1.1 μmol/L (cathepsin K)
IC$_{50}$ = 0.23 μmol/L (cathepsin L)

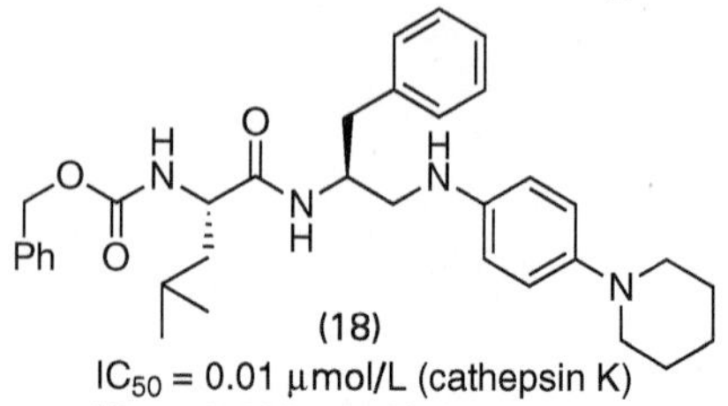

(18)
IC$_{50}$ = 0.01 μmol/L (cathepsin K)
IC$_{50}$ = 0.002 μmol/L (cathepsin L)

图 5.9　非共价键可逆组织蛋白酶 K 和 L 抑制剂的结构和活性

酸天冬氨酸酶-1(caspase-1)抑制剂[33]。如图 5.10 所示，引入还原的酰胺(二级胺)的电子等排物得到高活性的 caspase-1 抑制剂。抑制剂(**19**)(含苄胺)和(**20**)(含环己基胺)是有纳摩尔级活性的选择性 caspase-1 抑制剂。动力学研究表明它们是竞争性抑制。结构模拟对接显示抑制剂(**19**)酚羟基与 Asp288 羧基，以及二级胺的 NH 与 His237 之间可能有氢键相互作用。P$_2$ 和 P$_3$ 氨基酸侧链分别伸展到疏水口袋 S$_2$ 和 S$_3$ 中。

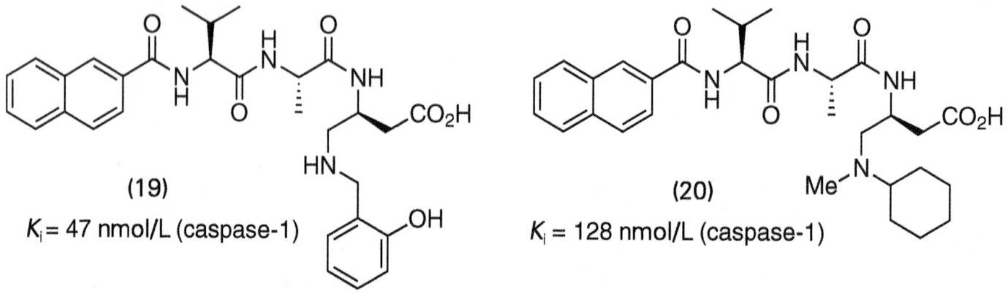

(19)
K_i = 47 nmol/L (caspase-1)

(20)
K_i = 128 nmol/L (caspase-1)

图 5.10　非共价键可逆 caspase-1 抑制剂的结构和活性

2007 年，强生公司的 Edwards 和他的同事们报道了一种新的非肽类和非共价的组织蛋白酶 S 抑制剂[34]。组织蛋白酶 S 被认为可以用来开发一系列免疫紊乱药物。计算机制论模拟组织蛋白酶 S 是从组织蛋白酶 K 的 X 射线晶体结构中得到的。用组织蛋白酶 K 模型进行虚拟筛选最终得到了微摩尔级活性的抑制剂(**21**)作为先导化合物(图 5.11)。该化合物抑制组织蛋白酶 B、F 和 K 的 IC$_{50}$在 20 μmol/L 水平，抑制组织蛋白酶 L 的 IC$_{50}$在 2～5 μmol/L。进一步结构优化后得到了高活性的竞争性非共价抑制剂(**22**)。

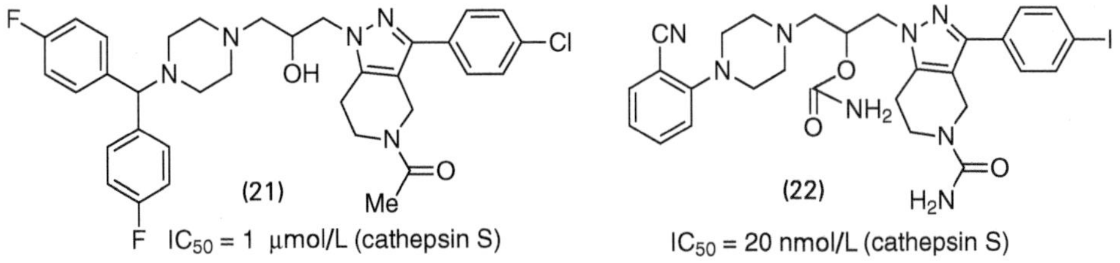

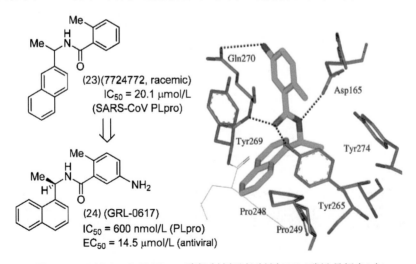

(21)
IC_{50} = 1 μmol/L (cathepsin S)
(22)
IC_{50} = 20 nmol/L (cathepsin S)

图 5.11　非共价键可逆组织蛋白酶 S 抑制剂的结构和活性

许多 SARS - CoV 的木瓜蛋白酶抑制剂被报道，这些抑制剂都是不为人知的小分子非共价可逆抑制剂。经过高通量筛选(HTS)，Ratia 等发现了一个对 SARS - CoV PLpro 弱活性的非共价先导化合物(**23**)(图 5.12)[35]。Ghosh 等随后进一步优化结构将活性提高到纳摩尔级[36]。化合物(**24**)抑制 SARS - CoV 病毒在 Vero E6 细胞中的复制。抑制剂(**24**)和 SARS - CoV PLpro 的 X 射线晶体结构显示抑制剂在结合区域与 S_3、S_4 残基通过非共价相互作用导致酶的催化功能丧失。如图 5.12 所示，抑制剂(**24**)与 PLpro 酶形成多个氢键，其中包括抑制剂的酰胺 NH 与高度保守的 Asp165 的氢键，羰基氧与 Tyr269 骨架上的 NH 和 Tyr265 的羟基形成一对氢键，苯胺胺基与侧链上 Gln270 的氢键。抑制剂(**24**)显示优良的特异性，测试表明对一系列人类脱泛激素蛋白无抑制。基于结构设计得到其他口服的高活性 SARS - CoV PLpro 抑制剂。第二个先导化合物(**25**)，如图 5.13 所示，由高通量筛选得到，并通过优化得到了高活性的抑制剂

(23)(7724772, racemic)
IC_{50} = 20.1 μmol/L
(SARS-CoV PLpro)
(24) (GRL-0617)
IC_{50} = 600 nmol/L (PLpro)
EC_{50} = 14.5 μmol/L (antiviral)
Gln270
Asp165
Tyr269
Tyr274
Tyr265
Pro248
Pro249

图 5.12　SARS - CoV PLpro 酶抑制剂及抑制剂(**24**)(碳链是绿色)与 PLpro 酶 X 射线晶体结构图(PDB code: 3E9S)

（**26**）。（**26**）与 PLpro 酶的 X 射线晶体结构中发现了一个独特的非共价相互作用方式[37]。有趣的是，抑制剂（**26**）与酶的相互作用与（**24**）有很大不同。化合物的不对称结构对抑制活性非常重要。这些结构模板可以成为基于结构设计其他非共价半胱氨酸蛋白酶抑制剂的起点。

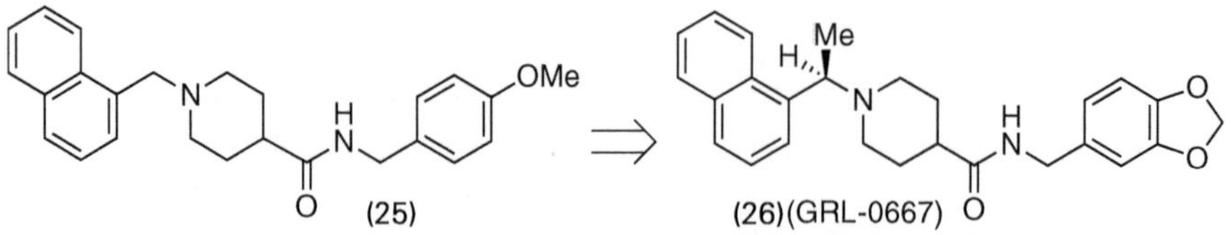

（**25**）
IC$_{50}$ = 59.2 μmol/L

（**26**）(GRL-0667)
IC$_{50}$ = 320 nmol/L
EC$_{50}$ = 9 μmol/L (Vero E6 cells)

图 5.13　非共价键可逆 PLpro 酶抑制剂的结构和活性

5.4　结论

半胱氨酸蛋白酶抑制剂的设计已成为药物化学中的一个重要领域，尤其是在对人类鼻病毒 3C 蛋白酶和 SARS/MERS 冠状病毒抑制剂的设计。本章着重介绍了各种迈克尔受体亲电官能团，包括乙烯砜和 α,β-不饱和酯被用于抑制剂的设计。这些抑制剂与活性部位半胱氨酸形成共价键起到抑制作用。尽管大量的鼻病毒 3C 蛋白酶抑制剂显示临床开发潜力，但目前还没有半胱氨酸蛋白酶抑制剂被批准上市。本章还概述了基于结构设计各种多肽类半胱氨酸蛋白酶抑制剂，以及设计和开发非共价可逆抑制剂。这些设计策略和方法将有助于研发下一代有临床开发前景的半胱氨酸蛋白酶抑制剂。

（刘世岚　译）

参 考 文 献

（二维码）

第 6 章
金属蛋白酶抑制剂的设计

6.1 引言

金属蛋白酶是人类基因组中最丰富的蛋白酶之一。大多数金属蛋白酶含有锌离子,有时也会含有铜离子、锰离子、钴离子和其他金属离子等[1,2]。每一个金属蛋白酶的活性位点都具有一个二价金属,其对催化作用非常重要。这种金属离子与蛋白质的三个配体配位。配位的配体包括组氨酸、谷氨酸、天冬氨酸、赖氨酸和精氨酸等。不稳定的水分子通常占据第四个配位点。金属蛋白酶的催化机制已经研究得相当深入。嗜热菌蛋白酶和缩氨酸的复合物 X 射线晶体学研究开创性地揭示了各个阶段的催化机制[3,4]。如图 6.1 所示,金属蛋白酶的催化机制包括底物中的易断裂羰基与锌离子结合,这有利于与锌离子结合的水分子

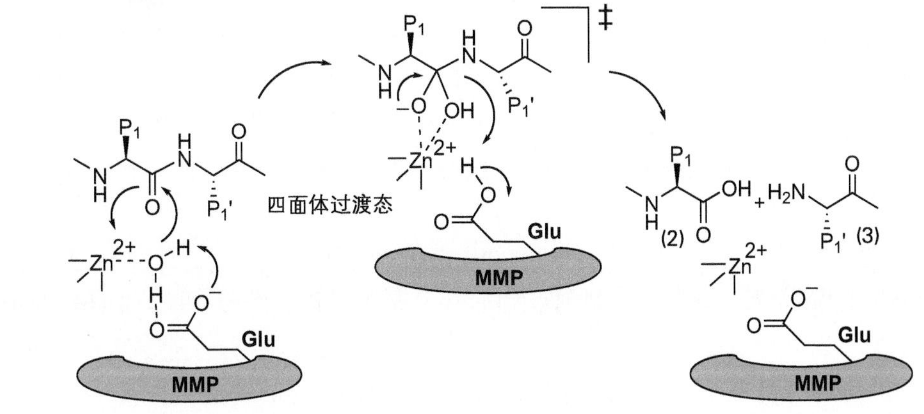

图 6.1 基质金属蛋白酶的催化机制

的位置更靠近起催化作用的谷氨酸侧链。活化的水分子随后发生亲核进攻和质子转移，导致形成锌络合的四面体过渡态。易断裂键断开，质子重组到裂解的缩氨酸的 N 端，片段被释放，同时催化酶再生。

在 20 世纪 80 年代，血管紧张素转换酶（ACE）抑制剂药物的设计和发展是药物化学的标志性成就之一。ACE 抑制剂的发展细节在第 10 章有详细介绍。Acharya[5] 和 Gante[6] 等也详细报道了 ACE 抑制剂的设计。ACE 抑制剂已经广泛地用于高血压调节，此外，这些药物目前也被用作充血性心脏衰竭治疗的处方药[7]。ACE 抑制剂药物的成功引起了人们对其他金属蛋白酶为靶点的药物发现和开发的极大兴趣，尤其是基质金属蛋白酶（MMP）。针对各种癌症、类风湿性关节炎和骨关节炎治疗的 MMP 抑制剂开发已经取得了显著成果。在这个领域的药物设计的努力导致了结构多样、不同种类的金属蛋白酶抑制剂产生，许多抑制剂已经通过了临床试验。抑制剂的设计和 MMP 抑制剂的局限性在一些综述中已经有详细的介绍[8-11]，在本章接下来的部分，我们将简要概述基质金属蛋白酶抑制剂的设计。

6.2 基质金属蛋白酶抑制剂的设计

基质金属蛋白酶参与组织重塑和细胞外基质（ECM），例如胶原、弹性蛋白、明胶、基质糖蛋白和蛋白聚糖的降解。MMP 还参与 ECM 的生长因子释放，改变细胞-细胞和细胞-基质的相互作用[12]。MMP 是神经和骨头生长、子宫内膜再生、伤口愈合、血管再生和细胞凋亡的介质[13]。因此，MMP 通常被合成为惰性的潜伏酶，它们通过介质活化剂体系如纤溶酶原激活剂或激素原转化酶弗林蛋白酶，转化为活化形式。MMP 的活性是由一组内源性的蛋白，称为金属蛋白酶组织抑制剂（TI－MPS），与活化的 MMP 结合而调节的。MMP 涉及很多人类疾病的病理过程，包括癌症的侵入和转移、类风湿关节炎、神经炎性疾病、肝硬化、纤维化的肺病、动脉粥样硬化、多发性硬化、心肌病、主动脉瘤和许多其他疾病[14,15]。

在过去几年中，许多 MMP 抑制剂已经被设计用于癌症、关节炎和心血管疾病的可能的治疗。MMP 抑制剂设计的基本原则是模仿酶作用物，具有短肽或拟肽单元，并带有能与锌离子作用的锌螯合结合基团（ZBG）。大多数的 MMP 抑制剂含有异羟肟酸螯合基团，也开发了一些其他的非异羟肟酸配体（图 6.2）[9,16]。该类抑制剂的设计策略主要集中在底物模仿片段。目前已知至少 28

个人类的 MMP,这些酶具有显著的序列同源性[17]。这些 MMP 依据它们的底物特异性被分成不同的亚族：胶原酶、白明胶酶、间质溶解素和解素。另一亚类是膜型 MMP(MT - MMP)[18,19]。选择性 MMP 抑制剂的设计是一个挑战。MMP 结合到各种抑制剂的 X 射线共晶体结构促进了基于结构的抑制剂设计[20]。大多数 MMP 具有一个疏水的 S_1' 亚位点,一个浅的 S_2' 亚位点,和一个溶剂暴露区的 S_3' 亚位点。MMP 家族成员之间的主要结构差异在 S_1' 亚位点。因此,修饰 P_1' 片段引入特异性是符合逻辑的。氨基酸 218(MMP - 13 编号)和围绕锌末端部分的特异性环氨基酸(244 - 255)的性质决定了底物特异性[21,22]。

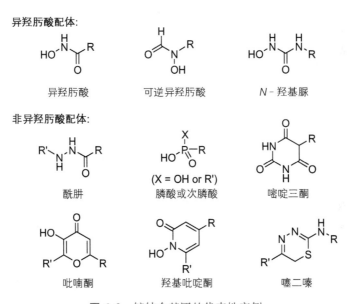

图 6.2　锌结合基团的代表性实例

许多早期的各类 MMP 抑制剂都具有异羟肟酸、小肽和拟肽骨架[8-11]。图 6.3 所示的抑制剂 Batimastat(**4**)和 Marimastat(**5**)是具有异羟肟酸骨架的抑制剂的代表性实例。它们显示出对 MMP 各亚型优异的广谱抑制活性。这两个抑制剂都曾进入临床试验,分别进行过临床 I 期到 III 期不同阶段的开发。然而,目前相应的研发都已经终止。由于肌肉骨骼疼痛等毒副反应,其他 MMP 抑制剂的临床试验的结果同样令人失望[22]。目前研究主要集中在广谱活性,异羟肟酸基团的非特异性金属螯合能力,和该螯合基团代谢不稳定性质等方面。因此,现在更加侧重于与某一特定金属结合基团的优选择性和高活性位点定向的 MMP 抑制剂设计,并发展无金属螯合基团的抑制剂。

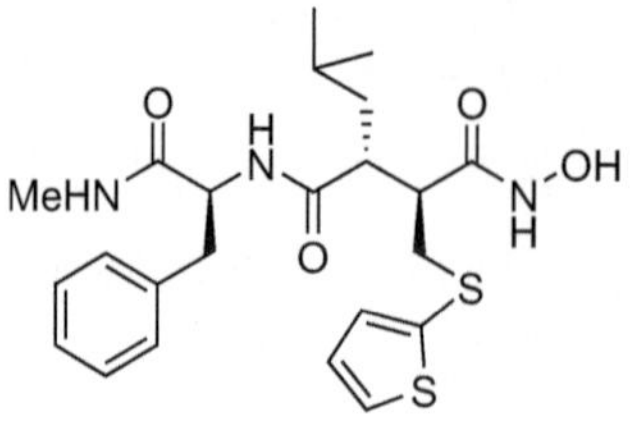

(4) (Batimastat or BB-94)

	IC$_{50}$ (nmol/L)
MMP-1	3
MMP-2	4
MMP-3	20
MMP-7	6
MMP-9	4

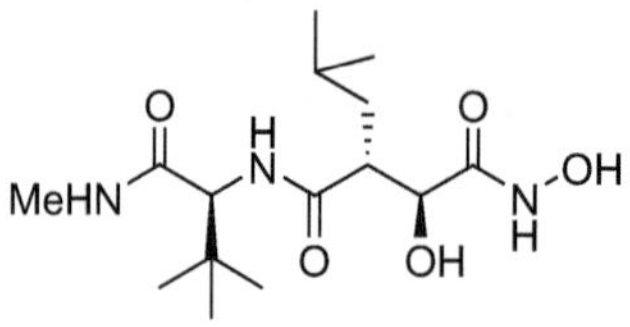

(5) (Marimastat or BB-2516)

	IC$_{50}$ (nmol/L)
MMP-1	5
MMP-2	6
MMP-3	200
MMP-7	20
MMP-9	3

图 6.3 广谱 MMP 抑制剂的结构和活性

图 6.4 所示的抑制剂（**6**）是由 British Biotech 公司的 Martin 等报道的，这是一个活性很好和高选择性的 MMP-1 抑制剂[23]。据推测广谱 MMP 抑制剂导致的肌肉骨骼综合征与抑制 MMP-1 有关。因此，大量的研究致力于针对特定蛋白酶抑制剂（白明胶酶 MMP-2 和 MMP-9；胶原酶 MMP-13）的优化，并同时避免对其他蛋白酶抑制，特别是 MMP-1。为了与特定的甲硫氨酸锌蛋白酶（metzincin）结合，Pfizer 公司的 Whitlock 等通过优化 S$_1$′亚位点的配体结合相互作用，设计了一种高选择性的 MMP-3（间质溶解素）抑制剂（**7**）[24]，这个抑制剂对 MMP-1、MMP-2、MMP-9 和 MMP-14 显示出极好的选择性。

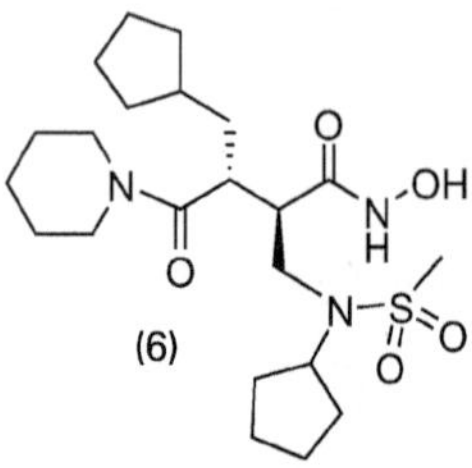

	IC$_{50}$ (nmol/L)
MMP-1	**20**
MMP-2	3000
MMP-3	10 000
MMP-8	200
MMP-13	200

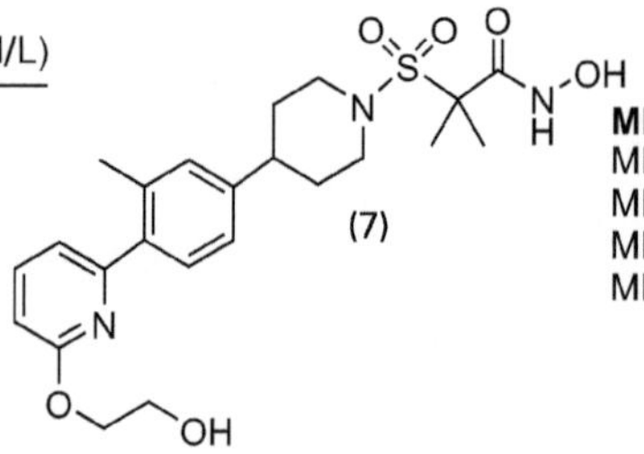

	IC$_{50}$ (nmol/L)
MMP-3	**1**
MMP-1	14 000
MMP-2	529
MMP-9	2420
MMP-14	20 100

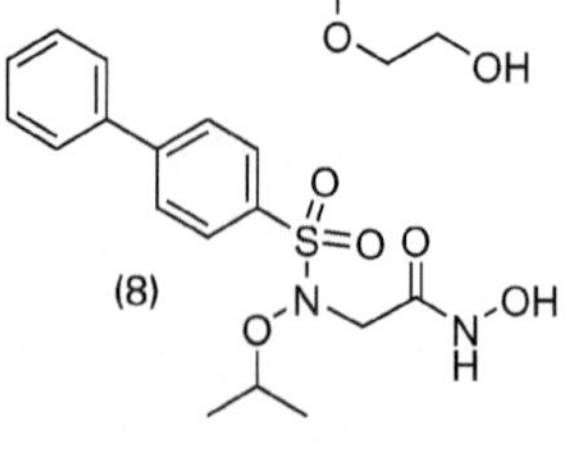

	IC$_{50}$ (nmol/L)
MMP-2	**12**
MMP-1	>50 000
MMP-3	4500
MMP-7	>50 000
MMP-9	200

图 6.4 亚型选择性 MMP 抑制剂的结构和活性

Rossello 等设计了一个具有磺酰胺和异羟肟酸官能团的白明胶酶(MMP－2)选择性抑制剂(8)[25]，该化合物对 MMP－2 选择性抑制超过 MMP－1、MMP－3、MMP－7 和 MMP－9。

一个显著成就是致力于含羧酸和其他锌离子结合基团的选择性抑制剂的设计，如图 6.5 所示。杜邦-默克 Cherney 等报道了选择性地抑制 MMP－8(胶原酶)的大环抑制剂的设计[26]。如图 6.5 所示，非环抑制剂(**9**)结合 MMP－3 的 X 射线晶体结构表明 P_1 和 P_2' 的残基彼此很接近并延伸到溶剂暴露区域[27]。另外，羧酸与催化锌形成氢键。基于以上认识，研究者们设计了环酰胺抑制剂(**10**)，通过连接 P_1 和 P_2' 从而改变 P_1－P_2' 基团，成了 MMP－8 的选择性抑制剂。

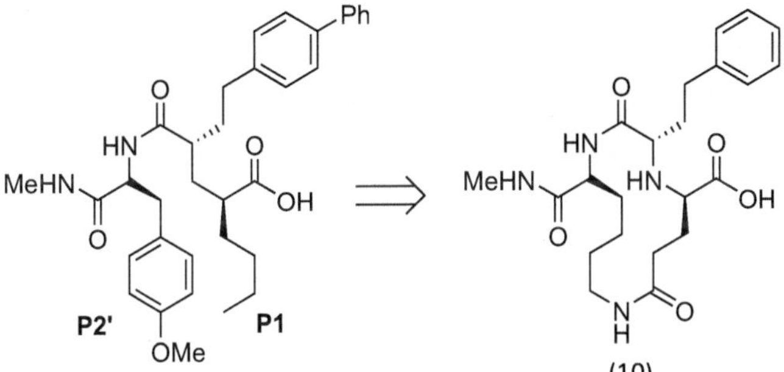

(9)　K_i (MMP-3)　21 nmol/L

(10)

	IC$_{50}$ (nmol/L)
MMP-8	**17**
MMP-1	2500
MMP-2	8100
MMP-3	13 500
MMP-9	6600

图 6.5　具有羧酸锌结合基团的选择性大环抑制剂的设计

强生公司的 Zhang 等研究了通过杂环与锌结合的芳基砜 MMP 抑制剂[28,29]。图 6.6 所示 N-羟基-2-吡啶酮作为与锌结合基团的抑制剂(11)，表现出对白明胶酶(MMP－9)的良好抑制作用，也显示出对 MMP－1 和 MMP－3 优异的选择性。LeDour 等报道了以酰肼作为与锌结合基团的抑制剂(**12**)[30]。这种抑制剂与 Ilomastat(IC_{50} = 0.6 nmol/L)相比，对 MMP－9 显示出极好的

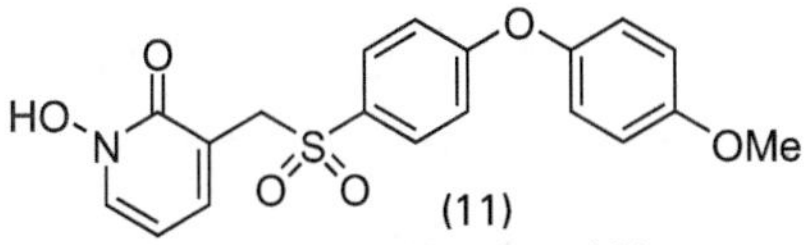

(11)

	IC$_{50}$ (nmol/L)
MMP-2	**17.2**
MMP-1	>1000
MMP-3	308
MMP-9	7.3
MMP-13	13.4

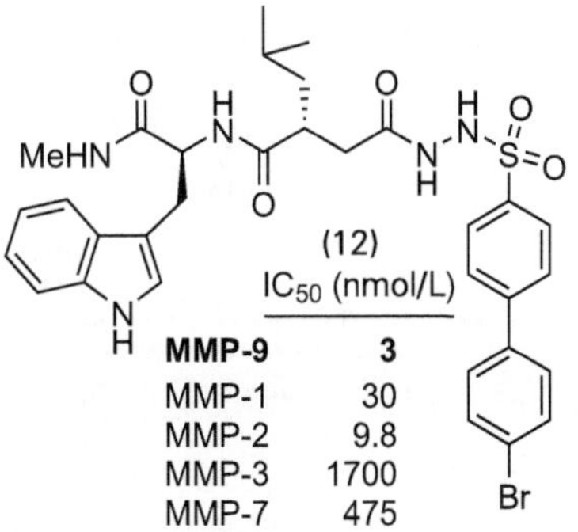

(12)

	IC$_{50}$ (nmol/L)
MMP-9	**3**
MMP-1	30
MMP-2	9.8
MMP-3	1700
MMP-7	475
MMP-14	17 000

图 6.6　非羟肟酸锌结合基团的选择性 MMP 抑制剂的结构

IC$_{50}$值，对 MMP-3 和 MMP-14 有 400 多倍的选择性。

有效的、选择性的、非肽和非锌螯合的 MMP 抑制剂的设计已经不断演变。辉瑞公司的 Dublanchet 等报道了在 5 mmol/L 乙酰异羟肟酸存在下，对 MMP-12 的催化结构域高通量筛选（HTS），确证了如图 6.7 所示的噻吩酰胺（**13**）是一个 MMP-12 的弱抑制剂[31]。后续的结构和建模研究表明，此抑制剂以无螯合作用的独特方式结合，通过芳环和 S$_1$′亚位点形成的多个氢键在 S$_1$′口袋中疏水基团的相互作用而结合。对疏水部分和酰胺结合区进一步优化，设计出了化合物（**14**）作为 MMP-12 抑制剂。抑制剂（**14**）显示出纳摩尔级 IC$_{50}$值（在乙酰羟肟酸存在下），并显示出对 MMP-2 优异的选择性和对其他 MMP 适中的选择性。化合物（**14**）与 MMP-12 结合的 X 射线晶体结构揭示了无催化锌参与的独特的结合模式[32]。通过图 6.8 可以看出，抑制剂结合位点大多数是疏水的。联芳基部分进入了 S$_1$′特异性口袋，而噻吩和苯环则填充进入了由 Thr215 和 Tyr240 围绕构成的疏水口袋。羧酸与 Tyr240 骨架的 NH 和主链羰基通过一个水分子形成一对氢键。通过结构研究理解药物分子，可以进一步优化其活性和选择性。

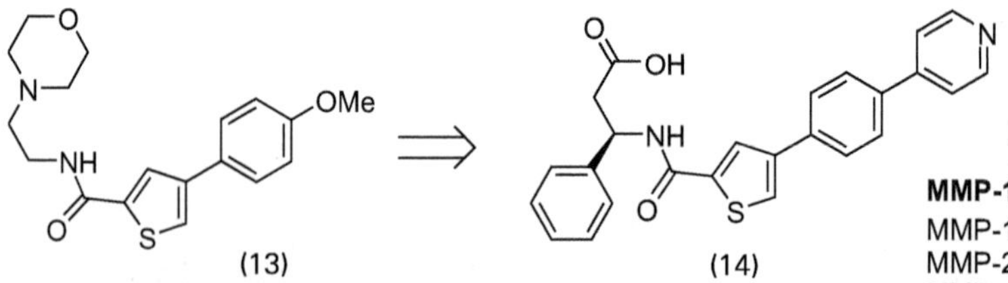

	IC$_{50}$ (nmol/L)
MMP-12	**14**
MMP-13	270
MMP-2	>10 000
MMP-3	390
MMP-8	1700
MMP-9	980

（13）
IC$_{50}$ (MMP-12) = 13 μmol/L
IC$_{50}$ (MMP-13) = 24 μmol/L

（14）

图 6.7　非羟肟酸和非锌结合基团的选择性 MMP 抑制剂的结构

Aventis Pharma 公司的 Engel 等报道了一个新型的非锌、非肽类的嘧啶二羧基酰胺 MMP-13 抑制剂[33]。图 6.9 所示化合物（15）最初被认定是一个具有高选择性的 MMP-13 抑制剂，而对其他的 MMP（对 MMP-1、MMP-2、MMP-3、MMP-7、MMP-10、MMP-12 和 MMP-16 的活性都大于 100 μmol/L）没有明显的活性。抑制剂（**15**）和 MMP-13 络合物的 X 射线共晶体结构研究显示没有催化锌的参与，而抑制剂在 S$_1$′口袋结合并延伸进入 S$_1$′侧口袋。对吡啶环进一步优化和取代，发现了 IC$_{50}$值为 8 nmol/L 的高活性抑制剂（**16**）。辉瑞公司的 Li 等通过高通量筛选发现了噻唑嘧啶二酮（**17**）[34]。抑制剂（**17**）和 MMP-13 络合物 X 射线共晶体结构显示，该抑制剂占据 S$_1$′的特异性口袋，与催化锌并没有相互作用。对化合物（**17**）的酯基和 N-苄基侧链的修改，以

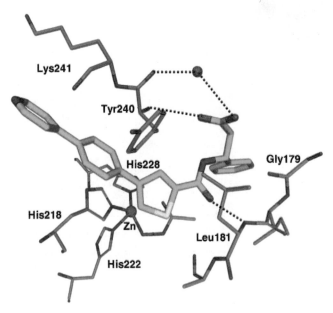

图 6.8　抑制剂(**14**)(绿色：碳链；红色：催化锌)和 MMP－12 络合物的
X 射线晶体结构(蛋白质数据库代码：1UTZ)

及骨架的优化发现了化合物(**18**)，其是一个高活性和优选择性的 MMP－13 抑制剂。该化合物在骨关节炎兔动物模型中显示积极的软骨保护效果，并具有良好的 ADMET 和安全性等性质。

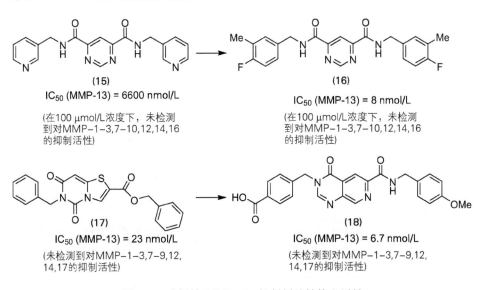

(15)

IC$_{50}$ (MMP-13) = 6600 nmol/L

(在100 μmol/L浓度下，未检测
到对MMP-1~3,7~10,12,14,16
的抑制活性)

(16)

IC$_{50}$ (MMP-13) = 8 nmol/L

(在100 μmol/L浓度下，未检测
到对MMP-1~3,7~10,12,14,16
的抑制活性)

(17)

IC$_{50}$ (MMP-13) = 23 nmol/L

(未检测到对MMP-1~3,7~9,12,
14,17的抑制活性)

(18)

IC$_{50}$ (MMP-13) = 6.7 nmol/L

(未检测到对MMP-1~3,7~9,12,
14,17的抑制活性)

图 6.9　选择性 MMP－13 抑制剂的结构和活性

6.3 肿瘤坏死因子-α转化酶抑制剂的设计

肿瘤坏死因子-α转化酶（TACE）是一个锌金属蛋白酶，其会裂解膜结合蛋白的亲肿瘤坏死因子，并释放了 17 kDa 的肿瘤坏死因子（TNF-α）。TNF-α是最常见的促炎和免疫调节细胞因子之一，与许多炎性病症相关，如类风湿性关节炎、多发性硬化症和某些癌症等[35]。TNF-α抗体作为拮抗剂在患者体内已经证实有效。活性 TNF-α抑制剂被认为是对许多炎性疾病很有前途的一个治疗方式。基于早期广谱 MMP 抑制剂工作，大量抑制剂的设计策略随之演变[36,37]。设计选择性 TNF-α抑制剂对降低副反应和毒性是至关重要的。TACE 已经成为可能治疗类风湿性关节炎的一个特定靶点。

根据 TACE 和 MMP 的同源性模型和结构研究，一个弯曲的 S_1' 口袋被识别，并作为选择性设计的位点。BMS 的 Duan 等根据抑制剂（**5**）（Marimastat）和

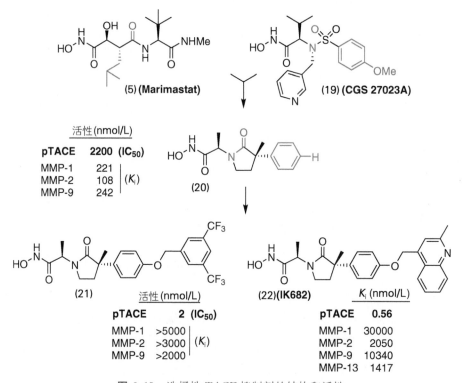

图 6.10　选择性 TACE 抑制剂的结构和活性

Novartis 的非肽抑制剂(**19**)(CGS 27023A)[38-40],设计了 TACE 抑制剂先导化合物(**20**)(图 6.10)。化合物(**20**)的芳香环上各种 4-取代修饰对 TACE 的活性和选择性提高,超过 MMP。3,5-二取代的苄氧基取代的化合物(**21**),表现出超过其他 MMP 亚型的良好的 TACE 活性和选择性。取代基的进一步优化发现了口服抑制剂(**22**)。

　　抑制剂(**22**)的甲基喹啉取代基的特定设计对 TACE 的选择性至关重要。BMS 和 Roche 公司 Duan 等根据图 6.11 所示的抑制剂(**22**)和嘧啶-2,4,6-三酮 MMP 抑制剂(**23**)的特点,随后设计了非异羟肟酸和非肽的 TACE 抑制剂[41-43]。抑制剂(**23**)的 X 射线晶体结构显示催化锌与嘧啶-2,4,6-三酮结合,嘧啶-2,4,6-三酮也参与活性位点的氢键相互作用。基于以上理解,科学家们最初合成了低活性的化合物(**24**)。可喜的是,取代基的进一步优化发现了高活性和选择性非异羟肟酸抑制剂(**25** 和 **26**)[41,44]。

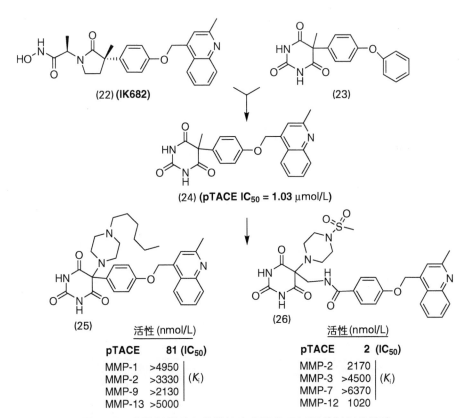

图 6.11　非异羟肟酸和非锌结合基团的 TACE 抑制剂的设计

6.4 结论

迄今，有 300 多个金属蛋白酶已被探明，其中多个含锌金属蛋白酶和人类疾病发病机制有关。以金属酶如血管紧张素转换酶（ACE）和碳酸酐酶为靶点研发的抑制剂已经成功获 FDA 批准上市。ACE 抑制剂和碳酸酐酶抑制剂发展的设计策略在后面的章节将会详细介绍，很多其他的金属酶也被作为了药物开发的靶标。本章概述了一些基本设计策略，合成了多个金属蛋白酶抑制剂。如上文所述，设计合适的支链和金属结合基团对酶的结合和催化功能的有效抑制十分重要，本文讨论的方法和策略将对开发下一代临床有潜力的抑制剂十分有用。

（雷茂义　译）

参 考 文 献

第 7 章
基于结构的蛋白激酶抑制剂设计

7.1 引言

蛋白激酶是经过验证的抗癌药物靶点;截止至 2012 年,美国 FDA 总共批准了 22 个激酶抑制剂用于癌症的治疗。激酶作为治疗其他疾病的靶点有效性验证工作也在进行中,这些疾病主要包括神经失调、炎症以及代谢类疾病。很多综述文献也对这些方面的研究进行了详细总结[1-3]。人类基因组可编码 500 多个激酶,这些激酶在调控细胞全方位功能的信号通路中起着重要作用[4]。蛋白激酶可以催化 5′-三磷酸腺苷(ATP)分子中 γ-磷酸根向底物氨基酸残基(丝氨酸、苏氨酸以及酪氨酸)中的羟基受体转移的化学过程。这种磷酸化过程可以激活目标蛋白,调控多种重要的细胞过程,如细胞的生长、分化、凋亡。而异常的激酶活性会触发不适当的信号传导以及不可控的细胞生长,从而引发多种疾病,尤其是癌症。因此,在学术界和工业界,小分子激酶抑制剂的研发一直是一个主要的研究方向。

7.2 蛋白激酶的活性区域

所有激酶的磷酸化催化区域都有着相似的三维立体结构以及催化机制[5]。这个催化区域又可以按照功能被分成几个小的分区域,而这些分区域里的一些氨基酸残基在所有激酶中都是保守的,称之为保守氨基酸残基[6]。由图 7.1 可以看出,这个催化区域的核心结构是由一个小的 N 端区域(绿色)和一个大的 C 端区域(蓝色)通过一个铰链区(灰色)相连而构成。N 端区域主要是由多个 β-折叠组成,而 C 端区域则主要有 α-螺旋组成,ATP 结合区就位于由 N 端和 C 端区域之间的裂口处。连接 N 端和 C 端域的铰链区是由一系列氨基酸构成,这些氨基酸可以通过氢键与 ATP 分子中的腺嘌呤相互作用。P-环肽链(P-loop)(橙色)可以与 ATP 分子中的磷酸根形成重要的相互作用，而激酶的活化态是由激酶激活环肽链(activation loop)来调控的。

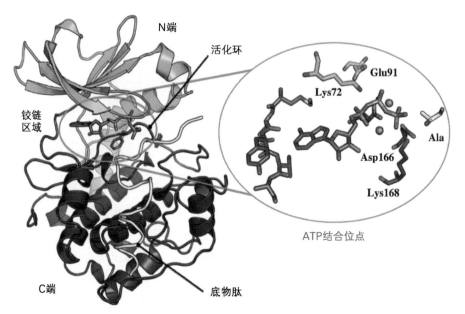

图 7.1 cAMP-依赖型激酶与 ATP 配合的晶体结构放大的 ATP 结合位点；ATP，催化以及铰链区残基以棍键式呈现

7.3 蛋白激酶的催化机制

图 7.2 展示了激酶催化蛋白质磷酸化的反应机制。如图所示，在反应区域中，ATP 分子与两个镁离子络合，通过与激酶 N 端区域上高度保守的氨基酸残基相互作用，ATP 分子中的 α-磷酸根、β-磷酸根被固定在了特定的位置；其中，值得注意的是 Lys72 与 α-磷酸根、β-磷酸根中的氧原子的相互作用和 Glu91 对 Lys72 与磷酸根作用的辅助稳定作用。位于 C 端区域的 Lys168 处于催化环肽链结构中，可以与 ATP 分子中的 γ-磷酸根发生相互作用。底物蛋白中的羟基被置于一个特定的位置以便于 γ-磷酸根的亲核进攻；而处于磷酸根转移位点的 Asp166 则被用来作为催化反应中的碱。为了使磷酸根的转移更顺利，核苷分子上的负电荷通过与镁离子、Lys168、Lys172 以及其他几个主链上的氨基酸残基相互作用而得以稳定[7,8]。

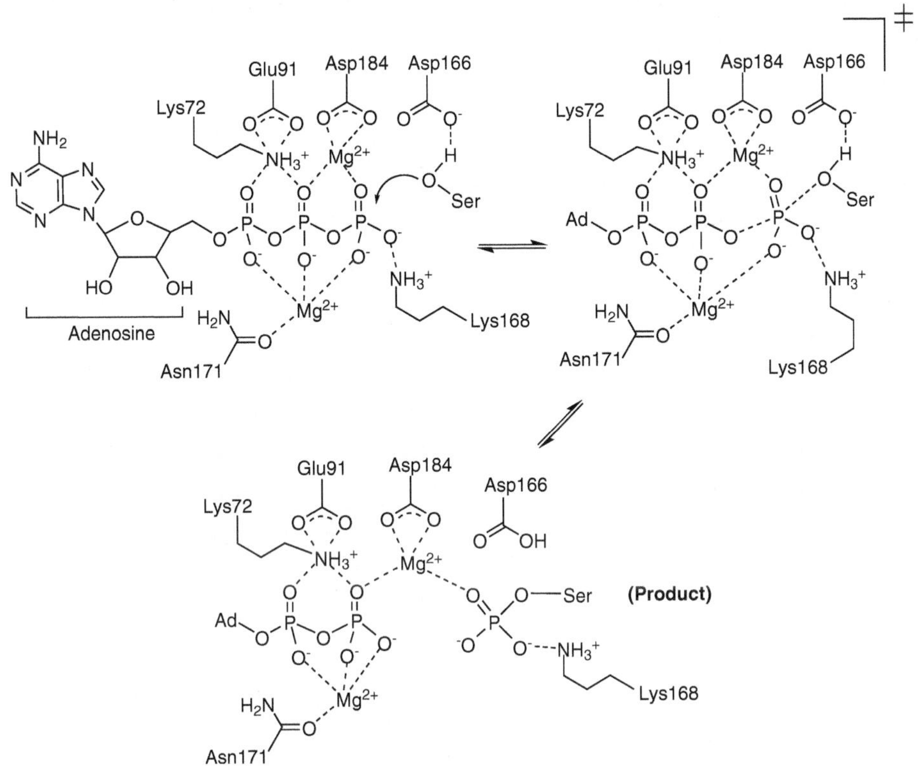

图 7.2　蛋白激酶催化机制图解

7.4　蛋白激酶抑制剂的设计策略

在多种 FDA 批准的小分子蛋白激酶抑制剂的研发中,基于结构的分子设计一直占有很重要的地位。大部分的蛋白激酶抑制剂是有口服生物利用度的。同传统的疗法一样,一般是每天一次或者两次给药,而且激酶抑制剂有更低的组织和骨髓毒性以及心血管方面的副反应[9,10]。蛋白晶体结构研究对于激酶抑制剂类药物的成功研发有着重要的影响。自从 1991 年第一个蛋白激酶 A(PKA)的晶体结构被报道以来,已经有多于 1000 个 X 射线晶体结构在蛋白质结构数据库(PDB)中被报道,其中大多数晶体结构是高分辨的。事实上,这些已有的晶体结构几乎涵盖了所有的激酶族群。许多有抑制剂结合的蛋白晶体结构为活性区域上的关键相互作用提供重要的分子水平信息,这些信息已经被用于优化抑制剂的活性以及选择性。如图 7.1 所示,催化区两个结构域是通过一个"铰链区"

结合。这个区域的蛋白主链上有重要氢键受体和给体基团，这些基团有助于 ATP 分子的固定和底物的磷酸化。一种有效地抑制激酶的方法就是封堵 ATP 结合位点。实际上，大多数激酶抑制剂都包含有至少一个可以与铰链区产生氢键作用的结构元素。抑制剂的活性以及选择性也可能需要另外的相互作用来达成，这些作用可以发生在激酶与 ATP 分子中核糖以及极性的磷酸根的结合区，或者是未被 ATP 分子占据的疏水性区域。"铰链"结合元素对于抑制剂分子达到优秀的活性至关重要，因为此区域的相互作用贡献了抑制剂分子整个结合自由能的 40%～60%。因此，具有氢键受体/给体的铰链结合杂环对于开发各种新型的靶向激酶抑制剂十分重要。

Plexxikon 公司的 Bollag 等报道了 PLX4032（一个高活性高选择性的 B - Raf 激酶抑制剂）的基于结构的分子设计与研发[11]。图 7.3 中的氮杂吲哚骨架首先被发现并被作为起始先导化合物[12]。后续基于晶体结构的先导化合物优化最终发现了药物分子 PLX4032，2011 年被 FDA 批准用于治疗 B - Raf 突变的黑色素瘤。PLX4032 与 B - Raf(V600E) 激酶的共晶结构揭示了多个对活性以及选择性至关重要的相互作用：如图，在与 ATP 分子结合的铰链区，氮杂吲哚与主链上 Cys532 的 NH 以及 Gln530 的羰基形成了两个非常强的氢键作用；除此之外，抑制剂分子中磺酰胺官能团也与处于激活构象的 DFG 环主链上的 Asp594 以及 Phe595 的 NH 形成氢键作用。这种激活状态下的 DFG 环链构象也被称为"DFG - in"构象，指的是 DFG 部分内的 Asp594 向内指向 ATP 结合口袋，而 Phe595 则指向其他方向[11]。

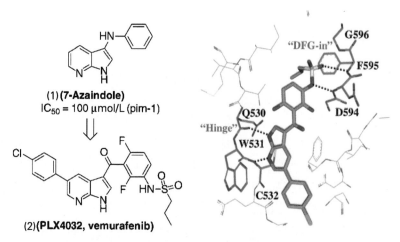

图 7.3　氮杂吲哚先导化合物，vermurafenib 结构，抑制剂(**2**)与 B - Raf (V600E) 的晶体结构（碳链，品红色；PDB 号：3OG7）

图 7.4 展示了几种比较有代表性的 FDA 批准上市药物中包含的铰链结合杂环骨架,其中很多都被用于设计多种靶标激酶的高活性抑制剂,包括:VEGFR、Kit、B-Raf、PLK1、EGFR、KDR、AKT-1、Chk-1[1-3]。小分子激酶抑制剂的先导化合物大多可通过高通量筛选、虚拟筛选或者基于碎片的筛选获得。

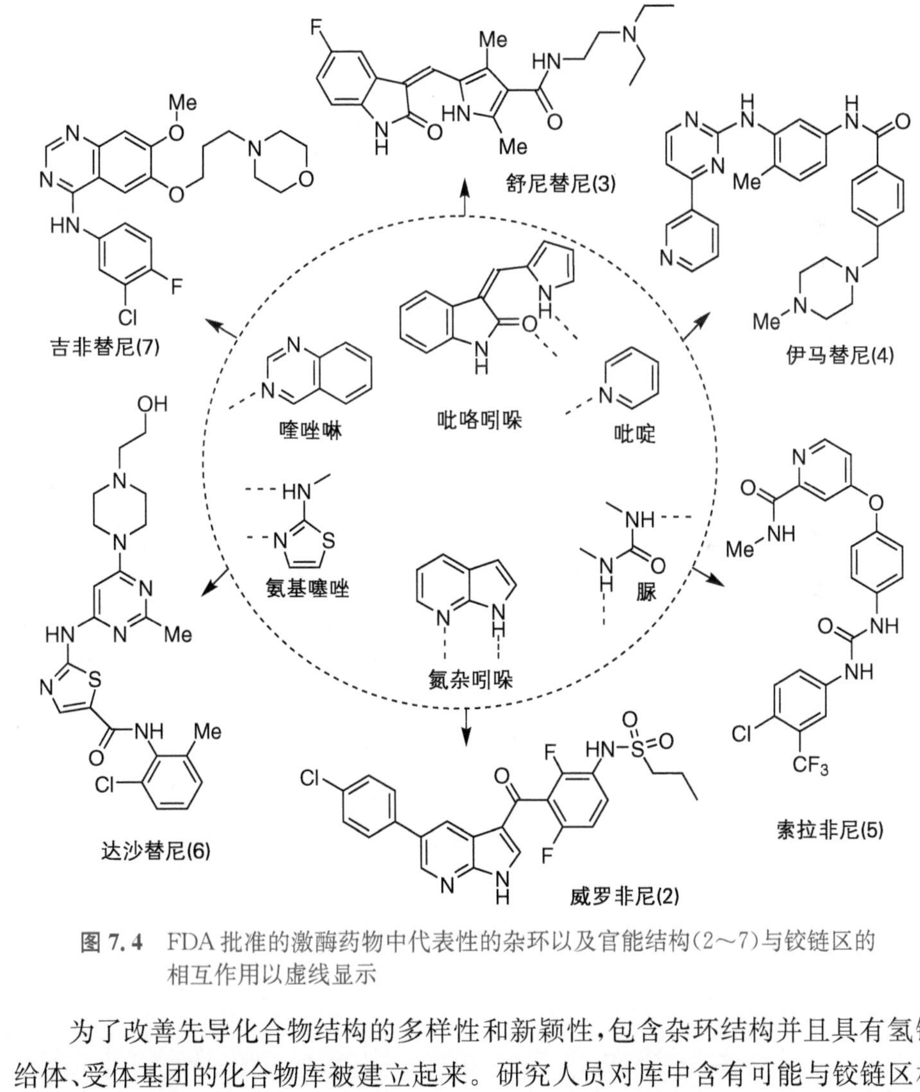

图 7.4 FDA 批准的激酶药物中代表性的杂环以及官能结构(2～7)与铰链区的相互作用以虚线显示

为了改善先导化合物结构的多样性和新颖性,包含杂环结构并且具有氢键给体、受体基团的化合物库被建立起来。研究人员对库中含有可能与铰链区相互作用的官能结构的分子尤其感兴趣。一旦先导化合物被确定,就会通过药物化学方面的努力来对其进行优化,这些优化的策略包括:基于结构的设计、分子合成、晶体结构研究以及生物测试筛选。确定分子与激酶催化区域的结合模式十分重要,因为这些信息可以被用来决定在什么位置以及怎样优化取代基团以改善分子的活性、选择性及其他性质。如果实际的共晶结构无法得到,那么可以通过现有的晶体结构和同源建模技术来预测化合物的结合模式以用于结构优化。

7.5　基于结合模式的激酶抑制剂的性质

激酶抑制剂可以根据其结合位点来进行划分[13]。靶向激活状态下激酶 ATP 结合位点的小分子抑制剂被定义为第一类激酶抑制剂。大部分 FDA 批准的激酶抑制剂属于第一类。靶向激酶 ATP 结合位点并与相邻疏水口袋(疏水口袋Ⅱ)有相互作用的抑制剂被定义为第二类激酶抑制剂。第三类激酶抑制剂,又叫别构抑制剂,靶向远离 ATP 结合位点的疏水口袋,但是可以通过引起 ATP 结合口袋构象变化来调节激酶活性。

7.5.1　第一类激酶抑制剂及其设计

第一类激酶抑制剂是 ATP 竞争型抑制剂,因为它们与可对底物进行磷酸化的活化态激酶相结合。由于这些抑制剂结合于 ATP 结合位点,而所有激酶的 ATP 结合位点的结构都是高度保守的,所以绝大多数这一类型的抑制剂都对同一家族的其他激酶有抑制活性。这种选择性的缺失直接导致了这些药物的副反应和毒性;但是,药化上的优化,尤其是开发抑制剂与其他疏水区域的相互作用,还是可以发现具有选择性的抑制剂的。

所有的激酶都拥有一个结构保守的激活环肽链来调控激酶活性。这个环肽链以 DFG 结构单元为起始并以 APE 结构单元为终止。激活环肽链可以有多种不同的构象,这些构象包括可以磷酸化底物的激活构象,还有阻止底物进入和结合的非激活构象。在"DFG - in"的激活状态构象中,天门氨酸残基向内指向 ATP 结合口袋;苯丙氨酸残基则指向其他方向,如图 7.3 中 PLX4032 与 B - Raf (V600E)的共晶结构所示。

第一类抑制剂拥有一个杂环架构可以占据核苷结合区。同 ATP 分子中的核苷类似,这个杂环结构也可以与铰链区形成三个氢键的相互作用。抑制剂的优化可以通过引入其他取代基来拓展分子与相邻疏水口袋Ⅰ和Ⅱ中的一个或者两个的相互作用。如图 7.5 所示,达沙替尼(dasatinib),一种 Bcr - Abl 激酶抑制剂,在 2006 年被 FDA 批准用于成人慢性粒细胞白血病(CML)[14]。达沙替尼属于第一类抑制剂,由噻唑先导化合物(8)设计而来,在第 12 章中会详细介绍这个分子的设计研发过程。图 7.5 展示了 ATP 竞争性第一类激酶抑制剂设计的药效团模型。

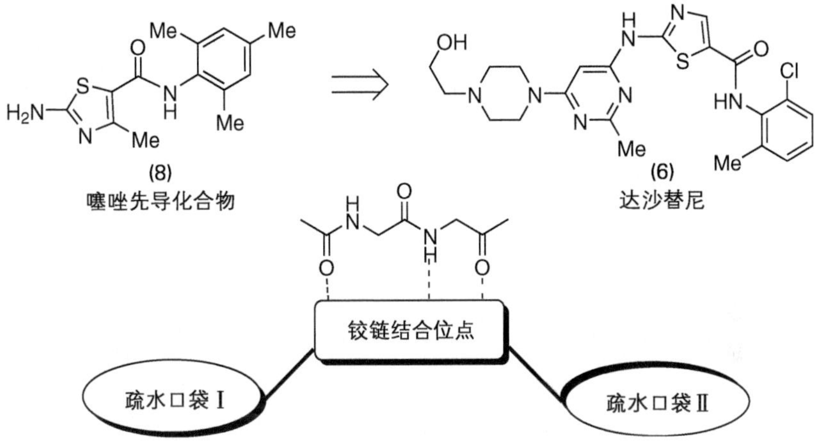

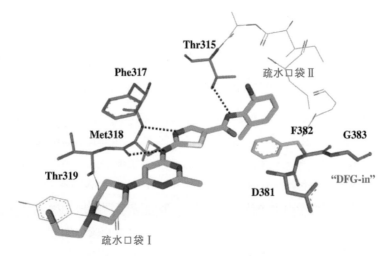

图 7.5　达沙替尼的设计和第一类型抑制剂的药效团模型

达沙替尼与 Abl 的晶体结构(图 7.6)指出达沙替尼占据了 ATP 结合位点,并通过氨基噻唑结构与铰链区形成了两个氢键作用[15]。处于噻唑环对角线方向的氯甲基苯环处于疏水口袋Ⅱ中,靠近 Thr315,并与此苏氨酸的侧链形成了一个氢键相互作用。分子中的哌嗪环与铰链区靠近 C 端的疏水口袋Ⅰ有范德华相互作用。绝大多数第一类抑制剂不利用激酶中核糖以及磷酸根结合区相互作用。

图 7.6　达沙替尼与 Abl 激酶的 X 射线衍射共晶结构(碳链,绿色;
　　　　苯环侧链,蓝绿色;PDB 号:2GQG)

　　GSK 的 Harries 等报道了一系列结合于 ATP 结合区的高活性 VEGFR 抑制剂，这项研究最终发现了用于实体瘤治疗的药物帕唑帕尼（pazopanib）。如图 7.7 所示，通过一系列的筛选发现了先导化合物——氟取代的嘧啶衍生物（**9**）。依靠蛋白激酶域模型而进行的起始结构修饰发现了活性分子（**10**），化合物（**10**）与 VEGFR 的晶体结构证明了该分子结合在了 ATP 结合区。后续的优化使得抑制剂（**11**）被发现，并通过了临床研究，最终被 FDA 批准上市，命名为帕唑帕尼。抑制剂（**11**）与 VEGFR‑2 的共晶结构显示这个分子除了与铰链区结合，还与疏水口袋Ⅰ、Ⅱ有相互作用。

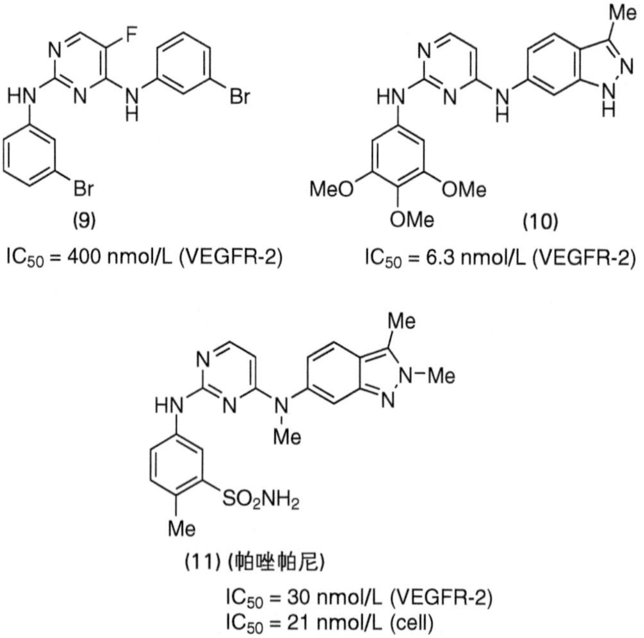

(9)
IC$_{50}$ = 400 nmol/L (VEGFR-2)

(10)
IC$_{50}$ = 6.3 nmol/L (VEGFR-2)

(11) (帕唑帕尼)
IC$_{50}$ = 30 nmol/L (VEGFR-2)
IC$_{50}$ = 21 nmol/L (cell)

图 7.7　VEGFR 抑制剂与帕唑帕尼的结构与活性

　　蛋白激酶 CK2 属于丝氨酸/苏氨酸激酶，研究揭示它与多种疾病的病理相关[18,19]。Nakanishi 及其同事报道了一批高活性激酶 CK2 抑制剂的设计[20]。图 7.8 中的苯基取代噻二唑衍生物（**12**）是通过虚拟筛选得到的先导化合物，其苯甲酸衍生物与蛋白的共晶结构显示苯基取代噻二唑部分结合在 ATP 核苷结合区。后续的基于此晶体结构的结构修饰最终发现了高活性和选择性的抑制剂（**13**），这个分子推测会与铰链区主链上 Glu114 的羰基以及 Val116 的 NH 相互作用，并且占据疏水口袋Ⅰ和Ⅱ。

　　Polo 样激酶 1（PLK‑1）是一个丝氨酸/苏氨酸激酶，对细胞从 G$_2$/M 期转

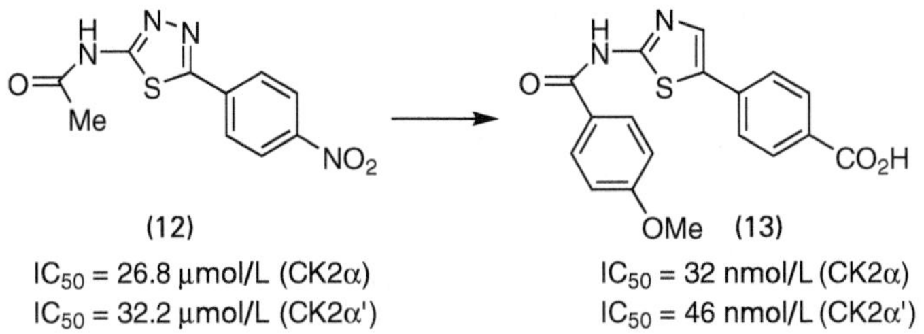

(12)

IC_{50} = 26.8 μmol/L (CK2α)
IC_{50} = 32.2 μmol/L (CK2α')

(13)

IC_{50} = 32 nmol/L (CK2α)
IC_{50} = 46 nmol/L (CK2α')

图 7.8 CK2 抑制剂的结构与活性

换和细胞有丝分裂起重要的调控作用[21,22],很多 PLK1 的抑制剂正在临床试验中[23,24]。罗氏制药的 Chen 及其同事,以及武田制药的 Nie 及其同事报道了一类高活性 ATP 竞争型 PLK1 抑制剂——嘧啶二氮杂䓬类化合物。如图 7.9 所展示,通过筛选发现 N-芳基嘧啶-2-胺(14)结构可以作为 PLK1 抑制剂中铰链结合结构片段[25,26],后续在此苗头化合物基础上进行的分子设计发现了一系列高 PLK 抑制活性的二氮杂䓬类化合物。化合物(15)表现出了较好的酶抑制活性,但是其细胞活性不足;紧接着基于结构的设计最终得到高活性的抑制剂(16)和(17)。抑制剂(17),名为 TAK-960,正在临床试验中。如图 7.10 所示,(17)与 PLK 结合的晶体结构显示了该分子与铰链区有一个氢键作用,并与疏水口袋Ⅰ、Ⅱ有相互作用。抑制剂中的酰胺 NH 构象扭曲,与主链上 Leu59 的羰基成氢键作用,稳定了 P-环肽链。嘧啶二氮杂䓬中的羰基通过一个水分子与

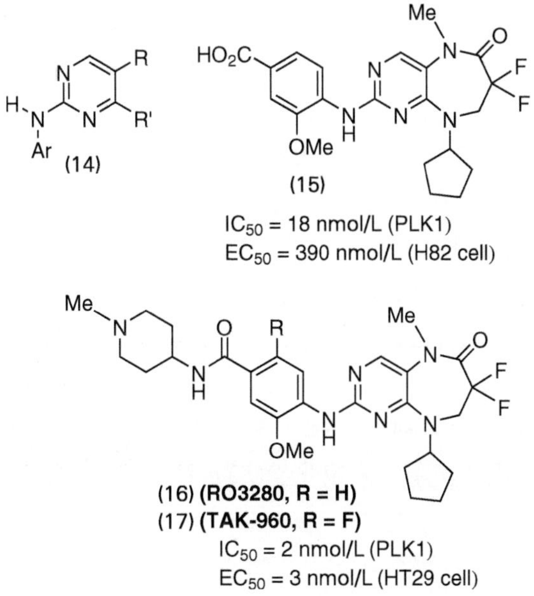

(14)

(15)

IC_{50} = 18 nmol/L (PLK1)
EC_{50} = 390 nmol/L (H82 cell)

(16) (RO3280, R = H)
(17) (TAK-960, R = F)

IC_{50} = 2 nmol/L (PLK1)
EC_{50} = 3 nmol/L (HT29 cell)

图 7.9 PLK 抑制剂的结构和活性

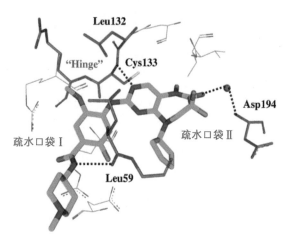

图 7.10　抑制剂 17(TAK - 960)与 PLK1 的晶体结构(碳链,绿色；氟,品红色,PDB 号：4J53)

Asp194 相互作用[26]。

7.5.2　第二类激酶抑制剂及其设计

同第一类抑制剂相似,第二类激酶抑制剂与激酶中 ATP 结合位点结合,但是这类型抑制剂可以将相互作用延伸到一个别构位点,这个别构位点只有在激酶处于非激活状态下才能被利用。这类抑制剂可以引起激酶构象变化从而使其功能丧失,这种状态被定义为"DFG"外向状态：天门氨酸残基指向远离 ATP 结合口袋,而苯丙氨酸残基向 ATP 结合口袋移动,从而使邻近 ATP 结合区的别构位点中的疏水口袋暴露出来[27]。这类抑制剂通常含有杂环或者芳杂环结构,可以与铰链区形成 1 到 2 个氢键相互作用,并可以占据暴露出来的别构位点。由于别构位点是非保守的,不同激酶别构位点不同,所以这一类型的激酶抑制剂展现出更好的选择性和安全性[28]。

现在只有几个第二类抑制剂被批准上市：伊马替尼(imatinib)、尼洛替尼(nilotinib)和索拉非尼(sorafenib),而这些抑制剂却是最成功的。伊马替尼是第一个被 FDA 批准上市的激酶抑制剂类药物,伊马替尼和尼洛替尼的研发过程在第 12 章中会详细描述。对靶向激酶非激活状态的第二类激酶抑制剂的研发一直受到重视[29-31]。图 7.4 中的索拉非尼(5)是靶向 Raf、VEGF、PDGF 受体酪氨酸激酶的多激酶抑制剂,在 2005 年被 FDA 批准用于治疗肾细胞癌和肝细胞癌[32],这是第二类抑制剂的成功案例。索拉非尼与 p38α 的晶体结构(图 7.11)显示这个分子占据了非激活"DFG - out"构象状态下的 ATP 结合区[33]。晶体结构显示该抑制剂与铰链区保守的 Glu71 与 Asp168 残基形成两个氢键,稳定了"DFG-out"构象,并占据了别构位点口袋[15]。图 7.11 中展示了第二类抑制剂的药效团模型[13]。

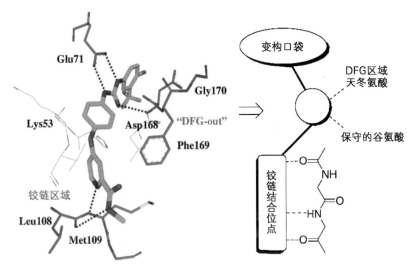

图 7.11 索拉非尼结合的 p38α 的 X 射线晶体结构(碳链,绿色;PDB 号:3HEG)

辉瑞制药的 Wang 等报道了基于结构设计的第二类 B-Raf 激酶抑制剂[34]。基于第一类和第二类抑制剂与 B-Raf 结合的晶体结构,异吲哚-1,3 二酮(**18**)和 2,3-二氢酞嗪-1,4-二酮(**19**)(图 7.12)被设计出来,这些分子表现出了微摩尔级别的 B-Raf 抑制活性。初始结合模型显示这些先导化合物与激活状态"DFG-in"构象的 B-Raf 相结合,为了设计第二类抑制剂,亲脂性基团被引入到分子中以期与 DFG 结构片段移位后产生的别构口袋相互作用,尤其是与 Glu501 和 Asp594 相互作用。这些努力使得高活性的含有异吲哚酮骨架和二氢酞嗪骨架的 B-Raf 抑制剂(**20**)和(**21**)被设计出来;在对多种激酶抑制性的评估中,这两个抑制剂表现了优异的选择性。

武田制药的 Oguro 等报道了基于吡咯并嘧啶结构的第二类 VEGFR-2 激酶抑制剂[35]。如图 7.13 所示,通过对吡咯并嘧啶骨架引入邻位、对位取代的苯基脲结构的修饰得到了(**22**)和(**23**),这两个化合物有着不同的活性。进一步对脲结构上的苯环取代基的修饰得到了一系列衍生物;其中,拥有间位三氟甲基取代的化合物(**24**)表现出了更好的 VEGFR-2 抑制活性以及人脐带血管表皮细胞(HUVEC)生长抑制活性。进一步对另一个苯环取代基的研究最终得到了活性非常高的化合物(**25**),在异种移植小鼠模型中,(**25**)口服给药可抑制肿瘤生

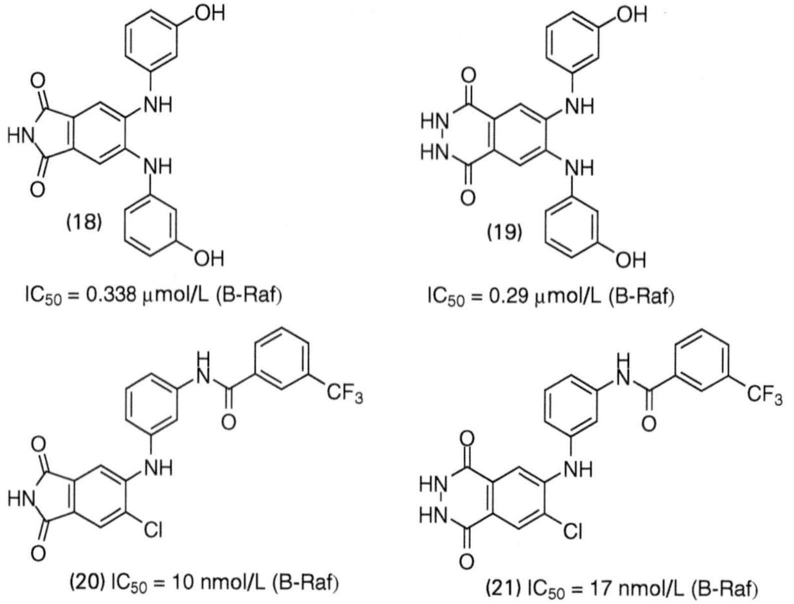

(18)
IC$_{50}$ = 0.338 μmol/L (B-Raf)

(19)
IC$_{50}$ = 0.29 μmol/L (B-Raf)

(20) IC$_{50}$ = 10 nmol/L (B-Raf)

(21) IC$_{50}$ = 17 nmol/L (B-Raf)

图 7.12　B-Raf 抑制剂的结构和活性

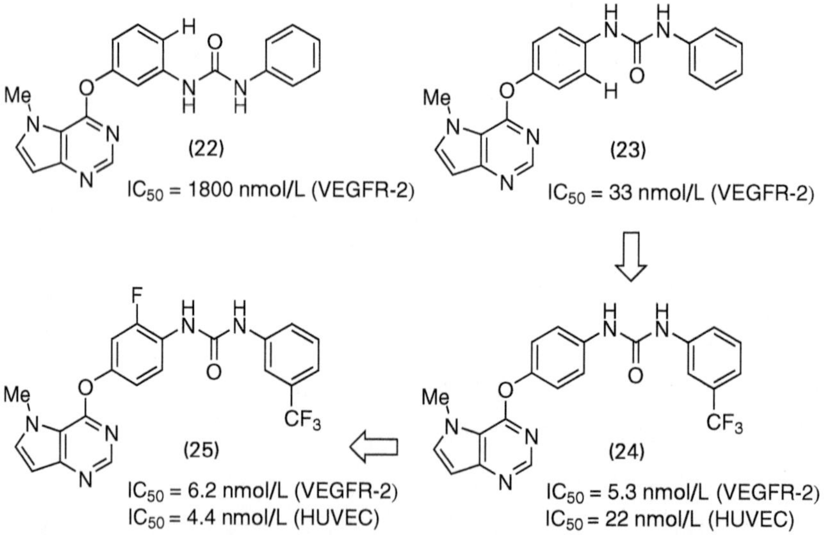

(22)
IC$_{50}$ = 1800 nmol/L (VEGFR-2)

(23)
IC$_{50}$ = 33 nmol/L (VEGFR-2)

(25)
IC$_{50}$ = 6.2 nmol/L (VEGFR-2)
IC$_{50}$ = 4.4 nmol/L (HUVEC)

(24)
IC$_{50}$ = 5.3 nmol/L (VEGFR-2)
IC$_{50}$ = 22 nmol/L (HUVEC)

图 7.13　VEGFR-2 抑制剂的结构和活性

长；有趣的是，它还表现出随时间变化的对非磷酸化 VEGFR-2 抑制作用。

　　化合物 **25** 与 VEGFR-2 的晶体结构揭示了该抑制剂与 VEGFR-2 的非激活构象相结合[35]。如图 7.14 所示，嘧啶环上的一个氮原子与铰链区主链上 Cys919 的 NH 形成一个氢键；脲官能团成两个氢键，一个与保守的 Glu885 羧基成氢键,另一个是与"DFG - out"区域 Asp1046 的 NH 成氢键;三氟甲基占据了别构位点,这个位点由 Phe1047 发生构象变化变成"DFG - out"构象而产生。

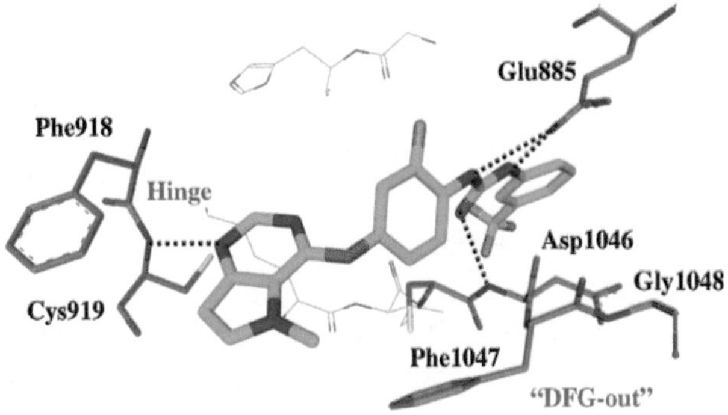

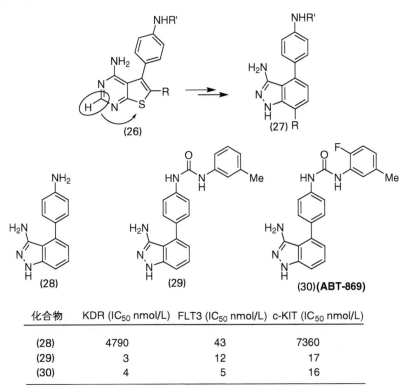

图 7.14　抑制剂 25 与 VEGFR - 2 的 X 射线晶体结构(碳链,蓝绿色;氟,品红色;PDB 号:3VHE)

雅培研发中心的 Dai 等设计了 3 -氨基吲唑结构的受体酪氨酸激酶抑制剂,这个抑制剂推测可以与 KDR,也就是 VEGFR - 2 的非激活构象结合[37]。如图 7.15

化合物	KDR (IC$_{50}$ nmol/L)	FLT3 (IC$_{50}$ nmol/L)	c-KIT (IC$_{50}$ nmol/L)
(28)	4790	43	7360
(29)	3	12	17
(30)	4	5	16

图 7.15　基于 3 -氨基吲唑结构的 VEGFR - 2 抑制剂的结构与活性

所示，从噻吩并嘧啶结构骨架（**26**）出发，通过移除嘧啶环中的 CH 而得到五元环结构来模拟 ATP 分子中腺嘌呤与铰链区的结合模式，研究人员设计了 3 - 氨基吲唑（**27**）。苯胺衍生物（**28**）表现出了好的抑制 fms 样酪氨酸激酶（FLT1）亚族的活性。通过对吲唑 C - 4 位引入二芳基脲得到了一系列高活性的分子：化合物（**30**）可以较好的抑制 VEGFR 和 PDGFR 激酶，并有良好的细胞活性，这个分子在小鼠模型中同样表现了良好的口服药效，并已进入临床研究。

7.5.3　别构激酶抑制剂及其设计

　　别构激酶抑制剂通常也被称为第三类激酶抑制剂，它们与激酶别构位点结合，这个区域不是 ATP 结合位点，通过诱导激酶构象变化来调节 ATP 分子与激酶结合从而使激酶处于非激活状态。由于这类分子结合在激酶的特异性位点，因此这类抑制剂有最好的选择性。有大量的别构抑制剂已经进入了临床试验，并被多篇综述报道[2,13,38,39]。在这一部分，我们将回顾几个基于结构设计的别构抑制剂。

　　分裂素激活蛋白激酶（MAPK）信号通路参与控制了多种细胞功能[40,41]。RAG - MEK - ERK 信号通路对细胞生长、分化、凋亡非常重要，MEK/ERK 的过表达与信号通路的激活被证明与多种癌症相关。因此，大量的努力被投入到 MEK 抑制剂的设计与合成上来。如图 7.16 所示，高活性的 MEK 抑制剂（**31**）曾被进行过临床评估。但是，由于溶解度以及快速代谢方面的问题，这个抑制剂系统暴露量很低。为了解决这个问题，衍生物（**32**）（PD - 0325901）被制备出来

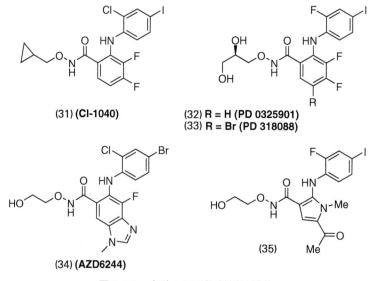

(31) (CI-1040)

(32) R = H (PD 0325901)
(33) R = Br (PD 318088)

(34) (AZD6244)

(35)

图 7.16　多种 MEK 抑制剂的结构

进行评估。(**31**)与(**32**)都表现出了优异的细胞活性(IC$_{50}$分别为 35/0.33 nmol/L),而且化合物(**32**)的溶解性得到了极大改善(**31**:<1 μg/mL;**32**:190 μg/mL)。为了研究化合物在活性位点的相互作用,采用溴代衍生物(**33**)与人 MAP 激酶 1(MEK1)以及 MEK2 产生共晶[43]。结构分析显示抑制剂(**33**)和激酶的镁离子、ATP 结合位点非竞争性结合。晶体结构显示 MEK1 以及 MEK2 都在镁离子、ATP 结合位点附近有一个特异性的抑制剂结合位点,抑制剂诱导了非磷酸化的激酶发生构象改变,并将激酶锁定在非激活状态。如图 7.17,异羟肟酸中的氧原子以及羰基中的氧原子与 Lys97 侧链形成了氢键,其中一个氟原子靠近并与的 Val211 和 Ser212 主链上的 NH 相互作用,氟、碘取代的苯胺占据了一个由 Phe211、Ile141、Met143 和 Val127 包围的疏水口袋中。

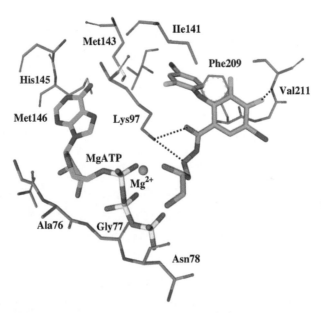

图 7.17　抑制剂(**33**)(抑制剂碳链,品红色;溴,紫色;膦,黄色)与 MEK1 中的镁和 ATP (碳链,绿色;镁离子,橙色,膦,黄色)的 X 射线晶体结构(PDB 号:1S9J)

　　一个结构近似的衍生物(**34**)(AZD6244)表现出了良好的酶抑制活性(IC$_{50}$ = 14.1 nmol/L)。这个化合物也正处于临床开发阶段。武田制药的 Wallace 等通过基于结构的设计与合成得到了吡咯类衍生物作为 MEK 抑制剂[45]。化合物(**35**)(MEK1 IC$_{50}$ = 18 nmol/L;Colo 205 Cell, EC$_{50}$ = 12 nmol/L)表现出了优秀的激酶抑制活性以及细胞活性。X 射线晶体结构研究显示,与图 7.17 中的(**33**)类似,(**35**)与 MEK1 的别构位点结合。

　　Akt,也名为蛋白激酶 B,一种丝氨酸/苏氨酸激酶,在细胞增殖、凋亡、血管生成以及糖尿病的信号传导通路中起到关键作用，AKT 通路的失调可以导致多种癌症[46]，因此许多实验室都在研发 Akt 信号通路抑制剂。图 7.18 中的化合物（**36**）和（**37**）都是由默克制药设计研发的[47,48]，抑制剂（**37**）（MK - 2206）是 Akt1 - Akt3 的口服型高活性抑制剂，这两个化合物都是别构抑制剂。对（**36**）与 Akt - 1 结合的 X 射线晶体研究揭示这个化合物与 Akt - 1 的别构位点结合[49]。

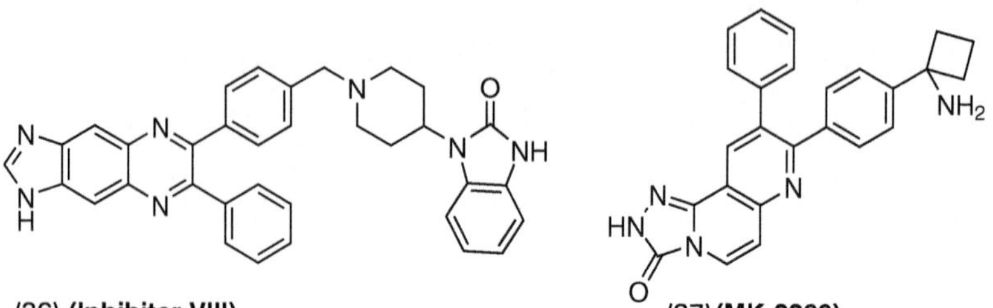

(36) (Inhibitor VIII)

IC_{50} = 58 nmol/L (AKT1)
IC_{50} = 210 nmol/L (AKT2)
IC_{50} = 2119 nmol/L (AKT3)

(37) (MK-2206)

IC_{50} = 5 nmol/L (AKT1)
IC_{50} = 12 nmol/L (AKT2)
IC_{50} = 65 nmol/L (AKT3)

图 7.18　Akt1 抑制剂的结构与活性

武田制药的 Tomita 等报道了一类基于结构设计与开发的局部黏着斑激酶（FAK）别构抑制剂[50]。FAK 又名 PTK2，是非受体酪氨酸激酶，这个激酶对细胞增殖、耐药、迁移和侵袭功能非常重要[51,52]，FAK 的过度表达与人类的多种癌症相关，许多 FAK 的第一类抑制剂已经进行临床评估[53,54]。Tomita 等进行了一个对非 ATP 竞争型抑制剂的系统性搜索。在高通量筛选中，他们发现了 1,5 -二氢吡唑苯并噻吩衍生物（**38**）在高浓度 ATP 条件下表现微摩尔级别活性（图 7.19）。（**38**）与 FAK 的 X 射线晶体结构研究揭示了这个抑制剂占据在一个别构结合位点，后续的基于晶体结构的优化得到了活性改善的衍生物（**39**），但是，晶体结构显示（**39**）中吡唑的氮原子与铰链区有相互作用，而这个抑制剂并没有结合在别构区。为了打破与铰链区的结合，通过对吡咯氮原子的烷基化得到了高活性高选择性（PyK2、Aurora、MEK1）抑制剂（**40**），但化合物（**40**）细胞活性差（31％细胞 FAK 抑制），对联苯基团的结构优化得到了细胞活性改善的抑制剂 **41**（IC_{50} = 7.1 mmol/L）。

对（**41**）的 X 射线晶体结构研究显示这个化合与（**38**）类似，结合在别构位点[50]。抑制剂（**39**）和（**41**）与 FAK 结合的晶体结构在图 7.20 中给出。如图所示，这两个抑制剂都与 FAK 结合，但结合位点不同：抑制剂（**39**）显然与 FAK 的 ATP 结合位点结合，而抑制剂（**41**）结合在 FAK 结合区的别构位点；抑制剂（**39**）中的吡唑基团与铰链区的 Glu550 和 Cys502 相互作用，同时砜基中的一个氧原

(38) IC_{50} = 0.96 μmol/L (FAK, 0.5 μmol/L ATP)

(39) IC_{50} = 0.5 μmol/L(FAK, 0.5 μmol/L ATP)

(40) IC_{50} = 0.077 μmol/L (FAK, 0.5 μmol/L ATP)

(41) IC_{50} = 0.64 μmol/L (FAK, 0.5 μmol/L ATP)

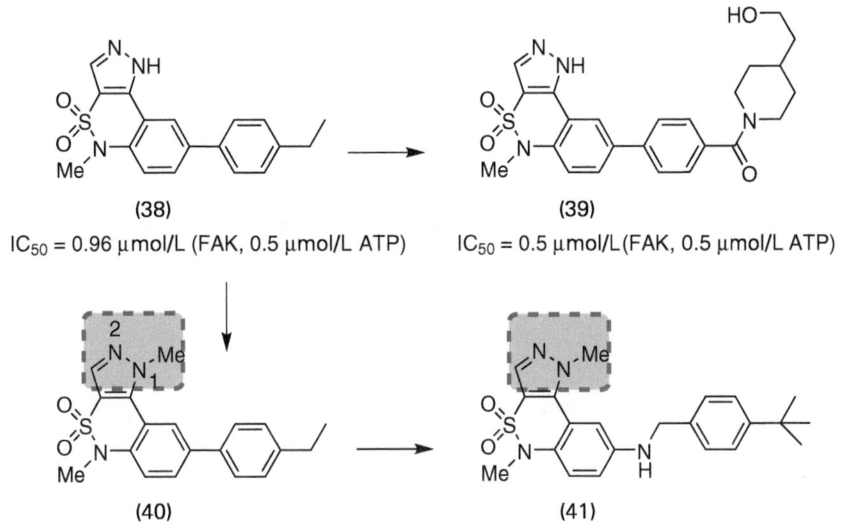

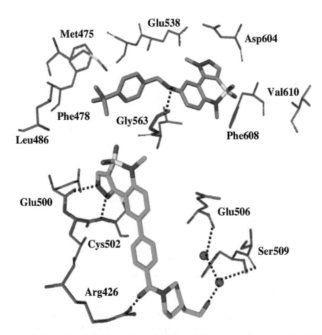

图 7.19　FAK 抑制剂的结构与活性

图 7.20　FAK 结合区内抑制剂(**39**)(碳链,绿色;PDB 号: 4I4E)与(**41**)(碳链,品红色;PDB 号: 4I4F)的 X 射线晶体结构的重叠

子与 Lys454 的末端氨基形成了一个氢键,化合物(**39**)中的末端羟基也通过水分子与 ATP 结合位点形成了氢键相互作用。另外,(**41**)吡唑中的甲基指向一个由

Asp604 和 His544 包围的亲水空间。末端的叔丁基切入进了一个由 Met475、Leu846 和 Met499 组成的疏水口袋(Met499 是 FAK 的"守门残基")。

7.5.4 共价激酶抑制剂及其设计

共价激酶抑制剂可与激酶活性位点形成不可逆的共价键,这种抑制剂通常会与活性位点中的亲核性半胱氨酸发生反应。共价型抑制剂的设计思路是在合适的骨架上引入一个可与半胱氨酸中富电子的硫发生反应的亲核官能团。在理想的情况下,这类抑制剂先以非共价形式与 ATP 位点结合,然后通过合适的亲电官能团与附近的半胱氨酸形成共价键。共价型抑制剂不应与谷胱甘肽以及其他蛋白中的巯基反应,而应在与激酶结合过程中选择性地与靶向半胱氨酸反应。许多"弹头"官能团,例如环氧、氮杂环丙烷、卤代酮以及 Michael 受体等都被应用过,其中 Michael 受体在共价型抑制剂的设计中应用最多。多种共价型抑制剂被设计出来,并在多篇综述中详细的报道过[55-57]。

受体酪氨酸激酶 EGFR 在邻近 ATP 结合位点的保守 α-螺旋上有一个 Cyc797 残基[58,59],这个残基已经被用来设计共价型抑制剂。如图 7.21 所示,

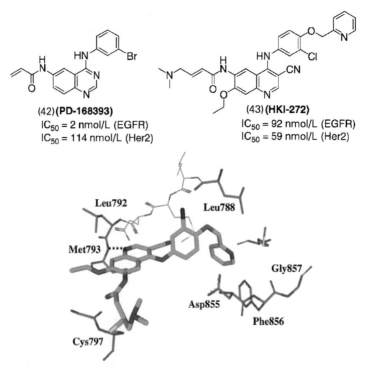

(42)(PD-168393)
IC$_{50}$ = 2 nmol/L (EGFR)
IC$_{50}$ = 114 nmol/L (Her2)

(43)(HKI-272)
IC$_{50}$ = 92 nmol/L (EGFR)
IC$_{50}$ = 59 nmol/L (Her2)

图 7.21 EGFR 抑制剂(42)和(43)的结构,以及抑制剂(43)与 EGFR 的 X 射线晶体结构(碳链,绿色;PDB 号：2JIV)

EGFR 选择性抑制剂苯胺喹唑啉以及苯胺喹啉衍生物被设计转化成了共价型抑制剂(**42**)和(**43**)[60,61]。非共价化合物的共晶结构指出了在其上引入 α,β 不饱和羰基的最佳位置,即得到(**42**)和(**43**)。其作用机制是 EGFR 上的半胱氨酸通过 Michael 加成与抑制剂形成共价键,这可阻断 ATP 在活性位点的结合并使激酶失活。(**43**)与 EGFR 结合的晶体结构显示该共价键(图 7.21),同时,喹啉上的氮与铰链区 Met793 主链上的 NH 形成了一个氢键。抑制剂(**43**)现在正在临床开发阶段[63,64]。

　　C - Jun 氮端激酶(JNK)是 MAP 激酶信号传导通路的一部分,作为促凋亡因子,对有丝分裂刺激源和细胞环境应激相对应的细胞反应有重要作用[65]。JNK 有三个亚型:JNK1、JNK2 和 JNK3,它们由三个独立的基因编码。JNK1 和 JNK2 都有广泛的组织表达分布,但是 JNK3 则主要在中枢神经系统中表达。JNK 信号与多种疾病的病理相关,包括心血管疾病、炎症、癌症以及神经退化疾病[66]。

　　Gray 与其同事利用原本属于非共价型抑制剂如伊马替尼的苯基取代的氨基嘧啶结构骨架设计了一系列共价型的 JNK 抑制剂[67]。基于 Cys788 与甲基哌啶空间距离,亲电性的丙烯酰胺被引入到伊马替尼的甲基哌啶位置。此设计得到抑制剂(**44**),如图 7.22,对 JNK1 - JNK3 抑制活性可达到微摩尔水平。假定伊马替尼可能以不同的构象与 JNK 结合,图中(**44**)上标记的甲基被移除,因为这个甲基的主要作用是提高抑制剂对 c - Kit、Abl 和 PDGF 的选择性,不能提高化合物的活性,由此得到的抑制剂(**45**)活性提高了 4～10 倍。将 1,4 -二胺结构与 1,3 -二苯基酰胺结构组合得到了抑制剂(**46**),对 JNK1 - JNK3 抑制活性提高了 500 倍。(**46**)与 JNK3 的晶体结构显示 Cys154 与丙烯酰胺形成了共价键,而氨基嘧啶结构在铰链区形成了两个氢键。在后续的研发中,多个甲基化的衍生物被制备出来,深入地生化以及细胞试验结果显示了它们抑制 JNK 的活性以及选择性。(**46**)是一个在细胞活性中选择性相对较高的 JNK 抑制剂,在标记的位置引入甲基后,得到的化合物(**47**)显示出更好的选择性。

　　分裂素以及应激激活激酶 1(MSK1)是核蛋白激酶,通过磷酸化 cAMP 效应元件结合蛋白(CREB)以及组蛋白 H3 来调控受胞外信号调控的激酶以及 p38 有丝分裂原激活蛋白激酶(MAPK)的下游转录。MSK1 的过表达被发现与多种人类癌症相关[68],特异性的抑制 MSK1 或许可作为癌症化疗的手段以及用于研究 MSK 在细胞内的功能。Taunton 和同事进行了基于亲电片段的设计,得到了可逆型的 MSK1 抑制剂,这类抑制剂展示了对 MSK/RSK 家族激酶高选择性[69]。MSK1 与 p90 -核糖蛋白 S6 激酶(RSK)高度相关,两者都有相同的激酶

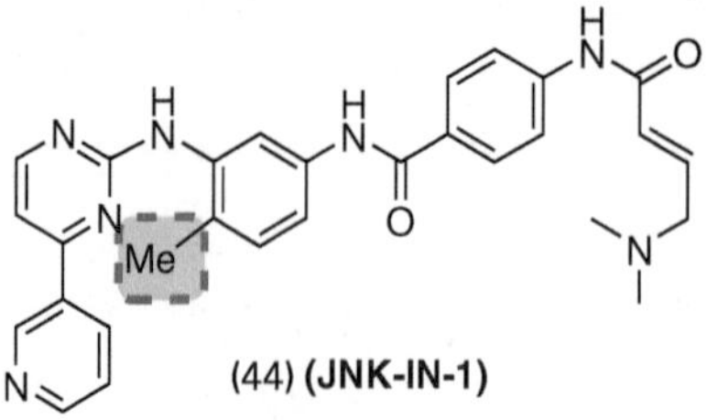

(44) (JNK-IN-1)

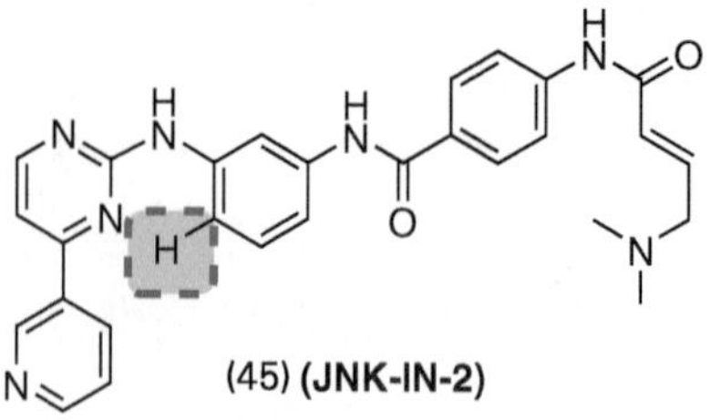

(45) (JNK-IN-2)

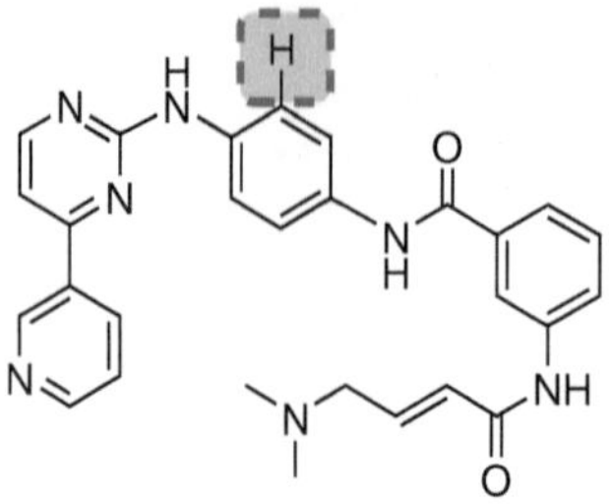

(46) (JNK-IN-7)

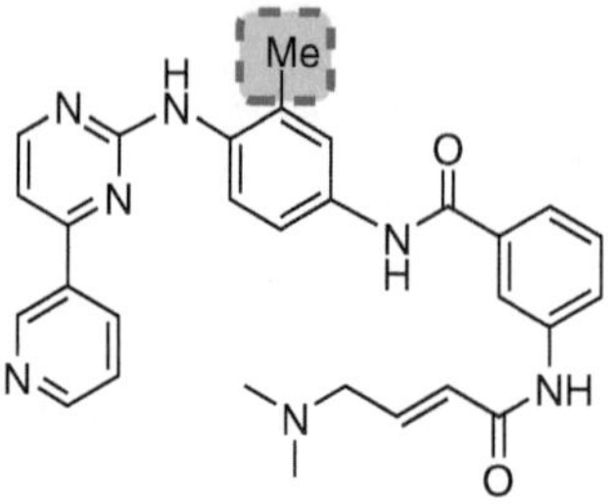

(47) (JNK-IN-8)

化合物	JNK1 (IC_{50} nmol/L)	JNK2 (IC_{50} nmol/L)	JNK3 (IC_{50} nmol/L)
(44)	7780	4230	7750
(45)	809	1140	709
(46)	1.54	1.99	0.75
(47)	4.67	18.7	0.98

图 7.22 共价型 JNK 抑制剂的结构与活性

域和位于 C 端激酶域(CTD)的结构同源的半胱氨酸。在早期的研究中，Taunton 及其同事报道了 RSK2 - CTD 可逆共价型抑制剂的设计，这个设计利用丙烯酰胺结构靶向非催化域半胱氨酸残基[70]。如图 7.23 所示，化合物(**48**)对 RSK1 - CTD 与 RSK4 - CTD 有高度的选择性。激酶筛选显示在 442 种激酶中该抑制剂只对其中的 6 种激酶有大于 90%的抑制。对 RSK1 - CTD的 K_D 值为 0.54 nmol/L，其亲和力比 MAP3K1 高 80 倍，比 STK16、R1PK2、RET、MEK5 和 PDGFRB 高出多余 400 倍。相应的叔丁基衍生物(**49**)的晶体结构显示 Cys346 与氰基丙烯酰胺的 β 碳原子相连接，另外一个邻近的(～7 Å)半胱氨酸(Cys560)没有能够形成共价键。吡咯并嘧啶骨架与 Thr493 侧链，Glu494 的主链羰基以及 Met496 主链上 NH 形成了一系列氢键。还有，对甲基苯基团可能与“守门残基”Thr493 的侧链堆积并延伸指入了一个疏水的口袋。

基于以上的研究，Taunton 和同事设计了一系列的氰基丙烯酰胺类抑制剂，

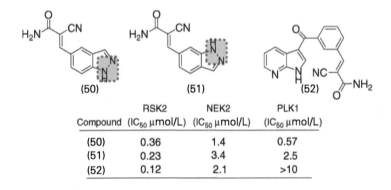

图 7.23 RSK1 - CTD 抑制剂(**48**)与(**49**)的结构以及抑制剂(**49**)与 RSK2 - CTD 的 X 射线晶体结构(碳链,品红色;PDB 号:4D9U)

Compound	RSK2 (IC$_{50}$ μmol/L)	NEK2 (IC$_{50}$ μmol/L)	PLK1 (IC$_{50}$ μmol/L)
(50)	0.36	1.4	0.57
(51)	0.23	3.4	2.5
(52)	0.12	2.1	>10

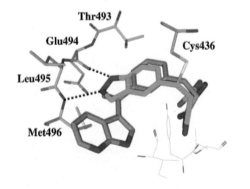

图 7.24 RSK2 抑制剂(**50**~**52**)的结构以及抑制剂 50 与 52 的晶体结构的重叠(抑制剂 50,碳链,绿色;PDB 号:4JG6;抑制剂 52,碳链,品红色;PDB 号:4JG7)

这类抑制剂表现出对 MSK/RSK 家族激酶的抑制活性，同时又保持了对于 NEK2 和 PLK1 的选择性，尽管它们都拥有同源的半胱氨酸残基[69]。如图 7.24 所示，化合物（50～52）可在纳摩尔水平上抑制 RSK2。有意思的是，对于（50）和（52）的晶体结构研究发现这两个抑制剂与 RSK2 的活性位点结合模式不同，如图 7.24 所示，两个晶体结构的重叠显示抑制剂（50）可以通过在吲唑环的 3 位引入芳香基团来进行优化。基于此分子级别的观察，研发人员设计了三甲氧基苯基取代衍生物（53）；抑制剂（53）对 RSK2 的抑制活性提高了 20 倍，但是对 NEK2 以及 PLK1 的选择性很差。引入大的酰胺取代基得到的（54）（图 7.25）保留了对 RSK2 的活性，但是对 NEK2 和 PLK1 的选择性大大得到了提高。（54）与 T493M 突变的 RSK2 晶体结构揭示了该分子的结合模式，吲唑片段与"守门残基"Met493 形成了堆积作用，三甲氧基苯基完美地占据了由 Ile428、Met496 和 Leu546 形成的疏水口袋。

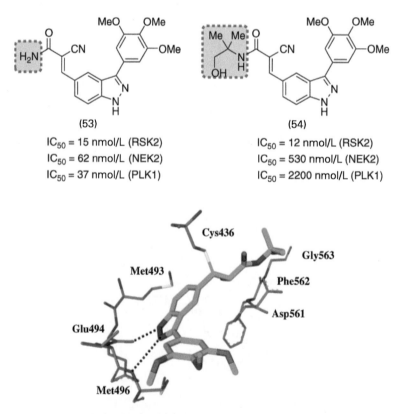

图 7.25　RSK2 抑制剂（53），（54）的结构以及抑制剂（54）与 T493M RSK2 的 X 射线晶体结构（碳链，绿色；PDB 号：4JG8）

7.6　结论

蛋白激酶是非常重要的药物设计靶点。本章列出了多种基于结构的设计策略，包括 FDA 批准的药物中所用的一系列与铰链区结合的杂环以及官能团的设计。在近些年，许多不同类型的激酶抑制剂被设计合成出来。本章也介绍了被批准上市药物的先导化合物的发现，基于结构的优化，选择性的设计以及构效关系的研究。迄今为止，大量抑制剂的出现都得益于抑制剂与激酶复合物晶体结构。本章还分析了一系列晶体结构中蛋白与配体的相互作用，以及借助这些晶体结构以提高化合物的选择性并设计具有抗耐药性抑制剂的实例。激酶抑制剂的设计将会一直是药物化学的重要领域。本章所描述的各种工具和策略将会对开发新的更有效的激酶抑制剂有非常好的参考价值。

（陆剑宇　译）

参 考 文 献

第8章
蛋白质 X 射线晶体学在基于结构
药物的分子设计中的应用

8.1 引言

　　蛋白质 X 射线晶体学的发展对新药研发领域产生了深远的影响,这一重要的技术手段让科学家可以从原子层面上清晰形象地呈现和研究蛋白质的结构,也能从分子水平洞察蛋白质的功能以及蛋白质和配体之间的相互作用。蛋白质三维结构的确定是一项复杂艰巨的工作,这其中包括蛋白质的表达和纯化、结晶、X 射线衍射数据的获得、结构确定和三维模型的建立,这些技术在过去几年取得了长足的进步。结构生物学在靶标的确证和先导化合物的优化中都发挥了非常重要的作用,同样的,基于片段的晶体学也已经成为先导物发现中的重要技术。同步器辐射技术的引入,大幅提高了 X 射线晶体学的水平,让研究人员能获得高分辨的大分子结构[1,2]。除此之外,蛋白质工程、机器人操作和同步辐射光束线等技术的快速进步,也给我们提供了令人兴奋的新机遇。

　　目前,蛋白质数据库(PDB)中有大约 9000 个蛋白质的结构,其中 8000 个结构是由 X 射线晶体学确定的,剩下 1000 个是由磁共振光谱的方法确定的。可见 X 射线晶体学主导着今天的结构生物学。现在,通过基于结构的药物设计方法,靶标蛋白质的三维结构信息大大加速了新药研发的进程。在基于结构药物设计方法发展的初期,蛋白质三维结构信息非常有限。因此,研究人员常利用相关酶的 X 射线晶体结构建立一个和靶蛋白类似的模型。这些模型可以用来优化药物分子和靶蛋白的相互作用,以提高先导化合物活性和选择性。药物靶标蛋白的 X 射线晶体结构和蛋白质-配体复合物的晶体结构为研究人员提供了更加详细的蛋白-配体相互作用的信息,这些结构信息加快乐药物设计与开发的进程[3,4]。

　　氨普那韦、奈非那韦和瑞乐砂是第一批受益于靶标蛋白 X 射线晶体结构的少数药物中的几个。伴随着结构生物学的快速发展,越来越多疾病相关的靶标蛋白的三维结构被快速的解析出来,如第 1 章所述,基于 X 射线晶体结构的药物设计在 2012 年为 34 个上市药物做出了贡献。一些通过基于结构药物设计方法获得的上市药物和临床候选化合物将会在下面的部分谈到。

8.2　蛋白质的表达和纯化

蛋白质结晶的第一步是获得足量合适纯度的蛋白质。蛋白质可以从生物基质中提取纯化出来,也可以通过重组方法或者异源表达系统获得。第一种方法不但极其费时,而且只适用于生物基质中高水平表达的蛋白质。一些罕见的蛋白质根本无法从天然来源中获得足够进行蛋白质结晶的量。通过重组的方法过量表达目标蛋白质是目前的优选方法。这种方法具有很多优势,不仅用于罕见蛋白质的获得,还有一些其他方面的应用。

重组蛋白质通常是由细菌表达的,大肠埃希菌是目前最常用的细菌。因为细菌很容易操作,所以培养条件能够得到保障。此外,大肠埃希菌的几个菌株也有一些优势:特异性蛋白酶的缺失减少了异种蛋白质的降解;分子伴侣的存在能帮助目标蛋白质进行正确折叠;拥有优势密码子的全部或部分合成基因,能提高蛋白质的表达水平;拥有一些表达载体,能够获得易于从培养基中分离和纯化出来的融合蛋白。此外,重组方法可以修饰蛋白质以提高其溶解性,这样就减少了聚合物和内含体的生成,提高了表达蛋白质的产率。绝大部分真核生物的蛋白能够在大肠埃希菌中表达出来,然而,当出现例外的时候,胰岛细胞、酵母菌和中国仓鼠卵巢细胞这类较为费力的真核生物细胞系也可以用来有效地表达蛋白。

目前有许多方法可以用来修饰靶蛋白以提高蛋白质表达量,促进蛋白质纯化和结晶。靶蛋白修饰的策略有很多种[5],辅助纯化的技术也很多。人们发展了很多标签(tags)来通过亲和色谱法纯化蛋白质,其中最常用的是用于镍亲和色谱法的六组氨酸标签(Hex‐His tags)。其他常用的标签还有谷胱甘肽转移酶(GST)和麦芽糖结合蛋白质(MBP),GST 和 MBP 由于能够大大提高蛋白的溶解度而被经常使用,现在也有很多增加蛋白质可结晶性的技术。由于存在高度柔性的区域,有时候蛋白质很难结晶,人们利用蛋白质工程技术切断氮端和碳端的柔性片段来分离蛋白质分子中结构稳定的区域,极少数情况下还可以切掉蛋白质内部柔性无规卷曲(loop)部分。相对于限制性蛋白水解经常导致的蛋白质不均一性,蛋白质工程要方便很多[6]。此外,恰当折叠的蛋白质的溶解性是由其结构表面的疏水性决定的,一个表面氨基酸的突变(例如,来自模型或者氨基酸扫描的突变)有时可以起到改善溶解度的作用。因此单点突变经常被用于提高蛋白质的溶解度,从而改善蛋白质的可结晶性。而且,表面氨基酸的单点突变也会影响蛋白质-蛋白质相互作用,起到改善靶蛋白整体可结晶性的作用。去除对结晶不利的、易于进行转录后修饰的位点,同样可以提高蛋白质的可结晶性,例如,用其他氨基酸(如天冬氨酸或者谷氨酰胺)代替天冬酰胺能够移除糖基化位点,提高蛋白质的可结晶性,通过去糖基化酶来移除糖基化区域也是可行的[7]。

8.3 同步加速器辐射

同步加速器辐射的引入以及随后发展起来的同步加速器光束对 X 射线晶体学的进步做出了重要的贡献。与传统的 X 射线管不同,同步加速器辐射是由适当弯曲的磁场通过向心加速电子产生的。设备经历了一代、二代和三代的发展,不断地研发改进插入装置(如波纹机),以达到增强光束的效果。X 射线束是第三代同步加速器产生的一种类似激光的高亮度光束,它能够将样品的曝光时间从几小时减至几分钟甚至几秒。检测设备的发展也大大降低了样品的曝光时间,特别是,随着辐射强度的增加和同步加速器连续光谱分布的发展,让多波段异常衍射(MAD)和基于劳厄(Lane)衍射的时间分辨晶体学实验得以成功实现。随着重组 DNA 技术的不断进步,在 X 射线晶体学中系统的编入硒代蛋氨酸已经成为一种常规的技术手段,而 MAD 则是解决其相位问题的一个好方法。同时,通过快速冷冻来低温贮存大分子晶体技术的进步也是能够充分利用同步加速辐射最重要的因素之一。冷冻贮存的样品可以抵御射线的破坏,这对生物分子聚合物、小晶体和在同一样品上进行的 MAD 相位试验都很重要。

这些技术的进步为微观晶体学的发展铺平了道路,目前可以使用 $1\sim20\ \mu m$ 范围的光束来分析小于 $20\ \mu m$ 的晶体[8]。这些极小的光束线是由第三代同步加速器辐射产生的,具有很高的高亮和稳定性。微观晶体学在解析体积比较小的晶体时特别有用,对于不完整晶体中衍射良好的区域和多晶型样品的单晶区域也同样适用。微观晶体学最重要的一个应用是在 G -蛋白偶联受体(GPCR)领域[9-11]。微小晶体的样品处理和固定安装(会影响晶体截取光束时的精密度和稳定性),也是微观晶体学中的关键因素。数据采集的各个步骤逐步自动化,为 X 射线晶体学在基于片段的药物设计上发挥了重要作用,并为高通量晶体学的发展铺平了道路。

8.4　结构生物学在基于片段的药物设计上的应用

基于片段的药物设计是通过靶蛋白筛选片段小分子得到一个苗头化合物，然后再经过结构优化得到先导化合物的方法。基于片段的药物设计的过程开始于所谓的晶体结构筛选，就是将许多碎片小分子以鸡尾酒方式混合，然后浸泡在含有靶蛋白晶体的母液中。通常情况下，一个包含 1000 个左右碎片小分子的库会被分成许多组鸡尾酒似的混合物，每组包含 3～12 个碎片小分子。碎片小分子和靶蛋白结合的情况可以通过 X 射线衍射解析复合物晶体的方法得到，Astex 制药公司最先使用了这一技术进行高通量 X 射线碎片筛选。一般情况下，结合的碎片小分子活性都比较差，因此，第二个步骤就是对筛选出的碎片小分子进行结构优化以提高结合活性。精确地了解碎片和生物靶点的结合方式能够提高结构优化效率，X 射线晶体学也在碎片优化过程中发挥着特别的作用。

通常情况下，可以先用预筛选方法找到有活性的碎片分子，然后再用 X 射线晶体学解析复合物的晶体结构来确定结合模式。要确定低活性的结合分子，物理检测方法必须有很高的敏感度。表面等离子共振、配体观测的磁共振、高浓度筛选和等温滴定量热法都是对小分子进行预筛选的方法，这一阶段，计算机方法比如虚拟筛选也可以发挥一些作用[12]。不管用什么方法来评价小分子和靶蛋白的结合，我们都必须要确认精确无误的结合模式。在接下来苗头化合物结构优化的阶段，X 射线晶体学技术也是必不可少的。磁共振技术也可以用来确定小分子和靶蛋白的结合模式。

活性碎片分子要与靶标蛋白结合的话需要形成一些有利的相互作用以克服熵的损失（与分子质量无关的刚性构象熵壁垒）[13]。关于分子碎片库，人们设计了"三规则"（Rule of three），其原理和用于预测先导化合物口服生物利用度的"五规则"类似[14]。"三规则"是指合适的碎片分子应具有以下特征：分子质量小于 300 kDa，log P 小于 3，氢键供体和受体都小于等于 3。和传统的高通量筛选库中的化合物相比，碎片化合物结构较小，因此相应的碎片库中化合物数量也少一些。现在一些商业公司也提供符合"三规则"的碎片分子库，同时还具有化学多样性，由于构成碎片分子的原子数目比较少，和较大分子质量的化合物相比，他们的化学可开发空间更加广泛[15-18]。虽然碎片分子与靶蛋白的亲和力很弱，但结合却是高效的[19-21]。

人们开发了一些方法来评价配体效率（ligand efficiency），但是从根本上来说都是结合熵的某种函数除以分子中重原子的数目[22,23]。另外，碎片分子和靶蛋白有很高的结构互补性，而且这种互补会随着配体复杂性的增加而降低[20]。在绝大多数情况下，随后的碎片分子结构优化过程依旧会保持起始碎片和靶蛋白的结合模式和氢键相互作用[24]。从物理化学的角度来看，弱亲脂性是符合"三规则"的碎片分子的一个优点，这样它就能够和靶蛋白形成许多极性相互作用。所以，在分子优化过程中，我们应该注意避免使用增加分子质量或亲脂性的方法来提高亲和力。具有高亲脂性的先导化合物可能会有一些不利的生物学特性，例如作用到别的靶点、有聚合趋势、增加 P 蛋白和 hERG 的亲和力[12]，所有这些不利的性质都可能在随后药物研发的各阶段增加损耗。

8.5 基于碎片药物设计实例

文献中报道了很多利用基于碎片分子优化的方法得到先导化合物的实例，在一些综述里也有相应的总结[12,18,25-29]。这里我们挑选了一些最近报道的实例。D-氨基酸氧化酶是一种催化 D-丝氨酸生成的一种黄素酶。抑制这一酶的活性，可能起到治疗精神分裂的效果。由于该酶集中在中枢系统，抑制剂需要透过血-脑屏障，为证实 D-氨基酸氧化酶可以作为 CNS 疾病的靶标，最近，人们已经开始使用基于碎片的药物设计方法来寻找新的抑制剂[30]。已知抑制剂的结合口袋在酶的辅因子的黄素环和 Tyr224 之间，这一关键残基能够占据两个不同位置：Tyr224 向里和 Tyr224 向外（图 8.1a 和 8.1b）。在酪氨酸向外的构象中，Tyr224 的芳香环向外移动，产生了一个和原口袋相垂直的子口袋。

人们首先筛选一个含有大约 3500 个碎片的化合物库，来寻找适合向子口袋延伸的苗头化合物。绝大多数苗头化合物都是很小的芳香羧酸类分子（如图 8.1a 所示），它们的芳香环可以和黄素以及 Tyr224 的芳香环产生 π-π 堆积作用，而羧基则可以和 Arg283 形成静电作用。值得注意的是，化合物和 Gly313 形成的氢键能够诱导形成 Tyr224 向外的构象。在这些能够诱导 Tyr224 向外构象的碎片分子中，人们选择了苗头化合物（**1**）（3-羟基-2-吡啶酮）进一步优化（图 8.2 和 8.3），这个分子结构中不含羧基，可能具备较好的细胞和脑渗透性。

研究人员根据化合物（**1**）的 X 射线晶体结构，推测在吡啶酮环的 C-5 位引

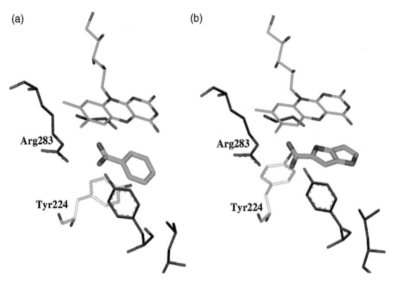

图 8.1　D-氨基酸氧化酶 X 射线晶体结构展示(a)Tyr224 向里(PDB 代码：2DU8)和
(b)Tyr224 向外(PDB 代码：3CUK)的构象

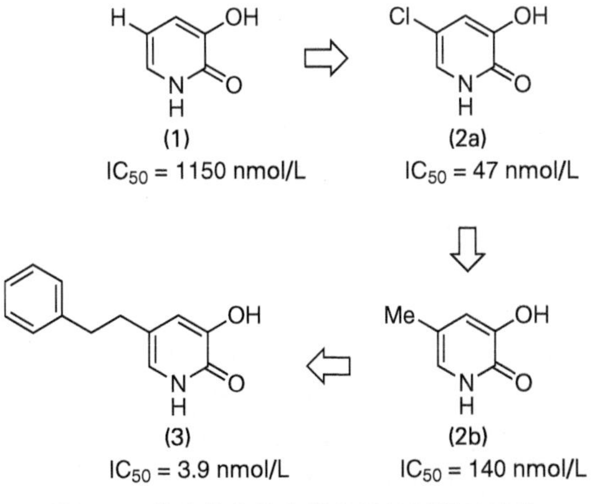

图 8.2　苗头化合物和优化后抑制剂的结构

进一个柔性链可以让化合物进入到由 Tyr224 向外构象产生的垂直子口袋。在
C-5 位引入小的取代基团能明显地增加抑制剂的活性(2a 和 2b,图 8.2),通过
柔性链引入一个无取代的芳香环能结合到靶蛋白的垂直子口袋,会进一步增加
其抑制活性。化合物(**3**)的 X 射线晶结构验证了分子和靶蛋白质的结合模式,
这和我们的预期一致(图 8.4)。

　基因表达的表观遗传调控领域近年来发展迅速,这为发展新的治疗方法提
供了机遇,特别是在癌症领域。有些酶可以调节转录后组蛋白的修饰,主要是乙

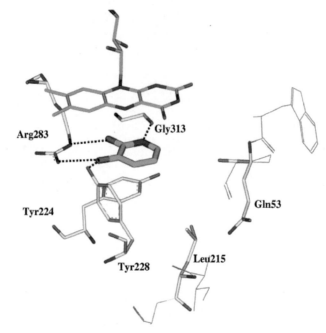

图 8.3　碎片化合物(**1**)和 D-氨基酸氧化酶复合物的
X 射线晶体结构(PDB 代码：3W4I)

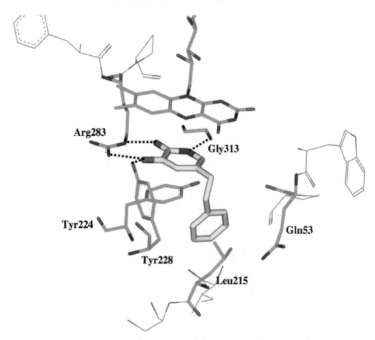

图 8.4　先导化合物(**3**)和 D-氨基酸氧化酶的 X 射线衍射
晶体结构(PDB 代码：3W4J)

酰化和甲基化,这些修饰反过来又可以影响基因的表达状态。在这些重要的表观遗传靶点里,组蛋白乙酰转移酶负责在组蛋白的尾部乙酰化(写入),反之,组蛋白去乙酰化酶介导组蛋白尾部赖氨酸残基的去乙酰化(擦去)。最近,组蛋白去乙酰化酶抑制剂已经被用于癌症的治疗(伏地诺他)。其他一些重要的表观遗传靶标蛋白质则包含了一个可以识别(读)乙酰化组蛋白的布罗莫结构域(bromodomain)。

　　在一项研究中,科学家用基于碎片的药物设计方法来寻找包含布罗莫结构域蛋白质(4)(BRD4)的抑制剂[31]。为创建碎片分子库,研究人员先用近似"三规则"的标准将 ZINC 数据库筛选一遍,然后再用某种相似度指标进行聚类,得到了一个包含 487 个化合物的碎片分子库。最后再用分子对接的方法做进一步筛选。在此过程中,人们不仅考虑了已知抑制剂和 BRD4(I)结合的结构信息,而且还关注碎片分子和靶标 Asn140 之间的相互作用。通过这些标准,一共选择了 41 个分子用于结晶研究。碎片(4)(图 8.5)的结合模式因与 KAc 口袋里天然底物的乙酰化赖氨酸的乙酰基结构相似,被选择做进一步优化。化合物(4)的羰基和 Asn140 的侧链 NH_2 形成氢键,还和 Tyr97 通过水桥的氢键相互作用,化合物(4)的 NH 基团也和 Asn140 通过水桥相互作用。

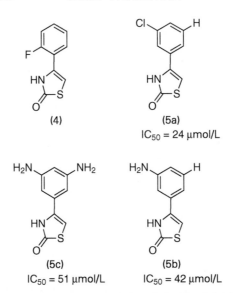

图 8.5　BRD4 抑制剂苗头化合物和优化先导化合物的结构

　　随后研究人员在分析比较该片段和已知 BRD4(I)抑制剂的结合构象的基础上进行了结构优化。分析显示芳香环间位和对位的修饰能够增强结合,化合物(5a～5c)(图 8.5)的芳香环上引入小取代基之后,结合活性确实得到了增强。此外，基于对其他抑制剂的分析，研究人员预测通过磺胺连接一个能够接近 WPF 架的疏水基团可以增强结合。

在化合物(**4**)芳环的间位和对位引入芳基磺胺都增强活性，其中，在间位引入磺胺后，获得了微摩尔级的活性(**6** 和 **7**，图 8.7)。

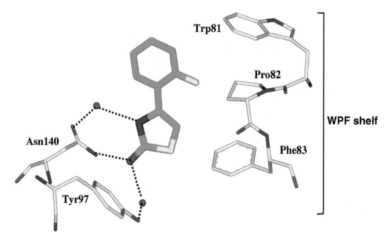

Trp81
Pro82
WPF shelf
Asn140
Phe83
Tyr97

图 8.6 化合物(4)和 BRD4(Ⅰ)的 X-衍射共晶结构(PDB 代码：4HXN)

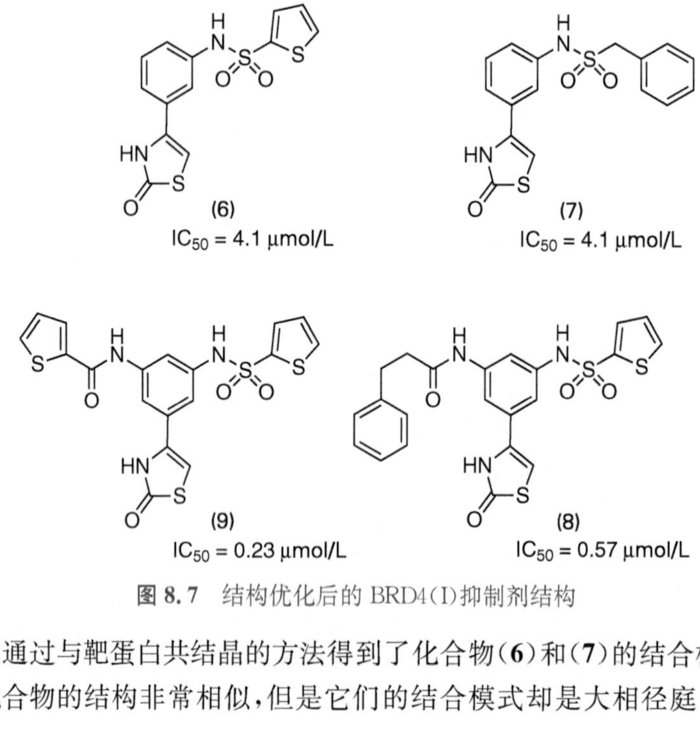

(6)
IC50 = 4.1 μmol/L
(7)
IC50 = 4.1 μmol/L
(9)
IC50 = 0.23 μmol/L
(8)
IC50 = 0.57 μmol/L

图 8.7 结构优化后的 BRD4(Ⅰ)抑制剂结构

人们通过与靶蛋白共结晶的方法得到了化合物(**6**)和(**7**)的结合模型，虽然这两个化合物的结构非常相似，但是它们的结合模式却是大相径庭(图 8.8)。

主要区别是化合物(**6**)的噻吩环趋向于 WPF 架(这是由于磺酰胺基团和酶形成氢键网络后旋转造成的),而化合物(**7**)的苄基则进入了 ZA 通道。此外,有证据表明磺胺基团在化合物(**7**)中不需要像在化合物(**6**)中那样对芳环进行定位,所以它可以被其他电子等排体替代,如酰胺。通过合并这两个结合片段,设计了化合物(**8**)和化合物(**9**),它们的活性大大提高,达到了纳摩尔级别。

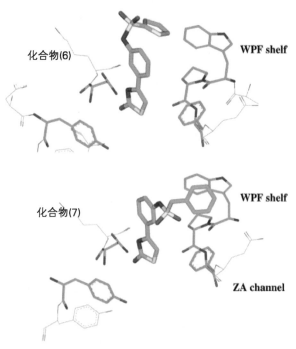

图 8.8　化合物(**6**)、(**7**)和 BRD4(I)的 X 射线晶体结构
(PDB 代码分别为:4HXR 和 4HXS)

热休克蛋白 90(Hsp90)属于分子伴侣大家族,分子伴侣能够帮助它们的下游蛋白进行正确折叠、促进成熟和保持构象稳定。大量的 Hsp90 的下游蛋白属于癌基因蛋白,与肿瘤进展相关。虽然 Hsp90 在大多数细胞中都高表达,但研究表明抑制该蛋白质对癌症细胞影响较大,从而表现抗恶性细胞增殖的作用。Hsp90 的 N 端区域有着 ATP 酶的活性,并且是核苷酸的结合位点。多年以来,人们报道了不少天然和合成的 Hsp90 抑制剂,基于碎片的筛选和优化也被用于新的 Hsp90 抑制剂的开发[32]。科研工作者利用配体观察磁共振,针对 Hsp90 筛选了一个含有大约 2600 碎片分子的库。该实验初步获得的有结合的分子再用低浓度 ADP 竞争性试验进行验证(在测试条件下,ADP 和 Hsp90 结合很弱)。竞争性试验分别在在缺乏镁离子和存在低浓度镁离子条件下进行,二价镁

离子能够增强 ADP 对核苷酸结合区域的亲和力。通过这些磁共振实验，研究人员选择了大约 100 个活性化合物用于 X 射线晶体学研究，从中共取得了 26 个化合物的共晶结构。

在接下来的设计方法中，等温滴定量热法（ITC）被用来测定化合物和 Hsp90 的亲和力。在发现的苗头化合物中，苯酚衍生物（**10**）（图 8.9）虽然配体效率较低，但是却结合在 Hsp90 的核苷酸结合区，这为后面的深入优化铺平了道路。另外，优化过程也可以借鉴有相似结合模式的天然产物根赤壳菌素（Radicicol）的结合构象。

(10)
IC_{50} = 790 μmol/L

(11) (根赤壳菌素)

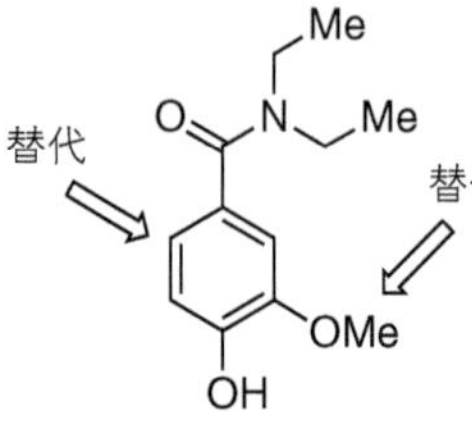

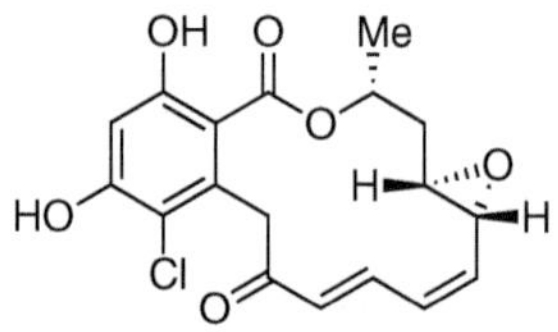

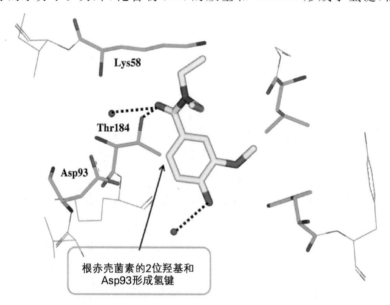

图 8.9 Hsp90 苗头化合物（**10**）和赤壳菌素

图 8.10 展示了化合物（**10**）和酶的结合模型。化合物的结合替代了几个保守的水分子。另外，化合物（**10**）的羰基和 Thr184 形成了氢键，而苯酚

图 8.10 化合物（**10**）和 Hsp90 的 X-衍射共晶结构（PDB代码：2XDL）

基团则通过水桥和酶形成氢键作用,甲氧基则适当地填充在一个疏水口袋。通过赤壳菌素和化合物(**10**)的叠合可以发现根赤壳菌素分子中的间苯二酚环的 2 位羟基能和 Asp93 形成氢键,这被认为是根赤壳菌素具有良好酶亲和力的关键。

　　基于 X 射线晶体结构,分子优化的第一步是通过引入不同的亲脂性基团来优化与甲氧基所占据疏水口袋的结合(图 8.11,**12a～12d**),其中,异丙基(**12c**)和叔丁基(**12d**)表现出最好的蛋白亲和力和配体效率。参照根赤壳菌素的结合模型,研究人员移除了 4 位羟基,引入 2 位羟基,并跟芳香环的 3 位异丙基或叔丁基进行了组合。但是,这两个化合物(**13a** 和 **13b**)和 4 位羟基的衍生物(**12c**)和(**12d**)相比,亲和力明显下降,这证明了 4 位羟基对酶亲和力起着关键的作用。

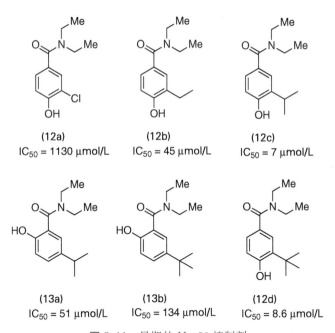

图 8.11　早期的 Hsp90 抑制剂

　　紧接着,研发人员将目光转向叔酰胺基团,利用两个不同的策略对其进行结构优化。第一个策略是在酰胺上引入极性取代基,旨在和相邻的 Lys58 形成新的氢键作用(化合物 **14** 和 **15**,图 8.12)。第二个方法是尝试引入有较大位阻的叔酰胺(化合物(**16a**)、(**16b**)、(**17a**)和(**17b**),图 8.12)。这两种策略都增加了化合物的亲和力,X 射线晶体结构也验证了这些策略(图 8.13)。

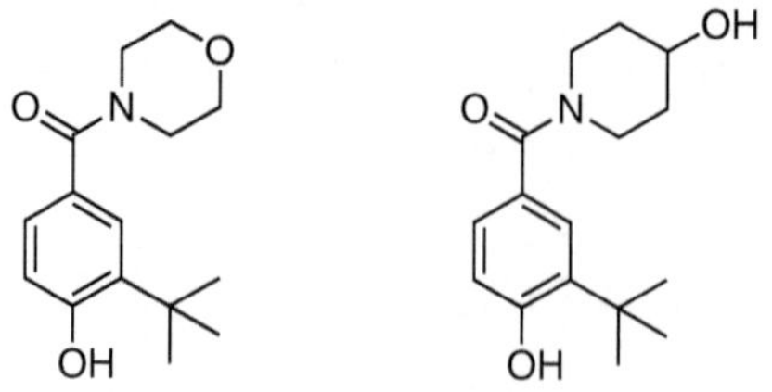

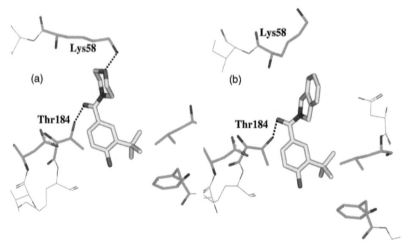

(14)
IC$_{50}$ = 1.1 μmol/L

(15)
IC$_{50}$ = 2.3 μmol/L

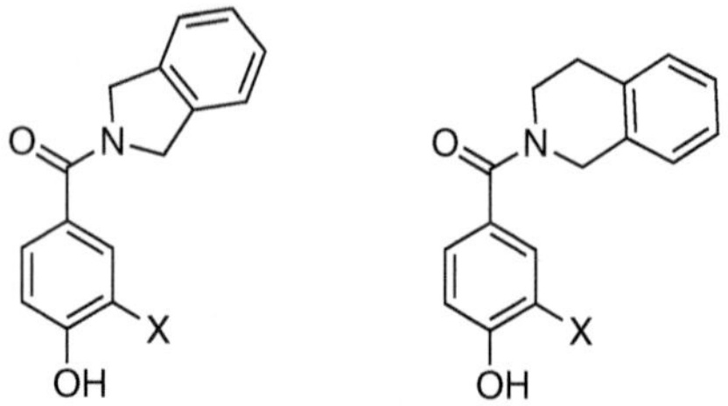

(16a) IC$_{50}$ = 0.25 μmol/L (X = *t*-Bu) (17a) IC$_{50}$ = 0.4 μmol/L (X = *t*-Bu)
(16b) IC$_{50}$ = 0.068 μmol/L (X = *i*Pr) (17b) IC$_{50}$ = 0.128 μmol/L (X = *i*Pr)

图 8.12   优化之后的 Hsp90 抑制剂

图 8.13   优化之后的化合物（14）（a）和（16a）（b）与 Hsp90 的结合模型
（PDB 代码：2XHT 和 2XHX）

　　最后，将根赤壳菌素的间苯二酚环和优化得到的化合物（16b）合并，得到了有皮摩尔级活性的化合物（18）（图 8.14）。针对化合物（18）的 ADME 性质，研究人员开展了进一步的结构修饰最终得到了临床候选化合物（19）（AT13387）[33]。

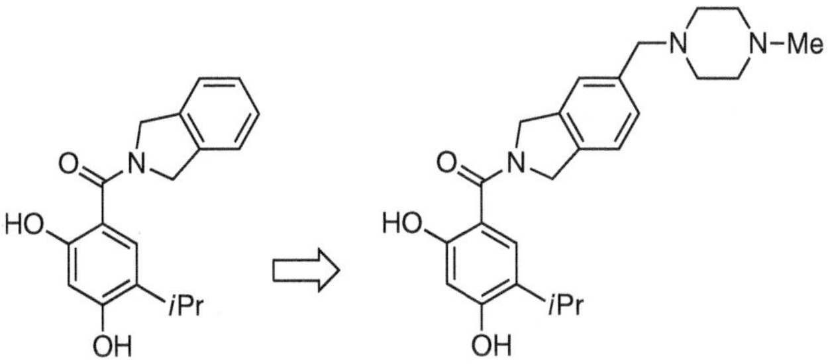

图 8.14　先导化合物（18）和临床候选化合物 AT13387

18
IC$_{50}$ = 0.54 nmol/L

19 (AT13387)
K_d = 0.71 nmol/L

8.6　结论

X 射线晶体学是分析蛋白质结构以及蛋白质和配体之间相互作用的强大工具。随着科学技术的巨大进步，现在我们已经可以在清楚了解蛋白质结构和结晶条件的情况下确定蛋白质-配体复合物的结构，一些实用的技术（例如配体浸泡、共结晶或者分子替代）也得到了普及，另外，计算方法的进步也促进了蛋白模型的快速构建。X 射线晶体学不仅有益于靶标确定，在苗头化合物的发现和优化上也起到了关键的作用，科技的进一步发展，将为新药研发提供更先进、更广泛的药物分子筛选平台。

（李小林　罗志　译）

参 考 文 献

第 9 章
GPCR 药物设计

9.1 引言

G 蛋白偶联受体(GPCR)拥有 1000 多个成员,参与许多重要的生理和病理过程,是人类基因组中最庞大的膜蛋白家族。这类受体的共同点是其立体结构中都有七个跨膜 α-螺旋。它们参与多种胞外信号跨膜转导,引起细胞状态的改变。每个 GPCR 受体由一条单肽链上 7 个 α-螺旋组成的跨膜结构域构成[1-3],其氨基末端(N 端)位于细胞外,羧基末端(C 端)位于细胞内。除了 7 个跨膜 α-螺旋(Ⅰ-Ⅶ),每个 GPCR 受体还包含三个胞内环(ICL1 - ICL3)和三个胞外环(ECL1 - ECL3)。受体激动剂的结合位点靠近受体细胞外区域。已知的能与 G 蛋白偶联受体特异性结合的配体包括激素、糖蛋白、生长因子、神经递质、细胞因子、气味和光。光、神经递质等小分子激动剂的结合位点位于跨膜区域,而多肽和细胞因子主要与受体的胞外表面相互作用。与 G 蛋白的结合位点在受体的胞内区,其主要由 ICL3 和肽链末端(C 端)组成。

G 蛋白是由三类蛋白质 α-亚基、β-亚基和 γ-亚基组成的三聚体。当受体处于静息状态时,G 蛋白 α-亚基与一个 GDP 分子结合,同时 β-亚基、γ-亚基与 α-亚基连接。与激动剂结合后,G 蛋白会经历构象的变化。被激活的受体使 α-亚基释放 GDP 分子转而与 GTP 分子结合,随后 β-亚基、γ-亚基与 α-亚基发生分离。与 GTP 结合后的 α-亚基可以激活或抑制特定酶或离子通道,又称为"效应器"。与 GTP 结合 α-亚基一直处于被激活状态。α-亚基本身具有 GTP 酶活性,促使 GTP 水解为 GDP。与 GDP 结合的 α-亚基,最终能够重新关联 β-亚基、γ-亚基,从而恢复到其初始的静息状态。

通过表征一系列不同的 G 蛋白,发现其具有不同的氨基酸序列,可以与不同的受体结合,还可以激活或拮抗不同效应器。效应器多为可以产生所谓第二信使的酶或离子通道。其中一个非常重要的效应器酶是将 ATP 转换成第二信使 cAMP 的腺苷酸环化酶。根据 G 蛋白对腺苷酸环化酶的作用,可以将 G 蛋白分为 Gs(激活)或 Gi(抑制)。第二信使 cAMP 活化蛋白激酶 A(PKA),该激酶可以磷酸化特定的酶并控制它们的功能。cAMP 的活性会被称为磷酸二酯酶的酶终止。Gq 蛋白可以激活磷脂酶 C(PLC),使其水解细胞膜中磷脂酸肌醇酯产生 1,4,5-三磷酸肌醇(IP₃)和二酰甘油(DAG)。IP₃激活位于细胞内的囊泡上的钙离子通道,使囊泡中的钙离子流到细胞质中。胞内增加的钙离子浓度会对细胞代谢通路产生一系列影响,主要经由依赖于钙/钙降素的相关激酶参与调控。最终,G 蛋白激发离子通道。

与单个激动剂结合的 GPCR 可以产生多个第二信使,这一系列的瀑式反应很好地解释了 GPCR 的膜外刺激如何传导并放大到膜内。虽然 GPCR 可以通过其信号转导机制中诸多步骤的一步来激活或抑制,实际上 GPCR 的活性主要还是由内源性配体作为激动剂或拮抗剂来调控的[4]。GPCR 可以存在激活和非激活状态两个不同的构象。在缺乏内源性配体的情况下,两种状态之间的平衡会向非激活状态移动。受体显示出的小程度基础活性是不依赖于激动剂存在与否的,而是取决于处在激活状态受体的比例。因此,与 GPCR 有亲和力的小分子可以呈现不同的内在活性。激动剂激活受体,对于受体激活状态具有较高的亲和力,并且将上述提到的平衡状态向激活状态移动。中性的拮抗剂对于激活和非激活状态具有相同的亲和性,因此不能打破平衡状态,而仅是通过占有受体,阻止内源性配体的结合。反向激动剂对于 GPCR 的非激活状态具有较高的亲和力,并终止受体的基础活性。

9.2　GPCR 的高分辨结构

目前,FDA 批准的药物大约有 40% 以 GPCR 为靶标。绝大多数受体激动剂或拮抗剂的设计主要依赖传统的以配体为基础的办法:如虚拟筛选、药效团模型及定量构效关系(QSAR)研究。用 X 射线测定 GPCR 的结构十分困难。2000 年,科学家们得到了视紫红质素的 X 射线晶体结构。这一发现促进了 GPCR 相关的药物研究的设计策略[5-7]。在这个视紫红质素的晶体结构基础上科学家们建立了许多 GPCR 蛋白的模型,并将这些模型用于靶向 GPCR 的药物研发。2007 年,药物相关 GPCR 的高分辨 X 射线晶体结构被解析出来,开创了基于结构设计 GPCR 配体的新纪元。2007 年科学家们得到了人类 β₂肾上腺能受体反向激动剂和激动剂-受体复合物 X 射线晶体结构[8-10]。随后,β₁肾上腺素能受体、β₂肾上腺素能受体[3,11,12]、腺苷 A₂ₐ 受体（结合受体激动剂和拮抗剂）[13-16]、多巴胺 D₃ 受体[17]、CXCR4 受体[18]和 CCR5 受体[19]等许多 GPCR 结构也相继得到确定。此外，与受体激动剂或拮抗剂结合的视紫红质、β₁-肾上腺素能受体、β₂肾上腺素能受体和腺苷 A₂ₐ 受体的复合物晶体结构相继浮出水面[3]。由 T4 溶菌酶蛋白质工程[8,20]或通过热稳定性策略得到的 GPCR 高分辨率 X 射线晶体结构[21]标志着 GPCR 晶体 X 射线衍射的重大进展，并为基于结构的 GPCR 药物设计带来更多的机会。

传统上基于类似物的设计策略曾经是靶向 GPCR 药物研发的标志性，而随着这些 GPCR 高分辨 X 射线晶体结构的获得，基于结构的药物研发策略成为另一种选择变得越来越重要。并且，基于已知的 GPCR 高分辨率结构，化学家们可以给出更可靠的 GPCR 同源模建结构[22-24]。以 X 射线晶体结构为基础设计的 GPCR 新型配体正在迅速发展[3]。本章节中接下来讨论了几个基于高分辨 X 射线晶体结构利用虚拟筛选找到 GPCR 受体新型配体的例子。有趣的是这些筛选方法为研究人员提供了许多实验证实有效的先导化合物[25]。此外，我们还将讨论基于结构药物设计在结构优化方面的最新研究进展。

9.3 虚拟筛选用于 β₂肾上腺素能受体

通过 β₂受体[9,26]的 X 射线晶体结构可以观察到经典的七跨膜 α-螺旋，胞外三环和胞内三环连接跨膜螺旋（图 9.1）。在结晶构造中，T4 溶菌酶替换细胞内 3 环区域。β₂肾上腺素能受体结合的口袋里有一个深槽，主要由疏水性残基占据，配体可通过这些残基与受体形成多个范德华相互作用。另一方面，口袋里的极性残基可与配体形成强定向静电相互作用。

如图 9.2 所示，反向受体激动剂卡拉洛尔通过疏水和静电作用结合在口袋深处。尤其是，卡拉洛尔的咔唑环上的 NH 与 Ser203 形成氢键。羟烷基胺基团参与形成了一个由多个氢键组成的复杂相互作用网络，包括卡拉洛尔中 NH、OH 和受体残基的 Asn312 和 Asp113 的相互作用。咔唑环被包埋在残基 Val114、Phe290 和 Phe193 中。

Kolb 等采用虚拟筛选找到了新的结构作为受体配体[27]。研究者将大量先导类似物（ZINC 数据库）与 β₂受体进行对接，并根据形状匹配，静电作用以及配体的去溶剂化等因素对对接构象打分排序。在对化合物进行排序时还考虑了化学多样性和商业可得性等其他情况。最终挑选出 25 个先导类似物进行评估，其

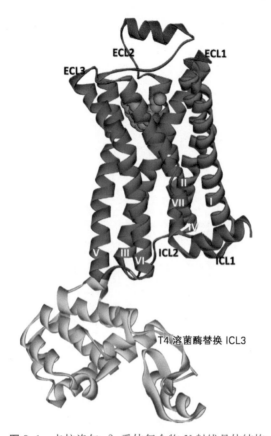

图 9.1　卡拉洛尔-β₂ 受体复合物 X 射线晶体结构

　　蓝色：跨膜 α-螺旋，紫色：膜内及膜外环，青色：T4 溶菌酶；品红球状：反向激动剂卡拉洛尔；PDB code：2RH1

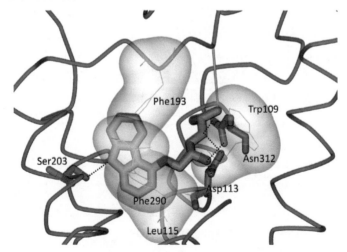

图 9.2　卡拉洛尔在 β₂ 受体中结合位点的详细结合情况（PDB code：2RH1）

中 6 个化合物表现出对受体的亲和力。卡拉洛尔(**1**)和其他先导化合物(**2**~**4**)的结构如图 9.3 所示。

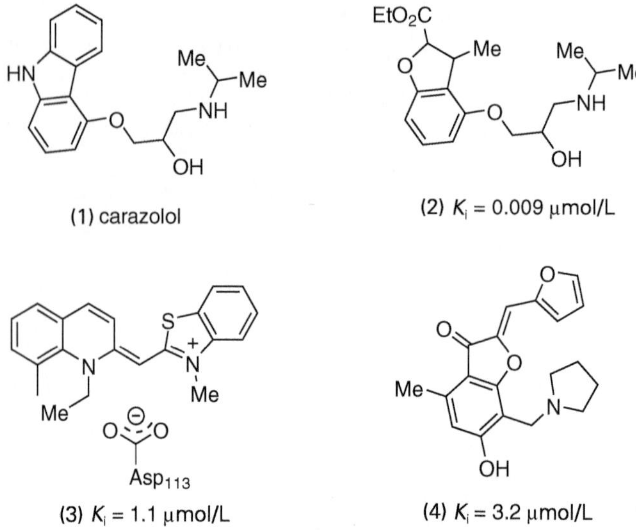

(1) carazolol

(2) K_i = 0.009 µmol/L

(3) K_i = 1.1 µmol/L

(4) K_i = 3.2 µmol/L

图 9.3　卡拉洛尔(1)和新型 β₂受体配体(2~4)

　　化合物(**2**)显示出较高的受体亲和力。该化合物属于被定义为"经典的化合物"集群，展现了类似于典型已知受体结合物的药效特点。预测的化合物(**2**)结合模式与卡拉洛尔类似，前者的疏水双杂环系统占据卡拉洛尔咔唑环的结合位点。此外，化合物(**2**)形成与卡拉洛尔相似的极性相互作用。化合物(**2**)对 β₂ 受体具有很高的亲和力，其 K_i 值在低纳摩尔级别。

　　化合物(**3**)的活性要低一些，但是与其他已报道的该受体结合物相比，该化合物具有新型的骨架结构。化合物(**3**)的另一个有趣特点是杂环氮原子被连接的甲基正极化，这使它与 Asp113 形成电荷-电荷相互作用。但是化合物(**3**)没有可以与 Asp113 相互作用的羟基基团。另一方面，化合物(**4**)通过和苯酚环连接的带正电的四氢吡咯基团与 Asp113 进行作用。

9.4　基于结构设计的腺苷 A₂ₐ受体拮抗剂

　　Jaakola 等使用 T4 溶菌酶融合方法获得分辨率为 2.6 Å 腺苷 A₂ₐ受体与拮抗剂 ZM241385(**5**)复合物的 X 射线晶体结构[13]。ZM241385 与腺苷 A₂ₐ受体结合的复合物 X 射线晶体结构如图 9.4 所示。

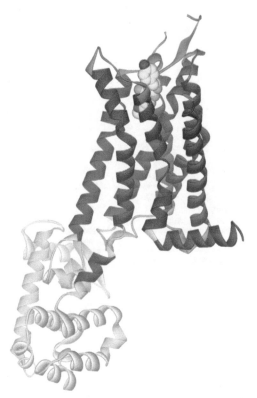

图 9.4　ZM241385 -腺苷 A$_{2A}$受体复合物的 X 射线晶体结构

红色：跨膜 α-螺旋,蓝色；膜内和膜外环,白色：T4 溶菌酶；黄色球状：拮抗
剂 ZM241385；PDB 号；3EML

腺苷 A$_{2A}$受体三维结构与视紫红质和 β$_2$ 受体相似。不过他们的胞外环存在显著差异,尤其是胞外 2 环区域。此外,α-螺旋的相对位置也有区别,在这种情况下结合口袋容易发生变化以容纳拮抗剂。

拮抗剂的结合口袋与根据受体同源模型对接的预测结果不同。如图 9.5 所示,ZM241385 结合方式与螺旋 7 处于一条直线上,并与胞外 2,3 两个环相互作用。通过与一侧口袋两侧的 Phe168 和 Ile274 形成疏水作用,化合物(**5**)的杂环被固定在结合位点。同时酚环与 Met270 和 Leu267 形成疏水作用。Asn253 与杂环和支链呋喃环形成多个氢键。氨基与 Glu169 形成强氢键,并且酚羟基与一个结合水形成氢键。

基于 A$_{2A}$受体 X 射线晶体结构优化模型,Katritch 等报道了对 Molsoft ScreenPub 数据库进行虚拟筛选的结果[28]。这促进了多个先导化合物的发现。化合物先被按照相似性分类,再从每一类中基于对接分数、配体有效性和其他类药性质挑出若干进行测试。由于该研究的目的是发现新型结构,具有与已知

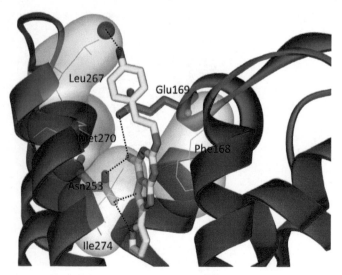

图 9.5　ZM241385 在腺苷 A_{2A} 受体中结合位点的详细结合方式（PDB 号：3EML）

A_{2A} 受体配体化合物高度相似的结构就被排除在外。预测结果显示所选的化合物都可以与 Phe168 形成 p 堆积作用，与 Asn253 和 Glu169 形成氢键。其中几个化合物还具有可能与口袋更深处的其他关键氨基酸残基结合的结构特征。还有几个化合物展现出与受体亚型显著的亲和作用，值得注意的是化合物（**6**）和（**7**）（图 9.6）表现出亚微摩尔级别的 K_i 值。总体上，这些化合物对腺苷 A_1 亚型受体没有选择性，但是对腺苷 A_3 亚型受体却没有亲和力。此外，大部分的 A_{2A} 结合物在功能检测中表现为拮抗剂。

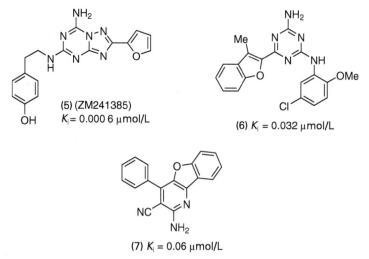

图 9.6　腺苷 A_{2A} 受体拮抗剂 ZM241385 及其他一些配体的结构

Carlsson 等报道了基于结构设计的新型腺苷 A_{2A}受体配体的发现[29]。首先对 ZINC 数据库进行虚拟筛选，基于受体和配体之间的互补的范德华和静电作用以及配体去溶剂化能对每个分子进行打分。通过这些筛选，20 个化合物被选择进行体外活性测试以评价虚拟筛选结果。其中七个化合物的 K_i 值在 200 nmol/L到 8.8 μmol/L 之间。特别值得注意的是，所有结合物都优先结合腺苷 A_{2A}受体亚型，而对 A_1 和 A_3 两个亚型的亲和力非常低甚至可以忽略不计。化合物(**8**)和(**9**)(图 9.7)是最有趣的配体，显示出低微摩尔级的亲和力。这两种化合物均为腺苷 A_{2A}受体拮抗剂。

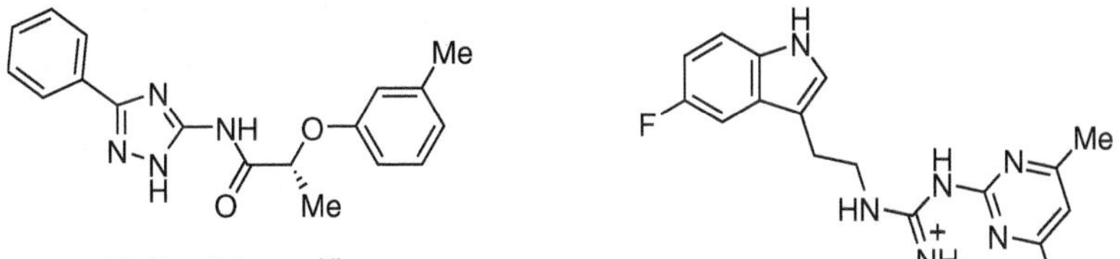

(8) K_i = 0.2 μmol/L　　(9) K_i = 0.2 μmol/L

图 9.7　腺苷 A_{2A}受体配体结构

9.5　CCR5 拮抗剂结构导向设计

趋化因子受体是 GPCR 中的一个大家族，在很多生物学过程中起到调节作用。在一定的炎症条件下，它们通过与分泌的细胞因子或“趋化因子”的相互作用来控制白细胞和其他类型细胞的转运和激活[30,31]。迄今，大约有 50 种人趋化因子和 20 种受体被发现并依据其亚族特异性分类。趋化因子受体在很多的病理生理学过程中发挥重要作用，包括癌症(CCR1/2/5/7 和 CXCR3/4)、艾滋病毒(CCR5 和 CXCR4)、哮喘(CCR2/3/4/6)、移植(CCR1/2/5 和 CXCR3)、糖尿病和肥胖(CCR2)、动脉粥样硬化(CCR2 和 CXCR1/2)、皮肤疾病(CCR4)和炎症性肠病(CCR9)[31,32]。Maraviroc (Selzentry)成为了第一个小分子 CCR5 拮抗剂，在 2007 年被 FDA 批准用于治疗艾滋病毒/艾滋病。自此以后，数个针对趋化因子靶标的新分子实体进入临床前或临床阶段[33]。

CCR5 可以在很多类型的细胞表面进行表达，尤其是血液、树突状和胰岛细胞、初级和次级淋巴器官中的 T 细胞、单核细胞和巨噬细胞[34]。由于 CCR5 在艾滋病毒进入宿主免疫细胞的过程中扮演了辅助受体的角色，它受到广泛关注。

在艾滋病毒 HIV - 1 的入侵过程中，R5 -/HIV - 1 gp120 复合物与 CD4+ 细胞结合导致 gp120 发生构象变化。CCR5 作为辅助受体，与构象改变的 R5 -/HIV - 1 gp120 复合物结合，触发糖蛋白介导的病毒包膜与细胞膜融合使病毒进入靶 T 细胞[35]。因此研发 CCR5 拮抗剂以治疗艾滋病毒/艾滋病的研究已成为一个高度关注的领域。

9.5.1 由高通量筛选得到的先导化合物开发 Maraviroc

在 1990 年代后期，辉瑞公司研究人员采用高通量筛选（HTS）在近五十万个化合物中寻找 CCR5 配体，使用趋化因子放射性配体结合法来进行识别。通过对放射性标记 MIP - 1β 结合 HEK - 293 细胞中表达的人源 CCR5 的抑制，找到了多个有希望的苗头化合物[36-38]。一些代表性的苗头化合物见图 9.8 所示。考虑到活性、配体有效性和类药性，吡啶并咪唑化合物（**14**）被选中作进一步优化。

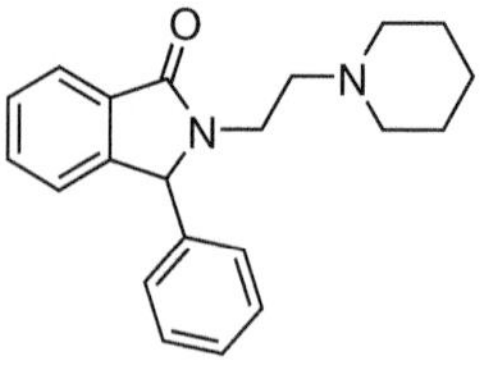

(10) IC$_{50}$ = 2 µmol/L

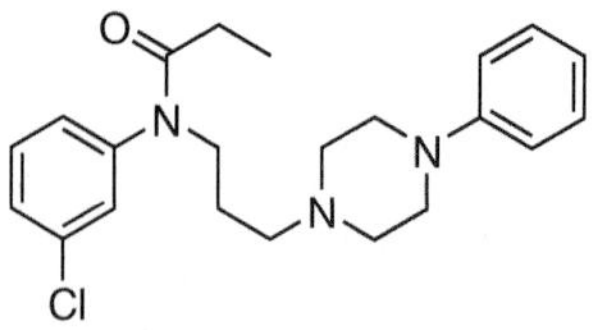

(11) IC$_{50}$ = 1.28 µmol/L

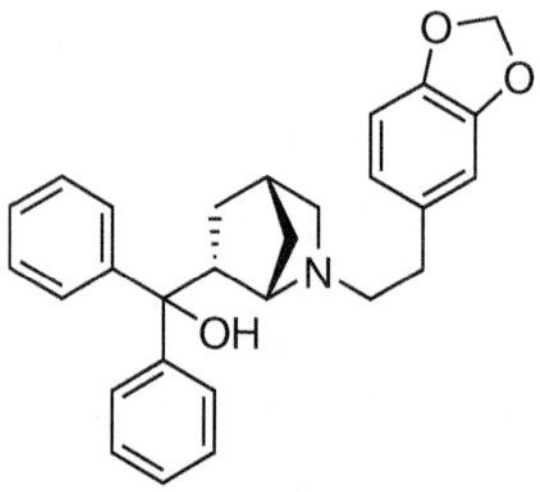

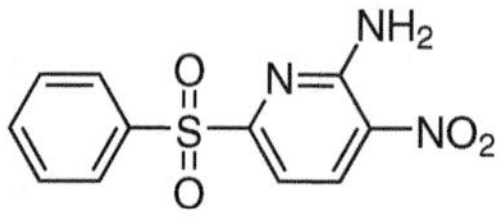

(12) IC$_{50}$ = 1.87 µmol/L

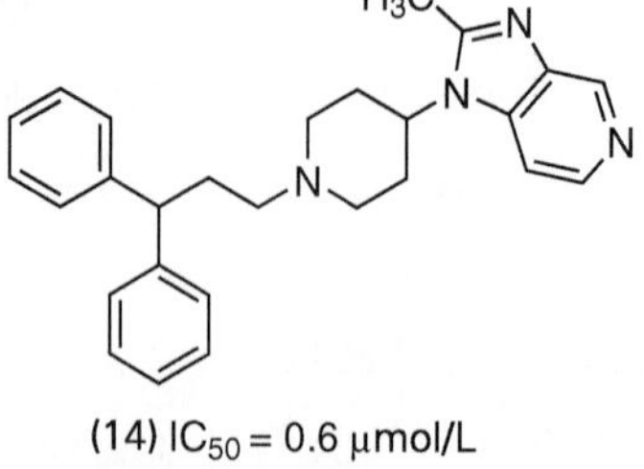

(13) IC$_{50}$ = 0.27 µmol/L

(14) IC$_{50}$ = 0.6 µmol/L

图 9.8　初始高通量筛选苗头化合物结构

9.5.2　增进抗病毒活性并降低细胞色素 P450 活性

在骨架优化中,分子模拟显示吡啶"N"可以与 CYP 亚铁血红素 Asp301 作用。最初采用的策略是将氮替换成碳降低对 CYP2D6 的抑制。氮原子替换同时也降低了二苯亚甲基基团的亲脂性[37]。

带有苯并咪唑环的化合物(15)对 CYP2D6 活性降低超过 15 倍,并且对 CCR5 亲和力得到提高。将亲酯性二苯亚甲基基团其中一个替换成酰胺基团进一步减少了 CYP2D6 抑制。更令人鼓舞的是,变换苯环成酰胺基团后,化合物还展出强效的抗病毒活性。几种芳香族和脂肪族酰胺基团替换的化合物也被合成出来。具有(S)-构型的环丁基同系物(16)(图 9.9)表现出优秀的配体有效性、抗病毒活性($IC_{90} = 440$ nmol/L)和很低的 CYP2D6 抑制。

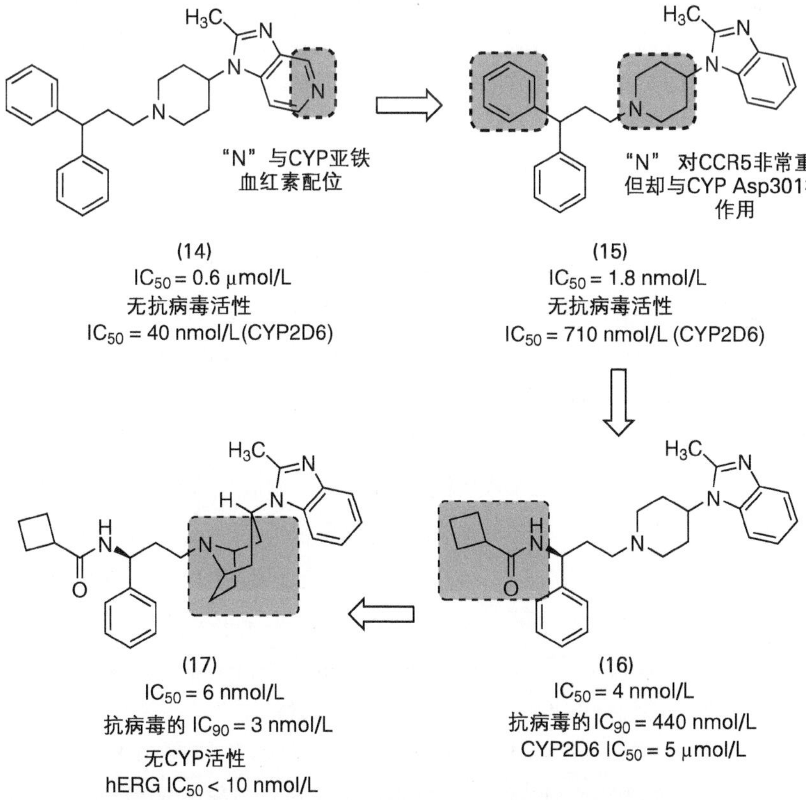

(14)
$IC_{50} = 0.6$ μmol/L
无抗病毒活性
$IC_{50} = 40$ nmol/L(CYP2D6)

"N" 与 CYP亚铁血红素配位

(15)
$IC_{50} = 1.8$ nmol/L
无抗病毒活性
$IC_{50} = 710$ nmol/L (CYP2D6)

"N" 对CCR5非常重要,但却与 CYP Asp301 相互作用

(17)
$IC_{50} = 6$ nmol/L
抗病毒的 $IC_{90} = 3$ nmol/L
无CYP活性
hERG $IC_{50} < 10$ nmol/L

(16)
$IC_{50} = 4$ nmol/L
抗病毒的$IC_{90} = 440$ nmol/L
CYP2D6 $IC_{50} = 5$ μmol/L

图 9.9　CCR5 拮抗剂 14~17 的结构和相关数据

化合物(16)和 CYP2D6 复合物模型表明哌啶"N"可以与亚铁血红素 Asp301 螯合。因此可以假设增加哌啶"N"周围立体位阻可能减少对 Asp301 的

亲和力。朝着这一目标，研究者预期空间结构约束的莨菪烷环化合物（**17**）是中央哌啶环的很好替代物。抑制剂（**17**）显示了类似的 CCR5 亲和力，低纳摩尔级抗病毒活性，而且最重要的是没有显示 CYP2D6 抑制。SAR 研究发现（S）-苯基构型化合物仍比（R）-苯基构型具有更好的活性。有趣的是，内型和外型苯并咪唑异构体显示了相似的亲和力和抗病毒活性[39,40]。

9.5.3 降低 hERG 活性和优化药代动力学参数

虽然化合物（**17**）的结果令人振奋，但在人类 ether-a-go-go 相关基因（hERG）钾离子通道中具有 99% 的抑制作用（1 μmol/L）。同时先导化合物（**14**）也具有 hERG 活性。在临床和临床前开发的其他 CCR5 类似物据报道也具有 hERG 活性。hERG 钾离子通道介导心脏动作电位中延迟整流钾电流（I_{Kr}），这对控制心脏节律起重要的作用。hERG 通道抑制会导致 QT/QTc 间期延长，最终导致室性心律失常和心力衰竭。hERG 抑制作用已导致多个药物临床试验终止，甚至多个上市药品的撤市。因此，化合物初步优化的一个主要目标就是降低 hERG 活性并提高理化性质。

hERG 离子通道模型分子对接研究表明在酰胺支链或外型-苯并咪唑环加入极性基团可以降低 hERG 亲和力。因此，在酰胺支链引入极性基团的几个化合物被合成，用高通量实验测试其 hERG 结合活性，最后得到化合物（**18**）（图 9.10）。化合物（**18**）表现出了令人印象深刻的结合率和抗病毒活性，和 hERG 的亲和性（IC_{50}>10 mmol/L）降低。然而，该化合物显示极差的细胞渗透性，在大鼠体内药动学研究中没有吸收。相应的吗啉衍生物（**19**）也表现出很好的抗病毒活性（IC_{90}=0.6 nmol/L）而且没有 hERG 活性，但它在体外人肝微粒体中易于被 P450 降解[36]。苯并咪唑环的结构修饰得到外型和内型 1,3,4-三唑，其酰胺侧链为环丁基。外-1,3,4-三唑化合物（**20**）更优且药代动力学有所改进，但仍然具有 hERG 抑制（30% 在 300 nmol/L）[41]。在仔细分析 SAR 数据后，研究人员推测增加酰胺链的环体积可以减少 hERG 亲和力并提高抗病毒活性。进一步引入 4,4-二氟环己酰胺（化合物 **21**）展现出优秀的亲和力（IC_{50}=0.2 nmol/L）和抗病毒活性（IC_{90}=2 nmol/L），代谢稳定性（23% 大鼠口服生物利用度）也得到了提高。此外，该系列化合物还避免了细胞色素 P450 抑制（IC_{50}>50 μmol/L）和 hERG 抑制（IC_{50}>10 μmol/L）。总体来看，该化合物表现出了良好的选择性、药理功效、安全性和药动学特征。最终，基于结构设计的 maraviroc（化合物 **21**）在 2007 年被 FDA 批准用于 HIV/AIDS 的治疗。此外，该药物可以与其他药物联合使用[37,42]。

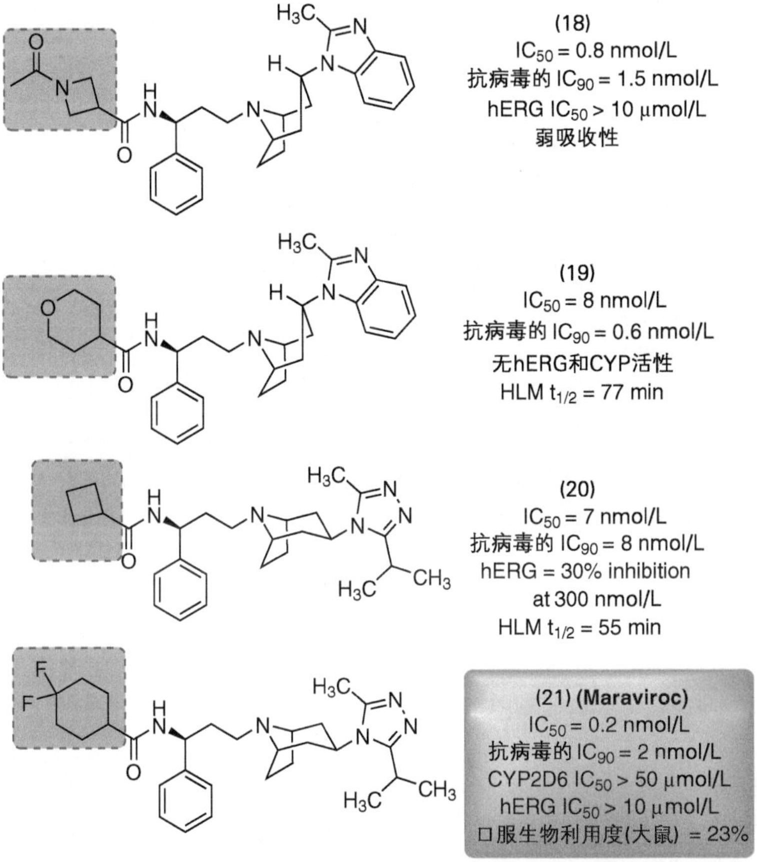

(18)
IC_{50} = 0.8 nmol/L
抗病毒的 IC_{90} = 1.5 nmol/L
hERG IC_{50} > 10 μmol/L
弱吸收性

(19)
IC_{50} = 8 nmol/L
抗病毒的 IC_{90} = 0.6 nmol/L
无hERG和CYP活性
HLM $t_{1/2}$ = 77 min

(20)
IC_{50} = 7 nmol/L
抗病毒的 IC_{90} = 8 nmol/L
hERG = 30% inhibition
at 300 nmol/L
HLM $t_{1/2}$ = 55 min

(21) (Maraviroc)
IC_{50} = 0.2 nmol/L
抗病毒的 IC_{90} = 2 nmol/L
CYP2D6 IC_{50} > 50 μmol/L
hERG IC_{50} > 10 μmol/L
口服生物利用度(大鼠) = 23%

图 9.10　CCR5 拮抗剂 18～20 和 maraviroc 21 的结构及相关数据

最近，Tan 等得到了 CCR5 受体与 maraviroc(**21**)的共晶[19]。如图 9.11 所示，Maraviroc 在 CCR5 口袋底部进行结合。如前所述，maraviroc 的中央氮环是活性的关键。事实上，莨菪烷环上氮质子化后，生成一个盐桥与 Glu283 相互作用。酰胺氮与 Tyr251 羟基官能团形成氢键。酰胺和莨菪环氮之间的碳链长度对 CCR5 活性保持非常重要，其与 Glu283 和 Tyr251 的空间位置完美匹配。三氮唑基团中的一个氮与 Tyr37 羟基和一个水分子形成氢键。环己烷上的一个氟与 Thr195 和 Thr259 的羟基形成两个氢键。此外，苯基基团占据口袋底部，并与 Tyr108、Phe109、Phe112、Trp248 和 Tyr251 五个亲脂性芳香环残基形成疏水作用。三氮唑、莨菪环和环己烷基团还很好地融入 CCR5 的超疏水小口袋(疏水袋作为实表面如图 9.12 所示)。这些从高分辨率结构中得到的信息将加速基于结构设计新型趋化因子配体，用于 HIV-1 感染或其他疾病的治疗。

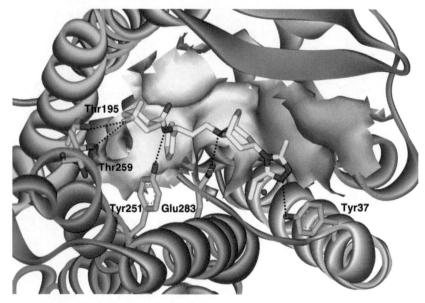

图 9.11 maraviroc 21 和 CCR5 复合物的 X 射线晶体结构

星线表示氢键作用。乳色表面表示与 maraviroc 有疏水作用的残基（Tyr108、Phe109、Phe112 和 Trp248；PDB 号：4MBS）

9.5.4 其他 CCR5 拮抗剂

其他多个不同骨架的 CCR5 拮抗剂也已得到开发。其中很多化合物已处于临床前或临床后期阶段[33,36,43,44]。在 maraviroc 的开发中，辉瑞公司的研究人员观察到将苯并咪唑或吡啶并咪唑替换成哌啶并咪唑也能显著降低 hERG 亲和力。这导致化合物（**22**）（PF 232798，图 9.12）的发现。该化合物目前处于 Ⅱ 期临床试验。化合物表现出与 maraviroc 相近的抗病毒活性和抗 maraviroc-耐受 HIV 病毒株的活性。它还表现出了更优的临床前性质（图 9.12）[36,44]。GSK 的研究人员通过对莨菪环类 CCR5 配体的 SAR 研究，降低了化合物对 hERG 的作用。卤素取代磺酰胺衍生物（**23**）表现出良好的性能，并被选为临床前候选物（GSK163929，化合物 **23**）[45,46]。有趣的是这两个化合物成功的原因在于它们均在结构外围引入极性基团以降低亲酯性，这可能是降低 hERG 活性的关键所在。

9.6 结论

G 蛋白偶联受体在细胞信号转导和生理过程的调控中广泛存在并起到至关

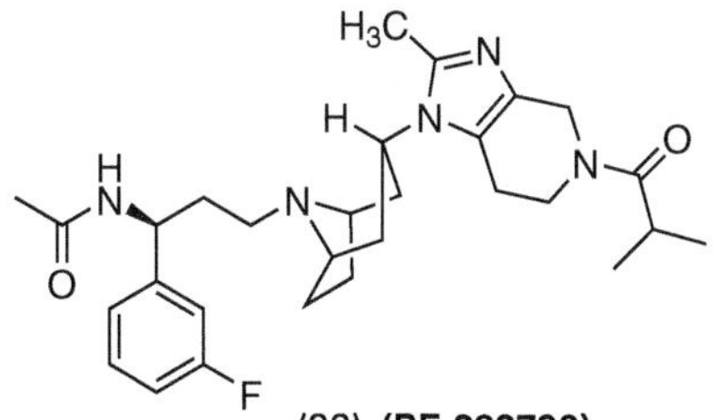

(22) (PF-232798)

IC$_{50}$ = 0.1 nmol/L
抗病毒的 IC$_{90}$ = 2 nmol/L
hERG IC$_{50}$ > 10 μmol/L
口服生物利用度(犬) = 31%
临床Ⅱ期试验

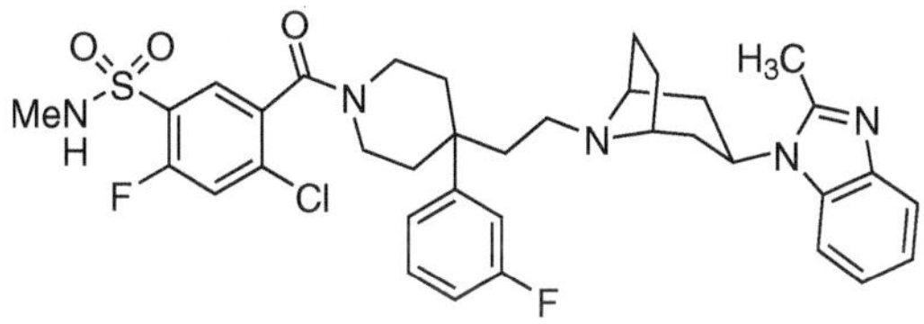

(23) (GSK163929)
IC$_{50}$ = 4.3 nmol/L
口服生物利用度(大鼠)
(AUC 272 ng. h/mL);
临床候选化合物

图 9.12　基于 Maraviroc 21 结构开发的 CCR5 拮抗剂

重要的作用。GPCR 高分辨率 X 射线晶体结构的获得提高了我们对 GPCR 结构及功能的理解和认识,并为创新药物设计提供了重要的基础。合理的基于结构的设计可以减少药物脱靶作用并优化类药性质。这一章概述了如何通过虚拟筛选和基于片段药物设计发现新型先导化合物。同时重点叙述了 Maraviroc 的设计和发现过程以及从 CCR5 与配体的高分辨 X 射线晶体结构中得到的信息。这些研究可以促进基于结构设计开发新型药物开发,用于 HIV-1 感染或其他疾病的治疗。

（吴松亮　译）

参 考 文 献

第二部分

基于结构设计研发的 FDA 批准上市
药物和临床在研分子

第 10 章
血管紧张素转化酶抑制剂用于治疗
高血压：卡托普利的设计和发现

10.1 引言

20世纪后期，药物发现和药物化学开启了崭新的时代。这一时期见证了药物研发中许多高效的研发策略和新技术的进步，并且直接导致了大量的突破性药物的批准。对这一进展做出主要贡献的因素包括许多强大的新技术的应用，分子生物学的进展以及合成有机化学的巨大进步。对许多与药物相关联的靶标酶的X射线晶体结构的解读。基于计算机的模型创立和结构分析为研发全新的治疗方法带来了新的契机。从那以后，合理的基于理论假设的药物设计和基于结构的设计策略对当今的药物设计和研发产生了巨大的影响。在卡托普利（captopril，一种用来治疗高血压的血管紧张素转化酶抑制剂）的研发历程中可以看到早期的基于结构信息的合理药物设计在药物研发中的贡献。

肾素-血管紧张素-醛固酮系统（RAAS）参与了血压的调节[1-4]。作为对血压降低的反应（图10.1）肾脏会产生天冬氨酸蛋白酶肾素。肾素是一类蛋白水解酶，作用底物是肝脏合成的蛋白质血管紧张肽原。肾素能够剪切血管紧张肽原而释放一个叫做血管紧张素Ⅰ的10肽，血管紧张素Ⅰ对血压并没有直接作用，而是被一个叫做ACE的第二蛋白酶进一步激活。ACE从血管紧张素Ⅰ的C端剪切下一个2肽后而产生一个叫血管紧张素Ⅱ的8肽。这个血管紧张素Ⅱ会与它的细胞受体相互作用而引起血管收缩并刺激醛固酮的分泌，最终导致系统血压的升高。醛固酮是参与控制有机体内血量和钠、钾平衡的激素。它能够提高肾脏对钠离子的再吸收，导致水分保持和提高血量，而这有助于血压的升高。ACE的酶活性不仅能够水解血管紧张素Ⅰ到血管紧张素Ⅱ而且还能降解缓激肽，这是ACE提高血压的第2种作用机制[1]。ACE也被证实为有广泛的底物和能够水解多种具有重要生理功能的信号多肽。

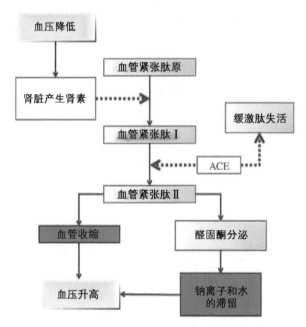

图 10.1 肾素-血管紧张素-醛固酮系统图示

　　ACE 是一个活性依赖于锌离子的羧肽酶，它从目标肽的 C 端剪切下来 2 个氨基酸残基。与肾素对底物血管紧张肽原的严格选择性相反，由于 ACE 的底物具有广泛性，它的剪切序列并不具有特异性。通过阻止血管紧张素 II 的产生实现控制高血压患者的血压最初作为一个假设被提出来，而这一假设最终在临床上得到了验证。对血管紧张素 II 的阻断可以通过阻断肾素和 ACE 两种酶中的任意一个来实现。ACE 抑制剂卡托普利的发现展示一个基于酶结构和底物分子相互作用的信息来指导合理设计药物分子的一个早期实例。

10. 2　卡托普利的设计：第一例临床批准的血管紧张素转化酶抑制剂

　　两个里程碑意义的发现为合理性设计第 1 个 ACE 抑制剂——卡托普利铺平了道路。首先，ACE 催化的肽水解机制被认为和羧肽酶 A[5,6] 的机制很相似。在以发现 ACE 抑制剂为目标的研究期间羧肽酶被很好地表征，并且它的 X 射线晶体结构也被解析出来了[7,8]。虽然 ACE 的结构直到 2003 年才被解析，然而关于羧肽酶结构的知识已经用来指导 ACE 抑制剂的研发[9]。第 2 个重要的发现是血管活性肽类被从美洲矛头蝮蛇的毒液中分离出来，并对这些肽类进行了表征并评估了它们的 ACE 抑制活性[10-13]。部分肽类在动物体内药效实验中表现出了降血压的效果[14-17]。这些发现进一步促进了对具有类药性的 ACE 抑制剂的探索。

羧肽酶 A 从多肽底物的 C 端剪切下来一个氨基酸残基。底物的末端羧基与一个位于酶活性位点适当位置的带正电荷的氨基酸相互作用，而苯丙氨酸残基的芳香环会伸进一个疏水口袋里[7,8]。酶催化的水解机制（图 10.2）[18]包含一个水分子通过与一个催化锌离子的配位活化。活化的水分子对一个可断裂的酰

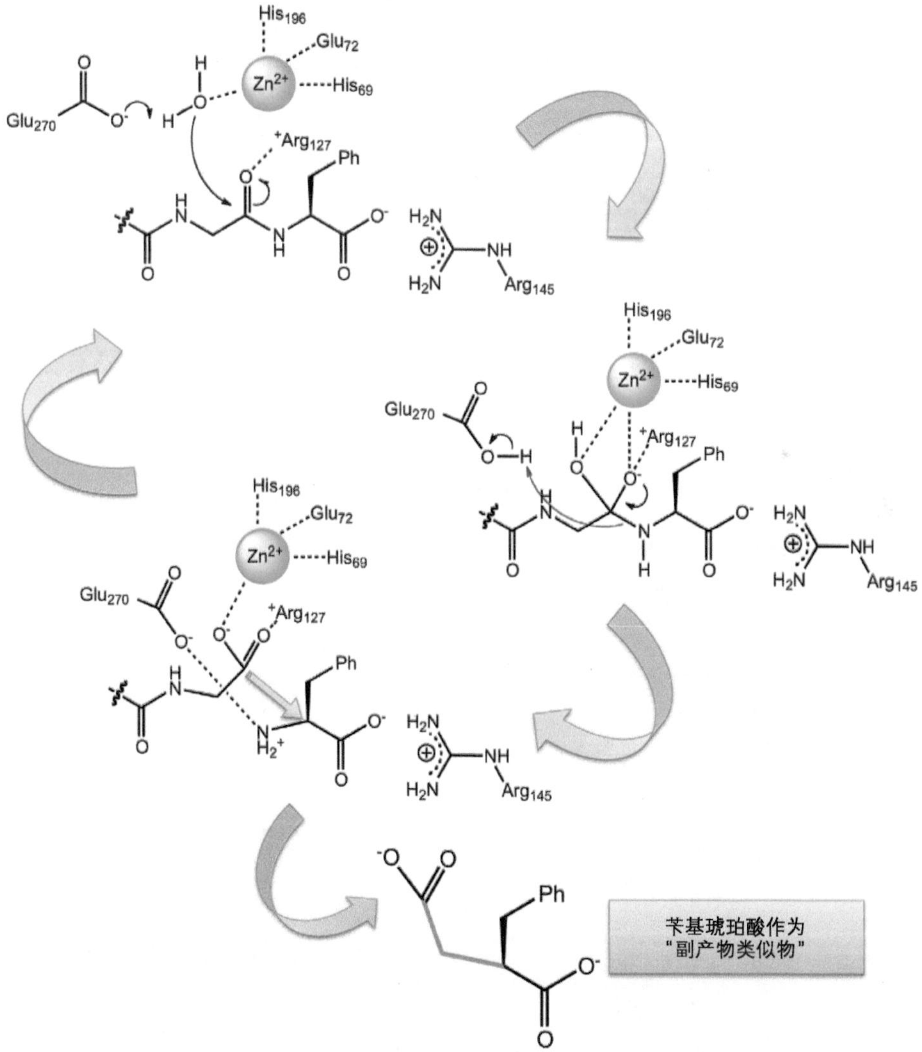

图 10.2　羧肽酶 A 催化的多肽水解机制和苄基琥珀酸作为"副产物类似物"抑制活性的基本原理

胺键的羰基发动亲核进攻而产生一个四面体中间体。四面体的分解会释放出水解产物，即游离的 C 端氨基酸和剩下的多肽，产物多肽的羧酸端和催化位点的锌离子结合。

在 20 世纪 70 年代发现一些二羧酸类化合物能够以一种可逆的方式抑制羧肽酶 A[19]。这些酸中活性最高的一个是 L-苄基琥珀酸（图 10.2）。基于羧肽酶 A 催化的水解机制而提出的一个假设是 L-苄基琥珀酸模仿了这一催化反应的副产物[20]。实际上，像在图 10.3 中所描述的，其中一个羧基被认为模仿了产物

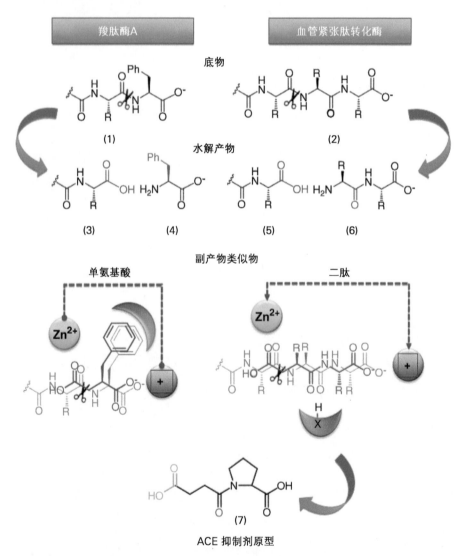

图 10.3 作为羧肽酶 A（左）和 ACE（右）抑制剂的"副产物类似物"合理性设计

氨基酸的羧基，并假定和带正电荷的残基形成了一个盐桥。它的苯基被认为占据了原本由底物的苯丙氨酸残基所曾占据的同一个疏水口袋，同时第二个羧基很可能与催化锌离子结合，因此可以模拟被水解的多肽的 C 端羧基。

羧肽酶 A 和 ACE 被认为是两个高度相似的水解酶，仅有的区别是羧肽酶 A 只从多肽的碳端断裂单一氨基酸而 ACE 却在类似位置断裂下来一个 2 肽[5,6]。因此，为羧肽酶 A 精心设计的副产物模拟设计方法可以通过增加末端氨基酸部分和与锌离子结合基团之间的长度应用于 ACE。为了弥补 ACE 中配体结合部分距离的增加，一个适当氨基酸残基链被插入当中。如图 10.3 中描述的那样，这个链被认为参与了与酶活性位点特定残基的氢键结合相互作用。随之产生的副产物类似物是包含琥珀酸的有三个药效团的衍生物，它对酶的亲和性和抑制活性起作用：① 一个带负电荷的羧基（紫色）；② 一个氢键受体（红色）；③ 一个锌离子结合基团（蓝绿色）。

如图 10.3 中展示的，第一个 ACE 抑制剂原型包含一个末端脯氨酸残基。选择这样一个序列是因为作为 ACE 抑制剂的一系列从美洲矛头蝮蛇的毒液中分离出来多肽中都包含这样一个末端脯氨酸残基[10-13]。这些多肽的结构如图 10.4 中所示，它们的氮端序列包含一个焦谷氨酸和一个色氨酸（红色，图 10.4）。中间区域包含两个或三个脯氨酸和一个谷氨酸残基（绿色，图 10.4）而所有多肽的 C 端序列都是一致的异亮氨酸-脯氨酸-脯氨酸（蓝色，图 10.4）。

对这些结构的深入分析产生了对第一代 ACE 抑制剂的合理性设计。将源自 ACE 多肽类抑制剂的结构信息和应用于 ACE 的羧肽酶 A 的活性模型相结合，合成了原型 ACE 抑制剂 **7**（图 10.5），然后对其进行了生物活性的评价。为了研究这一类型的 ACE 抑制剂的构效关系，制备了一系列的类似物并对它们的活性进行了评估。如图 10.5 所总结的那样，在末端残基保留一个脯氨酸的基础上对链的长度进行了探索。ACE 抑制活性逐渐的从 $n = 0$（化合物 **8**）到 $n = 3$ 个亚甲基残基（**7**,**9** 和 **10**）其活性随着链长的增加而增强，但是，在化合物（**11**）中可以看到引入 4 个亚甲基的长链却导致活性丢失[5]。

在化合物（**7**）和（**10**）的不同位置上引入取代基产生了两个新的系列（图 10.6）。化合物（**12~17**）是在聚亚甲基链的各种位置引入立体化学确定的甲基后产生的衍生物，而化合物（**18**）则是甲基取代的非对映异构体的混合物。在酰胺键的邻近位置引入一个带有（R）-构型的甲基一致地表现出了对活性的改善（化合物 **12** 和 **16** 分别对应于化合物 **13** 和 **17**）。对不同的末端氨基酸残基和活性之间的关系也进行了研究，结果表明，带有脯氨酸的化合物均比带有其他氨基酸的化合物表现出了更好地活性。

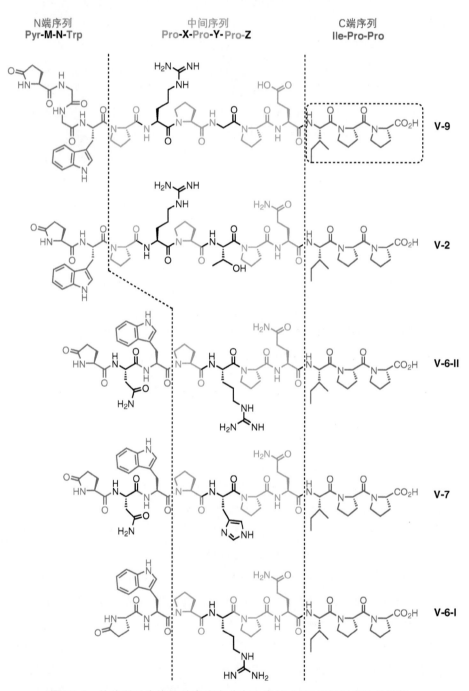

图 10.4 从美洲矛头蝮蛇的毒液中分离出来的 ACE 抑制剂多肽的结构

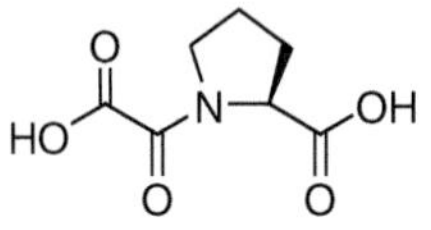

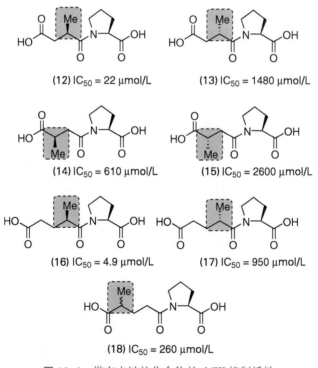

(8) IC$_{50}$ = 4800 μmol/L

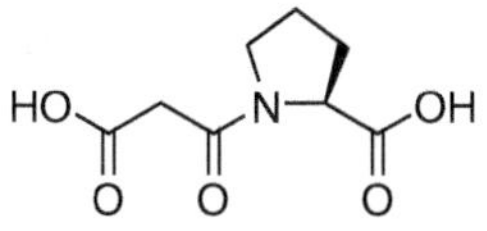

(9) IC$_{50}$ = 2600 μmol/L

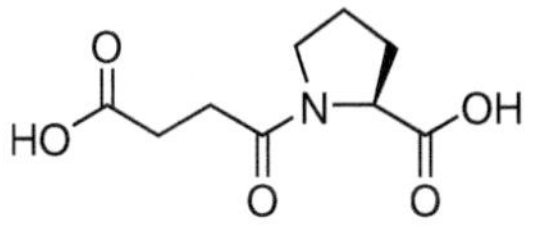

(7) IC$_{50}$ = 330 μmol/L

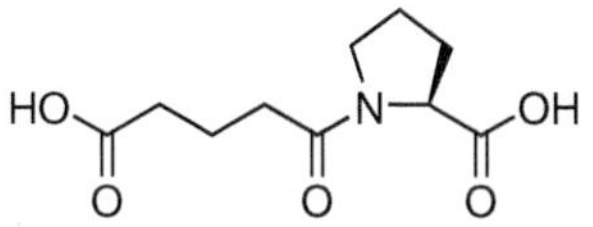

(10) IC$_{50}$ = 70 μmol/L

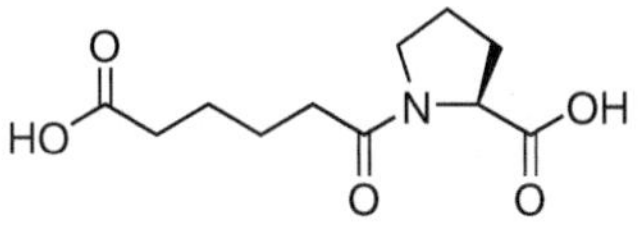

(11) IC$_{50}$ > 4000 μmol/L

图 10.5　具有直链的化合物的 ACE 抑制活性

(12) IC$_{50}$ = 22 μmol/L

(13) IC$_{50}$ = 1480 μmol/L

(14) IC$_{50}$ = 610 μmol/L

(15) IC$_{50}$ = 2600 μmol/L

(16) IC$_{50}$ = 4.9 μmol/L

(17) IC$_{50}$ = 950 μmol/L

(18) IC$_{50}$ = 260 μmol/L

图 10.6　带有支链的化合物的 ACE 抑制活性

通过引入与金属离子有更强螯合作用的基团代替与锌离子结合的羧基的方法对具有两个和三个亚甲基的衍生物（**7**）和（**10**）作进一步的结构修饰。图 10.7

中的硫醇衍生物(**19**)和(**20**)与其羧酸对应物相比活性有了明显的改善,尤其是化合物(**19**)的活性提高的更加明显,它是一个活性为亚微摩尔级别抑制剂。最终,通过硫醇基和(**12**)的支链修饰相结合而得到卡托普利(**21**),它对 ACE 具有纳摩尔级别的活性。

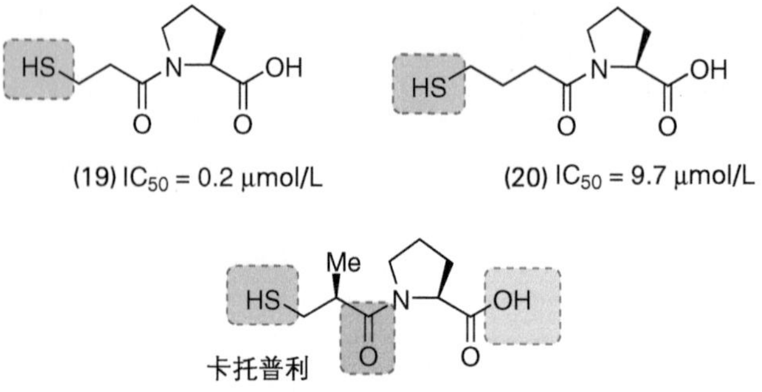

(19) IC$_{50}$ = 0.2 μmol/L   (20) IC$_{50}$ = 9.7 μmol/L

(21) IC$_{50}$ = 0.023 μmol/L

图 10.7 基于硫醇基的 ACE 抑制剂的结构

10.3 血管紧张素转化酶的结构

直到 2003 年 ACE 和 ACE 抑制剂的复合物的 X 射线晶体结构才被确定。造成这一滞后的主要原因是酶的复杂性和在酶激活型的成熟过程中严重的后转译、修饰(主要是糖基化)。ACE 是一个通过在 C 端的一个疏水性的 22 个氨基酸序列横跨细胞膜而固定在细胞表面上的跨膜酶。人类 ACE 有两个亚型：一个是在体细胞组织中表达的高分子质量形式,在 C 端和 N 端包含两个催化位点；另一个是在男性生殖细胞(睾丸 ACE)中表达的低分子质量形式,它具有和体细胞 ACE 相同的 C 端区域[21]。体细胞 ACE 的 C 端和 N 端被发现具有不同的理化和功能性质,而且有趣的是这两个催化区域表现出了不同的底物特异性。一个和底物特异性相关的重要发现是两个区域对于血管紧张素 I 和缓激肽的不同选择性。虽然缓激肽可以被两个不同的催化区域同等的处理,但是血管紧张素 I 的裂解只能通过 C 端催化区域。这一发现被认为相当重要,因为缓激肽的积累被认为是和 ACE 抑制剂的一些常见不良反应相关联(例如,持续性咳嗽和血管性水肿)。因此,研发区域选择性的抑制剂可以得到优化的有较小不良反应的抗高血压药物。睾丸 ACE(有与体细胞 ACE 相似的 C 端)和体细胞 ACE 的 N 端区域结构以及抑制剂复合物的单晶结构现在都已经获得[9,22-26]。然而,迄今仍然只有非区域选择性的 ACE 抑制剂进入市场。

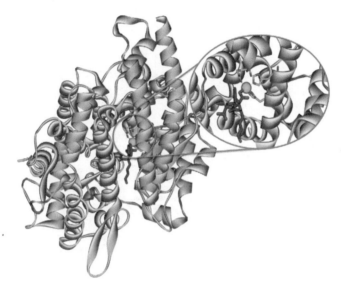

图 10.8　睾丸 ACE 和赖诺普利复合物的结构
嵌入物显示了催化锌离子的配位方式(蓝绿色球；PDB 编码：1O86)

　　睾丸 ACE 有一个主要有 α-螺旋形成的整体椭圆形结构。它的活性位点位于与酶表面相距 30 Å 的凹槽里,这个凹槽沿着酶延伸而把它分为两个亚区域(图 10.9)。催化性锌离子与两个组氨酸(His383 和 His387)残基和一个谷氨酸(Glu384①)残基形成配位(图 10.9)。

　　卡托普利-ACE 复合物的 X 射线晶体结构已经被解析出来[22]。如图 10.9所示,结合模型揭示了许多与起始设计方法中的假设相类似之处。在催化位点,巯基与锌离子发生强烈的相互作用,卡托普利的羧酸通过与 Lys511、Tyr520 和 Gln281 一系列的相互作用而使其固定。所有这些的相互作用发生在同一个羧基氧原子上,而另一个氧原子与水分子发生相互作用。最后,在卡托普利的酰胺羰基和两个组氨酸(His353 和 His513)之间形成两个强力的氢键。

　　卡托普利表现出了很好的口服生物利用度和体内药效,并很快被 FDA 批准用于治疗高血压。对 ACE 抑制剂的进一步优化研究是以除去引起一些不良反应的巯基为目的,因为由它而造成的皮疹和食欲减退降低了患者

————————————————

　　①　原文是 Glu411。

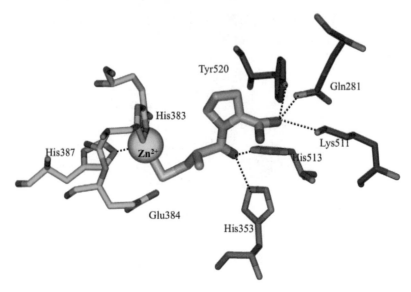

图 10.9 睾丸 ACE-卡托普利复合物的 X 射线晶体结构

参与与卡托普利结合的氨基酸残基用棍棒模型来展示。锌离子被示为蓝绿色
CPK 球体(PDB 编码：1UZF)

使用卡托普利治疗降高血压的依从性。为解决巯基副反应的问题，两类新颖的带有羧基和含磷官能团作为和锌离子结合基团的系列化合物被发现并进行了深入的研究。

10.4　羧基作为锌离子结合基团的 ACE 抑制剂设计

　　如图 10.10 所示，对前面提到的抑制剂(16)的亚甲基用 NH 基团进行电子等排体替换得到一个适于进一步优化[27]的二肽先导化合物(**22**)。在前面描述的羧基烷酰基氨基酸系列中(图 10.5 和图 10.6)带有一个末端甲基(**18**)被证明对抑制活性造成不利影响。相反地，在图 10.10 所示的 2 肽系列中，在等效位置引入一个消旋的甲基(为了抵消引入 NH 基团所带来的亲水性)对抑制活性却产生了一致的改善(**23**)。对这个位置进行系统化的取代基探索发现大的基团能很好地适应这一位置。其中最好的一个取代基是立体化学构型确定的苯乙基，这一优化发现了依那普利拉(enalaprilat)，而它的乙酯前药依那普利被批准用于高血压的治疗。

　　依那普利拉在酶的活性位点上形成了强有力的相互作用[22](图 10.11)。与

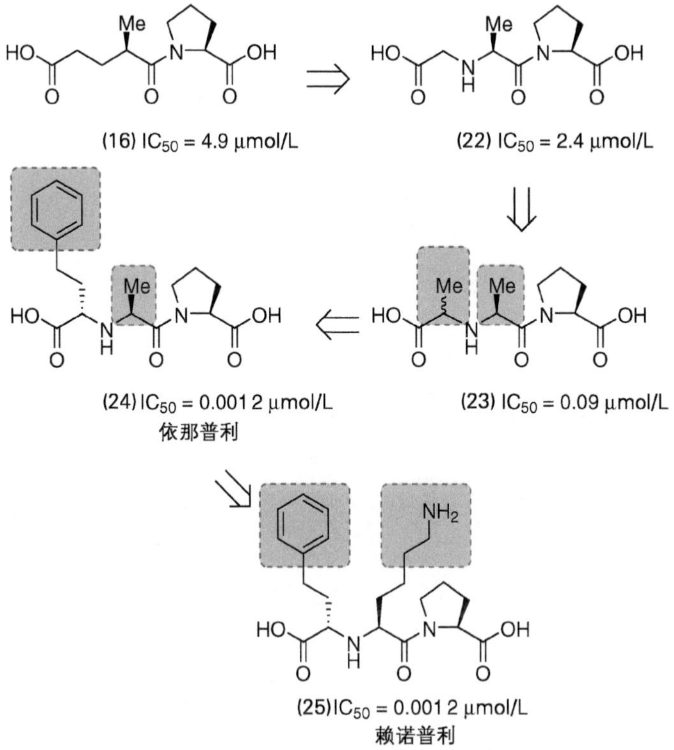

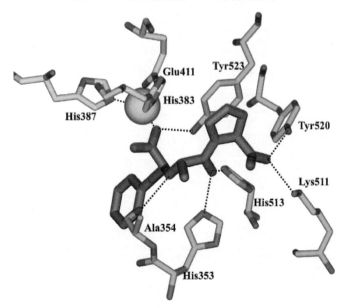

图 10.10　基于羧基的 ACE 抑制剂结构

图 10.11　睾丸 ACE 和依那普利拉（24）复合物的 X 射线晶体结构显示
主要的氢键相互作用（PDB 编码：1UZE）

卡托普利的巯基相比,依那普利拉中作为锌离子结合部分的羧基的一个氧原子可以与 Tyr523 的酚羟基形成一个额外的氢键作用。与卡托普利的结合模式相似,其酰胺基可以与 His353 和 His513 形成两个氢键,同时末端羧基与 Tyr520 和 Lys511 发生相互作用。在抑制剂的 NH 基团和主链 Ala354 羧基之间也形成了一个重要的氢键。从单晶结构来看,最初的关于苯乙基能够与酶 S_1 亚结构形成卡托普利所不能形成的相互作用的假设也被验证了。实际上,苯基能够与形成 S_1 口袋的侧链残基,即,Phe512 和 Val518(黄色残基如图 10.12 所示),发生一个疏水相互作用。

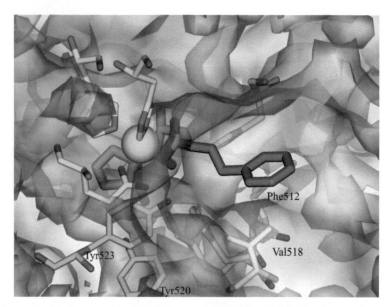

图 10.12 睾丸 ACE 和依那普利拉(**24**)复合物的 X 射线晶体结构显示在 S_1 亚口袋围绕抑制剂苯环结合位点的表面区域(PDB 编码：1UZE)

沿用发现依那普利拉的设计原理,从化合物(**24**)开始(图 10.10),对中间氨基酸的系统性探索发现了赖氨酸能够极大地增加化合物(**25**)(赖诺普利)的亲和力,这很有可能是通过与酶的 S_1' 亚位置的相互作用实现的。ACE 与赖诺普利的复合物 X 射线晶体结构(图 10.13)显示它具有和依那普利拉相似的结合模式。区别仅仅是赖氨酸残基和 S_1' 亚口袋上的谷氨酰胺(Glu162)形成新的相互作用。值得一提的是赖诺普利具有很好的口服生物利用度,而相应的乙酯前药却没有口服生物利用度。

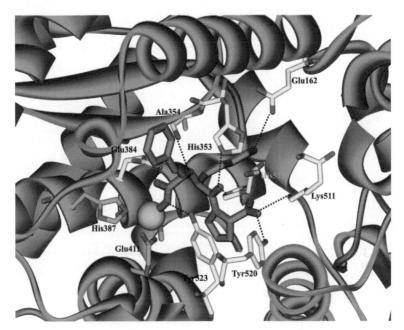

图 10.13　睾丸 ACE 和赖诺普利复合物的 X 射线晶体结构（PDB 编码：1O86）

10.5　含磷锌结合基团的 ACE 抑制剂

文献曾经报道一类带有一个氨基磷酸酯基团的膦酰二肽（**26**，图 10.14）能够抑制与 ACE 类似包含锌的肽酶嗜热菌蛋白酶[29]，因此，如何使用含磷官能团替代羧基和巯基作为锌结合基团开发 ACE 抑制剂得到了广泛的研究。这一官能团被认为特别适用于 ACE 抑制剂的研究，因为它的四面体几何构型非常接近地模拟了 ACE 催化的肽水解四面体过渡态。膦酰二肽和嗜热菌蛋白酶结合的复合物 X 射线晶体结构进一步支持了这一假设。晶体结构显示氨基磷酸酯占据了底物可裂解肽键的位置而且磷酰基氧原子被置于与催化锌离子结合距离之

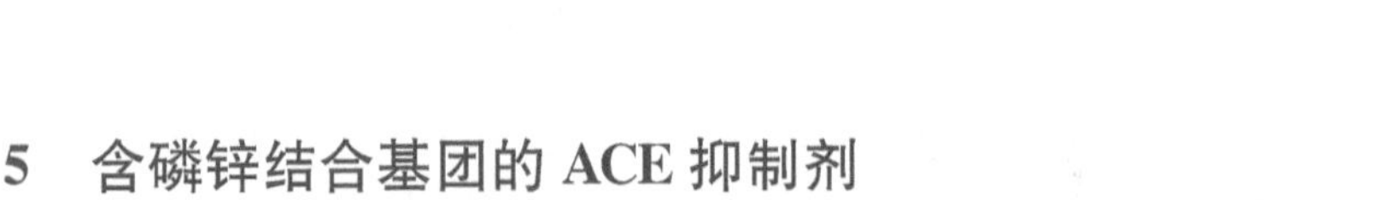

（26）磷酰二肽　　　　　　　（27）福辛普利

图 10.14　磷酰二肽和福辛普利的化学结构

内。被研究的含磷基团主要是磷酰胺酯，磷酸和次磷酸衍生物和它们相应的单酯。这些研究最终导致了福辛普利（fosinopril，**27**）的发现，它是含磷 ACE 抑制剂中唯一一个代表化合物。

10.5.1　基于磷酰胺酯的抑制剂

在前面发展的抑制剂和 ACE 结合的模型基础上，使用含磷官能团代替卡托普利巯基官能团设计了化合物（**28～30**）（图 10.15）[30]。然而，膦酸酯（**28**）和磷酸酯（**29**）并没有表现出显著的抑制活性，氨基磷酸盐（**30**）对 ACE 表现出了亚微摩尔的抑制活性。研究者选择制备了这些酯类化合物是因为游离羟基（OH）的氨基磷酸酯衍生物是不稳定的。同时根据以前对 ACE 抑制剂如依那普利和赖诺普利的研究显示一个体积较大的苄酯可能是一个好的选择，选择苯酯是希望能够和 ACE 的 S_1 亚结构形成类似的相互作用。以（**30**）为先导化合物，进一步的研究是用酚酯（**31**）来代替苄酯。虽然这一修饰导致了抑制活性的降低，但是用亚甲基取代苯氧基的氧原子而得到的化合物（**32**）和氨基磷酸酯（**30**）具有相似的活性。使用更长碳链的同源化合物（**33**）比（**32**）活性提高一个数量级，进一步延长碳链的同源化合物（**34**）则会导致活性的降低。

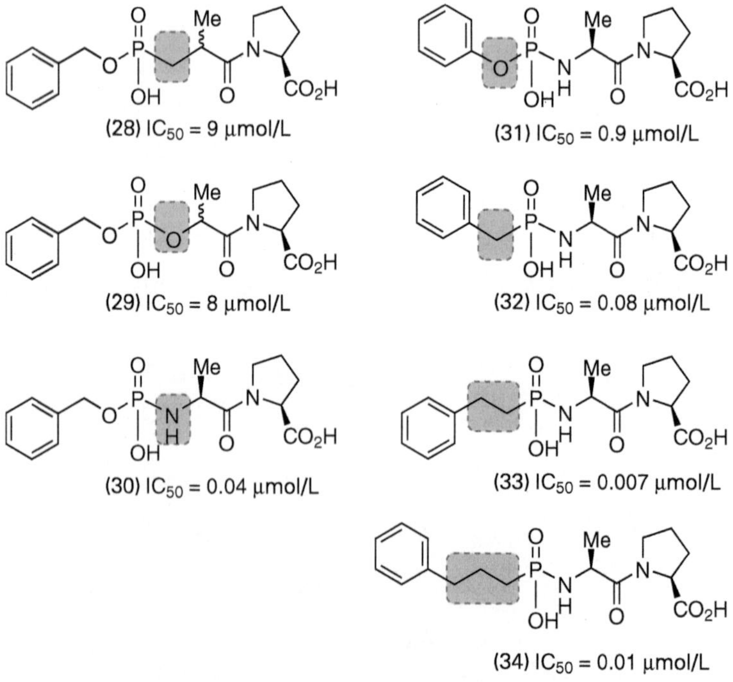

(28) IC_{50} = 9 μmol/L

(31) IC_{50} = 0.9 μmol/L

(29) IC_{50} = 8 μmol/L

(32) IC_{50} = 0.08 μmol/L

(30) IC_{50} = 0.04 μmol/L

(33) IC_{50} = 0.007 μmol/L

(34) IC_{50} = 0.01 μmol/L

图 10.15　磷酸酯、膦酸酯和氨基磷酸酯 ACE 抑制剂的化学结构

10.5.2　磷酸和次磷酸衍生物：通往福辛普利之路

磷酸衍生物表现出了对 ACE 的中等抑制活性。构效关系研究没有与卡托普利羧酸衍生物的构效关系相一致[31]。化合物（**36**）（图 10.16），图 10.5 中化合物（**7**）的同源物，相对于低分子质量的同源物（**35**）的抑制活性有所降低。同时，在卡托普利研发中对活性起关键作用的甲基修饰（如 **37**）在这里也没有对活性提高有所帮助。当磷酸中一个酸性羟基被一个甲基替代后，其活性有了稍微的改善，如图 10.17[37]中所示的次磷酸衍生物（**38**）。考虑到赖诺普利和依那普利的苯乙基能够与酶的 S_1 亚位置相互作用的假设，在距离次磷酸适当位置处引入一个苯环产生了化合物（**39~41**），其中有四个亚甲基链的化合物（**41**）活性最高。另外，对连接次磷酸基和酰胺基的碳链也进行了构效关系研究，但是这些修饰对活性没有实质性的改善。

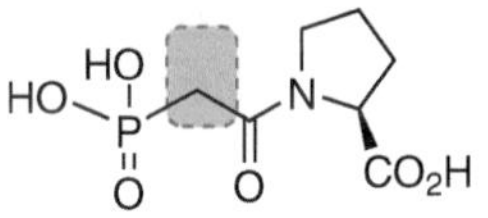

(35) IC$_{50}$ = 8.4 μmol/L 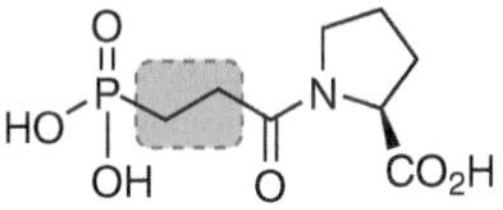　　　(36) IC$_{50}$ = 48 μmol/L

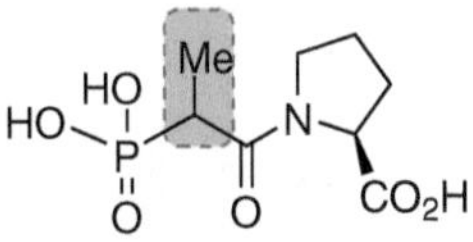

(37) IC$_{50}$ = 18 μmol/L

图 10.16　基于磷酸的抑制剂的化学结构

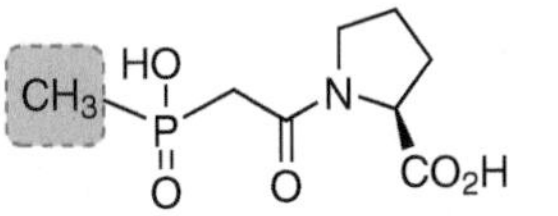

(38) IC$_{50}$ = 3.3 μmol/L 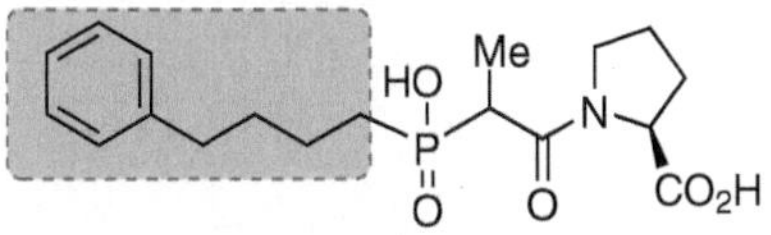　　　(40) IC$_{50}$ = 0.22 μmol/L

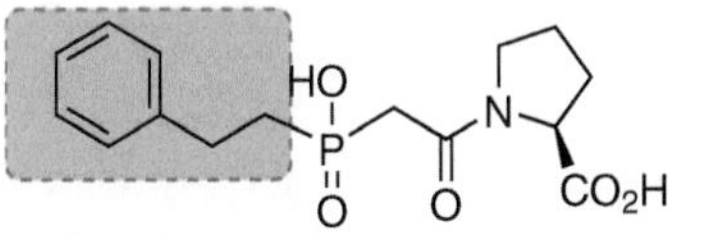

(39) IC$_{50}$ = 0.88 μmol/L 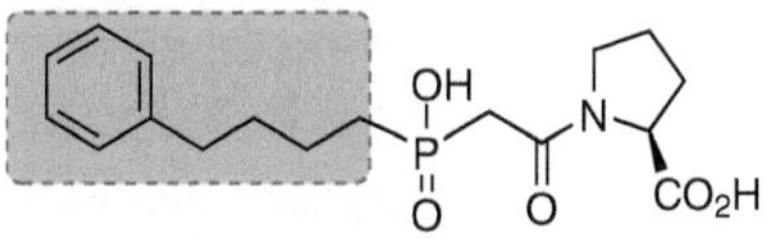　　　(41) IC$_{50}$ = 0.18 μmol/L

图 10.17　基于次磷酸的抑制剂的化学结构

因为通过静脉注射给药化合物（**41**）表现出了较好的抗高血压活性，所以对化合物（**41**）作了进一步的研究和优化。为了进一步提高对 ACE 的亲和性，还探索了一些亲脂性脯氨酸衍生物(**42~46**,图 10.18)。这种修饰以前曾用于对卡托普利衍生物的活性优化,但在抑制活性改善方面对次磷酸系列更有效[32]。相对于无取代的抑制剂(**41**)除了甲氧基(**42**)以外,硫代甲基(**43**)、硫代苯基(**44**)、苯基(**45**)和环己基(**46**)都能够显著改善活性。所有的脯氨酸取代基都没有观察到立体化学结构对酶活性的影响,所有的(R)-和(S)-异构体都表现出了相似的活性。仅有的一个例外是苯基衍生物(**45**),它的(R)-异构体比(S)-异构体活性高 15 倍左右。选择福辛普利拉(fosinoprilat,**46**)进一步优化,最终开发成为适合口服给药的前药福辛普利(fosinopril,**27**)。

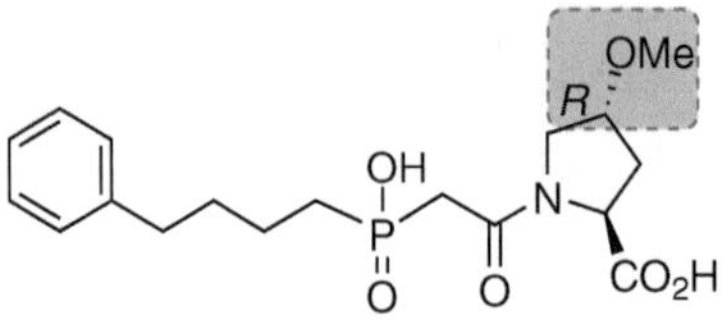

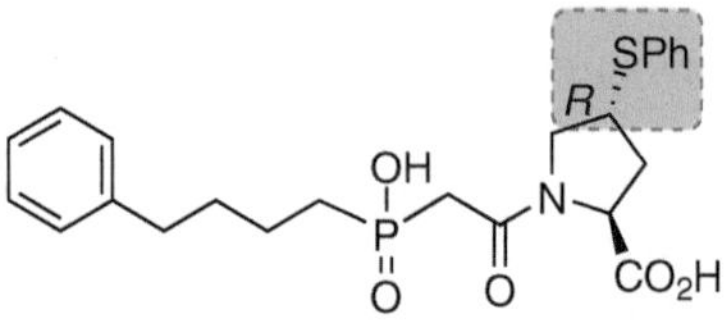

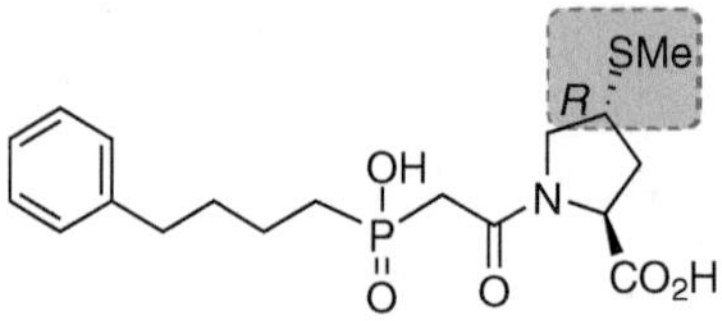

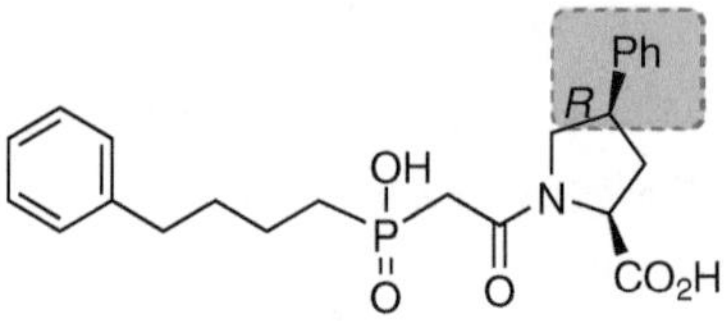

图 10.18　基于次磷酸酯的抑制剂的化学结构

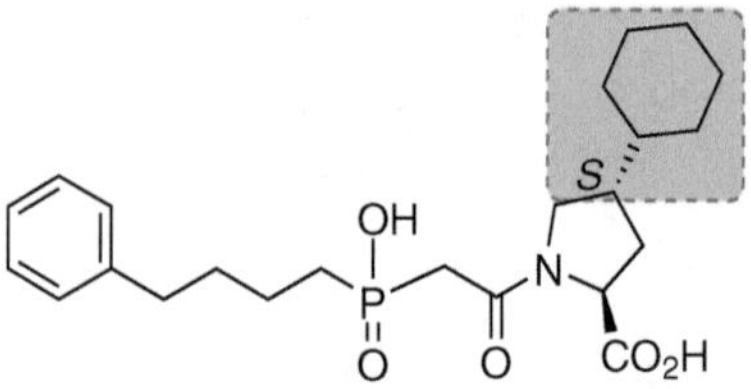

10.6　结论

　　ACE 的底物非常广泛,它除了调控血压之外还有影响其他许多生理功能。一些由 ACE 和它的反应产物血管紧张素 II 控制的过程包括肾功能、造血作用、生殖和免疫系统的一些功能。最初,ACE 抑制剂主要被用来控制高血压,也被用来治疗心脏衰竭和肾病。随后它们也被研究用于治疗肿瘤、勃起障碍和神经退行性疾病如阿尔茨海默病。ACE 酶的另一个有趣的性质是体细胞 ACE 由两个催化区域组成（N 端和 C 端区域），一些研究发现两个催化区域有不同的底物特异性和生物学功能。最近，两个区域在结构上的细微差别被强调出来，而目前基于结构的药物设计方法的挑战是研发区域选择性抑制剂，这是一个能够更好地理解 ACE 生理功能的令人激动的领域。

　　第一个 ACE 抑制剂卡托普利的研究历程可以被看作是基于结构进行药物设计的开山之作。科学技术和 X 射线晶体学技术的重大进步对如何改善 ACE 抑制剂的性质起到了重要的作用。这些进步也能够使结构指导的药物研发应用于其他全新系列的抑制剂的开发。该案例的成功为基于结构的药物设计方法在药物开发领域的应用奠定了坚实的基础。

（姚元山　译）

参 考 文 献

第 11 章
用于 HIV 感染和 AIDS 治疗的 HIV – 1 蛋白酶抑制剂：沙奎那韦、茚地那韦和 达芦那韦的药物设计

11.1 引言

研究发现,获得性免疫缺陷综合征(acquired immunodeficiency syndrome, AIDS)的病原体是人免疫缺陷病毒(human immunodeficiency virus,HIV)。针对 HIV 复制周期中起关键作用的生化通路的研究,我们认识了很多药物开发的重要靶点。在 HIV 复制周期,*gag* 和 *gag – pol* 的基因产物,被翻译成前体多聚蛋白,该多聚蛋白被病毒编码的天冬氨酸蛋白酶切割,生成组装病毒颗粒所需的结构蛋白和必需的病毒酶,进而感染新的细胞。鉴于 HIV – 1 蛋白酶在病毒复制末期的重要作用,1986 年,该酶成为开发抗病毒药物的一个极具吸引力的靶点。早期研究表明,通过特异性的点突变或化学性阻断,从而导致不成熟和不具感染能力的病毒颗粒的产生[1-5],使得反转录病毒失活。因而,设计和开发 HIV – 1 蛋白酶抑制剂,成为一个全球性热门研究领域。基于之前对其他天冬氨酸蛋白酶抑制机制的研究,针对 HIV 编码的蛋白酶开发治疗性药物,变得极具吸引力。

HIV – 1 蛋白酶属于天冬氨酸蛋白酶。早期开发的 HIV – 1 蛋白酶抑制剂,是建立在对另一个天冬氨酸蛋白酶家族——肾素抑制剂作用机制的认识基础之上的。十年之内,数以百计的结合或不结合抑制剂的蛋白酶结构,通过 X 射线晶体学解析确定。NMR 技术也被运用,但运用范围并不广泛。对这些结构的认知,极大地促进了基于结构设计的各种多肽类似物抑制剂的开发,引领了临床药物开发的变革[6,7]。1996 年,用于治疗 AIDS 的沙奎那韦被 FDA 批准,成为第一个被批准上市的 HIV 蛋白酶抑制剂。

沙奎那韦被设计成含一个羟基乙基胺的二肽的电子等排体,用以模拟多肽

被 HIV－1 蛋白酶水解经过的过渡态。它是活性最高的第一代 HIV－1 蛋白酶抑制剂之一。其后，多个第一代蛋白酶抑制剂（图 11.1）快速获批。茚地那韦的设计，是建立在从肾素抑制剂中获得的先导结构，和对沙奎那韦的 X 射线晶体结构研究的基础上的。蛋白酶抑制剂被运用于高活性反转录病毒治疗（HAART，highly active antiretroviral therapy）中，包括反转录酶抑制剂，或靶向病毒其他生化靶标的药物。它显著降低了美国和其他工业国家 HIV 感染率和 AIDS 患者的病死率。大部分的第一代 HIV 蛋白酶抑制剂，实质上具有多肽样特征。此外，快速出现的耐药性，限制了这些药物的治疗作用。

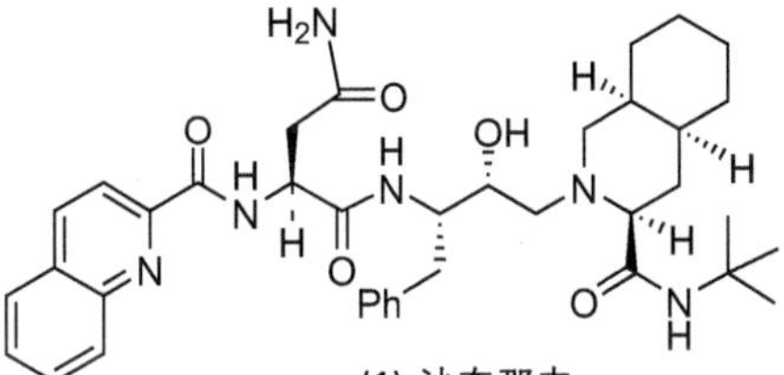

(1) 沙奎那韦

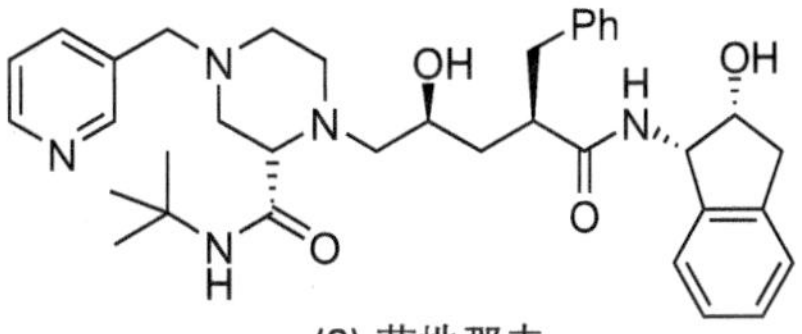

(2) 茚地那韦

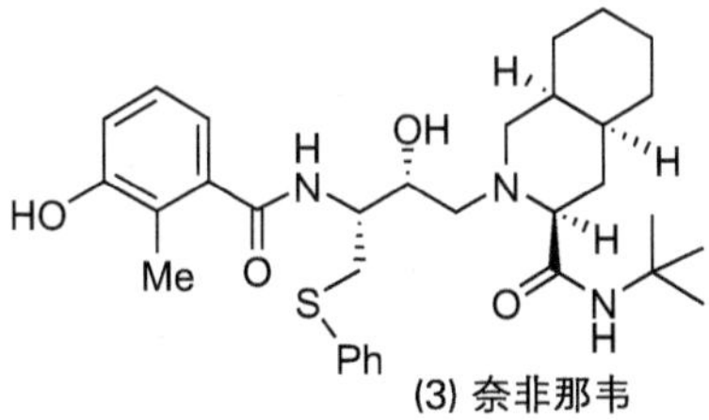

(3) 奈非那韦

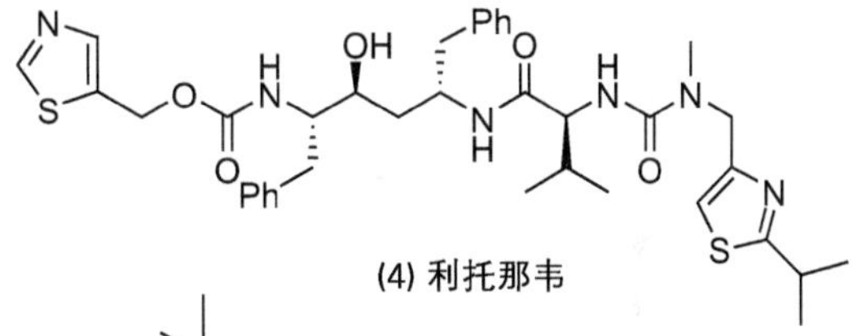

(4) 利托那韦

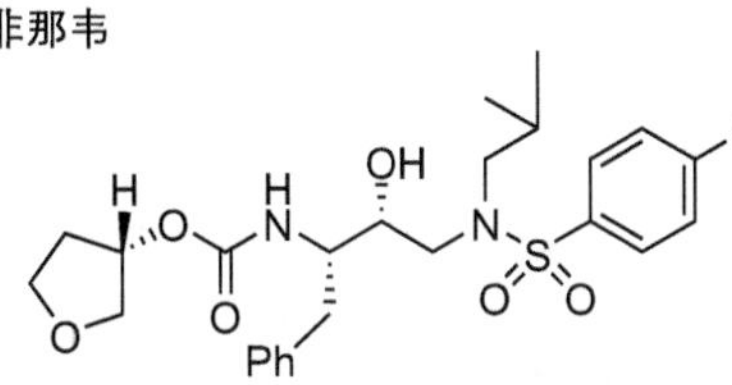

(5) 氨普那韦

图 11.1 第一代 HIV－1 蛋白酶抑制剂的结构

基于结构设计的方法，开发了第二代非肽类蛋白酶抑制剂（图 11.2），特别用来解决第一代 HIV 蛋白酶抑制剂耐药性的问题。这些抑制剂包括：阿扎那韦（atazanavir）、洛匹那韦（lopinavir）、呋山那韦（fosamprenavir）、替拉那韦（tipranavir）和达芦那韦。这些抑制剂被设计成针对第一代抑制剂耐药的 HIV－1 突变，以及降低副反应来提高患者的依从性。在第二代抑制剂当中，达芦那韦的活性特别高。达芦那韦的高活性，凭借基于结构设计的帮助，通过提高蛋白酶骨架原子中高度保守的活性位点与达芦那韦的相互作用。这种“骨架结合概念（backbone binding concept）”，成为一种用来克服药物耐药性的有效策略[8]。确实，在临床研究中，达芦那韦在对抗耐药性进展中表现出较高的基因障碍（genetic barrier）。（后续将详细介绍）

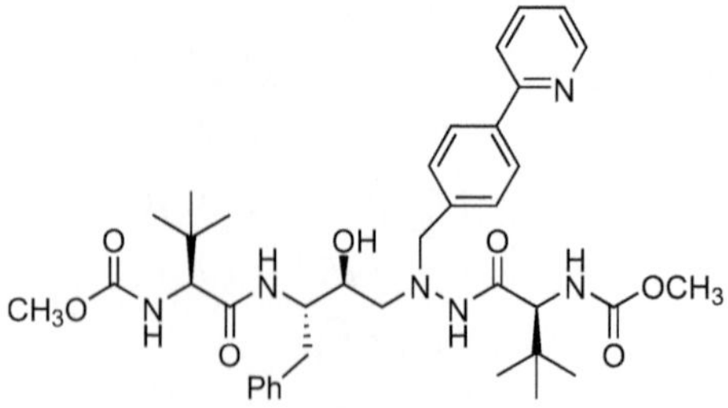

(6) 阿扎那韦

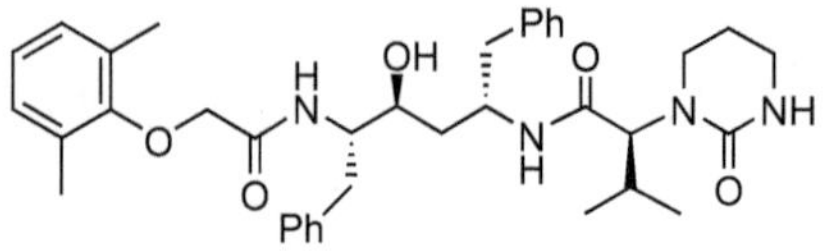

(7) 洛匹那韦

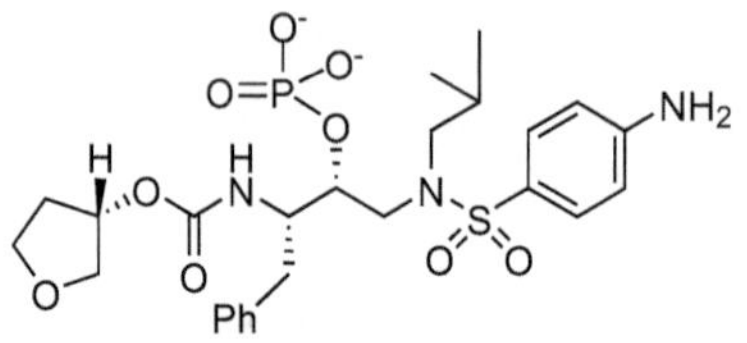

(8) 呋山那韦

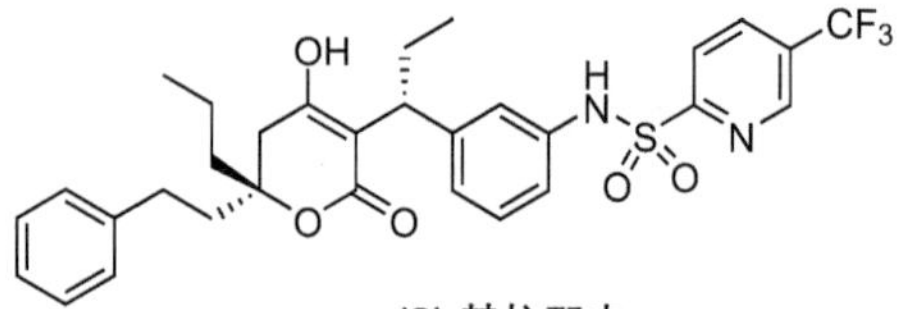

(9) 替拉那韦

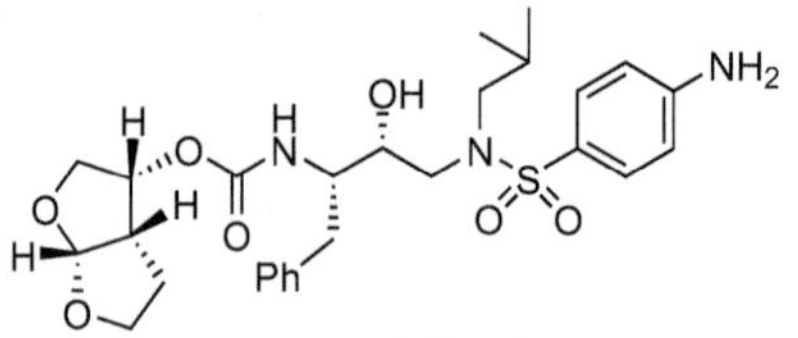

(10) 达芦那韦

图 11.2 第二代 HIV‑1 蛋白酶抑制剂的结构

11.2 HIV 蛋白酶结构以及过渡态生物电子等排体肽类抑制剂的设计

HIV 蛋白酶，是一种同型二聚酶，它不同于单体的天冬氨酸蛋白酶，例如人组织蛋白酶 D 或肾素。两个瓣膜（Flaps 上，图 11.3 黄色区域）覆盖了酶活性位点，参与调控底物进入酶的活性位置，并且与底物和抑制剂相互作用，释放分解产物。当酶被抑制剂结合以后（图 11.3 乙酰抑肽素），瓣膜关闭，发挥抑制结合的作用[9-11]。在没有抑制剂的时候，瓣膜高度可变，X 射线晶体结构表明它们处于一个打开的构象之中[12,13]。然而，打开的瓣膜并不一定代表酶的最低能量构象，而可能是晶体包裹的结果。酶主要由 β‑链组成，活性位点的 3 肽（Asp25 ‑

Thr26-Gly27)，位于活性位点的弯曲部分(图 11.3 黄色)，通过氢键相互作用形成的网络来稳定。两个分别来自单体的有催化作用的天冬氨酸，紧密的相互作用，并且几乎是共平面的。

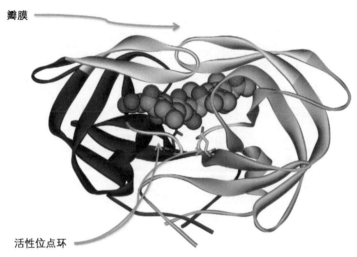

图 11.3　HIV-1 蛋白酶和乙酰抑肽素复合物 X 射线晶体结构

两个酶单体，蓝色和绿色；瓣膜和活性位点环，黄色；乙酰抑肽素，粉红色球体；PDB 编码：SHVP

　　肽键之所以能被一个水分子水解，是因为它被两个有催化作用的天冬氨酸残基激活。水解的机制包含形成一个四面体结构的中间体。正如之前第 2 章讨论的那样，使用非水解的过渡态电子等排体，开发了各种抑制剂。大多数多肽模拟类抑制剂，都含有一个作为不可剪切的肽键的过渡态电子等排体，与抑制剂以一种类似的结合模式，结合在一个扩展的构象中。在图 11.4 中，高活性抑制剂——乙酰抑肽素是有代表性的结构[10]。所有抑制剂的肽键，与属于两个瓣膜以及催化环部位的酶的残基形成氢键。模拟过渡态的羟基，靠近两个催化作用的天冬氨酸。另一个共同的特征是，一个包埋的水分子，与抑制剂的 P_2、P_1' 区域羰基，和瓣膜的骨架 Ile50 和 Ile50$'$ 残基的 NH，形成氢键。这个高度保守的水分子，被设计成很多抑制剂的靶标。抑制剂侧链的(P_n-P_n')区域，占据了对应的酶的亚结构区域。

　　位于 gag 和 gag-pol 蛋白的剪切位点[14]，列于图 11.5。底物特异性研究表明，酶的 S_1 和 S_1' 区域小口袋，倾向于疏水基团，而酶的 S_2 和 S_2' 区域小口袋，抑制剂的疏水性和极性基团都能够容纳。相对于上述提及的亚结构区域，S_3 和 S_3' 的亚结构区域还不明确。

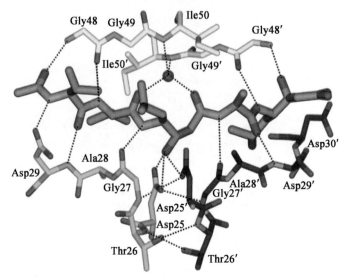

图 11.4　乙酰抑肽素在 HIV 蛋白酶活性位点的结合模型

抑制剂，粉色棒；氨基酸残基形成 S 和 S′ 区域小口袋，分别为绿色和蓝色；瓣膜氨基酸，黄色；水分子，红色球；PDB 编码：5HVP

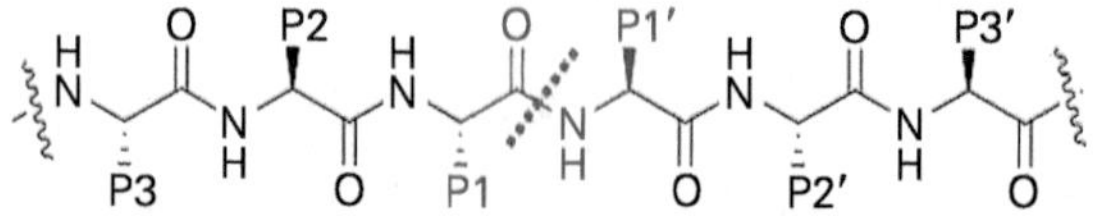

P5	P4	P3	P2	P1	⇓	P1′	P2′	P3′	P4′	P5′
Val	Ser	Gln	Asn	Tyr	⇓	Pro	Ile	Val	Gln	Asn
Lys	Ala	Arg	Val	Leu	⇓	Ala	Glu	Ala	Met	Ser
Thr	Ala	Thr	Ile	Met	⇓	Met	Gln	Arg	Gly	Asn
Arg	Pro	Gly	Asn	Phe	⇓	Leu	Gln	Ser	Arg	Pro
Glu	Arg	Gln	Ala	Asn	⇓	Phe	Leu	Gly	Lys	Ile
Val	Ser	Phe	Asn	Phe	⇓	Pro	Gln	Ile	Thr	Leu
Cys	Thr	Leu	Asn	Phe	⇓	Pro	Ile	Ser	Pro	Ile
Ile	Arg	Lys	Ile	Leu	⇓	Phe	Leu	Asp	Gly	Ile

图 11.5　位于 gag 和 gag-pol 多聚蛋白的剪切位点

11.3　沙奎那韦：第一个临床批准的 HIV-1 蛋白酶抑制剂

关于沙奎那韦(化合物 **1**，图 11.1)的发现，采用了基于过渡态设计的策略。该设计的方法，包括使用非水解的羟乙基胺基电子等排体替换在特殊剪切序列中的多肽键[15]。羟乙基胺基过渡态电子等排体，模拟苯丙氨酸-脯氨酸剪切位点(图 11.5)。这个剪切的多肽序列，P1′残基有一个脯氨酸，这对病毒酶来说是高度特异的，因为，人的天冬氨酸蛋白酶不能剪切 P1′残基含脯氨酸的多肽键。因此，推测模拟这个高特异性作用于病毒蛋白酶的多肽系列，可以获得有选择性的抑制剂，不会抑制人的天冬氨酸蛋白酶。一旦多肽电子等排体被选定，侧翼氨基酸残基可以通过广泛的构效关系研究，优化其与酶的相互作用。

为了提高三肽同系物(**11a**)(图 11.6)的抑制活性，并且降低其多肽样特征，其构效关系被广泛研究。早期研究表明，化合物(**11a**)的叔丁酯能被电子等排的叔丁酰胺基团(**11b**)替换，且不会明显降低活性。进一步观察到，对于模拟过渡态的与羟基相连的碳原子，(R)-构型略微比(S)-构型要适合些(R/S IC$_{50}$ ratio = 0.46)。有意思的是，其他课题组开发的基于羟基亚乙基过渡态的电子等排体中[11]，与羟基相连的碳原子立体化学中心(S)-构型更优。特别要指出的是，在 N 端延伸双残基的衍生物化合物(**12**)，对羟基的立体化学并没有体现出任何的倾向性。相反 C 端延长的衍生物，例如化合物(**13a**)和(**13b**)，则明显倾向于(S)-构型[16]。相似的倾向性同样发生在化合物(**14**)中，表明 N 端和 C 端氨基酸的延伸对立体化学都非常重要[11,16]。

随后开展了系统优化化合物(**11**)的研究(图 11.7)。通过萘酰胺(**15a**)结构延伸疏水的苄氧羰基，酶的抑制活性获得提升。通过将萘酰胺转化为 2-喹啉基酰胺(**15b**)，酶的抑制活性进一步提升了 2 倍。特别值得一提的是，天冬酰胺残基不能被任何其他的残基取代，否则活性显著降低，表明侧链上的氨甲酰基与酶形成了较强的相互作用。替换五元的脯氨酸环为哌啶环，酶的抑制活性提高了 10 倍，抗病毒活性提高了 6 倍(化合物 **16**)。通过引入十羟基异喹啉，酶的抑制和抗病毒活性进一步显著增强。这个化合物(Ro 31-8959)，显示出卓越的对酶的半数抑制率(IC$_{50}$)值和非常好的抗病毒活性。后来的临床开发，使得第一个 HIV-1 蛋白酶抑制剂 saquinavir(**1**)，获得 FDA 批准用于治疗 HIV 感染和 AIDS。

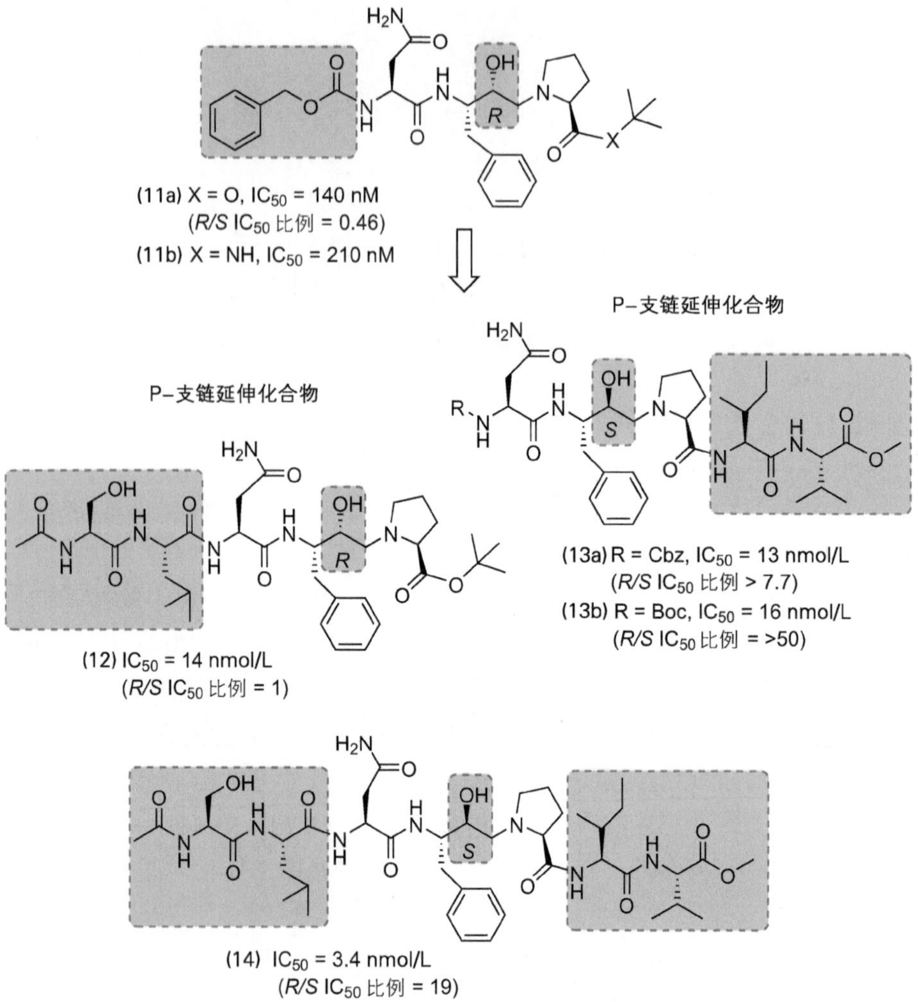

(11a) X = O, IC$_{50}$ = 140 nM
　　　(R/S IC$_{50}$ 比例 = 0.46)
(11b) X = NH, IC$_{50}$ = 210 nM

P–支链延伸化合物

(12) IC$_{50}$ = 14 nmol/L
　　　(R/S IC$_{50}$ 比例 = 1)

P–支链延伸化合物

(13a) R = Cbz, IC$_{50}$ = 13 nmol/L
　　　(R/S IC$_{50}$ 比例 > 7.7)
(13b) R = Boc, IC$_{50}$ = 16 nmol/L
　　　(R/S IC$_{50}$ 比例 = >50)

(14) IC$_{50}$ = 3.4 nmol/L
　　　(R/S IC$_{50}$ 比例 = 19)

图 11.6　蛋白酶抑制(11)和(14)的化学结构

过渡态羟基的立体化学，对酶的亲和力至关重要。正如结果所示，在羟乙基胺基电子等排体中，增加环状胺环的大小，从四氢吡咯到哌啶，再到十氢异喹啉，越来越倾向于选择具有(R)-构型的抑制剂。确实，(R)-1 和(R)-17 构型抑制剂，活性相对于对应的(S)-1 和(S)-17 构型的抑制剂，分别高出 250 倍和 30 倍。在十氢喹啉环所在位置，延长抑制剂的 C 端，无论过渡态羟基的立体化学怎样，对酶的亲和力都消失了。(R)-和(S)-18 两种构型，在浓度高于 100 nmol/L 时都没有活性(图 11.8)。

为了了解抑制剂与酶结合特征，沙奎那韦和 HIV-1 蛋白酶复合物的 X 射线晶体结构被解析出来[17]。这为研究配体和结合位点的相互作用提供了重要

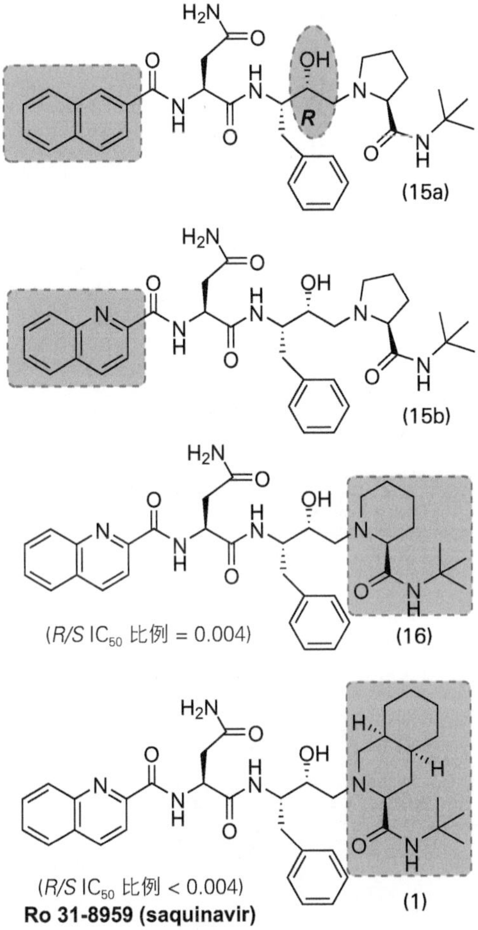

化合物	酶 IC_{50} (nmol/L)	抗病毒 EC_{50} (nmol/L)
(15a)	52	130
(15b)	23	110
(16)	2	17
(1)	<0.4	2

图 11.7　HIV 蛋白酶抑制剂(**15**,**16**)和沙奎那韦的化学结构与活性

的依据。有意思的是，沙奎那韦的结合模式，与之前含脯氨酸的抑制剂，如化合物(**13**)的结合模式略有不同[11,16]。如图 11.9 所示，电子等排的羟基位于活性位点处两个有催化作用的天冬氨酸 Asp25 和 Asp25′之间。沙奎那韦位于 P_1 和 P_1' 区域的两个残基的羰基，与一个结合的水分子形成氢键，进而与骨架中 Ile50 和 Ile50′的 NH 形成氢键。喹啉酰胺和骨架中 Gly48 和 Asp29 形成更多的氢键。此外骨架中天冬酰胺酰胺基的 NH 和侧链的 Asp30 羰基形成氢键作用，它解释了这个 P_2 残基的重要性。在沙奎那韦疏水区域，也就是叔丁基、苯环、和喹啉环，分别与 S_2'、S_1 和 S_3 的区域形成了广泛的范德华作用。具有(R)-构型羟基的化合物可以很容易与酶建立相互作用，从而解释这一系列抑制剂对立体化学的选择性要求。酶和抑制剂之间广泛的相互作用网络与沙奎那韦的卓越活性直接相关[17]。

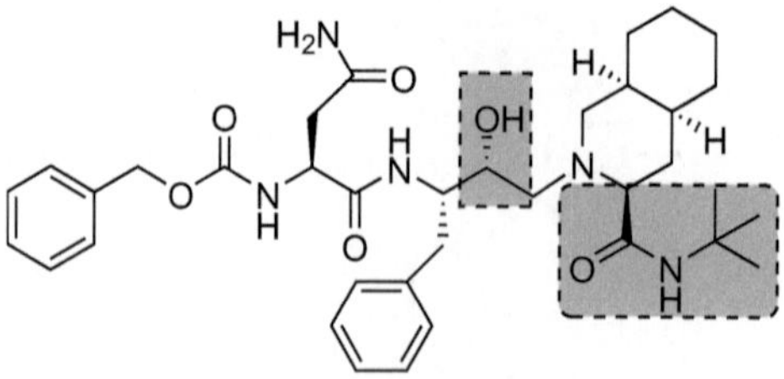

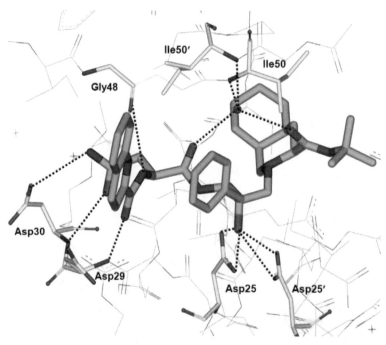

(17) IC$_{50}$ = < 2.7 nmol/L
R/S IC$_{50}$ ratio < 0.027

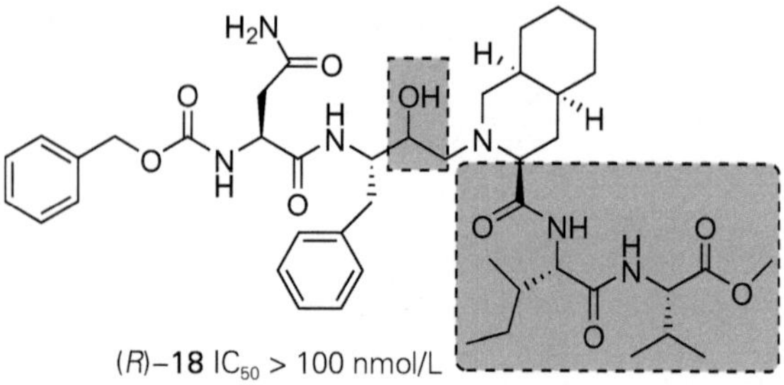

(*R*)-**18** IC$_{50}$ > 100 nmol/L
(*S*)-**18** IC$_{50}$ > 100 nmol/L

图 11.8 HIV 蛋白酶抑制剂（**17**）和（**18**）的化学结构与活性

图 11.9 沙奎那韦（**1**）的 X 射线晶体结构
化合物碳链，绿色；氢键作用，虚线；酶残基，黄色棒；PDB 编码：1HXB

　　化合物(**14**)(P_1'残基包含一个脯氨酸)和沙奎那韦与蛋白酶复合物 X 射线
晶体结构的对比,凸显出参与相互作用的蛋白酶残基在构象上微小但重要的不
同之处。图 11. 10 显示了叠加的沙奎那韦和化合物(**14**)与 HIV－1 蛋白酶的 X
射线晶体结构,以及分别结合 Val82－Thr79 残基的构象。正如所见,为容纳沙
奎那韦大体积的十氢异喹啉双环结构,瓣膜 Pro81(红色)通过构型改变,增加了
对应的疏水口袋的大小。此外,沙奎那韦叔丁胺羰基基团的 NH 和化合物(**14**)
的 Ile 残基 NH,占据了不同的位置。在沙奎那韦中,叔丁基朝向 S_2 结构域的口
袋,使之可以被这个大体积的基团有效填充。在这个亚结构位点,进一步延长
P_3' 和 P_4' 结构域的配体,将不利于配体有效地结合。这可以解释为什么化合物
(**18**),在 P_3' 和 P_4' 结构域延长氨基酸获得的衍生配体,抑制活性反而丧失了。

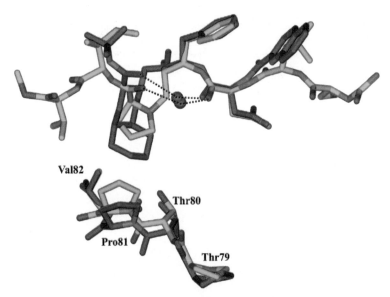

图 11. 10　叠加结合构象沙奎那韦(**1**,洋红)、化合物 **14**(绿色)和对应的
蛋白酶残基 79～82 的位置

(PDB 编码:1HXB(沙奎那韦和 HIV－1 复合物)和 7HVP(**14** 和 HIV－1 复合物))

11.4　茚地那韦:一个包含羟基亚乙基过渡态电子等排体的 HIV 蛋白酶抑制剂

　　Merck 研究者们搜索了许多之前开发的作为肾素抑制剂的化合物,找到了
一个七肽类似物(**19**)(图 11.11)具有潜在的 HIV 蛋白酶抑制活性[18]。化合物

（**19**）含有一个羟基亚乙基过渡态电子等排体。过渡态羟基所描述的构象，以及 P_1' 结构域苄基配体，对与酶的相互作用至关重要。尽管化合物（**19**）有较高的酶抑制活性，但其抑制病毒在感染细胞间传播的最小抑制浓度（minimum inhibitory concentration，MIC）却在较高的微摩尔级别，主要是因为化合物分子太大和较强的多肽性特性。去掉一个 P 端苯胺侧链以降低分子质量，得到的化合物（**20**），其抑制病毒感染的活性降低了。移去第二个 P 端苯胺，得到化合物（**21**），活性能复原到与先导化合物（**19**）相当的水平。化合物（**21**）不但比七肽化合物（**19**）的活性好，并且提高了对细胞的最小抑制浓度（MIC）值。

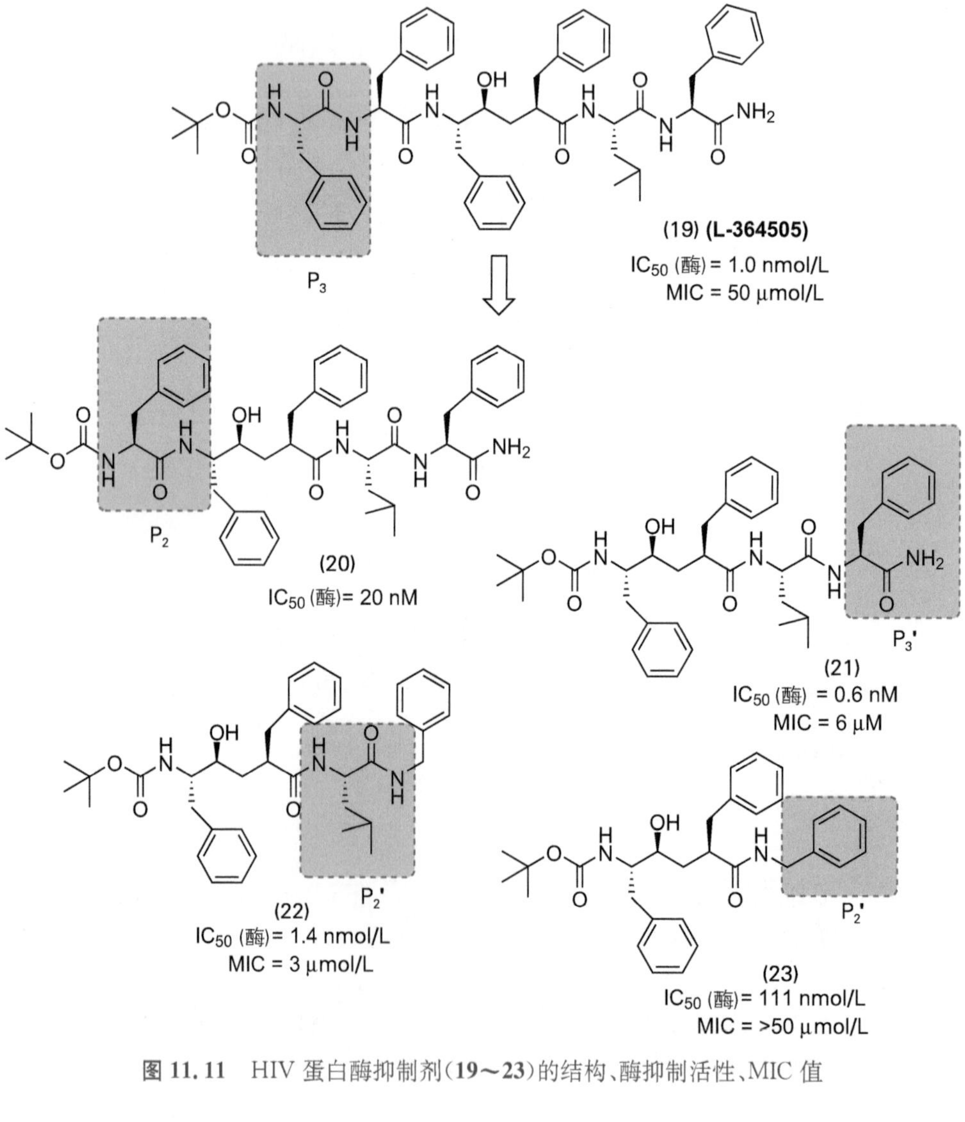

图 11.11　HIV 蛋白酶抑制剂（**19～23**）的结构、酶抑制活性、MIC 值

　　进一步移除 P_3' 结构域苯胺，引入苄酰胺，获得了化合物（**22**）。其酶抑制活性与先导化合物（**19**）相当，且细胞活性略微提升了些。然而，缺乏足够好的抗病毒活性，分子质量较高且多肽特性，使得这类化合物并不适合后期的开发。进一步优化主要集中在降低分子质量和多肽特性基础之上。化合物（**23**）是通过移去化合物（**22**）的 P_2' 结构域氨基酸而获得的，其分子质量为 502 Da，似乎更加合理。

　　为进一步优化活性，研究者们探索用构象限制的苯并环烷基酰胺取代化合物（**23**）的苄酰胺，结果总结于图 11.12 中[19]。简单来说，引入苯并 4 至 6 元环衍生物，相对化合物（**23**）活性提高了 5～7 倍。胺基的立体化学构型，并不明显

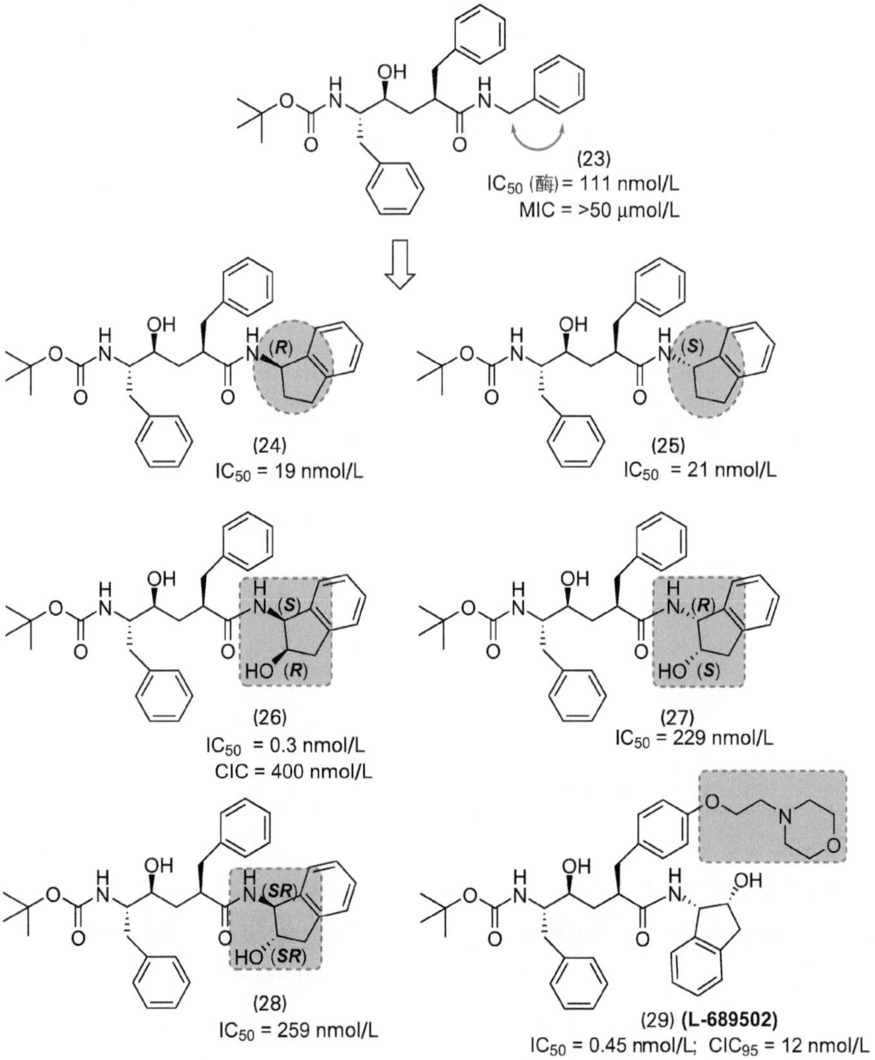

图 11.12　HIV 蛋白酶抑制剂（**24,29**）的结构以及酶抑制活性

的影响其抑制活性。在二氢化茚的环戊环上引入羟基得到的顺式-衍生物化合物(**26**)，有非常好的酶抑制活性和明显提高的抗病毒活性；而其非对应异构体顺式-衍生物(**27**)，比不带羟基的衍生物(**25**)活性明显降低。引入羟基得到的另一对非对应异构体混合物，反式-胺基茚满醇(**28**)，活性也大大降低了。尽管化合物(**26**)显示出较好的整体活性，但其水溶性低且药代动力学特征不佳。为解决这些问题，Merck 研究者们在 P_1' 结构域苯环的 4-位引入一个水溶性的基团得到化合物(**29**)(L-89502)，其酶活性和抗病毒活性都很好[20]。该化合物在狗上的口服生物利用度也达到 5%。但是，进一步的安全研究表明该化合物有肝脏毒性。

在得到化合物(**26**)和(**29**)之后，研究人员设想可以通过和沙奎那韦(Ro 31-8959)十氢异喹啉结构的拼接，在 P_1 位置即配体(**26**)的 Boc-胺基苯乙基部分引入一个碱性的胺基官能团。如图 11.13 所示，得到的嵌合衍生物(**30**)展示出很高的酶抑制活性。然而，该化合物抗病毒活性一般[21]。

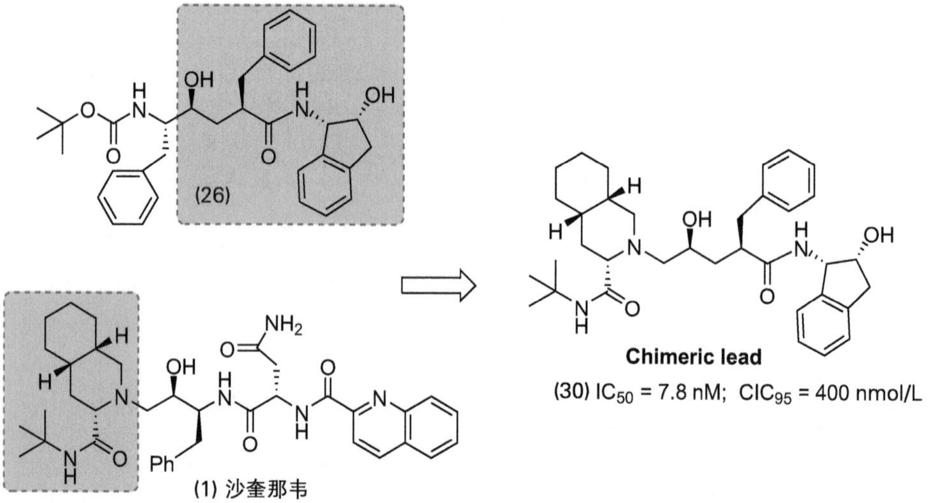

图 11.13 从沙奎那韦(**1**)和化合物(**26**)中发现的嵌合抑制剂(**30**)

进一步的开发集中在替换化合物(**30**)中的十氢异喹啉部分，产生了一系列有活性的化合物。如图 11.14 所示，在化合物(**30**)中，引入一个取代的哌嗪衍生物，使得该化合物的酶抑制活性和抗病毒活性都提高了。相对 Cbz 衍生物(**32**)，苄基衍生物 **33** 展现的细胞活性提高了。事实表明，一个较大的疏水基团对保持活性是必需的。引入一个 8-喹啉基磺酰胺衍生物，获得化合物(**34**)，其活性提高了，但口服生物利用度并没有提高。引入一个 3-吡啶基甲基基团得到化合物(**2**)，其水溶性和口服生物利用度都显著提高了。这就是最终的茚地那韦，被 FDA 批准用于治疗 HIV/AIDS。

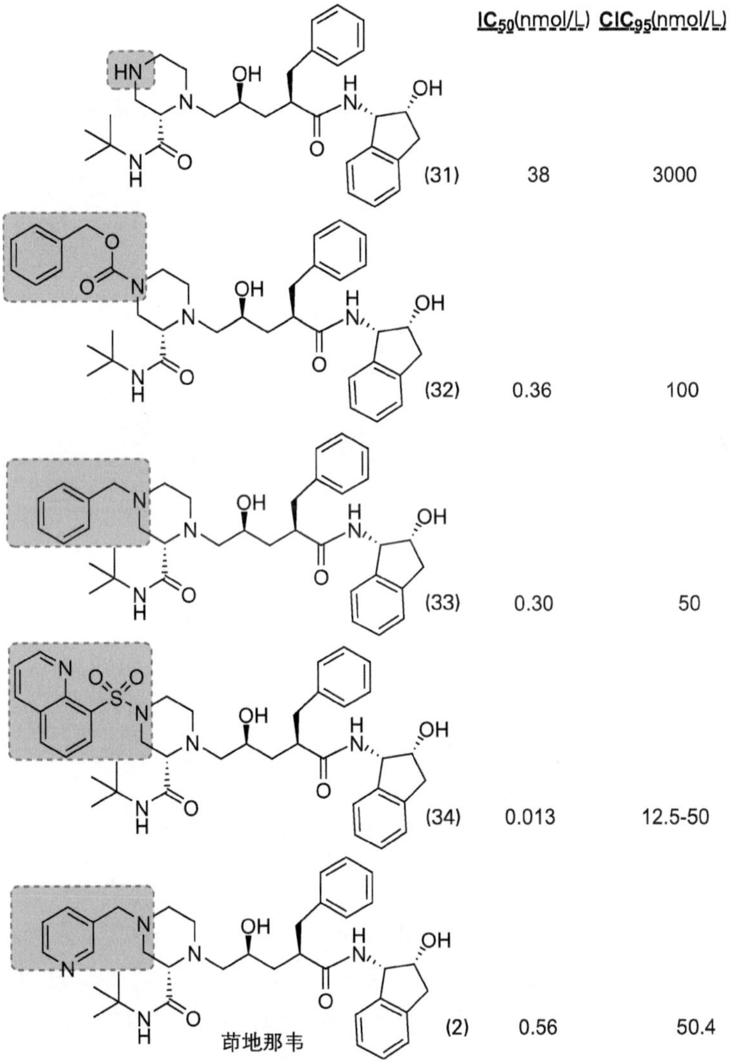

IC_{50}(nmol/L) CIC_{95}(nmol/L)
HN
OH
H
N
OH
O
N
O
H
(31) 38 3000
O
O
N
(32) 0.36 100
(33) 0.30 50
N
O
S
O
(34) 0.013 12.5-50
茚地那韦
(2) 0.56 50.4

图 11.14　HIV 蛋白酶抑制剂(**31**,**34**)和茚地那韦(**2**)的结构及活性

如图 11.15 所示，茚地那韦和 HIV-1 蛋白酶复合物的 X 射线晶体结构被解析出来。可以看到在活性位点形成了一系列的氢键和范德华作用。过渡态羟基与催化作用的天冬氨酸形成了紧密的氢键。P_1 和 P_1'结构域羰基与结合水形成氢键，然后与瓣膜 Ile50 和 Ile50′的骨架 NH 亦形成氢键作用。在茚满部分的 P_2'结构域羟基，与侧链和骨架 Asp29 和 Gly27 中的原子形成了几个氢键。P_2'结构域叔丁酰胺 NH 与侧链 Asp290 羰基，形成一分子水介导的氢键。

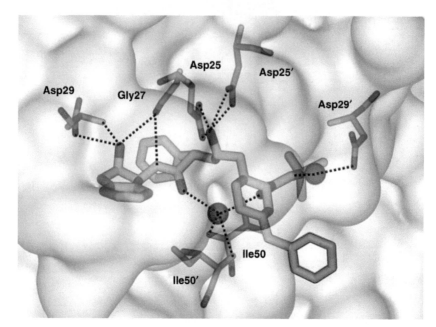

图 11.15　茚地那韦(2)和 HIV-1 蛋白酶复合物 X 射线晶体结构
PDB 编码：1HSH

11.5　达芦那韦的设计与开发

　　第一代 HIV-1 蛋白酶抑制剂的设计和开发，开创了一个前所未有的基于天冬氨酸蛋白酶抑制剂结构设计的新时期。沙奎那韦(1)是第一个蛋白酶抑制剂，于 1995 年底获 FDA 批准上市，在获批的第一代蛋白酶抑制剂中活性最高。

　　沙奎那韦结合 HIV-1 蛋白酶的 X 射线晶体结构，对理解与蛋白酶活性位点的相互作用提供了重要的结构信息。特别有趣的是，沙奎那韦中 P_2 结构域天冬酰胺甲酰基和 P_3 结构域喹啉胺甲酰基的羰基，在 S_2 亚结构区域中与 Asp29 和 Asp30 的 NH 形成了大量的氢键相互作用[17]。在沙奎那韦的构效关系研究中，认识到 P_2 结构域天冬酰胺残基对它的高亲和力至关重要[15]。推测在活性位点中，天冬酰胺侧链形成了很重要的氢键作用。基于对这些结构的见解，我们逐渐对设计一个全新概念的抑制剂产生兴趣，它们不含酰胺/多肽特征，但能模拟沙奎那韦独特的结合作用。尽管沙奎那韦活性很高了，因含多个酰胺键具有多肽特征，影响到其药代动力学数据。第一代蛋白酶抑制剂很快产生耐药性，而交叉耐药的问题限制了它们的有效性。此外，较低的生物利用度、较高的毒性和其他副反应,阻碍了很多早期蛋白酶抑制剂的长期使用。

11.6　在药物发现中环醚模版的设计

最初,开发环醚衍生的配体和模版,是化合物设计的目标之一。我们特别假设了有那么一个恰到好处的环氧,如同沙奎那韦的 P_2/P_3 结构域酰胺键的羰基氧原子,能有效地形成类似的相互作用。我们热衷于引入环醚,是因为在各种各样的具有生物活性的天然产物中,例如银杏内酯、莫能菌素和印楝素(图 11.16),这些结构模版很流行,特别是五元环四氢呋喃和六元环四氢吡喃[23-25]。这些天然产物没有多肽样特征,不仅能结合生物合成的酶,也能高亲和力的结合各自靶向的酶/受体。确实,自然经过上百万年演化了这些模版,使之能够与各种生物微环境相兼容[26]。

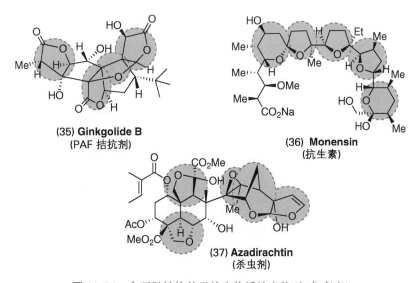

(35) **Ginkgolide B**
(PAF 拮抗剂)

(36) **Monensin**
(抗生素)

(37) **Azadirachtin**
(杀虫剂)

图 11.16　含环醚结构的天然生物活性产物(红色高亮)

从概念上讲,设计这些环醚结构的化合物,是非常有趣的一件事情。尽管醚氧最多能容纳两个氢键,五、六元环特定构型的环碳骨架以及有限的自由旋转,可以为与酶活性位点的疏水口袋结合提供结构上的补充。此外,不像基于多肽的化合物,环醚模块预计在代谢上稳定,因为他们不能被多肽酶水解。基于这些前提假设,在药物发现和基于结构设计 HIV-1 蛋白酶抑制剂的过程中,我们开发了有潜力的环状醚衍生物配体和模版。这些基于结构设计的努力,使得一系列抑制活性极高并克服耐药性的化合物被发现。其中之一就是达芦那韦(**10**,TMC-114,UIC-94017),被 FDA 批准用于治疗针对耐多药的 HIV-1 变异[27-31]。

我们对沙奎那韦结合 HIV-1 蛋白酶晶体结构的理解,带给我们一个独一无二的机遇,去检验一系列有趣的分子设计原则。特别是,我们计划将天然产物衍生的分子模版引入到基于结构的药物设计之中。我们起先推测,具有特定立体化学的四氢呋喃环能被引入天冬酰胺侧链位置上,其氧原子能够模拟与天冬酰胺侧链的羰基氧原子,并且环结构能够有效地填充到 S_2 亚结构域的疏水口袋中。如图 11.7 所示,在天冬酰胺 P_2 结构域配体的位置引入(2S,3′R)-四氢呋

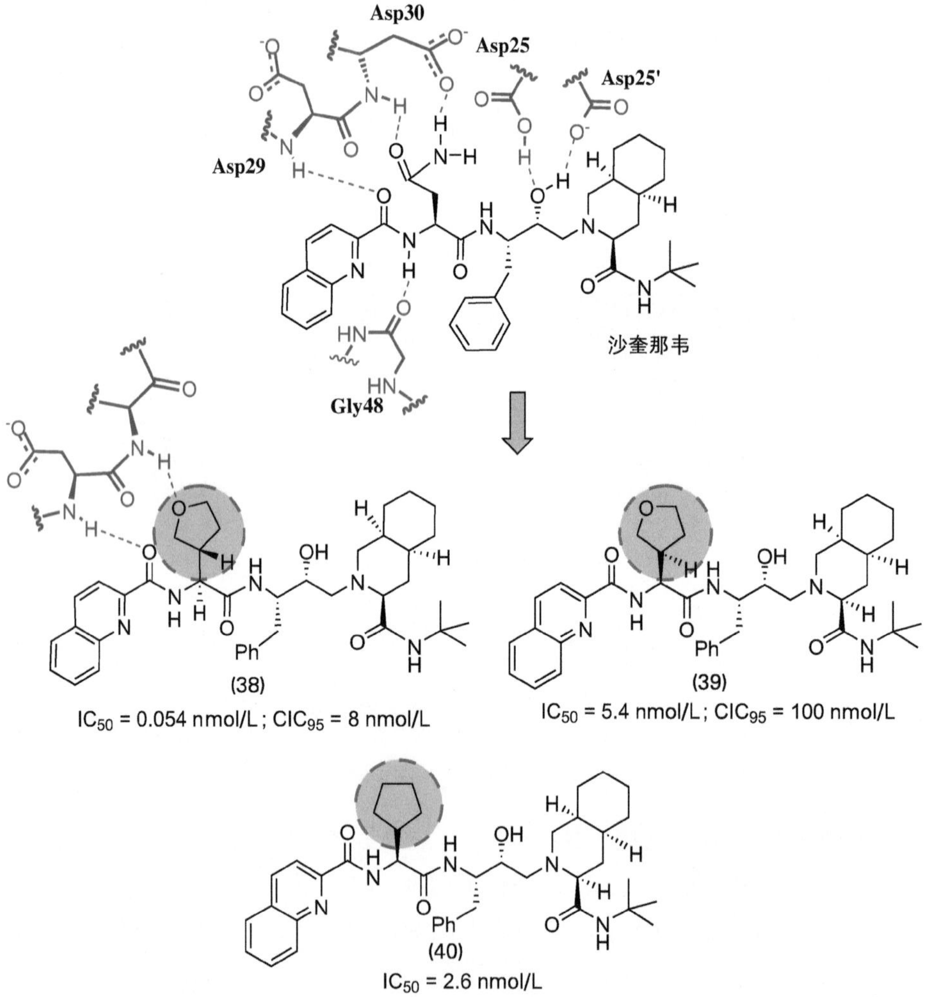
Asp30
Asp25
Asp25'
Asp29
Gly48
沙奎那韦
(38)
IC50 = 0.054 nmol/L; CIC95 = 8 nmol/L
(39)
IC50 = 5.4 nmol/L; CIC95 = 100 nmol/L
(40)
IC50 = 2.6 nmol/L

图 11.17 沙奎那韦结构中引入环醚

环状配体用红色高亮显示

喃基甘氨酸,得到化合物(**38**),相比沙奎那韦($K_i = 0.23$ nmol/L;$CIC_{95} = 22$ nmol/L)活性显著增强。立体化学和氧原子的位置对活性非常重要,如化合物(**39**)的环为(3′S)构型,其活性显著降低;移除环上的氧原子,抑制活性比化合物(**38**)降低了约 50 倍[32,33]。如图 11.7 所示,推测化合物(**38**)中(2S,3′R)-四氢呋喃环的氧原子比化合物(**39**)中(3′S)-四氢呋喃环,能更好地指向骨架 Asp30 中 NH 并与之形成氢键,并且化合物(**38**)中的环,能更加有效地填充于 S₂亚结构域的疏水口袋。

　　沙奎那韦的分子质量较大,有 670 Da。为降低分子质量,去掉配体 P₃结构域的喹哪啶酰胺配体,设计了对应的氨基甲酸酯(**41**),保留(3S)-四氢呋喃环与 HIV-1 蛋白酶骨架 Asp30 中的 NH 相互作用关系。如图 11.18 所示,考虑到化合物(**41**)的分子质量只有 515 Da[33,34],其抑制活性已经相当高了。(3S)-四氢呋喃环的立体化学倾向性是显而易见的,如(3R)-四氢呋喃环的化合物(**41**),活性

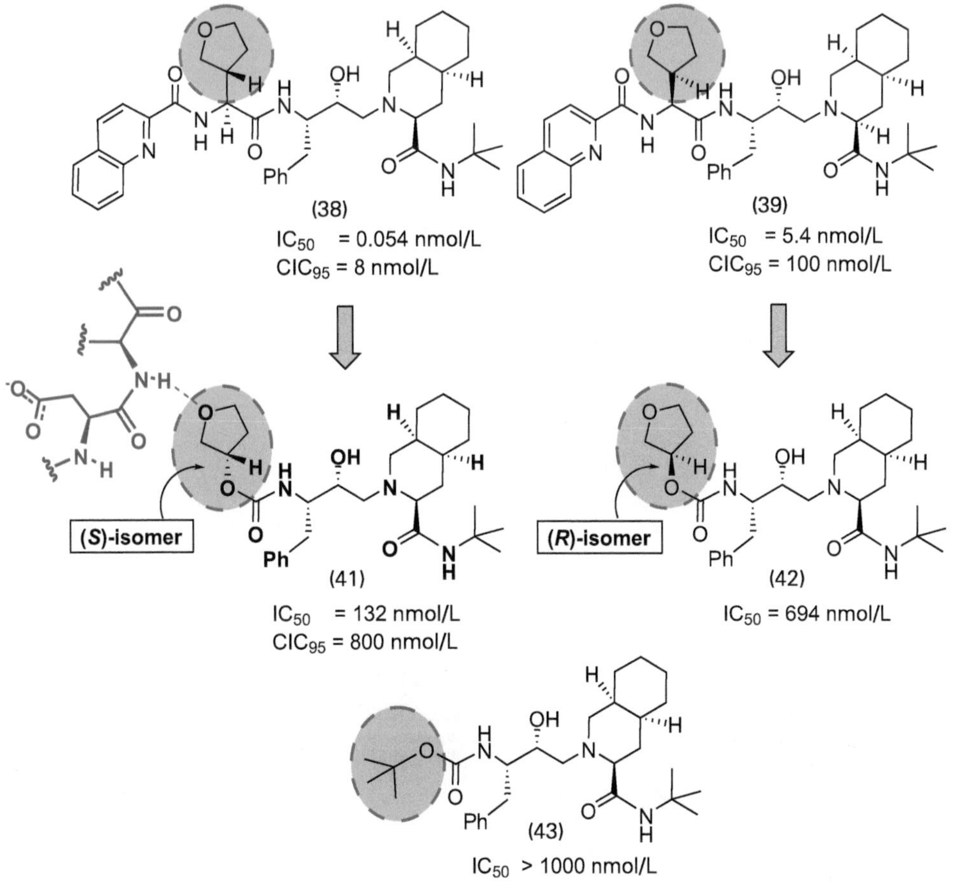

图 11.18 含 3′-四氢呋喃氨基甲酸酯结构的化合物衍生

至少比化合物(**42**)低 4 倍。相应的氨基甲酸叔丁酯衍生物(**43**)，活性并不突出。化合物(**41**)和 HIV-1 蛋白酶复合物的 X 射线晶体结构表明，四氢呋喃环氧原子与 S₂ 结构域位置 Asp29 和 Asp30 中的 NH，形成了很弱的氢键作用[34]。

我们继续研究了(3S)-四氢呋喃氨基甲酸酯对含羟基亚乙基的二肽电子等排体抑制活性的增强作用。如图 11.19 所示，化合物(**44**)，含 P₂ 结构域配体(3S)-四氢呋喃和 P₂′ 结构域一个手性胺基茚满醇，具有超强的酶抑制活性和抗病毒活性。在 S₂ 亚结构域，(3S)-构型的立体化学偏好获得保持，如(3R)-四氢呋喃衍生物化合物(**45**)，或对应的环戊基氨基甲酸酯(**46**)，都对比(3S)-四氢呋喃衍生物的活性显著降低。随后，Vertex 研究人员在设计和发现一个非常有潜力的化合物 VX-475(**5**)过程中，在羟基亚乙基磺酰胺电子等排体上引入了(3S)-四氢呋喃氨基甲酸酯[35]。与化合物(**41**)的 X 射线晶体结构一致，在 S₂ 结构域中，VX-478 中(3S)-四氢呋喃环氧原子与 HIV-1 蛋白酶的 Asp29(距离3.4 Å)和 Asp30(距离 3.5 Å)的 NH 接近，存在氢键作用[36]。这个化合物氨普那韦(amprenavir)(**5**)经过临床开发最终获得了 FDA 批准。后来，一个膦酸酯的前药，呋山那韦(**8**)提高了药效学特征，并获得 FDA 批准用于治疗 HIV/AIDS。

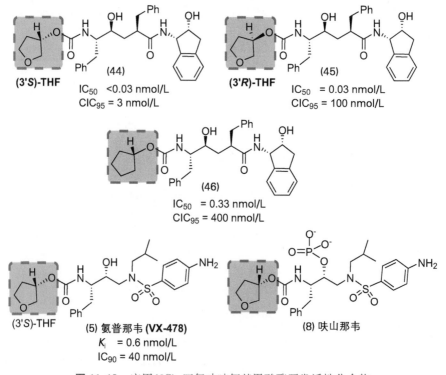

图 11.19 应用(3S)-四氢呋喃氨基甲酸酯开发活性化合物

11.7　作为 P₂ 区域配体的环状砜的考察

经过对化合物(**41**)以及 VX-478 开展 X 射线研究发现,(3S)的四氢呋喃氧原子会在 S₂ 区域形成氢键。为加强由氨基甲酸酯类衍生出的环状配体的氢键作用,我们引入了环状砜基团。我们推测环状砜的其中一个氧原子更接近 S₂ 区域 Asp29 和 ASP30 骨架中的 NH,从而形成更有效的氢键作用。详细研究结果如图 11.20 所示。当用 3 位 S 构型的环状砜代替 3 位 S 构型四氢呋喃环后,得到化合物(**47**),其活性较化合物(**41**)有所改善[37,38]。带有 3R-环丁砜的化合物(**48**),其活性也超过对应的 3R-四氢呋喃化合物(**42**),然而,S₂ 位点为 3S-环丁砜优于 3R-环丁砜。进一步对 S₂ 疏水口袋中的范德华相互作用进行优化,得到一系列砜环上 2-位烷基取代的衍生物,与 3-位处于顺式位置。化合物(**49**)和(**50**)均显示出优于未取代环丁砜的活性。分子右侧替换为磺胺类等排体衍生

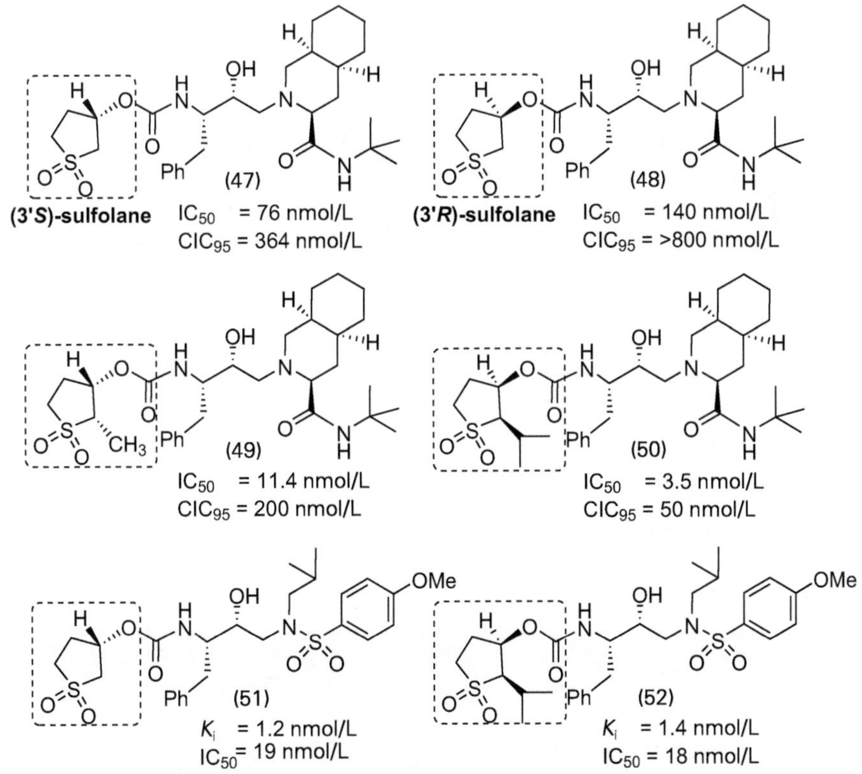

图 11.20　开发的 P₂ 环砜衍生的高活性化合物

物后，在引入前述的 3S-羟基砜以及(2R,3R)羟基异丙基环状砜得到新的配体 (**51**)和(**52**)，同样得到了非常高的活性[28,31]。化合物(**47**)和(**51**)的建模 (modeling)研究表明，该环丁砜中与氨基甲酸酯处于顺式的砜氧原子，与氨基酸 残基 Asp29 和 ASP30 上酰胺的 N-H 距离适合形成氢键。这可以解释为什么 3S-羟基环砜衍生物抑制剂活性较四氢呋喃类抑制剂强。

11.8 双四氢呋喃环及其他双环 P₂ 配体的设计

在开发环丁砜类配体后，我们的兴趣点放在调节结合域与配体的相互作用，即特定立体化学的双环配体即环醚系列配体。能推测出，环状醚的氧原子能与亚区域中氨基酸残基的 NH 形成更强的氢键。基于 3S-环砜中的氧原子与HIV-1 蛋白酶的 S₂ 区域产生可能的氢键作用(图 11.21)，我们设想了一些有趣的可能性并设计出双环配体正好落入 S₂ 的疏水口袋，而双环上的氧原子正好可以和病毒蛋白酶的骨架残基 NH 产生相互作用。正如红色箭头所示(设计方

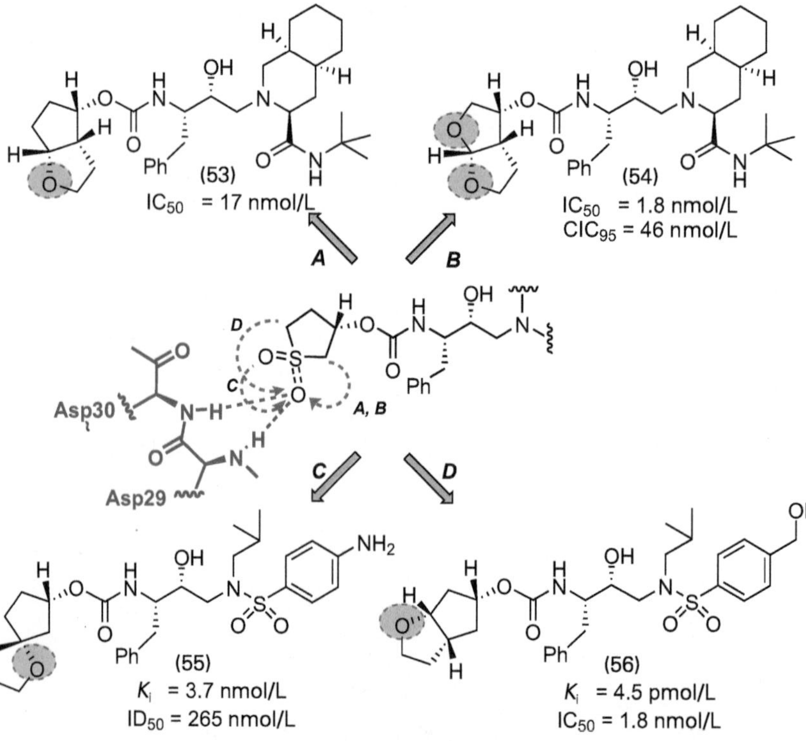

图 11.21 设计和开发双-四氢呋喃和其他双环的高亲和性配体 P₂

式 A~D)，通过连接砜的氧原子与砜环 2 号碳可以组成形成很多双环含氧衍生物。砜环上 2 号碳的顺式取代也是可行的，因为化合物(**47**)增加一个顺式取代的甲基得到(**49**)后，其活性也增强 6 倍(图 11.20)。

从设计模式 A 的结构可以看出，我们设计的(3aS,4S,6aR)-六氢-2H-环戊并呋喃-4-醇衍生物配体(含全氢异喹啉羟基乙胺等排体)(**53**)，相比化合物(**41**)(图 11.18)和化合物(**47**)(图 11.20)其活性得到明显提高。在此基础上再引入一个氧原子，就得到设计模式 B 中的双四氢呋喃配体(**54**)。化合物(**54**)显示非常突出的酶活性和抗病毒活性[39]。在设计模式 C 中，我们在羟基磺胺等排体基础上设计了氧杂螺环片段，得到化合物中等活性的抑制剂(**55**)[30,31]。而将环戊基并呋喃片段代替氧杂螺环后，得到了皮摩尔活性级别的抑制剂(**56**)[40]。

我们引入相应的双四氢呋喃环对映体后，得到了抑制剂(**57**)。该化合物的抑制活性比抑制剂(**54**)要低(图 11.22)。为确定双四氢呋喃环底部氧原子对活性的贡献，我们制备了相应脱氧配体得到化合物(**58**)，其抑制活性显著下降，这表明双四氢呋喃环中两个氧原子都很重要。化合物(**54**)和 HIV-1 蛋白复合物的 X-射线晶体结构研究表明，双四氢呋喃环内两个氧原子都落在能与 S$_2$ 空

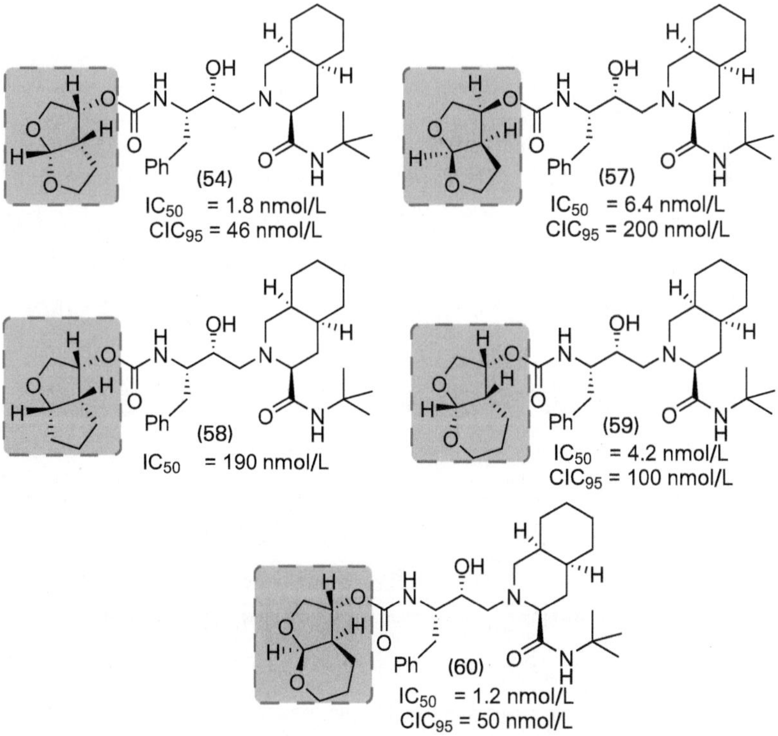

图 11.22　其他双环类 P$_2$ 配体抑制剂的结构域活性

腔中主链酰胺 Asp29 和 Asp30 残基的 NH 形成氢键的距离范围内[39]。在羟基磺酰胺等排体中引入双四氢呋喃配体，可以得到高活性抑制剂，后面章节将进一步说明。我们还研究了带有六氢吡喃并呋喃衍生物的抑制剂(**59**)和(**60**)，化合物(**60**)与含有(3R,3aS,6aR)-双四氢呋喃的抑制剂(**54**)展现了相似的活性[39,41]。

11.9　抗耐药的骨架结合概念：增强 S_2 到 S_2' 区域的氢键作用的分子设计策略

在设计并发现一系列全新理念且具有高亲和力的环醚、环砜配体后，我们对设计一类既对野生型 HIV-1 蛋白酶有出色活性，同时对突变性蛋白酶仍保持一定活性的抑制剂产生了浓厚兴趣。我们深入比较了野生型及突变性蛋白酶与抑制剂形成的复合物 X 射线晶体中其结构变化差异及关键的分子作用。有趣的是，将一些耐药 HIV-1 蛋白(含有 10~14 个不同突变点)进行叠合或 HIV-2 蛋白(含有 40 个左右突变点)进行叠合发现，与野生型 HIV-1 蛋白相比，突变型蛋白在活性结合区域构象只发生了非常微小的骨架扭转[42-44]。这是非常有意义的，因为蛋白酶活性位点附近的整体结构若发生大的改变，就很难保持适应病毒复制所需的关键催化作用[8,45,46]。基于此发现，我们提出了一个假说，若抑制剂与野生型 HIV-1 蛋白酶活性位点的蛋白骨架形成一个很强的氢键网络并最大化同活性位点的作用，将很有可能与突变的蛋白酶保持这些相互作用从而起到抑制效果。在所有可能性当中，这种靶向蛋白骨架结构的设计策略，将会延缓耐药 HIV 的出现，因为若突变改变了骨架构象，也将会降低其催化活性[8]。本质上，我们把这个抑制剂设计策略比作设计了一个"分子钳"，它能紧密抓住蛋白的骨架，同时牢牢占据活性位点。

基于骨架结合理念，我们将分子设计的精力主要放在增强抑制剂在 S_2 和 S_2' 空腔与蛋白的氢键作用上(图 11.23)。尤其重要的是，P_2 及 P_2' 端配体将同时与 S_2 和 S_2' 中的 NH 形成氢键。进一步我们计划将活性区域的疏水口袋填满，这样，可限制病毒耐药性的发展。S_1 和 S_1' 区域主要由疏水残基形成，而 S_2 和 S_2' 区域既含疏水残基，又含有亲水残基。我们的设计工作也需要关注改善 PK 性质，提高口服生物利用度，延长半衰期，以降低每日服药次数。

我们前面基于全氢化异喹啉类配体与 HIV-1 蛋白酶复合物的晶体结构设计，开发了很多环醚类及双环醚类抑制剂。但是，X 射线晶体结构测定表明，全氢化异喹啉环在 S_2' 空腔中与蛋白酶骨架上的氨基酸残基根本不产生任何氢键

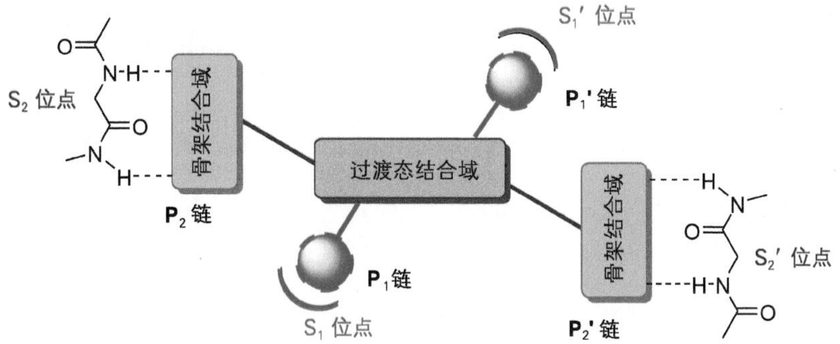

图 11.23　克服耐药的分子设计模型

作用。基于我们的骨架结合理论，如果要在 S_2 和 S_2' 区域产生抑制剂与氨基酸残基的氢键作用，就必须修饰落在 P_2' 区域的全氢化异喹啉片段，使其能产生氢键作用。我们把 R-羟乙基苯磺胺等排体用在分子设计中，因为苯环上可以引入能形成氢键的基团而且合成起来也比较容易[35,47]。我们考察了一系列基于 R-羟乙基苯磺胺等排体衍生的抑制剂，分子中含可以落入 P_2 区域的环醚及双环醚片段，以及在 S_2' 区域能与骨架氨基酸残基形成氢键的片段。如图 11.24 所

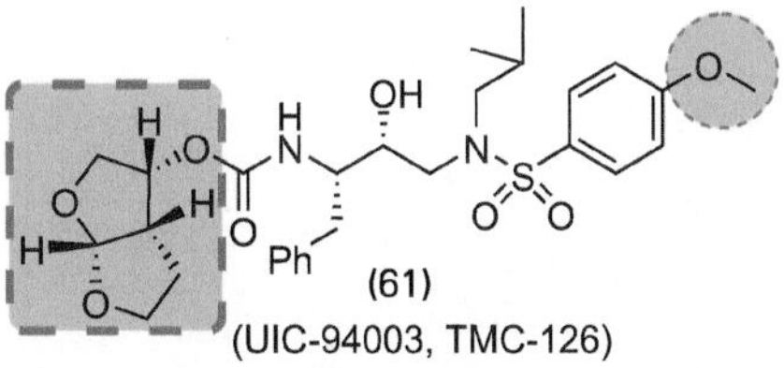

(61)
(UIC-94003, TMC-126)
K_i = 14 pmol/L
ID_{50} = 1.4 nmol/L

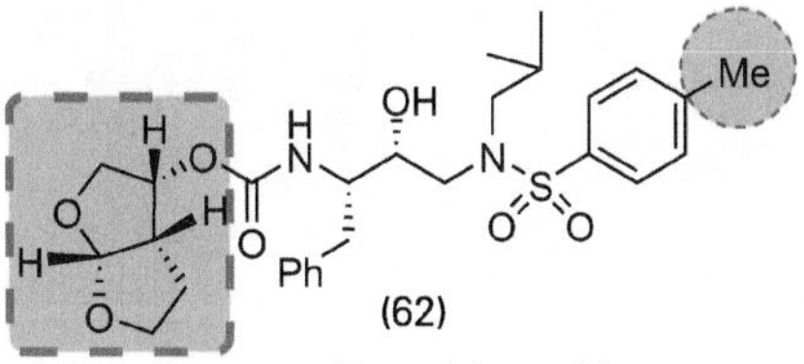

(62)
K_i = 1.2 nmol/L
ID_{50} = 3.5 nmol/L

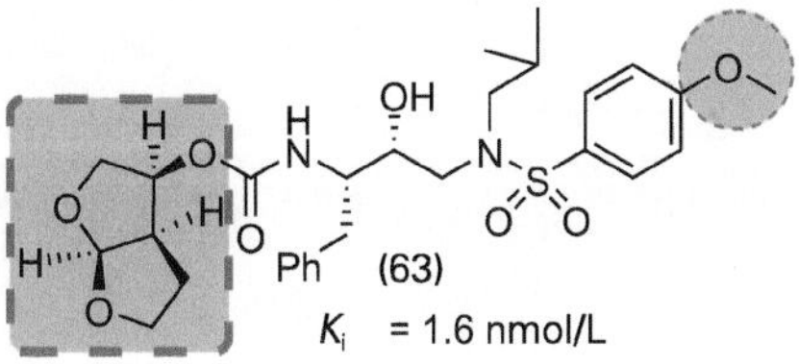

(63)
K_i = 1.6 nmol/L
ID_{50} = 4.1 nmol/L

图 11.24　羟乙胺基磺酰胺电子等排体和双-四氢呋喃 P_2 配体的结构和活性

示，通过在分子中引入可进入 P_2 区域的(3R,3aS,6aR)双四氢呋喃环，和能进入 P_2' 区域且能在 S_2 区域产生氢键的对甲氧基对甲氧基苯磺酰胺，得到抑制剂 61 (UIC-94003，后命名为 TMC-126)。化合物(**61**)获得了非常卓越的活性，同时其在 MT 细胞系中的 IC_{50} 也达到了 1.4 纳摩尔。将苯磺酰胺对位甲氧基替换为非极性的甲基得到化合物(**62**)，也获得了不错的活性(在此实验中全氢化异喹啉的 K_i 值为 1.2 nmol/L)。将化合物(**61**)结构中的双四氢呋喃环替换为镜像异构体，得到化合物(**63**)，也能显示很好活性。然而，化合物(**61**)的活性还是最高的，这表明双四氢呋喃环的立体化学对活性的影响还是很大的[28,31]。

我们已经测定了化合物(**61**)与 HIV-1 蛋白酶形成复合物的高分辨晶体衍射结构[50]。从图 11.25 可以看出，整个活性区域形成了氢键网络。尤其是，在 S_2 口袋，双四氢呋喃环上的两个氧原子与骨架上的 Asp29 和 Asp30 的 NH 形成很强的氢键作用。在 P_2' 口袋中，苯磺酰胺对位的甲氧基的氧原子与 S_2' 区域的 Asp29' 和 Asp30' 的 NH 分别形成两个氢键。而且，芳香环落入了该区域的疏水空腔中。化合物(**61**)的过渡态羟基与 Asp25 和 Asp25' 形成很强的氢键作用。化合物(**61**)中羟基乙胺片段中的 NH 也与骨架中谷氨酸残基羧基氧形成氢键。除此之外，苄基和异丁基侧链分别填入了 P_1 和 P_1' 的疏水口袋中。

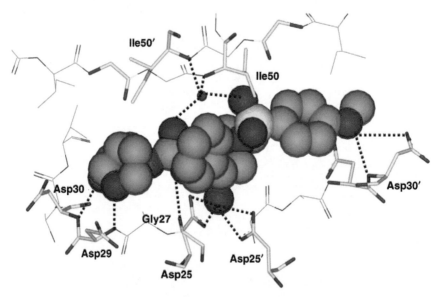

图 **11.25** 化合物(**61**)与野生型 HIV-1 蛋白酶的 X 射线晶体结构
代表化合物作为 CPK，氢键用虚线表示(PDB 编码：317E)

X 射线晶体结构显示，我们的骨架结合设计理念能够达到抗耐药的标准[8,48]。实际上，化合物(**61**)对多个突变蛋白酶的抑制活性均低于 100 pmol/

L,这些蛋白酶对第一代抑制剂是耐药的。另外,化合物(**61**)对相当多耐药的 HIV - 1 病毒显示了突出的活性,IC_{50} 值在 0.3 到 0.5 nmol/L。特别值得注意的是,病毒对化合物(**61**)的耐药进程明显受到延迟。而且,对从 HIV - 1 耐药的患者身体分离得到的对多个蛋白酶抑制剂耐药的菌株,化合物(**61**)还保持了令人印象深刻的活性;IC_{50} 值在 0.5 到 5.5 nmol/L[51-53]。可以想得到,在蛋白酶 S_2、S_2' 区域形成的氢键网络以及在 S_1、S_1' 疏水空腔的有效填充是化合物(**61**)对系列耐药 HIV 病毒株产生较高活性的原因。因此,P_2 区域中双四氢呋喃片段和 R-羟乙基磺胺等排体结构为开发新一代抗耐药 HIV 抑制剂提供了一种非常有趣的结构框架。

11.10　达芦那韦和其他临床活性药物的设计

我们还设计了各种含双-四氢呋喃的分子,如 P_2 区域配体联合(R)-(羟乙基)磺酰胺电子等排体,联合各种 P_2' 区域磺酰胺官能团,能够与 S_2' 区域的骨架原子形成氢键。如图 11.26 所示,所有化合物表现出超强的酶亲和力。

化合物(**64**)和(**65**)还保持了对广泛的耐药病毒株的卓越抑制效果[8,48]。然而,化合物(**10**)(又名 TMC - 114),具有最佳的药物代谢动力学特征和抗耐药特征[54-56]。它被选为临床开发药物。化合物(**10**)(TMC - 114,又名达芦那韦)的临床研究由 Tibotec - Virco, Belgium 实施。因为临床有疗效,化合物 10 于 2006 年被 FDA 批准,用于治疗之前对所有方法已失效的、耐多药的患者。之后在 2008 年,还被批准用于治疗所有类型的 HIV/AIDS 患者,包括儿童患者。

HIV - 1 蛋白酶需要两个 99 -号氨基酸单体同源二聚化,形成一个有活性功能的蛋白酶。蛋白酶单体的二聚化,使之形成 HIV - 1 蛋白酶活性位点。这对于酶的成熟,以及水解能力,至关重要。因此,阻止蛋白酶的二聚化,或许能提供阻止病毒复制的额外机会。我们已经发现,达芦那韦高效的阻止了蛋白酶的二聚化[57]。因此,达芦那韦不但阻止了初始阶段蛋白酶的二聚化,而且很好的抑制那些逃避初始阶段抑制已经二聚化的有催化活性的酶。达芦那韦的这个独特的双重作用机制,可以解释其较高的抗病毒活性和对抗耐药出现的可持续性有关。

化合物(**10**)、(**64**)和(**67**)与 HIV - 1 蛋白酶复合物的 X 射线晶体结构[8,58]被解析出来。这些化合物始终与活性位点形成高效的氢键作用网络。达芦那韦和沙奎那韦与 HIV - 1 蛋白酶 X 射线晶体结构,叠合于图 11.27 中[17,59]。达芦

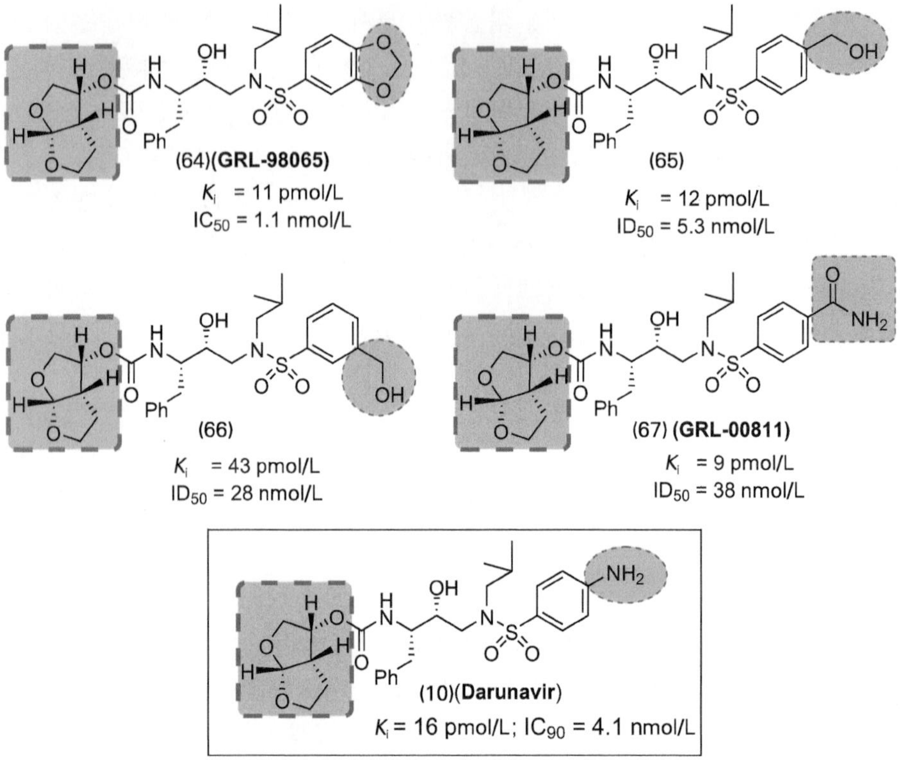

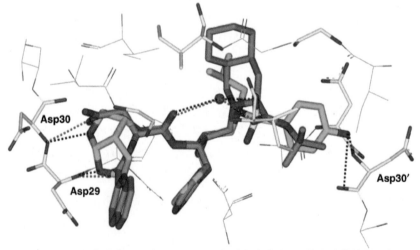

(64)(GRL-98065)
K_i = 11 pmol/L
IC_{50} = 1.1 nmol/L
(65)
K_i = 12 pmol/L
ID_{50} = 5.3 nmol/L
(66)
K_i = 43 pmol/L
ID_{50} = 28 nmol/L
(67) (GRL-00811)
K_i = 9 pmol/L
ID_{50} = 38 nmol/L
(10)(Darunavir)
K_i = 16 pmol/L; IC_{90} = 4.1 nmol/L

图 11.26 基于结构的分子设计，导致达芦那韦的开发

Asp30
Asp29
Asp30′

图 11.27 达芦那韦(10)和 HIV-1 蛋白酶复合物的 X 射线晶体结构叠加沙奎那韦(1)结合 HIV-1 蛋白酶的 X 射线晶体结构

氢键用虚线表示(沙奎那韦是红色虚线，达芦那韦是黑色虚线)(PDB 编码：2IEN(达芦那韦)和 IHXB(沙奎那韦))

那韦的结合模型，显示了它与 S_2 到 S_2' 区域蛋白骨架形成复杂的氢键作用网络。中间的羟基作用于有催化作用的天冬酰胺，含有 Gly27 羰基骨架的氨基甲酸酯 NH，和包埋的水分子，结合于 Ile50 和 Ile50′中含有羰基、磺酰胺化合物的氧原子。P_2 区域 bis-四氢呋喃和 P_2' 区域 4-胺基磺酰胺官能团，分别与位于 S_2（Asp29 和 Asp30）区域和 S_2'（Asp30′）亚口袋骨架的 NH，形成氢键。达芦那韦同样很好地与蛋白酶活性位点中的疏水口袋相结合。这些叠合结构，还突显了 bis-四氢呋喃的氧原子与位于 S_2（Asp29 和 Asp30）区域的 NH 形成强烈的氢键，同时模拟了 P_2 区域天冬酰胺羰基与 Asp30 的 NH 结合，以及 P_2/P_3 区域甲酰胺羰基与 Asp29 的 NH 的结合。

　　达芦那韦独特的结合模式，双-四氢呋喃配体的药理作用，和它背后的化学与生物学，引发了广泛的研究兴趣。如图 11.28 所示，大量的活性非常高的蛋白酶抑制剂，基于 bis-四氢呋喃配体被设计出来[30,41]。GSK（BCV/ GW640385）开发的布瑞那韦（brecanavir）(68)，显示出飞摩尔级蛋白酶抑制活性和亚纳摩尔

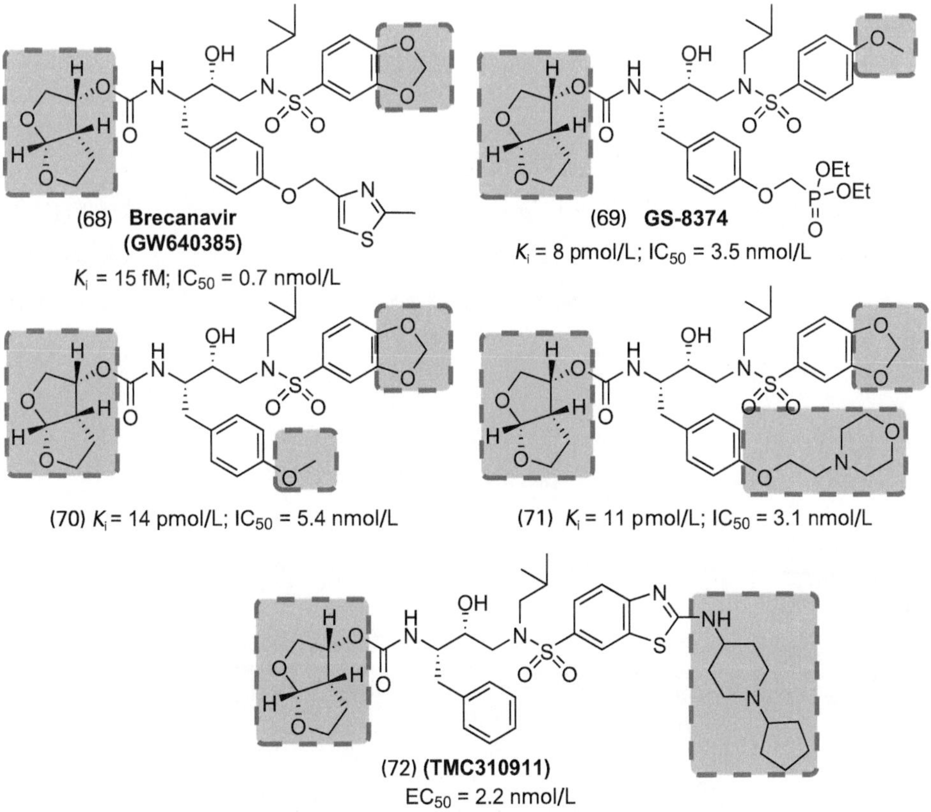

(68) **Brecanavir**
(GW640385)
$K_i = 15$ fM; $IC_{50} = 0.7$ nmol/L

(69) **GS-8374**
$K_i = 8$ pmol/L; $IC_{50} = 3.5$ nmol/L

(70) $K_i = 14$ pmol/L; $IC_{50} = 5.4$ nmol/L

(71) $K_i = 11$ pmol/L; $IC_{50} = 3.1$ nmol/L

(72) **(TMC310911)**
$EC_{50} = 2.2$ nmol/L

图 11.28　临床开发的双-四氢呋喃衍生物的结构与活性

级抗病毒活性[60]。但是,因制剂的问题布瑞那韦临床试验终止。我们实验室披露了化合物(**70**)和(**71**)。其他双-四氢呋喃衍生的进入临床的化合物,GS-8374(**69**)和 TMC310911(**72**),分别由 Gilead Science 和 Tibotec-Virco 开发,他们对多重耐药的 HIV-1 变异体,仍具有非常高的抗病毒活性[61,62]。

11.11 结论

在美国和其他发达国家,蛋白酶抑制剂被引入到联合的抗病毒治疗当中,对 HIV 感染和 AIDS 患者长期治疗有着深远的影响。HIV 感染已成为一种可治疗的疾病。在早期,对 HIV 蛋白酶抑制剂的抗-HIV 药物研发的不懈努力,目的是找到有效的治疗药物,能够降低 HIV 患者体内的病毒量。那时,仅有少量的疗效一般且毒性较大的方案可供选择。之后不久,蛋白酶抑制剂的到来,以及 HAART 治疗方案的出现,极大地降低了 HIV/AIDS 患者的病死率。但是,很多的抗 HIV 药物,包括蛋白酶抑制剂,都表现出较低的耐药瓶颈,体现了对新药物及新靶标的迫切需求。药物耐药,是一个普遍且不断演进的难题。因此,战胜耐药,需要革新的药物设计策略,去靶向药物耐药的机制。基于结构的设计策略被用于达芦那韦的设计和开发过程,特别通过靶向 HIV-1 蛋白酶骨架活性位点的 S_2 到 $S_2{}'$ 亚结构区域,最大化发挥药物与酶的相互作用。达芦那韦对耐多药的 HIV-1 变异仍有疗效,并且在临床试验中对耐药的产生设置了很高的基因瓶颈。靶向蛋白骨架的设计策略,可能对其他抗反转录病毒药物的设计有借鉴意义。

(石卫华　江志赶　译)

参 考 文 献

第 12 章
蛋白激酶抑制剂靶向癌症治疗药物：伊马替尼、尼洛替尼、巴氟替尼和达沙替尼的设计和发现

12.1 引言

在细胞信号传递过程中，蛋白激酶的功能是催化 ATP 的 γ-磷酸基转移到属于底物蛋白的丝氨酸、苏氨酸或酪氨酸残基的羟基接收器上。通过磷酸化对蛋白质活性进行严格的调控，对协调多个重要的细胞过程是有必要的，例如信号传导、细胞周期的协调、细胞生长发育以及稳态调控。改变蛋白激酶的活性会导致细胞过程的失调，从而导致癌症的发生和发展[1]。针对蛋白激酶靶点开发新颖的激酶抑制剂已被证实是一种有效的化疗药物开发的方法。人类的蛋白激酶组是由 418 个公认的真核蛋白激酶基因和 40 个非典型蛋白激酶基因组成的[2]。蛋白激酶可以分类到 9 个族中，每个族都由多个科和亚科组成，然而，蛋白激酶域的结构在所有的丝氨酸、苏氨酸和酪氨酸激酶中是普遍保守的。

酪氨酸激酶是被研究得最充分的蛋白激酶家族之一，酪氨酸激酶家族的成员都参与调控了大量的生理和病理的生化过程，酪氨酸激酶在癌症病理生理学方面所起的作用引起了大家特别的关注和重点研究。在所有的肿瘤蛋白中，酪氨酸激酶代表了其中的一个主要部分，它在大量的癌症中起到了转化的作用。酪氨酸激酶家族可以分为受体酪氨酸激酶(RTKs)和非受体酪氨酸激酶(NRTKs)。在多肽生长因子、细胞因子和激素中，受体酪氨酸激酶是细胞表面受体。而非受体酪氨酸激酶是细胞质酶，它参与了磷酸基从 ATP 到酪氨酸激酶蛋白的催化转移。

受体酪氨酸激酶位于细胞膜，它们对细胞外的刺激作出反应。受体酪氨酸激酶催化活性位点响应配体结合的刺激，引发了细胞内下游信号的级联反应。目前，被研究得最多的几个受体酪氨酸激酶是表皮生长因子受体(erbB1 和 erbB2)、成纤维细胞生长因子受体 1(FGFR1)、血管内皮生长因子受体

(VEGFR)、血小板源生长因子受体（PDGFR）和类胰岛素生长因子受体 1（IGFR-1）。受体酪氨酸激酶介导细胞增殖、存活、迁移和代谢[3]。毫不奇怪，受体酪氨酸激酶功能的失调已涉及肿瘤进展的多个方面，包括肿瘤细胞的增殖、存活、血管生成和肿瘤的扩散[4]。受体酪氨酸激酶的结构由一个输送特异性配体的多域细胞外部分、一个跨膜疏水螺旋和一个包含酪氨酸激酶域和调控域的胞质部分组成。当细胞外配体结合到受体酪氨酸激酶的外域时，由此产生的受体二聚化激活了催化域的磷酸酶活性。这个激酶域招募了若干个效应蛋白和其他激酶，如 Src 和 Abl，它们能被依次激活从而引起最终的细胞反应。

Src 激酶家族与其所选择的细胞信号通路的调控密切相关，这些通路控制着细胞的生长和分化、迁移和黏附、代谢以及特定的细胞信号网络[5,6]。所有的这些功能说明 Src 激酶可能密切参与了肿瘤的形成[5,7]。相应地，Src 的过度表达和激活已经被确认与多种类型的肿瘤有关，例如乳腺癌、非小细胞肺癌、脑癌及其他类型的癌症。Src 家族由 9 个成员组成：Lyn、Hck、Lck、Blk、Src、Fyn、Yes、Fgr 和 Yrk[8]。Src 是第一个被发现的酪氨酸激酶，也是非受体酪氨酸激酶中被研究最多的激酶之一。Src 被发现的历史可以追溯到佩顿·劳斯的开创性工作，他描述了以其名字命名的病毒（劳斯肉瘤病毒）的致癌特性。随后，在 *v-Src* 致癌基因及其细胞对应物 *c-Src* 原癌基因被研究之后，它们的蛋白质产物 Src 也被成功鉴别，这是第一个被表征的酪氨酸激酶[9,10]。

Abl 激酶家族由两个成员组成：阿贝尔逊激酶（Abl）及其旁系同源物 Arg[11]。对 Abl 激酶的深入研究最初开始于所谓的费城染色体的发现，这种染色体的构成中，第 9 号和第 22 号染色体之间相互易位会，致使第 22 号染色体变短[12]。这种易位引起 *Bcr* 和 *Abl* 基因的头尾衔接融合，形成了 *Bcr-Abl* 致癌基因。剪接不同的 *Bcr* 断点可形成三种融合蛋白，它们之间有着不同数量的融合 *Bcr* 序列[13-15]。这三种变体与不同类型的白血病有关联：急性淋巴细胞白血病、慢性髓细胞白血病（CML）、慢性中性粒细胞白血病[15]。因被持续激活并定位于细胞质中，Bcr-Abl 融合蛋白起到了肿瘤蛋白的作用。Bcr-Abl 融合蛋白的定位和激活状态都触发了多条导致肿瘤转化的信号通路[13]，其中的一些通路通常由生长因子受体激活，如 EGFR 和 PDGFR。

12.2 激酶抑制剂作为抗癌药的演变

鉴于激酶在控制细胞内环境稳定中的重要作用，它们被开发为肿瘤药物的靶标。过去的 20 年,已经见证了大量新颖的激酶抑制剂作为先导化合物和潜在药物并被成功开发。迄今,已有 25 个激酶抑制剂被 FDA 批准用于治疗各种类型的恶性肿瘤,还有其他几个正在开展后期的临床试验[16]。

多个获批的抗癌药都是以受体酪氨酸激酶为靶标,其中,吉非替尼(**1**)[17]、厄洛替尼(**2**)[18]、拉帕替尼(**3**)[19](图 12.1)抑制 erbB 家族激酶(EGFR 和 erbB2),这些激酶抑制剂被用来治疗非小细胞肺癌、胰腺癌和乳腺癌。

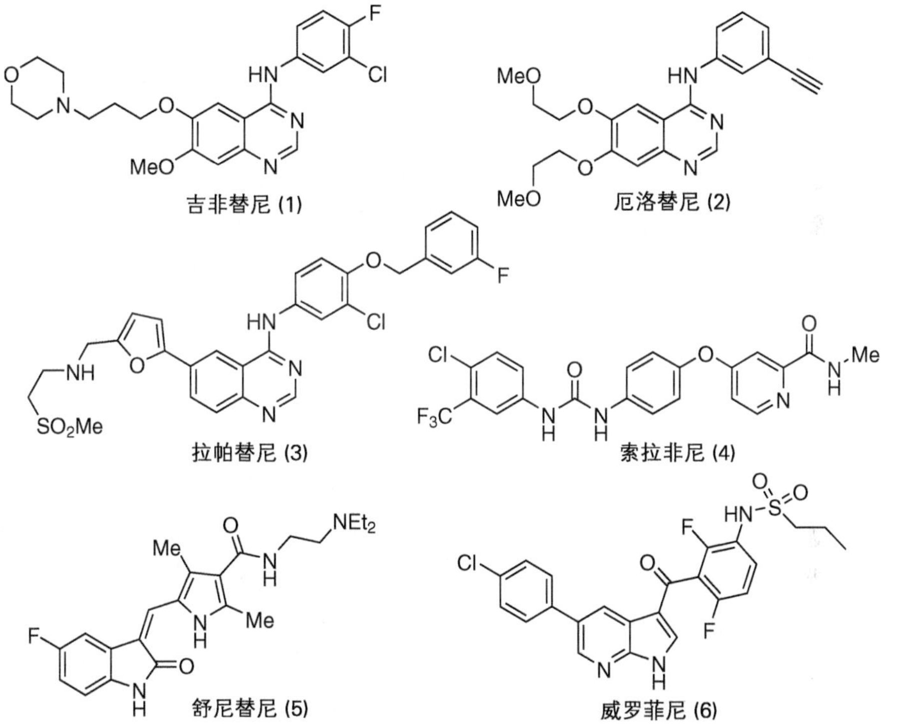

图 12.1　FDA 批准的蛋白激酶抑制剂抗癌药的结构

血管生成在维持肿瘤的生长和促使肿瘤转移过程中都是至关重要的。肿瘤通过生长因子,如血管内皮生长因子(VEGF)、血小板源性生长因子(PDGF)和成纤维细胞生长因子(FGF)与相应的受体酪氨酸激酶相互作用来诱导血管生成。抑制这些激酶已经被证实是抑制血管生成的强有力的策略,并且有益于癌症化疗药物的开发。索拉非尼(**4**,最初被作为 B-Raf 抑制剂)[20]和舒尼替尼(**5**)[21]都是以受体酪氨酸激酶为靶标,都已被批准用于治疗肾细胞癌、肝细胞癌或胃肠道间质肿瘤(GIST)。

在 B-Raf 激酶的激活环(activation loop)中,单一的突变导致非激活的构象失稳,并使酶处于持续的激活状态,这种突变存在于多种人类癌症中,特别是在黑色素瘤中。尽管索拉非尼（**4**）最初被开发为 B-Raf 激酶抑制剂，但它的临床疗效主要表现为通过干扰 VEGFR 家族的激酶受体，从而抑制了血管生成。第一个 B-Raf 激酶抑制剂威罗菲尼（**6**）（图 12.1）于 2011 年获得 FDA 批准用于治疗 B-Raf 突变的转移性黑色素瘤[22]，该药物是通过基于片段的药物发现方法得到的。临床Ⅰ~Ⅲ期的试验显示，威罗菲尼的治疗产生了很高的响应率，它改善了患者的生存率并且具有较低的毒性。由于将近 50% 的黑色素瘤细胞都存在 B-Raf 激酶激活突变的表达，这意味着相当大比例的患者将受益于这个新获批的疗法。

伊马替尼、尼洛替尼和达沙替尼都是 Abl 家族激酶抑制剂，并且都已被批准用于治疗恶性血液肿瘤。特别是尼洛替尼和达沙替尼，两者都是为了克服伊马替尼耐药选择性而设计的。尼洛替尼使药物-靶标相互作用最大化，以提高对 Bcr-Abl 融合蛋白及其突变形式的活性。达沙替尼作为一种 Abl/Src 双重抑制剂，利用了不同的机制，即以酶的不同构象为靶标，成功克服了伊马替尼的耐药性。

12.3　伊马替尼的发现

在 20 世纪 90 年代初，Baltimore 等发现了存在于费城染色体中的 $p210^{Bcr-Abl}$ 基因，在大多数案例中，它是慢性髓细胞白血病病理生理学的主要原因。细胞内与酪氨酸激酶相关的 Bcr-Abl 基因被发现后，随后的研究从激酶抑制剂的鉴别开始。在对大量化合物进行结构表征之后，一类新颖的对丝氨酸、苏氨酸和酪氨酸激酶都具有活性的苯氨基嘧啶类衍生物被设别[23-26]。苯氨基嘧啶类分子骨架的演变如图 12.2 所示（**7~10**），在嘧啶的 $3'$-位引入一个 3-吡啶基能增加细胞活性[26]。随后，在优化过程中发现，在二氨基苯基的 3-位有不同取代的酰胺存在会增加化合物对酪氨酸激酶（如 Bcr-Abl 和 PDGFR）的活性。一个突破性的发现是，在二氨基苯基的环上引入被称为"旗甲基"的 6-甲基，完全消除了抑制蛋白激酶 C（PKC）的问题。研究时发现，对 Bcr-Abl 激酶的选择性抑制可由化合物的"旗甲基"来解释，一般认为甲基的存在迫使两个芳香环进入一个与 PKC 结合不兼容的构象中。

苯酰胺基进行进一步的取代是为了解决先导化合物较差的物理化学性质和药代动力学性质，将 N-甲基哌嗪基引入到苯酰胺基上可提高化合物的溶解度和生物利用度，也最终导致了伊马替尼的发现（**10**）。被作为增溶基团的哌嗪基，通过亚甲基与芳香环间隔连接，以避免芳胺化合物潜在的毒性问题[26]。伊马替

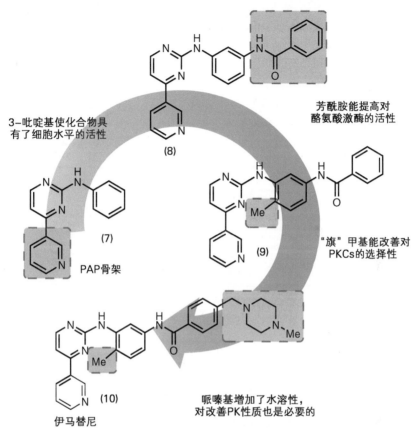

3-吡啶基使化合物具
有了细胞水平的活性

芳酰胺能提高对
酪氨酸激酶的活性

(8)

PAP骨架

(7)

(9)

"旗"甲基能改善对
PKCs的选择性

(10)

伊马替尼

哌嗪基增加了水溶性，
对改善PK性质也是必要的

图 12.2　通过合理的药物设计方法，从苯基氨基嘧啶（PAP）
骨架到伊马替尼（10）的演变

尼的选择性令人印象深刻，如表 12.1 所示，它对 Abl、c‐KIT 和 PDGFR 激酶有
活性，但对一系列相关的激酶没有活性。此外，伊马替尼能有效抑制所有的 Abl
酪氨酸激酶，如细胞 Abl(c‐Abl)、病毒 Abl(v‐Abl)、Bcr‐Abl 和 TEL‐Abl。
伊马替尼选择性的结构基础，归因于它结合到了一个非激活构象的激酶域。

表 12.1　伊马替尼的抑制活性

蛋白激酶[a]	IC$_{50}$（μmol/L）
c‐Abl	0.20
v‐Abl	0.038(0.1～0.3[b])
P210$^{Bcr-Abl}$	0.25
P185$^{Bcr-Abl}$	0.25
TEL‐Abl	0.35
EGFR	＞100

续　表

蛋白激酶[a]	$IC_{50}(\mu mol/L)$
c‑Src	>100
PDGFR	0.05
PKA	>500
PKCα	>100
PKCδ	>100
c‑KIT[b]	0.1

a) 数据来自参考文献[23,24]
b) 数据来自参考文献[26]

12.4　伊马替尼：选择性的结构基础

　　Abl 激酶与伊马替尼(**10**)复合物的 X 射线晶体结构显示了伊马替尼在 Abl 激酶结合位点上有趣的结合模式(图 12.3)。结构分析为所观察到的伊马替尼

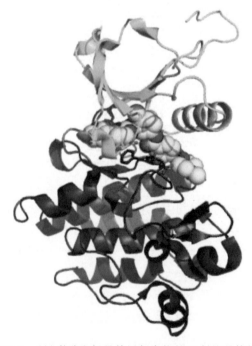

图 12.3　Abl 激酶和伊马替尼复合物的 X 射线晶体结构

氨基酸残基和丝带(ribbon)根据激酶子域用不同颜色标识：N 端小叶(绿色)、C 端小叶(蓝色)、铰链区域(灰色)和激活环(品红)(PDB 代码：1IEP)

对其他激酶的高选择性提供了分子水平上的认识[27,28]。各种相互作用的全貌图如图 12.4 所示，伊马替尼的吡啶和嘧啶所占据的区域位于 N 端小叶和 C 端小叶之间，在该区域中，ATP 的腺嘌呤环通常结合到深裂缝中。ATP 的腺嘌呤环在激酶的"铰链区"与氨基酸 Met318 和 Glu316 形成两个氢键。就伊马替尼而言，吡啶与 Met318 形成了一个氢键，酰胺基也跟 Glu286 和 Asp381 形成一个氢键网络。由伊马替尼的酰胺基，氨基酸 Glu286、Lys271、Asp381，以及激活构象中的两个水分子之间共同构成的氢键网络稳定了伊马替尼与酶的结合。

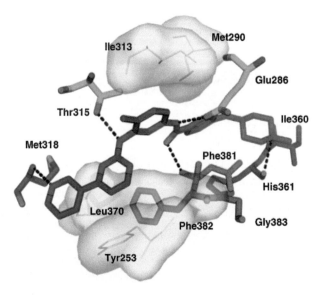

图 12.4　伊马替尼的氢键和疏水相互作用的全貌图

黄色曲面为残基参与的疏水相互作用（Tyr253、Leu370、Phe382、Met290 和 Ile313）。氢键用虚线表示（PDB 代码：1IEP）

　　结构研究已证实，位于激活环（A-loop）起始端的 DFG 模体（天冬氨酸-苯胺酸-甘氨酸三元组）的构象、P-环（磷酸基结合或甘氨酸富集环）的构象以及卡口残基的位置都对伊马替尼选择地抑制 Abl、c-KIT 和 PDGFR 激酶发挥着重要的作用。激活环以磷酸化依赖的方式通过在不同状态之间的切换来控制大多数激酶的催化活性。X 射线晶体结构显示激活环的位置并不适合与底物结合，却占据着催化口袋的入口处。激活环的位置是伊马替尼和 Abl 激酶之间相互作用的最重要的方面之一，因为它决定了结合的特异性。Asp381 是保守 DFG 模体的一部分，其构象不同于 Abl 激活形式及 Src 封闭时的 DFG。DFG 区域有"内"和"外"两种构象，非激活 Abl 的 DFG 有"外"构象，其中苯丙氨酸残基的位置既不同于激活态的蛋白激酶，也不同于高度一致的 Src 激酶的非激活态[27]。苯丙氨酸侧链的移动开辟了一条 Thr315 之外新的亲脂性通道（所谓的卡口残基），开放了一个辅助的结合位点。伊马替尼与 Abl 激酶的 Thr315 形成至关重要的氢键作用，而在许多其他 DFG"外"构象的激酶中，Thr315 会被蛋氨酸、苏氨酸或者苯丙氨酸所代替，这些激酶如 Ser/Thr 激酶 B-Raf、P38 Map 激酶、c-KIT、KDR/VEGFR-2、Flt-3 和 Irk 受体激酶。然而，除了 c-Kit 激酶，伊马替尼与其他上述的在卡口位置也有苏氨酸并且在 DFG 区域与 Abl 高度同源性的激酶没有结合。伊马替尼对 PDGFR 的高的亲和力可能是因为它采用的构象类似于在 DFG 区域中的 Abl。

12.5　药理学概况和临床开发

伊马替尼已经被证实能抑制活性的 $p210^{Bcr-Abl}$ 酪氨酸激酶和其他 Abl 融合蛋白，如在细胞和亚细胞水平的 $p185^{Bcr-Abl}$ 和 TEL(ETV6)-Abl。伊马替尼的抗增殖活性与 Bcr-Abl 融合蛋白的自磷酸化抑制作用直接相关。已经证实，对注射了 Bcr-Abl 转化细胞的小鼠采用伊马替尼腹腔注射，能够剂量依赖性地抑制肿瘤生长。Bcr-Abl 酪氨酸激酶对白血病细胞的存活至关重要，因为它仅存在于白血病细胞内而不存在于健康细胞内，因此，伊马替尼被作为抗癌的靶向疗法。随后，伊马替尼显示了对 PDGF-相关肿瘤的体内活性，包括胶质母细胞瘤、隆突性皮肤纤维肉瘤和骨髓增生异常综合征。临床试验也已证实了伊马替尼对 KIT-相关胃肠道间质瘤（GIST）以及小细胞肺癌细胞系的活性。在费城染色体阳性的慢性髓细胞白血病（CML）患者身上进行的临床 I 期试验中，并没有确定最大耐受剂量，然而却观察到了完整的血液学（血白细胞计数恢复正常）和细胞遗传学（在患者的血细胞中，费城染色体不再被发现）的响应。在接下来的研究中，研究人员发现血液学和细胞遗传学的响应与患者生存期的改善有关。进一步的临床试验促使 FDA 批准伊马替尼用于治疗慢性髓细胞白血病、胃肠道间质瘤（GIST）和其他的一些恶性肿瘤[26]。

12.6　伊马替尼的耐药性

尽管伊马替尼的血液学和细胞遗传学响应是有效的，但这些药理响应通常只能持续较短的时间，而大部分患者最终都会出现耐药并忍受疾病的继续进展。此外，部分患者会对伊马替尼产生耐药性，这与该药物开始治疗时患者的疾病所处的阶段紧密相关。耐药性可能源自 *Bcr - Abl* 基因的扩增和过度表达[29-31]，肿瘤转化通路的激活（如 Src 家族成员之一的 Lyn 激酶的过度表达）抵消了那些由伊马替尼[32-34]，或由蛋白质激酶域的点突变所产生的抑制作用[35-43]。

　　伊马替尼的耐药突变通常可由两种不同的机制解释。直接的机制是针对那些在结合位点内的突变，这些突变消除了对配体有利的相互作用，或是因为侧链增大而造成空间上的冲突（如 Thr315 或 Phe317）[36,37]。这些突变保留了酶结合到 ATP 并催化磷酸化反应的能力。间接的耐药性机制则是针对伊马替尼特定结合模型的突变。由于酶不能采用一种充分适应的构象来结合（Glu255、Tyr253 和 Gly250），那些使 P-环的封闭构象失稳的点修饰或 DFG 模体的突变都会使伊马替尼的结合亲和力下降[35,39,42]。例如，Tyr253 与 Asn322 的侧链形成一个由水介导的氢键，它有助于稳定折叠的 P-环构象，也增加了伊马替尼的表面互补性；然而，在 Tyr253 处的突变消除了这种相互作用，并且使激酶域的封闭构象变得不稳定。

12.7　应对耐药性的不同策略

12.7.1　尼洛替尼和巴氟替尼：优化药物-靶标相互作用

　　尼洛替尼和巴氟替尼（后者正在 II 期临床试验阶段）是两个通过合理的，基于结构的药物发现的例子，它们被设计用来克服伊马替尼的耐药性。由伊马替尼结合 Abl 激酶的 X 射线晶体结构[27,28]可观察到，苯酰胺基的形状和伊马替尼碱性的 N-甲基哌嗪基的方向对填充疏水口袋都不是最理想的。N-甲基哌嗪基位于一个部分疏水的、表面暴露的 Abl 激酶口袋，该口袋两旁排列着 Val289、Met290、Val299 和 Ala380 这些亲脂性残基，这也使 N-甲基哌嗪基更适合做进一步的修饰。众所周知，N-甲基哌嗪基的引入，最初是为了增加化合物的水溶性并最终提高口服生物利用度，因为当初预期哌嗪基将延伸到溶剂可及的区域。

　　为了找到更好的拟合并替换疏水区域内的哌嗪基，曼利等[44]首先探索了通过脲连接到芳香体系中的多种脂肪族和芳香族疏水基团，预测脲官能团将倾向于采用(E,E)-构象来保持与 Glu286 和 Asp381 关键的氢键作用，如图 12.5 所示，不同的脂肪族和芳香族基团被引入到了脲的区域。从该系列类似物相对已分离 Abl 的 IC_{50}值来说，脲官能团上取代基的大小和形状都对活性很重要。在芳香环的 3′-位引入小取代基，可增加化合物抑制活性，反之，当取代基的大小或位置发生改变时，化合物的抑制活性会迅速下降，如 3-二乙氨基苯基(**12**)和 4-二甲氨基苯基衍生物(**14**)。令人费解的是，在细胞测试中，同一化合物也无法保持它们对 Bcr-Abl 催化的自磷酸化活性[44]。

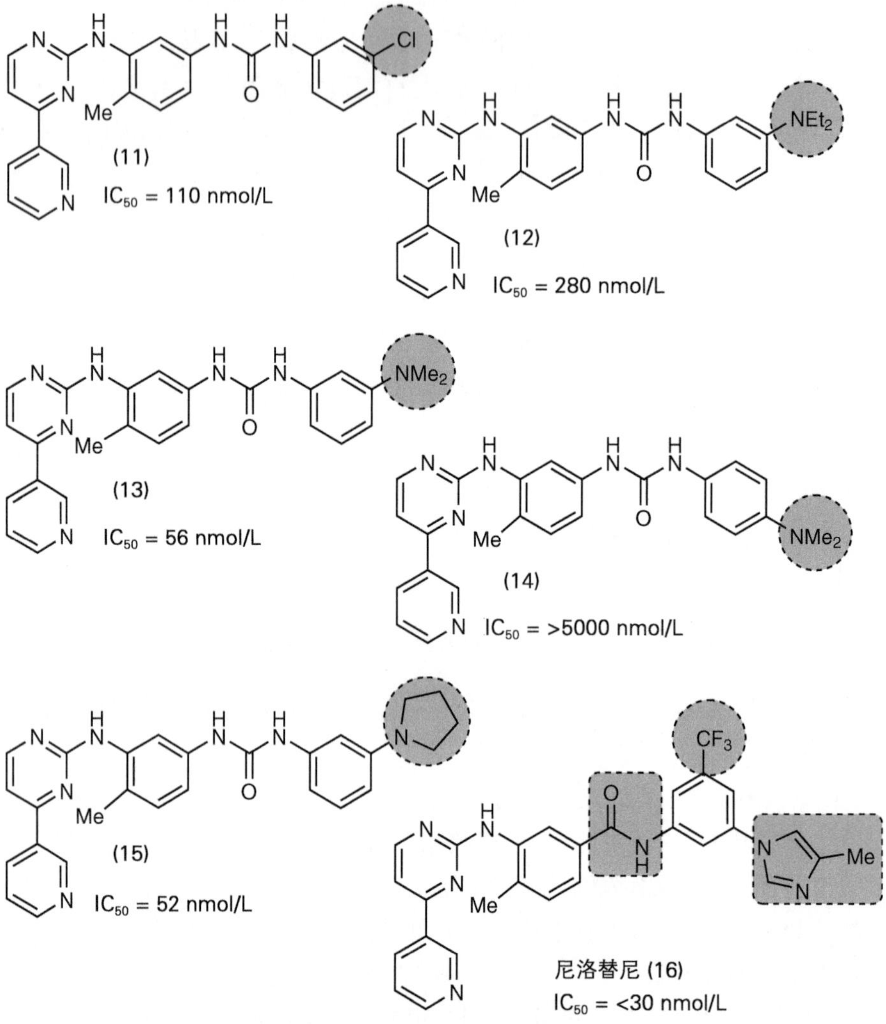

图 12.5　伊马替尼的脲类似物导致尼洛替尼(**16**)的最终发现

　　因此，基于已有的伊马替尼-Abl 激酶复合物的晶体结构[27,28]及上述的结构数据[44]，诺华制药的研究人员进行了合理化的设计，通过在 N-甲基哌嗪片段上添加可替代的结合基团，同时保留了酰胺药效团以保持和 Glu286 和 Asp381 的氢键相互作用[44]，一个更具活性、选择性同时对 Bcr-Abl 伊马替尼-耐药突变也更有效的化合物被设计了出来。这种合理化的方法通过基于结构的设计策略，最终导致了尼洛替尼（**16**）的发现[45,46]。

对 Abl-尼洛替尼复合物的 X 射线晶体结构的分析，确认了其最初设计背后的合理性[45-47]。在 DFG 区域内，尼洛替尼（**16**）和伊马替尼（**10**）的结合模式非常相似，并且尼洛替尼的酰胺基也十分类似于伊马替尼的苯酰胺基（图 12.6）。苯环上的甲基咪唑和三氟甲基准确定位在对应疏水口袋上，从而获得了更好的拓扑拟合，与此同时，水溶性和理想的吸收性质也得到了保持。对于野生型的 Bcr-Abl 激酶，尼洛替尼的细胞活性是伊马替尼的 20 倍，它能抑制大多数的 Bcr-Abl 突变，也保留了相似的选择性[48]。由于它们的结合模式十分相似，预计 Bcr-Abl 氨基酸的突变对这两个化合物的亲和力都会产生影响。然而，由于取代苯酰胺部分与蛋白质残基契合的更好，这降低了吡啶环和嘧啶环对整体结合能量的贡献。相应的结果是在铰链区或 P-环的突变只对尼洛替尼的亲和力造成了相对伊马替尼较低程度的下降。而且，由于尼洛替尼本身更高的活性，这使它在生理相关浓度下仍能抑制绝大多数突变的酶，同时也观察到尼洛替尼

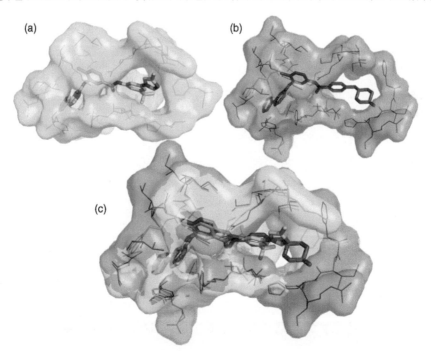

图 12.6　尼洛替尼（a）和伊马替尼（b）与 Abl 激酶域复合物的晶体结构（c）重叠的（a）和（b）突出显示尼洛替尼增加了与蛋白残基的表面接触（PDB 代码：分别为 3CS9 和 1IEP）

对 M351T 突变的活性好于预期。尽管 M351 并不直接接触伊马替尼或尼洛替尼，但由于酶与伊马替尼的结合构象包含 C 端小叶的适应性诱导契合，而 M351T 突变可能会增加酶为适应伊马替尼进行的构象变化所需要的能量。尼洛替尼很可能对这种作用不太敏感，因为其咪唑部分与 C 端小叶之间重要的相互作用较少。另外，由于氢键的缺乏和空间位阻的引入，使 T315I 突变对尼洛替尼和伊马替尼的结合都高度敏感。

巴氟替尼的发现也遵循了与尼洛替尼相似的原理[49-51]。为了填满由亲脂性氨基酸残基 Ile293、Leu298 和 Leu354 形成的疏水口袋，这些残基分布在苯基周围，毗邻于伊马替尼的甲基哌嗪基，研究人员在保留了甲基哌嗪基的基础上，通过芳酰胺的 3-位取代探索了一系列的小疏水基团（图 12.7）。相对于氢原子，卤素的取代被证实能提高活性，而且活性提高的程度与氟、氯和溴原子的大小直接相关，此前用于尼洛替尼开发的三氟甲基被发现是理想的取代基团（**16**）。为了弥补因三氟甲基的引入而增加的亲脂性，研究人员用极性更大的嘧啶环代替了伊马替尼（**10**）的吡啶环。Tyr253 与吡啶环距离很近，这对于稳定未激活构象的作用很关键，这些因素都不利于在该环上引入大体积的极性基团，因为它们可能会导致亲和力的下降。此外，用立体构型明确的 3-二甲氨基吡咯烷代替甲基哌嗪基，得到了一个比相应哌嗪衍生物活性稍差的化合物，但是它对 Bcr-Abl 阳性（K562）细胞系比对 Bcr-Abl 阴性（U937）细胞系更具选择性，并且对 Lyn 激酶有活性。Lyn 激酶属于 Src 家族的酪氨酸激酶，它的过度表达被认为是导致伊马替尼耐药性的机制之一[32-34,51,52]。巴氟替尼-Abl 复合物的 X 射线晶体结构印证了预期的结合模式（图 12.8）[50]。

巴氟替尼（**18**）是一个 Bcr-Abl 和 Lyn 激酶双重抑制剂，它的体外活性是伊马替尼的 25～55 倍，体内活性也至少比伊马替尼高 10 倍。巴氟替尼对野生型和至少 12～13 种含有 Bcr-Abl 突变蛋白的（包括伊马替尼和一些达沙替尼的耐药突变）细胞都具有抗增殖作用，然而，它并不抑制 T315I 突变的磷酸化作用。最近，也有报到称，巴氟替尼抑制了中枢神经系统中 Bcr-Abl 阳性白血病细胞的生长。相比仅以 Bcr-Abl、Lck 和 Lyn 激酶为靶标的尼洛替尼，巴氟替尼对 Bcr-Abl 激酶更具亲和力[53]。

12.7.2 达沙替尼：结合活性构象（第一个 Abl/Src 双重抑制剂实例）

结构数据阐明了伊马替尼耐药机制，指引了用于后续临床研究的第二代靶向药物的开发[54]。实际上，伊马替尼结合模式的结构，以及后来的结合到 Bcr-Abl 活性位点的吡啶并嘧啶类化合物的晶体结构都表明，如果化合物能结合到

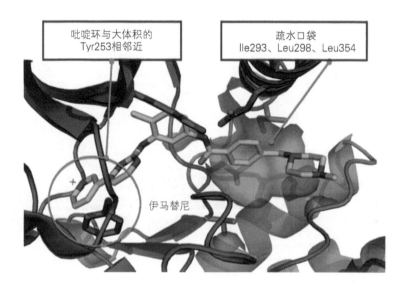

图 12.7　伊马替尼- Abl 激酶复合物的 X 射线晶体结构显示了芳香环
　　　　　周围的疏水口袋（Ile293、Leu298 和 Leu354）和接近吡啶环的
　　　　　Tyr253 侧链（PDB 代码：1IEP）

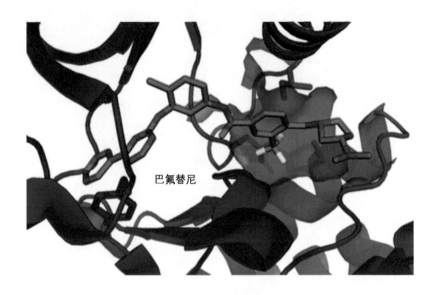

图 12.8 巴氟替尼-Abl 激酶复合物的 X 射线晶体结构显示苯环周围的
疏水口袋被三氟甲基所填满(PDB 代码：2E2B)

Bcr-Abl 的开放构象就能够克服伊马替尼的耐药突变，从而使 Bcr-Abl 的激活形式趋于稳定，或使封闭的构象失稳。达沙替尼是继伊马替尼之后，于 2006年获批的第 2 个激酶抑制剂。由于对激酶结合没有很严格的构象要求，达沙替尼就能够结合到 Bcr-Abl 的激活形式上，该激活形式类似于 Src 和其他相关激酶，如 Lck(Ⅰ型抑制剂)的结合口袋。在百时美施贵宝(BMS)，导致达沙替尼发现的研究[55-58]开始于一个针对 Lck 激酶的内部收藏化合物的筛选，这种激酶属于酪氨酸激酶的 Src 家族。经过广泛的筛选，如图 12.9 所示的 2-氨基噻唑苗头化合物被确认为一个 ATP-竞争性的 Lck 激酶抑制剂。

最初，在 2-氨基噻唑的 2-位氨基上进行的优化，得到了如图 12.9 所示的噻唑-2-氨基甲酸叔丁酯化合物(**20**)。苯酰胺基的取代修饰显示，该芳香环对于 2,

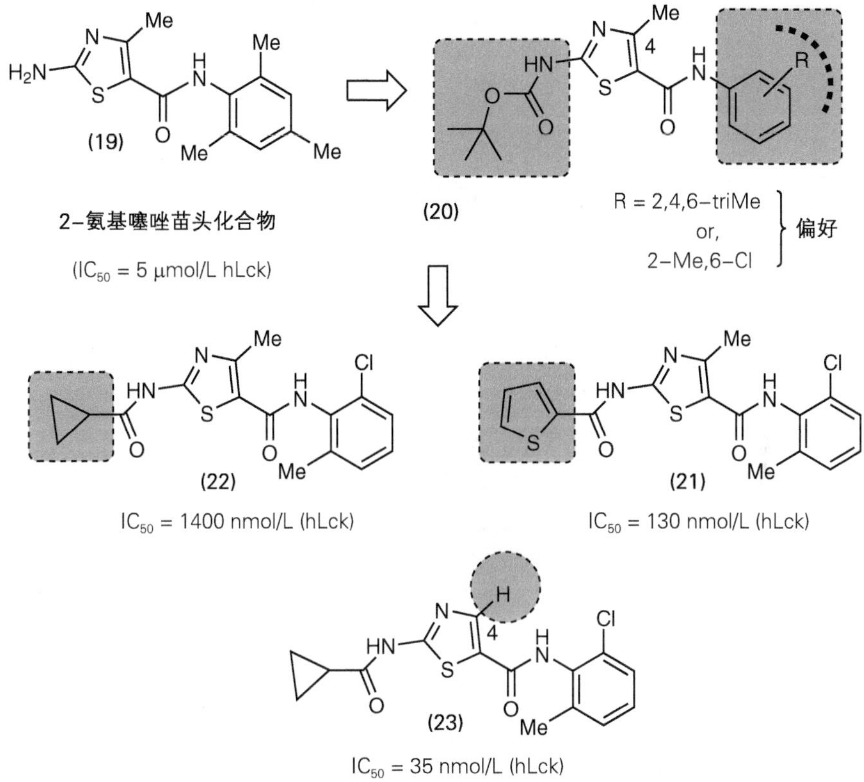

图 12.9　通过构-效关系研究,2-氨基噻唑骨架从苗头到先导化合物的进程

6-二取代,或 2,4,6-三取代的小疏水基团,如甲基或氯更加偏好。通过平行合成方法,完成了对 2-氨基噻唑的探索,并得到多个氨基甲酸酯类、脲类和酰胺类化合物,从中发现了多个活性化合物。事实证明,2-位氨基上能耐受体积较小的脂肪族和芳香族酰胺基团,然而苯基和杂环噻吩基还是首选的官能团。在叔丁氧羰基系列中,甲基的移除或修饰都会导致化合物的活性显著下降。然而,当环丙甲酰胺基连接到 4-位无取代的噻唑环上的时候,得到一个活性更高的化合物(**23**)。

　　对接研究表明,2-氨基噻唑能够与 Met319 形成一个类似于 ATP 的嘌呤环的氢键,而酰胺基也与 Thr316 残基形成了一个氢键(图 12.10)。这种氢键相互作用的模式使垂直方向上的 2,6-二取代苯胺朝向了疏水口袋并完美地将之填满。

　　4-位未取代的噻唑类化合物能很容易地接受结合所需要的构象。然而,这种构象可能有着比 4-甲基噻唑衍生物更高的结合能[58]。图 12.10 所示的苯并噻唑化合物(**24**)具有与化合物(**23**)一致的结合模式,展现了引人注目的对 Lck 激酶的结合亲和力,但其细胞活性有了显著的降低。

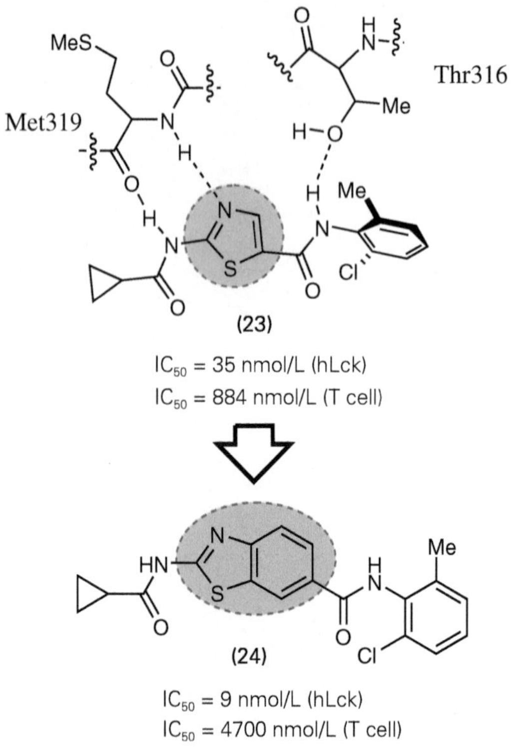

图 12.10 由化合物(**23**)对接研究提出的激酶抑制剂相互作用和苯并噻唑衍生物(**24**)

基于已发表的激活态 Lck 的 ATP 结合位点晶体结构，及 Hck 结构同源建模，研究人员构建了一个 Lck 激酶的结合模型，该结合模型列出了预期的抑制剂与活性位点残基的氢键相互作用。然而，占据着疏水口袋的环丙甲酰胺基，却没有产生任何有用的氢键相互作用。用构象受限的"酰胺类似物"嘧啶代替酰胺基，使化合物(**26**)的细胞活性得到显著的改善(图 12.11)。此外，在嘧啶环的2″-位引入不同极性的侧链改善了化合物的物理化学性质和细胞渗透性。经多次优化后发现，在 T-细胞增殖测试中，4-羟基乙基哌嗪取代的化合物(**27**)是最有效的 Lck 抑制剂之一[57,58]。

大量的生物化学研究发现，对于 Src、Bcr-Abl 家族以及多种其他激酶家族，达沙替尼展现出很强的泛酪氨酸激酶抑制剂的作用(表 12.2)。对野生型的 Bcr-Abl 激酶，达沙替尼的活性是伊马替尼的 325 倍之多，并且，作为 Src 激酶抑制剂，它能抑制除 T315I 突变之外所有的 Bcr-Abl 激酶域的突变。化合物(**27**)的临床开发最终使达沙替尼获得了 FDA 的批准。

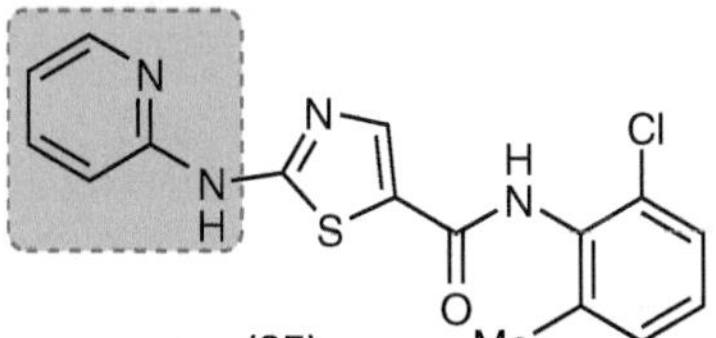

(25)

IC_{50} = 1.2 nmol/L (hLck)
IC_{50} = 140 nmol/L (T cell)

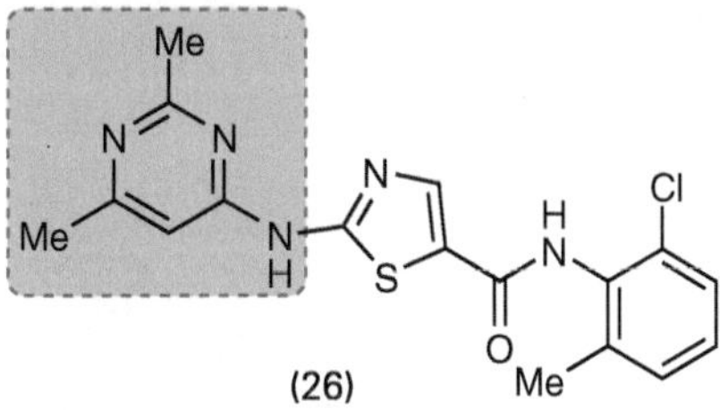

(26)

IC_{50} = 1.0 nmol/L (hLck)
IC_{50} = 80 nmol/L (T cell)

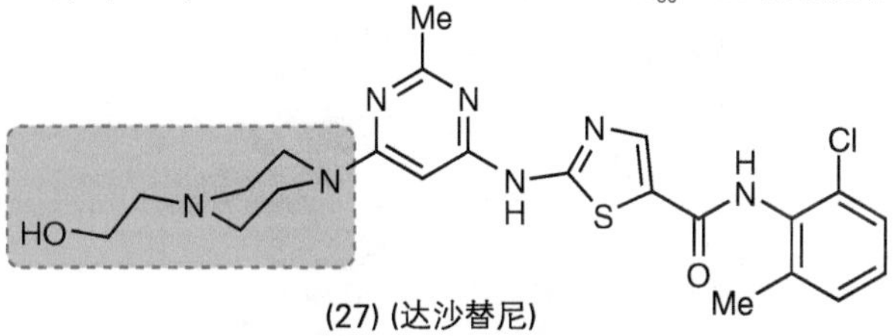

(27) (达沙替尼)

IC_{50} = 0.4 nmol/L (hLck)
IC_{50} = 3 nmol/L (T cell)

图 12.11　化合物 25-27 的结构和活性

表 12.2　达沙替尼的抑制活性

Protein kinase[a]	IC_{50} (nmol/L)
Lck	0.4
Src	0.5
Fyn	0.2
Yes	0.5
Bcr-Abl	<1
Cdk2	>5 000
Her1	180
Her2	710
FGFR1	880

a) 数据来源于参考文献[58]

　　Abl-达沙替尼复合物的 X 射线晶体结构印证了所预测的化合物与酶开放构象的结合模式[59]。通过对比 Abl 激酶与达沙替尼和伊马替尼各自的复合物的 X 射线晶体结构，可以发现这两个化合物的结合模式存在实质性的差异，它们分别占据了 ATP 结合裂缝的两个不同位点（图 12.12）。达沙替尼与酶的主要相互作用全貌图如图 12.13 所示，达沙替尼在 Abl 激酶的活性位点与 Met318 和 Thr315 形成三个氢键，而一系列丰富的疏水相互作用有助于加强达沙替尼与 Abl 激酶的结合，达沙替尼与 Abl 激酶关键的疏水相互作用如图 12.13 所示。

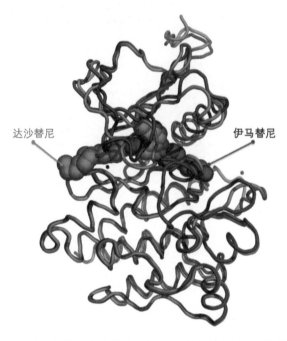

图 12.12　在 Abl 激酶域复合物中，达沙替尼（橙色）和伊马替尼（蓝色）结构的重叠。抑制剂用球形表示，蛋白用丝带表示［PDB 代码：2GQG（达沙替尼）和 1IEP（伊马替尼）］

12.8　结论

　　自 FDA 批准伊马替尼用于治疗慢性髓细胞白血病以来，多个激酶抑制剂已被开发用于治疗不同的恶性肿瘤，还有其他一些目前正处在临床评估阶段。在激酶抑制剂类药物的发现过程中，基于结构的药物设计方法在活性和选择性的优化过程中起到了十分重要的作用。在最初的药物发现项目中，先导化合物的结构通常是由高通量筛选或虚拟筛选产生的。在 X 射线晶体结构被获得后，基于结构和基于片段的研究方法已被广泛应用到先导化合物的发现和优化过程中。在激酶抑制剂的设计过程中，选择性是个十分重要的问题，化合物的毒性可能源自其对不同激酶缺乏选择性。在该研发领域，未来的挑战是开发出能改善化合物选择性的新工具和策略。另外，开发不与 ATP 结合位点相互作用的变构激酶抑制剂，也可能获得更高特异性和更低毒性的激酶抑制剂类药物。

（黄勇　译）

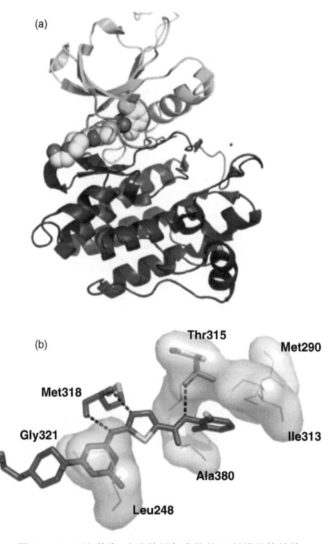

图 12.13　Abl 激酶-达沙替尼复合物的 X 射线晶体结构

子域：N 端小叶（绿色）、C 端小叶（蓝色）、铰链区域（灰色）、激活环（品红）和 P-环（橙色）。
（a）Abl 激酶域中的达沙替尼。（b）氢键和疏水相互作用的全貌图；白色曲面为残基参与了的
疏水相互作用（PDB 代码：2GQG）

参 考 文 献

第 13 章

NS3/4A 丝氨酸蛋白酶抑制剂治疗丙肝病毒：波普瑞韦和替拉瑞韦的设计和发现

13.1 引言

丙型肝炎病毒(HCV)，非甲、乙型肝炎的病原体[1]，是黄病毒科家族的一种正链 RNA 病毒。全世界超过 1.7 亿人慢性感染，仅在美国每年就造成 8000～10 000 人死亡[2]。大约有 85% 的丙肝病毒感染患者发展成了慢性肝炎。10%～20% 患者在 20～25 年时间内出现肝硬化并增加患肝癌的风险[3]。90 年代中期，学术界和工业界实验室付出大量的努力开发丙肝病毒蛋白酶抑制剂。然而，这项任务遇到了许多具有挑战性的障碍：① 丙肝病毒生命周期尚未完全确定；② 缺乏细胞评价模型和验证 HCV 蛋白酶抑制剂作用机制的方法；③ 缺乏进行临床前药物评价的动物模型。十多年来，用来发现和开发 HCV 治疗药物的必要工具发展了起来。

治疗慢性丙肝病毒感染的药品干扰素-α(常规的和 PEG 化的)和利巴韦林，被批准可以单独或联合用药。然而，这些疗法只对约 60% 的患者有效，疗效取决于患者携带的病毒基因型。同时，它们需要很长的治疗时间，会导致严重的副反应。最近，FDA 批准了直接抗丙肝病毒的疗法。直接抗病毒疗法的出现和发展是建立在对丙肝病毒生命周期认识的进步基础上的。

多年来，基于结构的设计工作主要集中在靶向蛋白质翻译以后的过程[4-6]。丙肝病毒的正链 RNA 基因组是由一个中央开放阅读框(ORF)，两侧的 5′-和 3′-端非编码区(NTRs)组成。5′-NTR 包含一个内部核糖体进入位点(IRES)，该位点可以进行不依赖于帽子结构的病毒 RNA 翻译。多聚蛋白前体的 ORF 编码大约 3000 个氨基酸，由结构和非结构化(NS)蛋白质组成。结构蛋白包括包膜 1 和 2(E1 和 E2)和核心蛋白。NS 蛋白包括 p7 离子通道、蛋白酶 NS2，多功能蛋白酶/RNA 解旋酶 NS3 和其蛋白酶辅因子 NS4A、形成膜网络的 NS4B

蛋白、NS5A 蛋白和 RNA 依赖 RNA 聚合酶 NS5B[7,8]。

多聚蛋白前体，经过细胞和病毒蛋白酶作用，释放出成熟的结构和非结构蛋白。NS3 蛋白酶，与 NS2 蛋白酶一道，参与多聚蛋白的成熟过程。具体来说，NS3 蛋白酶把多聚蛋白切割成以下部分：NS3/NS4A、NS4A/NS4B、NS4B/NS5A、NS5A/NS5B。同时发现 NS3 酶也可以切割涉及天然抗病毒防御的关键宿主蛋白[9-11]。波普瑞韦（**1**，图 13.1）和替拉瑞韦（**2**），是 FDA 批准的仅有的两个用于治疗丙肝的直接作用药物，它们能抑制 NS3 蛋白酶的活性。

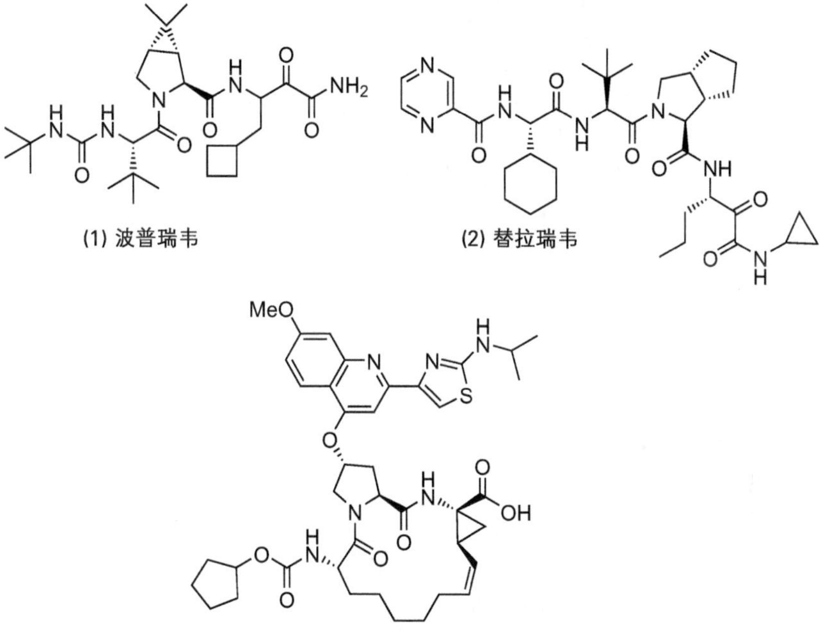

图 13.1　FDA 批准的 HCV NS3 蛋白酶抑制剂结构(1～3)

13.2　NS3/4A 结构

HCV NS3 是一个多功能酶，兼有三磷酸核苷水解酶、RNA 解旋酶、蛋白水解酶活性。核苷水解酶和解旋酶活性集中在较大的蛋白 C 端域，而蛋白酶域较小，包含 1～180 位 N 端残基（图 13.2）[12]。全酶的晶体结构显示解旋酶域的 C 端残基占据了蛋白酶催化区域的非主侧，形成了一个自抑制结构。而两个域之间这些相互作用似乎对催化活性并不重要，因为这两个域都能独立催化其酶促

反应。事实上，在大多数研究中，评价蛋白酶活性和研究配体蛋白酶复合物 X
射线晶体结构是在只包含蛋白酶域的重组蛋白中开展的。

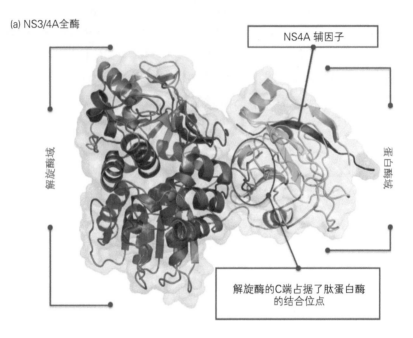

(a) NS3/4A全酶

NS4A 辅因子

解旋酶域

蛋白酶域

解旋酶的C端占据了肽蛋白酶
的结合位点

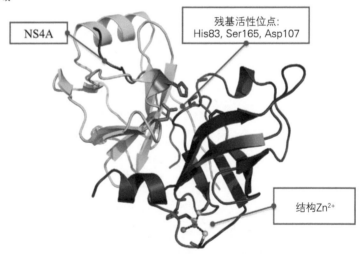

(b) 蛋白酶域

NS4A

残基活性位点：
His83, Ser165, Asp107

结构Zn²⁺

图 13. 2　（a）NS3 全酶与辅因子 NS4A 复合物的晶体结构（PDB 代码：
　　　　1CU1）。解旋酶域：橙色；蛋白酶域：绿色；NS4A 辅因子：洋红
　　　　色。NS3/NS4A（b）蛋白酶域表示（PDB 代码：1A1R）。氨基端叶：
　　　　绿色；C 端叶：蓝色；Zn²⁺ 结构被表示为一个球体

　　1996 年,在 NS4A 辅因子存在下的 NS3 蛋白酶域的首个晶体结构被解析出来[13]。该蛋白酶有一个胰凝乳蛋白酶样折叠(图 13.2b),由一个 C 端 120～206 位氨基酸残基(蓝色)形成的 6 链 β 桶和一个结构保守的 α-螺旋组成[14]。N 端部分(残基 28～119,青色)是由 8 链 β 桶(其中一个链由辅因子 NS4A 贡献,洋红色)组成。只有当 NS4A 辅酶上一个包含 21～34 位氨基酸残基的中心疏水区域结合蛋白酶 N 端的时候,蛋白酶才会充分发挥作用[15-21]。

　　辅酶 NS4A 的存在,迫使起催化作用的三联体处在活性构象[22,23]。它可能也负责结合细胞膜并阻止蛋白质降解。活性位点残基(His83,Asp107 和 Ser165)位于 N 端和 C 端的连接间隙。与底物结合的通道相对较浅并暴露在溶媒中。

　　蛋白酶 NS3 的活性,对由 RNA 翻译的多聚蛋白质[24]在 NS3/NS4A、

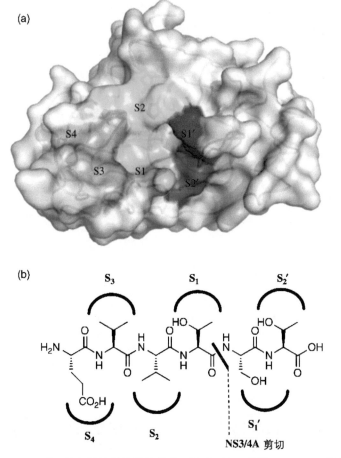

图 13.3　(a) HCV 蛋白酶域晶体结构的表面代表(PDB 代码：2O8M),子颜色为橙色(S_4),粉色(S_3),绿色(S_2),青色(S_1)、紫色(S_1'),布朗色(S_2'),(b) P4－P2′NS3/4A 自催化裂解位点的序列

NS4A/NS4B、NS4B/NS5A 和 NS5A/NS5B 连接处的水解切断是必需的。第一次剪切是自催化，而其他剪切发生在反式剪切位点[15,24-29]。NS3 的底物特异性已经被几个小组使用不同的技术研究过[30-35]。剪切共有序列是由 10 个氨基酸残基组成，并被确定如下：(D/E)-X-X-X-X-C↓(A/S)-X-X-X，其中 X 代表任何氨基酸[24]。S_4-S_2' 亚结构域如图 13.3 所示。底物多肽的剪切位点被命名为 Schechter 和 Berger。

对早期多肽底物的动力学研究表明，相比于非主侧氨基酸，主侧氨基酸对酶和底物的结合作用贡献较少[33-35]。然而，后来的 X 射线晶体结构研究发现，主侧的亚结构域可以用来开发抑制剂，这些抑制剂横跨在主侧和非主侧亚结构域上。酶的专一性口袋(S_1)可以容纳小的氨基酸残基，如半胱氨酸或苏氨酸，因为口袋受口袋底部苯丙氨酸侧链的影响，其大小是有限的。

13.3 通过 NS3/4A 丝氨酸蛋白酶的肽水解机制

NS3/4A 丝氨酸蛋白酶的催化机制如图 13.4 所示。活性位点残基是

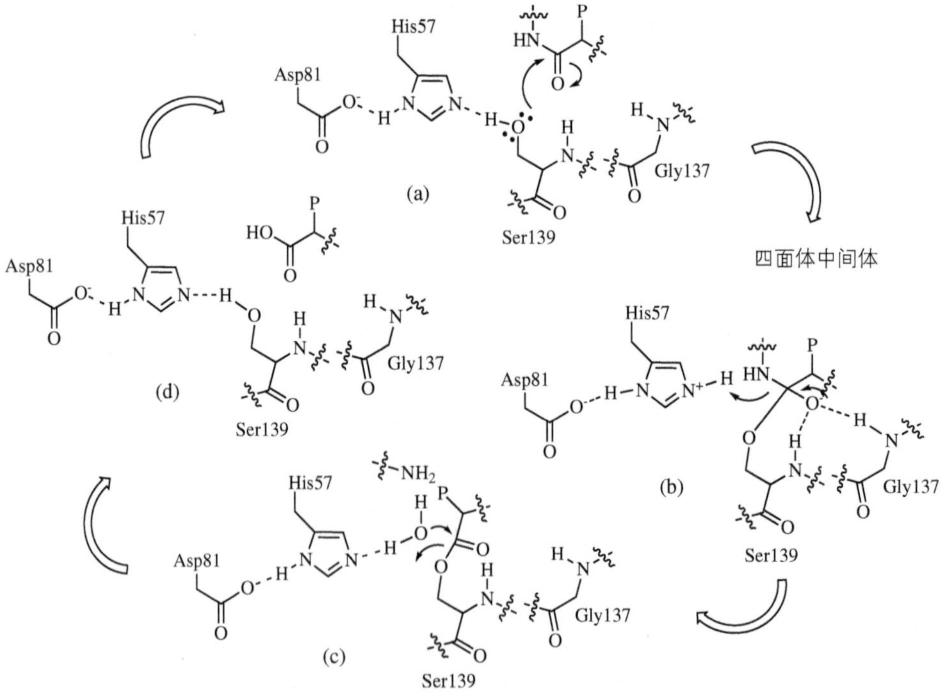

图 13.4 NS3/4A 丝氨酸蛋白酶催化水解肽键反应机制

Asp81，His57 和 Ser139。组氨酸残基可以作为碱来接受丝氨酸羟基的一个质子。Asp81 与 His57 的 NH 相互作用，允许咪唑的碱性氮使丝氨酸羟基去质子化（图 13.4a）。Ser139 的侧链氧原子因此能够与底物肽的羰基形成一个键。这导致了一个四面体中间体的形成，它的氧原子上的负电荷被 Ser139 和 Gly137 多肽骨架上的 NHs 形成的所谓氧阴离子空穴稳定（图 13.4b）。四面体的中间体随后坍塌释放了氨基末端主侧，导致形成一个 Ser139 酰化中间体（图 13.4c）。然后一个水分子水解酰化中间体，从而完成反应循环（图 13.4d）。

13.4　基于作用机制的抑制剂开发

可以利用活性部位的亲核丝氨酸来开发基于作用机制的抑制剂。这些抑制剂的设计策略是在肽类似物上引入亲电"弹头"与活性位点的丝氨酸结合。这些亲电弹头，如醛、三氟酮、硼酸、α-酮酸或 α-酮酰胺，它们能够与活性部位丝氨酸的羟基反应形成共价过渡态类似物，得到可逆的共价抑制剂。第一系列的 HCV NS3/4A 抑制剂常常是带有与活性位点丝氨酸结合的亲电"弹头"的肽类似物[36-46]。这些早期抑制剂的一些例子（**4～7**）及它们的"非亲电"类似物的活性如图 13.5 所示。

亲电酮酸基团和活性位点的丝氨酸之间形成共价键的机制如图 13.6 所示。基于 α-酮酸的羰基和丝氨酸亲核官能团连接时的几何形状形成两种可能的过渡态类似物。两种过渡态类似物在活性位点的氢键结合模式不同，氢键能够稳定共价复合物（图 13.6）。

利用基于作用机制的带着 α-酮酸亲电"弹头"抑制剂的策略，IRBM（罗马，意大利）的研究员获得了第一个 NS3/4A 蛋白酶与抑制剂 **6b** 结合的 NMR 溶液结构[47]。随后，NS3/4A 与抑制剂 **6b** 及结构相关的抑制剂 **6a** 的异源二聚复合物的第一个 X 射线晶体结构很快被得到[48]。

配体-蛋白的主要相互作用如图 13.7 所示。可以观察到，α-酮酸的羰基与活性位点的 Ser139 形成一个共价键，分子的其余部分与溶媒充分接触。与 Gly137 和 Ser139 的肽骨架上的 NH 形成的氧阴离子空穴，使抑制剂的羧基稳定，而 α-酮酸羰基氧与 His57 咪唑上的氮形成氢键。从 X 射线晶体结构来看，丝氨酸亲核体从 si 面攻击羰基得到四面体中间体（机制如图 13.6 所示）。相比之下，对于人类丝氨酸蛋白酶，如凝血酶和胰蛋白酶，经常被观察到丝氨酸亲核

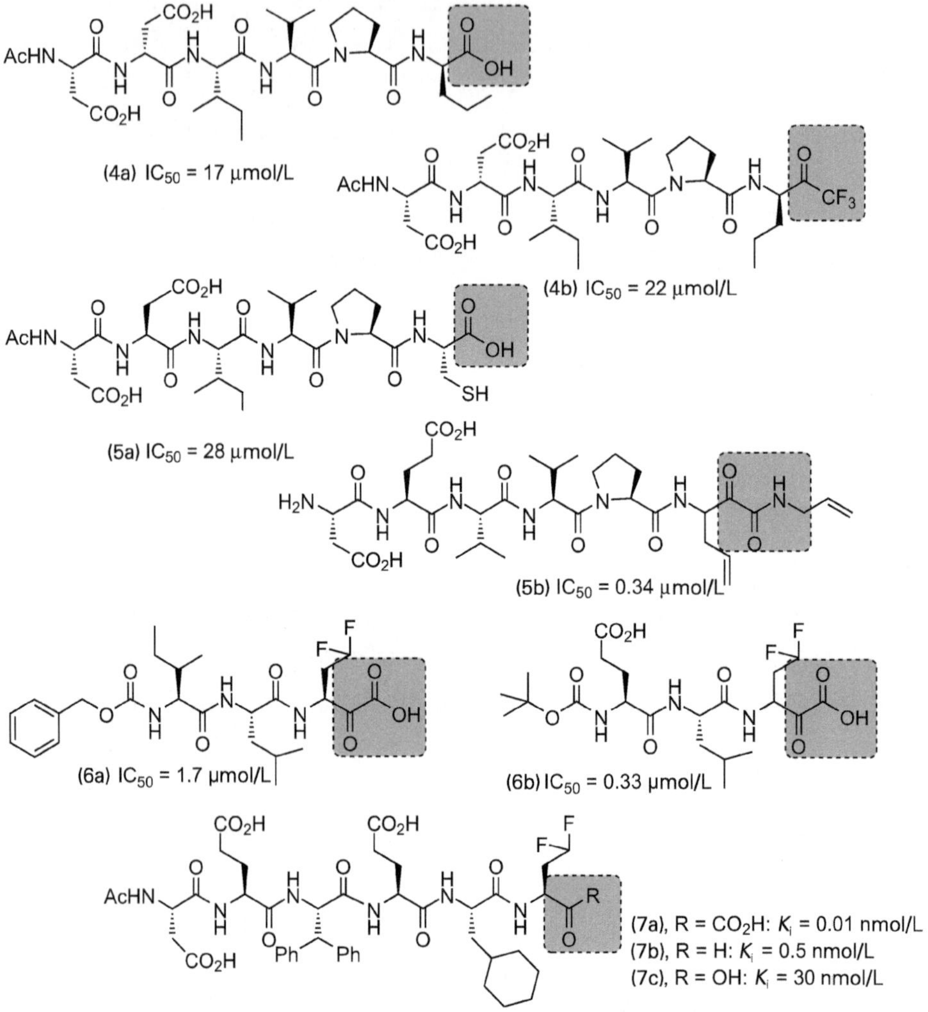

(4a) IC$_{50}$ = 17 µmol/L

(4b) IC$_{50}$ = 22 µmol/L

(5a) IC$_{50}$ = 28 µmol/L

(5b) IC$_{50}$ = 0.34 µmol/L

(6a) IC$_{50}$ = 1.7 µmol/L

(6b) IC$_{50}$ = 0.33 µmol/L

(7a), R = CO$_2$H: K_i = 0.01 nmol/L
(7b), R = H: K_i = 0.5 nmol/L
(7c), R = OH: K_i = 30 nmol/L

图 13.5 带亲电"弹头"的肽抑制剂（框内所示）

体从 re 面进攻羰基。抑制剂和蛋白质残基之间还能形成另外两个氢键，即主链上 Arg155 的羰基和 P$_1$ 残基的 NH，Ala157 的 NH 和 P$_3$ 残基的羰基。二氟亮氨酸部分选择性填充到小口袋 S$_1$（与 Val132、Cys135、Lys136、Gly137、Ser138、Ser139 和 Phe154 的残基排成一行），而抑制剂中亮氨酸的侧链与浅口袋 S$_2$ 相互作用（与 His57、Asp81、Arg155、Ala156 的残基排成一行）。IRBM 研究人员开发的一系列抑制剂，使用二氟-γ-氨基丁酸作为半胱氨酸侧链合适的等排体很有意思[42,46-49]。

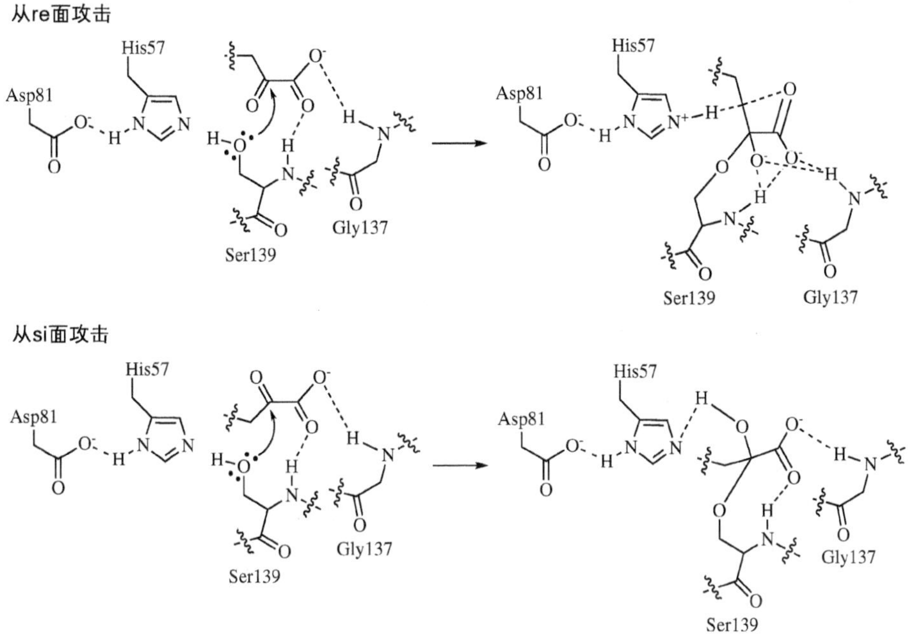

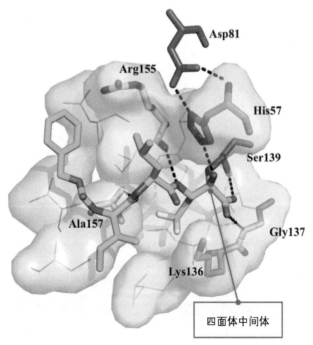

图 13.6　丝氨酸从 α-酮酸抑制剂的 re-面和 si-面攻击的四面体中间体结果

图 13.7　共价抑制剂 **6a** 在丙肝病毒 NS3/4A 蛋白酶的活性位点的结合模型
子表面颜色：青色（S₁），黄色（S₂），粉色（S₃），橙色（S₄）（PDB 代码：1DY8）

13.5　HCV NS3/4A 蛋白酶抑制剂的开发策略

许多重要的发现指导了 HCV NS3/4A 抑制剂的早期开发。从发现的剪切一致性长序列看出，氨基酸残基序列与酶的结合位点只有少数特定的相互作用。制备低分子质量的高亲和性配体将是一个具有挑战性的任务。首个酶的晶体结构显示该酶与底物没有显著性的结合特征。这些观察结果促使研究人员合成能够促进与酶形成共价结合的配体。之前描述的亲电的丝氨酸结合被用来开发共价结合的抑制剂[36-46]。

另一个用来开发新型抑制剂的重要发现是主链剪切产物肽是酶的竞争性抑制剂[38,50]。研究人员因此专注于优化肽抑制剂与酶的相互作用和努力减少肽的特性。勃林格殷格翰公司的研究人员利用这种方法开发丙肝病毒 NS3/4A 蛋白酶抑制剂，最后得到了 BILN 2061(3，图 13.1)。这个临床候选物被证明能够减少患者体内 HCV 病毒，证实了以 HCV NS3 蛋白酶作为抗 HCV 治疗靶点概念的可行性[51]。

深入地动力学研究也对丙肝病毒 NS3/4A 抑制剂的成功发展起到一定的作用。肽底物的动力学研究表明主侧的氨基酸的比非主侧的氨基酸贡献要少[33-35]。然而，很快就发现了主侧残基可以有效促进抑制剂的结合，从而有助于高亲和性化合物的发展。对包含 $P_6 - P_4'$ 氨基酸的不可剪切 10 肽的优化工作发现了非常有效的肽抑制剂[52,53]。几个研究小组制备了酰胺基的抑制剂[54,55]。引入部分酮酰胺来替代分解 10 肽的肽键也得到有效的共价可逆抑制剂[56]。波普瑞韦 1 的发现和开发，最初也是基于类似的策略[57,58]。

13.6　开发波普瑞韦的早期研究

早期，先灵葆雅公司的研究人员决定开发基于机制的 NS3/4A 抑制剂，跨越酶底物结合位点的主侧和非主侧[58]。其他研究小组也在研究这一类型的抑制剂[59]。特别是，P_1' 甘氨酸残基可以与酶理想结合，因为甘氨酸的游离羧基能与 Lys136 和 Arg109 形成盐桥或氢键，如图 13.8 所示。基于初步数据和六肽结合抑制剂的 X 射线晶体结构，先灵葆雅公司研究人员推断一个合适的 P_2' 取代基能够进一步与 Arg109 相互作用[59]。为了验证这个假说，缩短至 P_3 并在 P_2' 含有酸性取代基的衍生物被制备出来(如 **8a**，图 13.8)[58]。这种化合物能与带正电的 Lys136 和 Arg109 残基形成盐桥。然而结果显示二元羧酸如 **8a** 在浓度高达 100 μmol/L 也没有活性，而相应的酯则能恢复一些抑制活性。另一方面，化合物带有 P_2' 疏水基团(如 **8b**)普遍活性更高。进一步探索其他基团显示，在 P_2' 的苯甘氨酸残基是这个位置最好的取代基，如化合物 8c 所示。P_2' 的苯基甘氨酸与 P_3 环己基甘氨酸的组合使活性进一步增加。P_2 取代基的平行构效关系研究显示在所有抑制剂研究中亮氨酸比脯氨酸有更好的结果。优化得到的抑制剂 **9** 显示 K_i 为 66 nmol/L。该抑制剂与 NS3/4A 复合物 X 射线晶体结构已确定。后续结构分析为 P_2 位置苯基甘氨酸残基能增强活性提供了合理解释(图 13.9)。

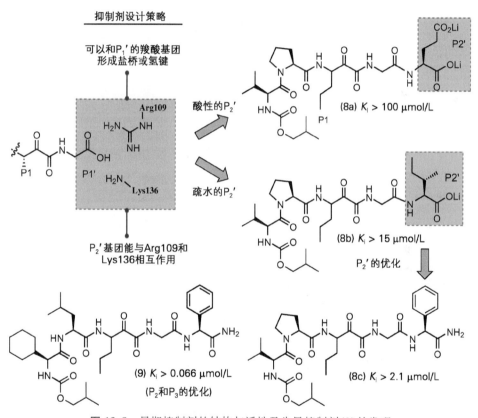

图 13.8 早期抑制剂的结构与活性及先导抑制剂(**9**)的发现

在图 13.9 的 X 射线晶体结构中可以看到，P_2' 的苯基甘氨酸侧链和 P_1 的缬氨酸在 Lys136 侧链周围形成了"C 形夹"[58]。正如所料，晶体结构也显示活性位点丝氨酸与抑制剂(**9**)亲电官能团酮酰胺之间形成了共价键。

X 射线晶体结构也为进一步优化提供了指导。如图 13.9，结合模式的一个显著特性是 P_2 亮氨酸残基与 Arg155 密切联系。在 P_2 位用更大侧链来增强 P_2 – Arg155 相互作用的努力被尝试[60]。然而，如图 13.10 所示，很快就发现 P_2

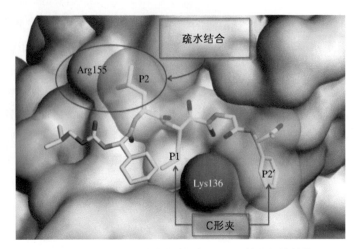

图 13.9 NS3/4A 结合抑制剂(**9**)的 X 射线晶体结构

酶的封闭表面根据静电势上色(PDB 代码：2A4G)

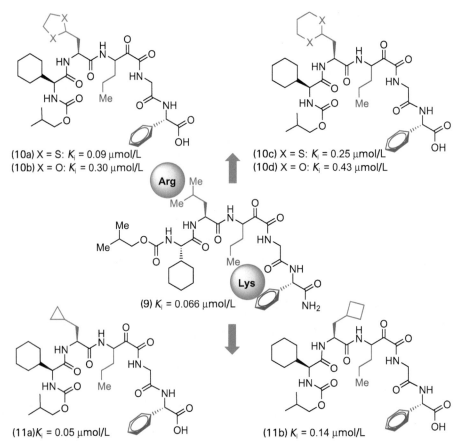

图 13.10 基于结构优化的抑制剂

位容纳不了大环侧链，抑制活性和环取代基的大小之间呈负相关性：五元含氧或硫的饱和环（**10a** 和 **10b**）活性比六元环更好（**10c** 和 **10d**）；更小的环丙基环（**11a**）能稍稍提高活性；环丁烷环（**11b**）则导致活性降低。

随后发现在 P_1 位环丙基丙氨酸残基活性最优，由此产生的化合物（**12**）（图 13.11）的 K_i 为 15 nmol/L。化合物（**12**）、（**9**）与 NS3/4A 复合物的 X 射线晶体结构叠加如图 13.11 所示。很显然，P_1 残基能够填补 S_1 亚结构区。此外，在 P_2 位的环丙基环牢牢地结合在酶上并与 Arg155 有紧密作用[60]。

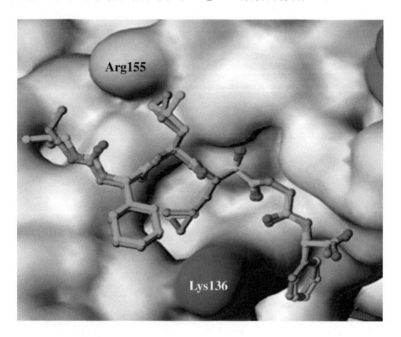

(12) K_i = 0.015 μmol/L

图 13.11　抑制剂（**12**）与 NS3/4A 复合物的晶体结构。蛋白质表面根据静电势上色（蓝色：阳性；红色：阴性）
抑制剂（**12**）（红色）与抑制剂（**9**）（青色）叠加［PDB 代码：2A4R（**12**）］

13.7　减少肽特征

　　虽然抑制剂(**9**)和(**12**)显示出良好的酶抑制活性，但它们在 HCV 的一个基因亚型复制子测试中没有展现细胞活性。这可能是由于他们较强的肽特性。下一个优化的目标是减少肽特征[61]。为了移除或替换肽键而不影响抑制剂与酶结合的紧密度，进一步分析了 **9**-结合 NS3/4A X 射线晶体结构。如图 13.12，化合物(**9**)与酶形成 6 个氢键。P_2 位的羰基和主链 Ala157 的 NH 形成氢键，P_1 残基的 NH 与主链的 Arg155 羰基形成氢键，酮酰胺羰基通过连接 Ser139 和 Gly137 保持稳定，P_2' 帽与主链羰基和 Thr42 的 NH 相互作用。抑制剂上只有 P_2 残基没有参与氢键相互作用。因此，抑制剂优化策略集中在 P_3-P_2 区域。优化方案在图 13.12 加亮显示[61]。值得指出的是，化合物(**12**)与化合物(**9**)有完全相同的结合模式和氢键模式。

　　最初尝试用不同的氨基酸电子等排体替换 P_2 残基没有成功。如图 13.13，

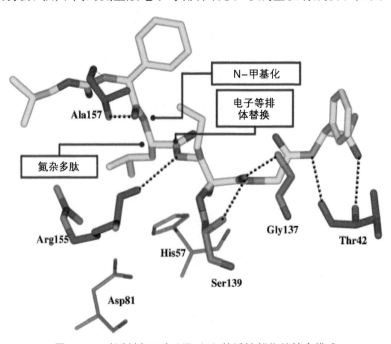

图 13.12　抑制剂(**9**)在 NS3/4A 的活性部位的结合模式

蛋白质氨基酸与抑制剂形成氢键：催化残基，灰色；蛋白质残留，洋红色，抑制剂，青色。虚线表示氢键(PDB 代码：2A4G)

化合物(13)($K_i =$ 10 μmol/L)是合成的抑制剂中最有效的。氮杂多肽随后被尝试。**12** 的 α-碳用电子等排的氮替换合成了一个小的氮杂多肽库。最有效的氮杂多肽化合物(14)也表现出部分活性的丧失($K_i =$ 0.23 μmol/L)。NS3/4A 酶与(14)的复合物的 X 射线晶体结构显示氮有一个平面结构，这不同于 **12** 中碳的四面体结构。因此，没有进一步研究这类化合物。对肽键 N-甲基化也进行了研究。化合物(15)对酶的抑制能力有较大损失。然而，二甲氨基连上 C 端部分得到抑制剂(16)，在复制子试验中显示细胞活性。C 端部分不含有 N-甲基，在复制子试验中就没有任何活性[61]。

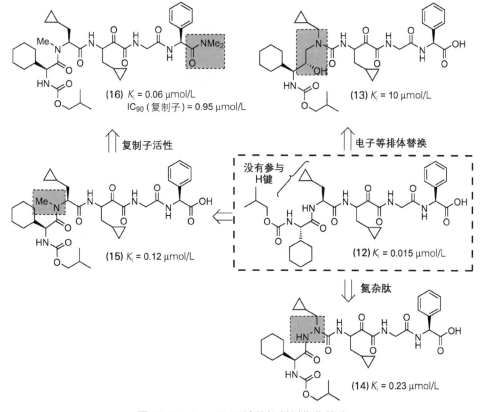

图 13.13　P_3-P_2 区域的抑制剂优化策略

13.8　P_2 位相互作用的优化

P_2 位的亮氨酸 N-甲基化对酶和细胞活性都是至关重要的，这引起了对该结构的进一步研究。这个重要的发现为开发 SCH6 21 铺平了道路，如图 13.14 所示[62]。带 4,4-二甲基-取代的脯氨酸衍生物(**17**)显示非常好的活性($K_i =$ 36 nmol/L)。为了利用 P_2 邻近的残基 Arg155 和 Ala156，在 C-4 部位引入了庞大的叔丁氧基。得到的抑制剂(**18**)活性有所改善($K_i =$ 19 nmol/L)。并上四氢呋喃和环戊烷分别得到抑制剂(**19a**)和(**19b**)，环上氧原子对活性并不重要。所

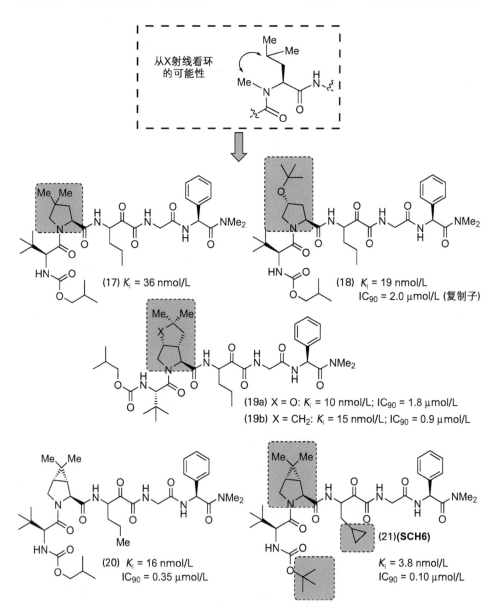

图 13.14　取代的脯氨酸衍生物抑制剂(**17~21**)的结构和活性

有脯氨酸衍生物在复制子试验中都显示了好的 IC_{90}。其中，环丙基并脯氨酸是最优的 P_2 取代基[63]。化合物 **20** 保持有很好的 K_i 值，IC_{90} 也得到提高。将优化后的 P_2-配体与之前 P_1 和 P_3 的优效残基结合起来得到化合物 **21**，其 K_i 为 3.8 nmol/L，IC_{90} 为 100 nmol/L[62]。该化合物在人类中性粒细胞弹性蛋白酶（HNE）中表现出选择性。其抗病毒特性在 HCV 全长的 2a 基因型和其他研究中得到证实。然而，其在老鼠和猴子中的口服生物利用度过低，因而无法进入临床评价。

　　NS3/4A 与抑制剂 **21**（SCH6）复合物的 X 射线晶体结构被解析出来[62]。结构（图 13.15）显示，脯氨酸残基的偕二甲基环丙基部分与 Arg155 和 Ala156 通过其 endo-甲基形成了较好的疏水作用，而 P_1 位环丙基丙氨酸残基填充在特异性口袋。抑制剂（**21**）与骨架上的 Thr42、Arg155、Ala157 及 His57 咪唑 NH 形成许多重要的氢键。P_2' 和 P_1 疏水部分在 Lys136 周围形成一个很好的 C 形夹。

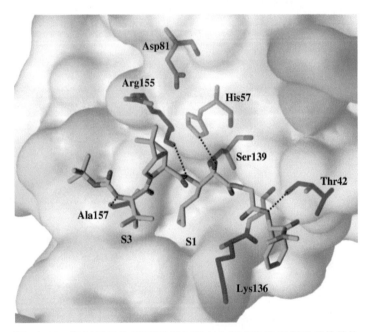

图 13.15　抑制剂（**21**）（SCH6）和 NS3/4A 复合物的 X 射线晶体结构
催化残基：灰色；抑制剂：绿色；氢键：虚线。基于表面静电势上色（PDB 代码：2FM2）

13.9　截断策略：波普瑞韦的发现历程

　　抑制剂（21）因高分子质量及肽特征严重影响其药代动力学特性。因此，下一轮的优化集中在减少分子质量、提高细胞活性和生物利用度、提高对相关丝氨酸蛋白酶如 HNE 等的选择性问题上。第一个方法是从 **22** 的 P′端开始缩减（图 13.16）。移除二甲基酰胺部分得到端头为苄胺的抑制剂（**23**），$K_i = 56$ nmol/L。切断 P_1' 和 P_2' 残基得到相应 α-酮酰胺（**24a**），虽活性较（**23**）降低 2 倍，但显著降低了分子质量。据推测，（**24a**）的 NH_2 和活性位点残基形成氢键，相应的二甲胺衍生物（**24b**）因不能形成氢键而失去活性。α-酮酰胺衍生物（**24a**）在复制子试验中显示良好的效能，在初步的药代动力学研究中展示出希望[64]。

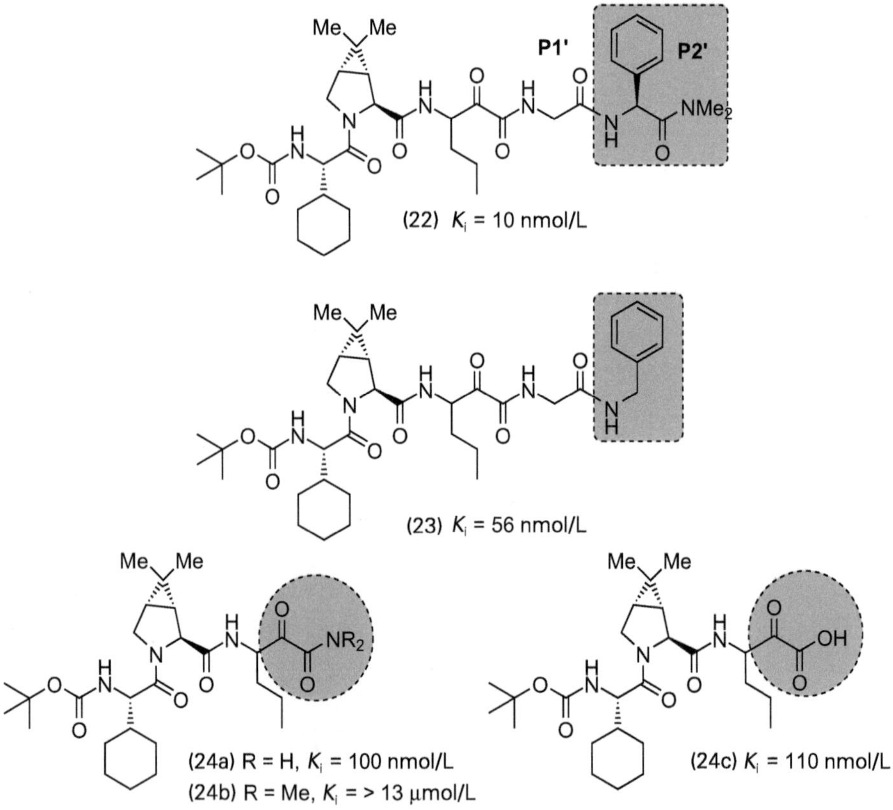

图 13.16　切断策略得到 α-酮酰胺抑制剂（**22～24**）

化合物（**24a**）被选定作进一步优化，系统地探索了 S_1 口袋的大小、形状和极性（图 13.17）。

可以看到，包含小环的侧链显示出可喜的结果。环丁基衍生物（**25e**）活性最高。平行测量 HNE 的抑制活性显示，增加 P_1 上环的大小能增加选择性，因为 HNE 的 S_1 亚结构域较小。环丁烷衍生物（**25e**）显示出最佳的 PK 属性，在大鼠口服生物利用度为 28%，而环丙基衍生物显示只有 3.4% 的生物利用度。进一

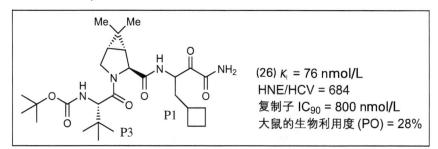

(24a) K_i = 100 nmol/L

化合物	P1	K_i (nmol/L)
	S1的深度	
(25a)	—Me	740
(25b)		150

化合物	P1	K_i (nmol/L)
	S1的极性	
(25g)		400
(25h)		90
(25i)	F, F, F	50

化合物	P1	K_i (nmol/L)
	S1的形状和大小	
(25c)		400
(25d)		25
(25e)		8
(25f)		150

提高对HNE选择性

(26) K_i = 76 nmol/L
HNE/HCV = 684
复制子 IC$_{90}$ = 800 nmol/L
大鼠的生物利用度 (PO) = 28%

图 13.17　优化 P$_1$ 和 P$_3$ 得到抑制剂(26)

步替换环丁基部分是为了探索在活性位点形成极性相互作用或形成氢键。相应的氧杂环丁烷衍生物(**25g**)和(**25h**)或 2,2,2-三氟甲基的衍生物(**25i**)都没有提高活性。P$_3$ 的环己基甘氨酸残基能够展现好的活性。然而,P$_3$ 的叔丁基甘氨酸残基成为首选基团，因为相应的化合物（**26**）对 HNE 有选择性。抑制剂（**26**）被选中作进一步优化。

从抑制剂（**26**）出发，开展了针对 P_3 的优化工作。尽管对疏水性叔丁基系列的修饰没有改善与酶的结合程度，用 NH 对氨基甲酸酯的氧进行电子等排替换得到脲衍生物却能增强抑制活性[64]。脲衍生物（**1**），（图 13.18，SCH 503034，波普瑞韦），一对 P_1 位非对映体混合物，活性和对 HNE 选择性均得到提高。波普瑞韦在大鼠、小鼠和狗中的口服生物利用度在 26%～34% 范围。NS3/4A 蛋白酶结合抑制剂 **1** 的 X 射线晶体结构被确定。可以看到，脲衍生物的第 2 个 NH

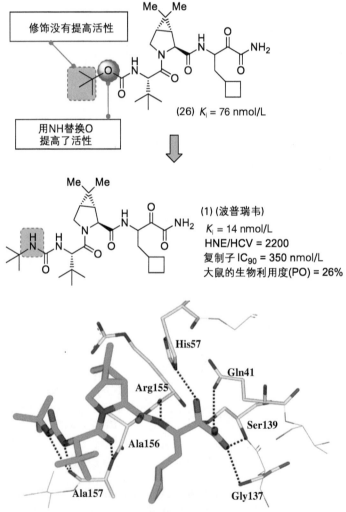

图 13.18　优化抑制剂从结构 26 到波普瑞韦（**1**）和波普瑞韦结合 NS3/4A 蛋白酶的 X 射线晶体结构（PDB 代码：2OC8）

能够与主链 Ala157 羧基形成一个额外的氢键。这也许可以解释脲衍生物比氨基甲酸酯 **26** 活性有较大提高。

　　这个抑制剂随后被选作临床开发。波普瑞韦可以联合 PEG - IFN - α - 2b，其吸收和或消除没有因联合用药而改变[6,65-67]。在 Ⅱ 期和 Ⅲ 期临床试验中，在 PEG - IFN - α - 2b/利巴韦林之后引入三联疗法（波普瑞韦/PEG - IFN - α - 2b/利巴韦林），结果比对照组有明显更高的可持续病毒学应答率。类似的可持续病毒学应答率在初治和复治患者中都能观察到[6,65]。波普瑞韦在 2011 年获得 FDA 批准用于治疗慢性基因型 1 型 HCV 感染。

13.10　替拉瑞韦的发现

　　基于缩减天然的 NS5A/5B 十肽底物(**27**)（图 13.19），美国福泰制药公司开始了 HCV 蛋白酶抑制剂的开发。在最初的研究中，观察到非主侧残基比主链侧残基贡献了更多的亲和力。也发现为了达到足够的亲和力，较强的疏水作用是必需的，因而切断多于 3 个或 4 个氨基酸不可行。正如前面所讨论的，为获得

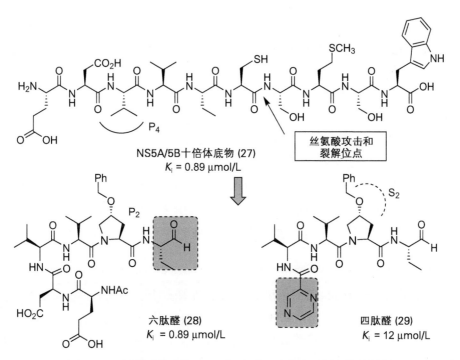

图 13.19　切断天然底物(**27**)至四肽醛(**29**)作为丙肝病毒抑制剂

有良好活性的抑制剂,共价可逆弹头是必不可少的,而非仅仅依赖于离子相互作用。几个带有"丝氨酸结合弹头"的抑制剂按顺序或并行进行了优化。最初,用醛作弹头在 HCV 蛋白酶抑制剂的设计上得到广泛使用。经过几轮修饰,福泰的研究人员发现,具有疏水性的包含一个脯氨酸的六肽醛(**28**)($K_i = 0.89\ \mu mol/L$)保持了与 10 肽抑制剂(**27**)相似的 HCV 蛋白酶亲和力[68]。为了减少肽特征,P_5 和 P_6 残基的末端用杂环替代。末端为吡嗪的四肽衍生物(**29**)显示出 12 $\mu mol/L$ 的 K_i。该抑制剂被选中作进一步优化。

13.11 同时优化 P_1、$P_1{}'$、P_2、P_3 和 P_4 的策略：替拉瑞韦的发现之路

基于结构的设计策略发现替拉瑞韦(**2**)的过程列在图 13.20 中。早期的优化主要集中在 P_2 残基。P_2 位的疏水性脯氨酸对抑制剂与酶的亲和力是重要的。随后,探索在脯氨酸上引入大疏水基团,如醚、酯和氨基甲酸酯衍生物等。先导抑制剂的晶体结构显示脯氨酸疏水性取代基的不同取向都能够与 S_2 口袋有好的结合。S_2 口袋里的氨基酸如 Arg181、Asp107 和 His83 都能与抑制剂的 P_2 取代基有疏水相互作用。这次探索得到了包含四氢异喹啉基(THIQ)氨基甲酸酯的衍生物(**30**),显示出与十肽 **27** 类似的酶抑制能力($K_i = 0.89\ \mu mol/L$)[68,69]。

接着优化 P_1 位的取代基。S_1 特异性口袋中排布 Leu135、Phe154 和 Ala157 氨基酸序列,只允许相对较小的疏水性 P_1 取代基进入。S_1 口袋是对凝血酶、激肽释放酶和因子 Xa 凝血酶选择性的来源,因为这些酶需要在 P_1 有碱性取代基。虽然缬氨酸和三氟乙基侧链都可以被容纳,但前者被选中,是因为它更容易合成[68]。最初的醛弹头因为不稳定被替换。一些弹头如羧酸、硼酸、三氟甲基酮、α-二酮,α-酮酸和 α-酮酰胺都被尝试过。其中,用 α-酮酰胺替代的抑制剂(**31**)(图 13.20)由于结合作用增强且半衰期更长,与酶的亲和力提升了 4 倍[68,70,71]。

进一步修饰 $P_1{}'$、P_3、P_4 和 3-烷基化脯氨酸得到活性与抑制剂(**31**)相当的(**32**)。然而,抑制剂(**32**)展示出更好的药代动力学特征[72]。$P_1{}'$ 的环丙基酮酰胺、P_3 的叔丁基、P_4 的环己烷侧链显示出较好的酶抑制和细胞活性。在 P_2 引入双环酮得到抑制剂(**33**),其对酶的 K_i 为 40 nmol/L。移除抑制剂(**33**)的酮官能团并结合(**32**)的结构特征(P_3、P_4 和 $P_1{}'$)得到抑制剂(**2**)(替拉瑞韦),成为一个

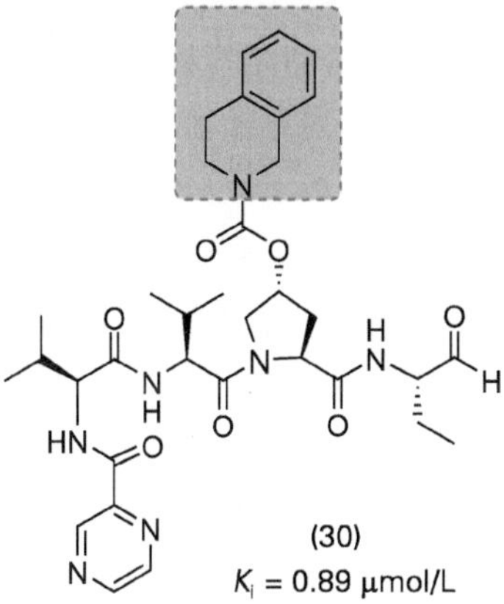

(30)

K_i = 0.89 μmol/L

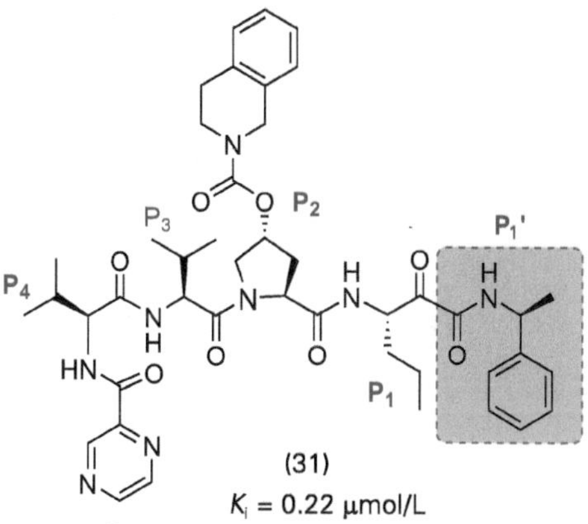

(31)

K_i = 0.22 μmol/L

IC_{50} = 0.31 μmol/L(复制子)

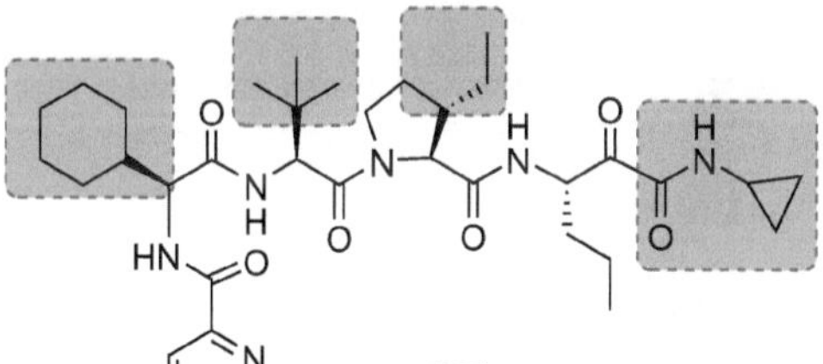

Cap

(32)

K_i = 0.15 μmol/L

IC_{50} = 0.45 μmol/L(复制子)

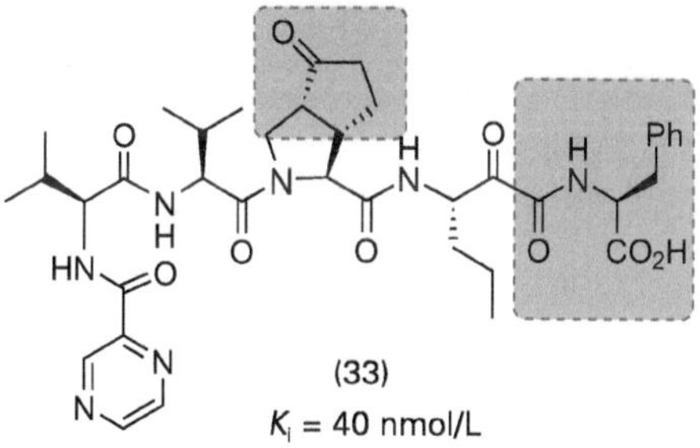

(33)

K_i = 40 nmol/L

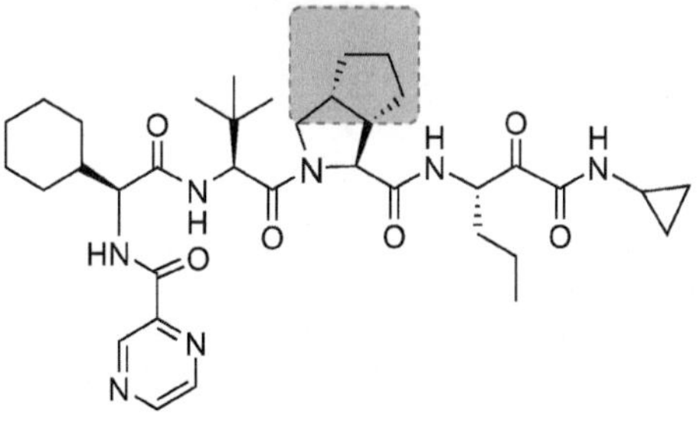

(2) (替拉瑞韦)

K_i = 44 nmol/L

HNE/HCV >500

Replicon IC_{50} = 350 nmol/L

CC_{50} = 86.5 μmol/L

大鼠的生物利用度(PO) = 25%

图 13.20　设计和发现替拉瑞韦(2)的标志

活性很高的丙肝病毒 NS3/4A 丝氨酸蛋白酶抑制剂[69,73,74]。

　　替拉瑞韦和 NS3/4A 复合物的 X 射线晶体结构已解析出来(图 13.21)[75]。替拉瑞韦(2)与丙肝病毒 NS3/4A 蛋白酶通过 Ser139 羟基与替拉瑞韦酮酰胺之间的可逆共价键形成一个紧密的复合物。此外，氨基酸 Gly137 和 Ser139 的 NH 和替拉瑞韦的酰胺羰基之间形成两个氢键。它也像波普瑞韦一样和蛋白酶骨架形成氢键，比如 P_1 的 NH 和 Arg155 的羰基氧、P_3 羰基氧与 Ala157 的 NH 和 P_3 的 NH 与 Ala157 的羰基氧之间。吡嗪的羰基与 Ser159 的 OH 和 NH 也形成氢键。

　　替拉瑞韦对 HCV NS3/4A 蛋白酶的抑制是可逆共价抑制机制。它可能会有结合其他丝氨酸蛋白酶的风险。然而，替拉瑞韦显示出对凝血酶、胰凝乳蛋白酶、胰蛋白酶、血纤维蛋白溶酶、激肽释放酶良好的选择性（＞ 500 倍）[74]。替拉瑞韦在酶试验中显示出对 HCV NS3/4 蛋白酶基因型 1 和 2 有相似的活性，但对基因型 3 蛋白酶的活性较低。它也表现出类似波普瑞韦的安全性和有效性。在 2011 年，FDA 批准替拉瑞韦作为直接的抗病毒药物治疗丙型肝炎病毒感染[76]。

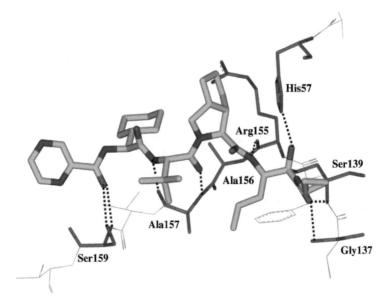

图 13.21　替拉瑞韦（2）在丙肝病毒 NS3/4A 蛋白酶结合位点的结合模式（PDB 代码：3SV6）

13.12　结论

　　波普瑞韦和替拉瑞韦都是批准用于治疗丙肝病毒感染的丝氨酸蛋白酶抑制剂。在这些药物的发现之前，开发类似对丝氨酸蛋白酶的抑制剂药物被认为是非常具有挑战性的。然而，基于结构的设计引导人们成功发现和优化了这些抑制剂药物。NS3/4A 蛋白酶抑制剂的治疗功效目前遇到了病毒株突变产生耐药性的挑战。另一个对 NS3/4A 蛋白酶抑制剂的临床需求是针对 HCV 不同基因型病毒具有广泛特异性和有效性的抑制剂。最近，基于结构的药物设计方法已被用于开发新的药物，它们对主要的耐药性突变以及更广泛的不同基因型 HCV 具有活性。几种抑制剂目前正在临床评估中，展现出积极的结果。

（付志飞　罗妙荣　译）

参 考 文 献

第 14 章
蛋白酶体抑制剂用于多发性骨髓瘤的
治疗：硼替佐米和卡非佐米的设计和发现

14.1 引言

　　泛素-蛋白酶体系统是真核生物中一条重要的蛋白质转换途径，它的主要作用是降解细胞中错误折叠、受到损伤和不再需要的蛋白质。首先，由 76 个氨基酸组成的泛素标记在目标蛋白的赖氨酸上，之后蛋白发生进一步的聚泛素化。其具体过程通过四个酶家族完成：E1 通过 ATP-依赖性反应激活泛素，E2 作为载体与泛素结合，E3 将泛素-E2 复合物运送到目标蛋白并与目标蛋白结合完成标记，E4 则负责装配泛素。聚泛素化的蛋白被转运到 26S 蛋白酶体并被降解成小肽片段[1-4]。泛素-蛋白酶体功能紊乱会造成肿瘤细胞信号通路异常，所以对 21S 蛋白酶体①的抑制成为化疗方法治疗肿瘤的方向之一[5,6]。而本书将要介绍的首个蛋白酶体抑制剂-硼替佐米已被批准用于多发性骨髓瘤和套细胞淋巴瘤的治疗，也验证了这一设想[7,8]。

　　26S 蛋白酶体由一个 20S 核心颗粒和两个 19S 调节颗粒组成。脊椎动物中主要有三种不同的核心颗粒（Core Particle, CP）：胸腺蛋白酶体（thymoproteasome, tCP），免疫蛋白酶体（imuunoproteasome, iCP）和结构蛋白酶体（constitutive proteasome, cCP），结构蛋白酶体存在于所有组织中。从 *Thermoplasma acidophilum*（一种原核生物）[9]得到的第一个 20S 蛋白酶体 X 射线衍射晶体结构揭开了这个由 28 个亚基组成的圆柱体的真面目（图 14.1）。每个亚基由四个环状结构组成：7 个 β-亚单位组成内圈，7 个 α-亚单位组成外圈。真核细胞中的核心颗粒与原核细胞的结构一致[10]，只是成环的 α-亚单位（α1～α7）和 β-亚单位（β1～β7）的结构有所区别，酶的催化中心位于圆柱体的中间通道。在真核生物中，只有 β1、β2 和 β5 有催化活性，每个亚基都有一个 S_1 口袋以对底物的构象进行筛选[11,12]。

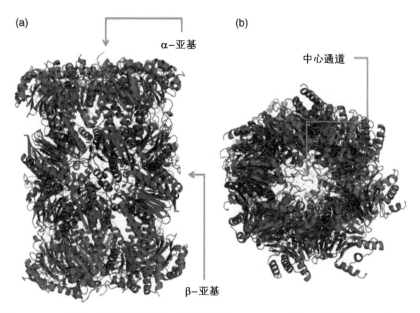

图 14.1　20S 蛋白酶体的前视图（a）和上视图（b）。α-亚基标记为紫色（上、下部分），β-亚基标记为蓝色（中间部分）（PDB 编号：1RYP）

14.2　硼替佐米的发现

　　蛋白酶体属于内切蛋白酶，首先由具有催化活性的 β 亚单位的苏氨酸残基 N 端的羟基对目标蛋白发生亲核进攻形成酰基-酶中间体，其后的过程在第 4 章中已经介绍过，酰基-酶中间体再被具有亲核性的水分子进攻发生水解，从而释放出目标蛋白的 C 端羧基[9,11,13]。醛抑制剂（N-酰基-亮氨酸-亮氨酸-正亮氨酸，N-acetyl-Leu-Leu-norleucinal **1**，图 14.2）-蛋白复合物晶体结构 X 射线衍射研究表明，它的醛基通过共价键与 β1 的 Thr1 残基形成一个四元环半缩醛。正亮氨酸的支链占据了 S_1 口袋的空腔并与蛋白酶体上的 Gly47 形成一个氢键。

　　硼替佐米的发现是基于已知的醛抑制剂（**2**）与蛋白酶体的结合模型开始的，以增加活性和选择性为目标。构效关系研究表明，亮氨酸结构能较好地占据 S_1 口袋的空间，而在 P_2 和 P_3 引入大体积的疏水基团能增加醛抑制剂的活性（抑制剂 **3** 和 **4**，图 14.2）。虽然抑制剂（**3** 和 **4**）活性很高，但这两个化合物的成药性很差。首先，三肽化合物膜渗透性较差；其次，作为弹头的醛基导致相邻的手性中心碳原子易发生消旋，并且醛基对同属蛋白酶体家族的丝氨酸蛋白酶和半胱氨

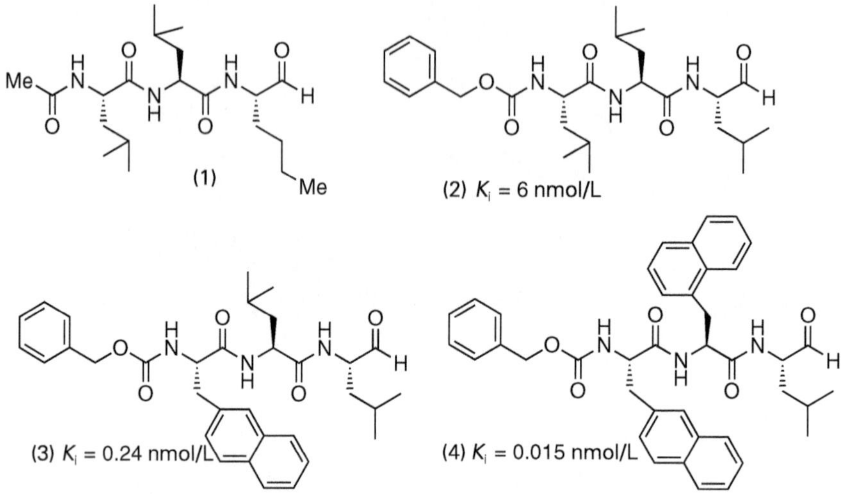

图 14.2　醛抑制剂 1~4 的结构

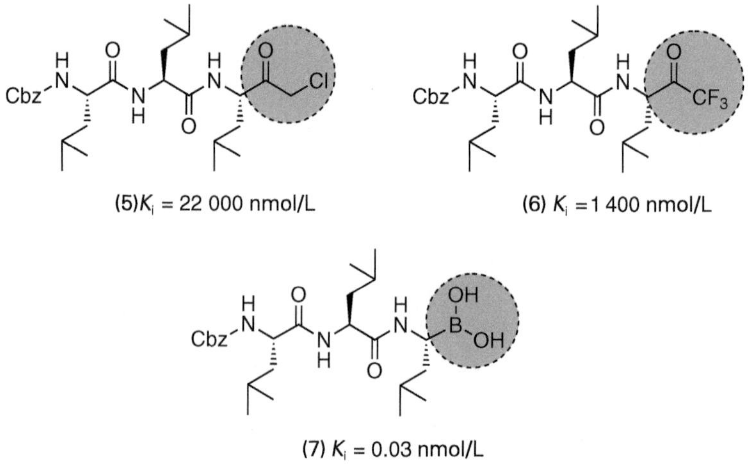

图 14.3　具有不同亲核弹头的醛抑制剂 5~7 的结构和活性

酸蛋白酶缺乏选择性。因此，具有不同亲电弹头的二肽化合物在随后的研究中成为了重点。其中，氯甲基酮和三氟甲基酮活性很差，而硼酸化合物则展示了优良的活性，成为了先导化合物。

　　活性得到改善的化合物（**7**）通过硼酸与 Thr1 羟基形成四元环中间体，同时，这一中间体的稳定性还通过与 Gly47 的氧负离子以及 Thr1 的氨基形成氢键而得到加强。而且，其二肽结构不会与 P$_3$ 和 P$_4$ 区域的氨基酸残基结合，进一步增加了对其他如糜蛋白酶和胰蛋白酶等蛋白酶的选择性。对化合物 **7** 的进一步结构优化得到化合物（**8 和 9**）（硼替佐米）：吡嗪环作为 N

端加帽取代基,大位阻疏水残基作为 P_2(图 14.4)。

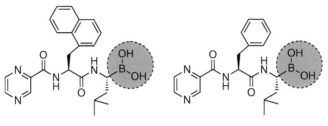

(8) K_i = 0.18 nmol/L　　　　　(9) K_i = 0.62 nmol/L,硼替佐米

图 14.4　硼酸蛋白酶体抑制剂(**8** 和 **9**)(硼替佐米)的结构

硼替佐米和酵母 20S 蛋白酶体的复合物合物的晶体结构显示,在高浓度下,其与 20S 蛋白酶体的 3 个活性亚基均有结合。硼替佐米对分别位于 β-1,β-2 和 β-5 亚单位的催化中心的抑制活性不同(图 14.5)。其对具有类胰乳蛋白酶活性的 β-5 亚单位活性最高,对具有类半胱天冬酶活性的 β-1 亚单位活性次之,对具有类胰蛋白酶活性的 β-2 亚单位活性最低。

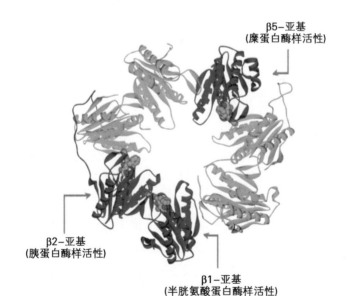

图 14.5　酵母 20S 蛋白酶体的内圈

具有酶催化活性的 β-亚单位用蓝色标记(β1、β2 和 β5);没有酶催化活性的 β-亚单位
用青色标记;与酶结合的抑制剂用紫红色标记(PDB 编号：2F16)

硼替佐米和 20S 蛋白酶体复合物 X 射线衍射晶体结构的确定为研究配体结合区域的相互作用奠定了基础[14]。从图 14.6 可以看出,硼酸作为弹头与

Thr1 的催化区域具有至关重要的相互作用。如图所示，硼原子通过共价键与 Thr1 羟基上的亲核性氧原子结合，Gly47 骨架上的胺基氢与硼酸的羟基形成氢键增加了氧负离子穴的稳定性，同时，Thr1 骨架上的胺基氢也和硼酸的羟基形成氢键。硼替佐米的骨架与催化区域的关键氨基酸残基形成了多个结合紧密的氢键。此外，从结合模型上还可以看出，吡嗪还和 20S 蛋白酶体上的 Thr22 形成氢键加强了其相互作用。

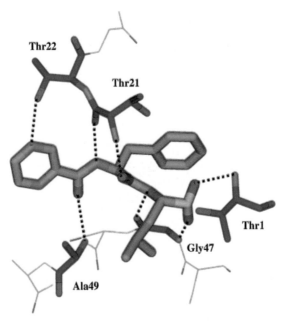

图 14.6　硼替佐米与酵母 20S 蛋白酶体的 X 射线晶体结构。已标出硼替佐米与 β1 亚单位之间形成的关键氢键（PDB 编号：2F16）

　　硼替佐米的亮氨酸残基占据了 β-1 亚单位中由 Thr20、Thr30 和 Ala49 形成的 P_1 口袋（图 14.7）。分析表明，β-5 亚单位中的 Met45 和硼替佐米形成了额外的相互作用。将此晶体结构与未结合硼替佐米的蛋白酶体结构对比发现，硼替佐米 P_1 的侧链导致 Met45 的支链发生了一定的偏移，这一偏移也是导致 S_1 口袋选择性的原因。

　　硼替佐米于 2003 年被 FDA（美国食品药品监督管理局）批准作为首创蛋白酶体抑制剂上市销售。其对多发性骨髓瘤的良好疗效也验证了蛋白酶体作为药物靶标的重要性。然而，硼替佐米只能通过静脉注射给药，而且也导致了其他诸如血小板减少和中性粒细胞减少等严重的副反应。此外，在多达 30% 的病例中发现了由于其"脱靶"而造成的不可逆神经组织退化[15]。最近，硼替佐米对新确

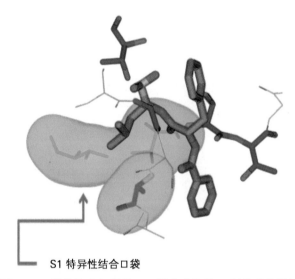

S1 特异性结合口袋

图 14.7　硼替佐米与酵母 20S 蛋白酶体的 X 射线晶体结构

已标出硼替佐米与 S_1 口袋的相互作用（PDB 编号：2F16）

诊患者无效的病例以及已治疗患者的高复发率也不断被报道[16,17]。

14.3　卡非佐米的发现

卡非佐米，作为第二个蛋白酶体抑制剂，于 2012 年被 FDA 批准上市，用于对至少两种既有治疗方式无效的多发性骨髓瘤患者的治疗。卡非佐米的发现源于天然产物 Epoxomicin（化合物 **10**，表 14.8）——一种含有环氧酮官能团的四肽化合物。

Epoxomicin 最初由施贵宝东京公司研究发现其具有抑制黑色素瘤生长活性[18,19]，后来 Crews 和其合作者探究了 Epoxomicin 的作用机制，并首次揭示了其与蛋白酶体活性抑制有关[21,22]。蛋白酶体-Epoxomicin 复合物 X 射线晶体结构研究显示，该天然产物通过与蛋白酶体共价结合进而抑制其活性，在靶标结合区域最终形成吗啉六元环，该六元环经如图 14.8 所示的两步反应形成。

首先，Thr1 上的氧原子亲核加成到 Epoxomicin 环氧酮骨架的羰基碳原子上，形成具有四面体结构的半缩醛中间体，紧接着 Thr1 上的末端胺基经由第二次亲核加成环氧官能团，促使环氧开环并形成吗啉六元环。该独特的作用机制同时也阐释了为什么 Epoxomicin 对蛋白酶体具有极佳的选择性，因为这一独特作用机制仅可能发生在那些具有末端苏氨酸的蛋白酶分子上，而绝大多数丝

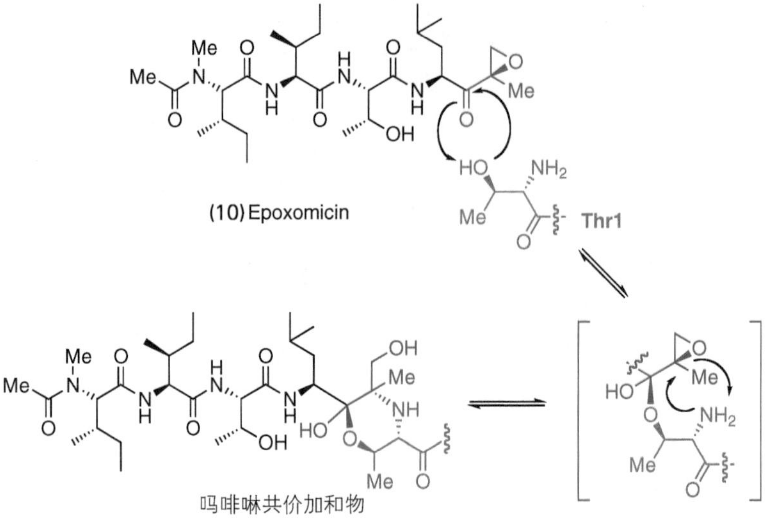

图 14.8　Epoxomicin 的结构及其对蛋白酶体的作用机制

氨酸蛋白酶并不具备这样的结构特点。

　　研究人员以 Epoxomicin 作为先导化合物，对该四肽化合物除环氧酮药效团以外的分子区域开展了多轮构效关系研究[23]。如表 14-1 所示，四个氨基酸均为亮氨酸的化合物(**11**)能较好地抑制蛋白酶体中胰凝乳蛋白酶样的催化活性，而相应三肽化合物(**12**)的抑制活性则大幅降低。

表 14.1　蛋白酶体抑制剂(10～12)的结构及抑制活性

化　合　物	$K_{obs}/[I](M^{-1}s^{-1})$
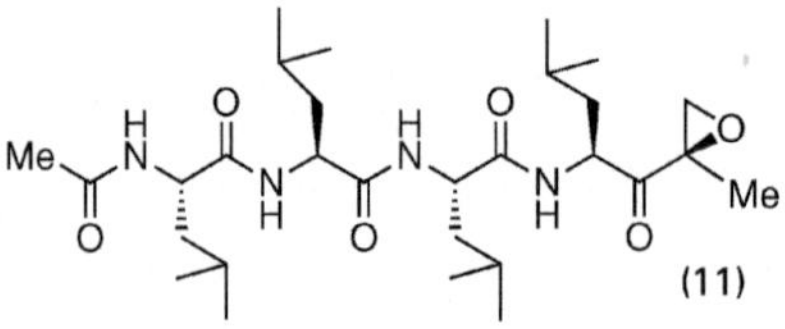 (11)	14 000
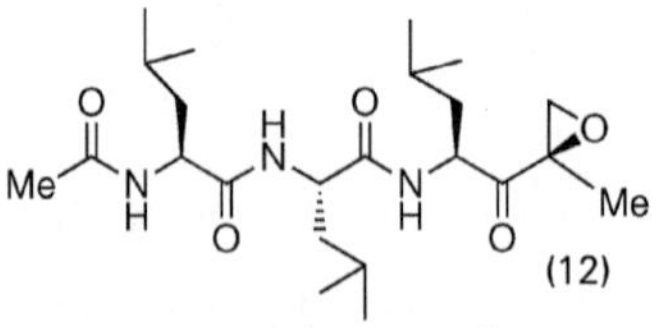 (12)	780
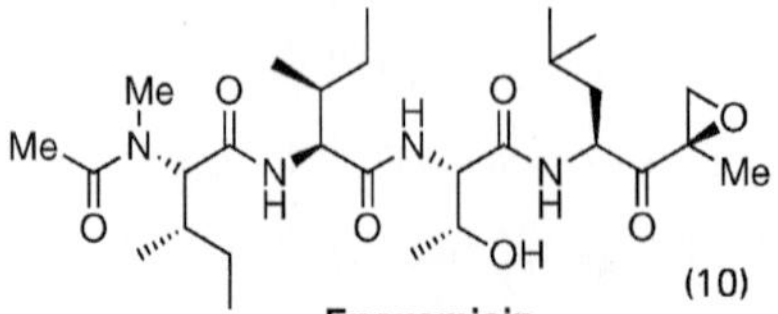 (10) Epoxomicin	37 000

　　对 P₂ 和 P₃ 区域以不同氨基酸替换修饰（化合物 **13～16**）显示，即使是大位阻的芳基氨基酸替换也能保持较好的抑制活性，如表 14.2 中展示了苯丙氨酸和萘丙氨酸替换所得化合物的活性数据。其中，苯丙氨酸（化合物 **13**）在 P2 位置取代活性更好，而在 P₃ 位置则是以萘丙氨酸取代为优。在该系列中，苯丙氨酸取代衍生物（**15**）的活性降低幅度最大。

表 14.2　蛋白酶体抑制剂(13～16)的结构及抑制活性

化　合　物	$K_{obs}/[\mathrm{I}](\mathrm{M^{-1}s^{-1}})$
(13)	54 000
(14)	29 000
(15)	8500
(16)	31 000

　　研究人员也对侧链 P₄ 的改构进行了深入研究，如表 14.3 所示，在 P₄ 以芳基氨基酸取代[如苯丙氨酸化合物（**17**）；萘丙氨酸化合物（**18**）]均有助于活性改善，而在该系列中活性最优的则是苯乙基侧链取代的化合物（**19**）。

表 14.3   蛋白酶体抑制剂(17～19)的结构及抑制活性

化 合 物	$K_{obs}/[I](M^{-1}s^{-1})$
(17)	37 000
(18)	29 000
(19)	63 000

结合 P_2 和 P_4 位置最优取代基的设计得到化合物(**20**)，展示出了优于天然产物 Epoxomicin 的抑制活性。但该化合物的水溶性较差，不具备良好的可开发潜力。最终，在化合物(**20**)末端引入亲水性片段吗啡啉成功解决了该问题，并被成功开发成了卡非佐米(**21**,图 14.9)。

在临床试验中，卡非佐米在已接受多重治疗的多发性骨髓瘤患者中展示出了疗效[24]，卡非佐米经静脉注射给药，在血浆中被快速清除，半衰期小于 1 h，该药物主要经由水解酶代谢失活，细胞 P450 酶系似乎并未参与卡非佐米的代谢[24,25]。

和已上市药物硼替佐米相比，卡非佐米的最大优势之一是不会引起外周神经相关的副反应。研究表明，和硼替佐米相比较，卡非佐米在选择性方面更胜一筹，因为硼替佐米会抑制在神经元中表达的丝氨酸蛋白酶 $HtrA_2/Omi$ 的功能。

14.4   结论

硼替佐米和卡非佐米都是蛋白酶体抑制剂，它们均通过自身具有的特殊药

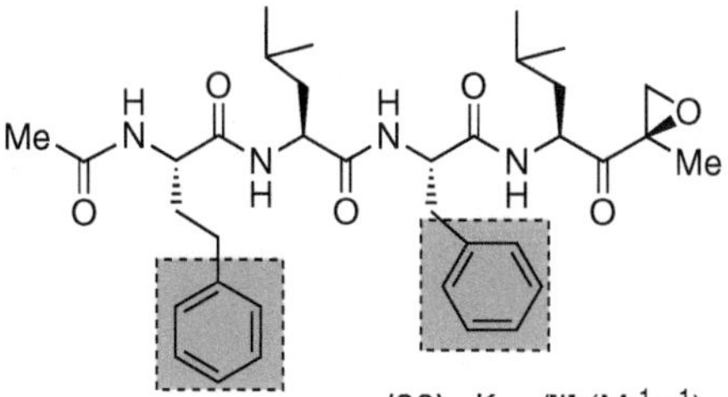

(20) $K_{obs}/[I]$ $(M^{-1}s^{-1}) = 166\,000$
$IC_{50} = 20\ nmol/L$

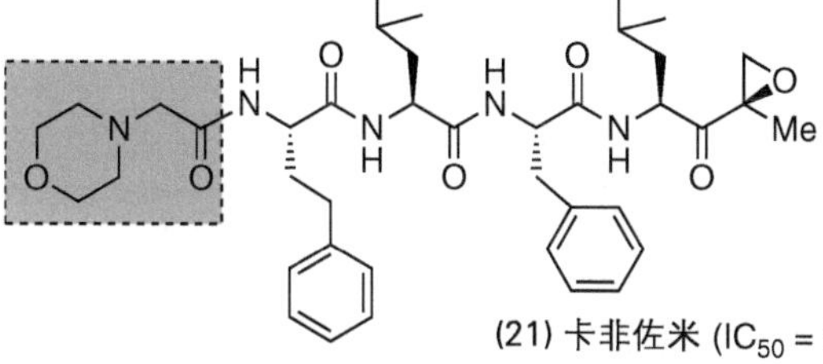

(21) 卡非佐米 $(IC_{50} = 6\ nmol/L)$

图 14.9　化合物（20）和卡非佐米的结构式

效团与酶催化位点的苏氨酸形成共价键进而抑制酶的催化活性，其中硼替佐米的药效团为硼酸，而卡非佐米则为环氧酮药效团。这两种官能团在既往的药物化学研究中均未曾得到重视和应用，其中重要原因在于它们本身所具有的高反应活性。在先导化合物优化过程中，基于结构的化合物设计在化合物活性及类药性优化中发挥了关键作用。卡非佐米的成功开发则是另辟蹊径，为我们展示了一段基于天然产物进行药物研发的精彩历程，从天然产物的分离到结构鉴定，从相关生物学研究直至最终开发成功并被 FDA 批准应用于临床。天然产物 Epoxomicin 的作用机制从被确认的那一刻开始，其自身所含的环氧酮官能团就一直被视为一大缺陷，研究人员普遍认为环氧酮官能团可能产生诸多不利影响，如高反应活性导致选择性差、毒副反应大等。然而，经过深入研究该分子与蛋白酶体靶标的结合方式，终于揭开了卡非佐米具有高选择性的神秘面纱，并阐明了其独特的作用机制。卡非佐米的成功研究和开发进一步印证了这个百跌不破的真理：在探寻具有全新作用机制的新药研发中，大自然母亲始终具有不可替代的地位。

（熊剑　谢程　译）

参 考 文 献

第 15 章
直接凝血酶抑制剂用于治疗血栓：
抗凝血药物达比加群酯的研发

15.1　引言

　　长期以来，华法林和肝素类抗凝血剂在临床上被用于治疗静脉血栓栓塞，诸如深静脉血栓（DVT）和肺栓塞（PE）。深静脉血栓和肺栓塞的发生是由于血液循环系统发生异常，并形成凝血块而引起。此外，血栓会进一步引发血栓性或栓塞性卒中和心肌梗死。因此，抗凝血剂在临床上也常被广泛用于预防房颤患者卒中。传统抗凝血剂治疗的安全窗较窄，且少数患者给药后出现不良反应，因而其在临床使用时往往需要对患者进行密切监护。目前市场上正在开发新型的口服抗凝血剂，期望达到抗凝效果的同时能够减少传统抗凝药物的安全隐患。

　　血栓是在血管局部形成的凝血块，由纤维蛋白、血小板和红细胞聚集而成。其在血管中形成后，可以部分或完全地阻塞血管，进而限制血液的流动。血流不畅会进一步导致相关组织损坏。凝血块能够从其发生位置经血液循环系统进行迁移，并在其他位置阻塞血管，进而造成栓塞。

　　在动脉血栓中，血栓通常通过动脉粥样硬化斑块的破裂触发而形成，其主要由被称为白色凝块的聚集态血小板组成。而在静脉血栓中，血栓的形成是由于血液或静脉壁的组成成分改变，或者由于大静脉血流量的减少。该血栓也称为红色凝块，主要由血纤蛋白和红血细胞构成[1]。

　　据统计，静脉血栓栓塞在美国心血管类疾病中居于第三位，每年导致成千上万人丧生。特别是进行过大手术的患者，如髋关节或膝关节置换，以及患有心血管疾病，如房颤的患者，发生静脉血栓栓塞的风险较高。其他易患血栓的高风险因素包括遗传，如参与凝血过程的酶的突变，以及来自肥胖或高龄群体。

　　血液的凝固在动脉和静脉血栓的形成过程中居于核心位置，但它在维持正常稳态的生理过程中也扮演着必不可少的角色。止血过程发生于血管损伤之后，其通过阻止血液流动来避免血液循环系统的血液流失。止血是凝血的形成与溶解过程所形成的一种微妙平衡，这种平衡被打破后会导致两种疾病。当凝血过度时会发生血栓，而血小板或凝血因子缺失时会导致出血性疾病。当某段血管受损后，其会第一时间发生收缩，从而减少流血量。紧接着进入血小板阶段，特异性蛋白（胶原蛋白和血管性血友病因子）会协助血小板黏附到受伤的血管壁。在黏附过程中，血小板会经历一系列的修饰，包括改变形态、通过脱粒释放细胞因子、召集更多的血小板（聚集），并暴露出纤维蛋白原受体。

凝血酶是一种参与形成凝血块的酶，也是最有效地血小板活化因子。它同时作用于膜结合蛋白酶激活受体 1、3 和 4，进而促成血小板栓子形成来快速封闭受损的血管。血小板阶段之后的下一阶段是凝血阶段，此时酶促级联反应被激活，并最终导致血纤维蛋白凝块的形成。参与凝血级联反应的酶都属于丝氨酸蛋白酶，它们通常以非活化状态（酶原）存在于血液中，并通过蛋白水解信号被激活。血小板也参与到血纤维蛋白凝块的形成过程中。最后一个阶段是纤维蛋白溶解阶段。当受损血管被修复后或当不期望的血栓形成后，纤溶系统被活化并促使之前形成的血凝块溶解。

15.2　凝血级联和抗凝血药物

凝血级联示意图如图 15.1 所示。早期研究中，凝血级联被分为外源性途径和内源性途径。当血管内皮发生损伤后，储存在健康内皮细胞内的胶原蛋白和组织因子暴露出来，从而使外源性途径被激活。当瘀血产生或血液与带负电荷的异物表面接触时，内源性途径被激活。这两种途径均级联激活多个丝氨酸蛋白酶，并通过包括酶、钙离子和磷脂等凝血因子来介导，进而最终导致凝血块的形成。凝血级联过程中共有 12 个凝血因子参与，研究人员基于它们的发现顺序对其进行了编号（FⅠ-FⅤ和FⅦ-FⅩⅢ，表 15.1）。每个丝氨酸蛋白酶酶促因子都是通过蛋白水解过程来激活，水解过程中形成该酶原的单个多肽链通过水解切断以形成二硫键桥接的二聚多肽链。活化后的凝血因子通过在相应凝血因子罗马数字后用"a"标记来表示（FⅠa、FⅡa 等）。

两条途径最终会聚到它们的共同目标因子 X，并将因子 X 转化为其活性形式（因子 Xa）。而活化后的因子 Xa 能够催化活化少量的凝血酶原（因子Ⅱ）成为酶促活性的凝血酶（因子Ⅱa）[4]。由于凝血酶能够激活参与其自身活化的上游因子（反馈活化因子Ⅺ，Ⅴ和Ⅷ），少量被活化的凝血酶就足以扩增酶级联反应。

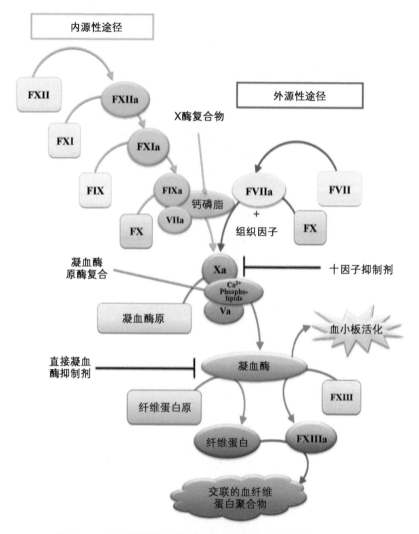

图 15.1 血液凝固和参与凝血级联的因子(罗马数字)示意图

内源性途径中的酶,绿色;外源性途径中的酶,黄色。这两个途径均导致因子 X(橙色)活化,
进而将凝血酶原(因子Ⅱ)转化为活性凝血酶(青色)。凝血酶将纤维蛋白原转化为纤维蛋白单体
(红色)。纤维蛋白单体的交联反应通过 XⅢa 因子(紫色)催化

在凝血过程中凝血酶的活化是关键的阶段,因为凝血酶能够催化血纤维蛋白原
裂解成血纤维蛋白单体。血纤维蛋白单体再通过彼此之间的非共价键相互作
用,形成一种可溶性聚合物。凝血酶同时也能将因子 XⅢ 激活为 XⅢa,而活化
后的因子 XⅢa 能进一步通过交叉偶联的方式(不可溶性纤维蛋白聚合体)稳定
血纤维蛋白聚合物的结构。另外,凝血酶还能够激活参与凝血过程的血小板。
基于其在凝血级联过程中发挥的核心作用,凝血酶的活性在多种促凝血和溶血药物开发过程中被严格调控,并被赋予相对矛盾的抗凝血活性。为了避免过度凝血,严格的监管机制是非常重要的。属于丝氨酸蛋白酶家族的两个主要酶,即抗凝血酶Ⅲ和肝素辅助因子Ⅱ,能够抑制凝血酶的活性。而且在肝素的存在下,这两个丝氨酸蛋白酶对凝血酶活性的抑制会明显增强[15-17]。另外,也可以通过血栓调节素来调控凝血酶的抗凝活性。在血栓调节素的存在下,凝血酶丧失了将纤维蛋白原裂解为纤维蛋白的能力,并获得高的特异性以裂解和激活两个调节蛋白,即潜在循环 C 蛋白和凝血酶活化纤溶抑制剂[4,6,18]。一旦被凝血酶激活,潜在循环 C 蛋白会通过降解 F Ⅴ a 和 F Ⅷ a 来使整个凝血级联过程失活。

表 15.1　凝血因子

凝血因子编号	统　　称
因子Ⅰ（FⅠ）	纤维蛋白原
因子Ⅱ（FⅡ）	凝血酶原
因子Ⅲ（FⅢ）	组织因子
因子Ⅳ（FⅣ）	Ca^{2+}
因子Ⅴ（FⅤ）	—
因子Ⅶ（FⅦ）	转变加速因子前体
因子Ⅷ（FⅧ）	抗血友病因子 A
因子Ⅸ（FⅨ）	抗血友病因子 B
因子Ⅹ（FⅩ）	斯图尔特-普劳厄因子
因子Ⅺ（FⅪ）	—
因子Ⅻ（FⅫ）	哈格曼因子
因子ⅩⅢ（FⅩⅢ）	纤维蛋白稳定因子

15.3　抗凝疗法

传统的抗凝血药物主要包括香豆素衍生物和肝素。20 世纪初,研究人员发现了香豆素和肝素等化合物具有抗凝血特性,并在 20 世纪 50 年代后期将这些化合物应用于血栓类疾病的临床预防和治疗[19-21]。

华法林是香豆素类化合物中率先被应用于临床抗凝血的。该化合物能够干扰维生素 K 介导的一些凝血因子的转译修饰,削弱这些凝血因子的正常生理功能,进而产生抗凝活性。其中,凝血因子的转译修饰包括特定的谷氨酸残基羧基化,以形成羧基谷氨酸。该羧基谷氨酸官能团能够结合血液中的 Ca^{2+},而 Ca^{2+}是凝血过程中所必需的重要辅助因子。需要维生素 K 来介导成熟的凝血因子包括凝血酶原、因子Ⅶ、Ⅸ和Ⅹ。这一复杂的抗凝血作用机制使得华法林需要口服治疗数天后才开始显示出其抗凝作用。此外，华法林的治疗指数较低，患者服药后药物在体内的血浆浓度不稳定。造成血浆浓度不稳定的因素包括药物-药物、食物-药物的相互作用、肝功能代谢以及患者的总体健康状况和生活方式等。为了防止过度流血及保证足够的药物暴露量以起到抗血栓药效，临床上必须通过频繁的采血来监测患者体内的抗凝效果。

普通肝素是一种糖胺聚糖的非均质混合物，其中还包含一些低分子质量的肝素类衍生物，被应用于抗凝血治疗。由于能够增强相应抗凝血酶的生理效应，它能够间接抑制凝血酶的活性。被肝素激活的抗凝血酶与凝血酶的活性位点结合并阻断了属于血纤维蛋白的结合位点。由于这种间接的作用机制，肝素的抗凝活性需依赖于血液中靶蛋白的含量的多寡。此外，肝素的给药管理也需要对抗凝血的程度进行持续监测。由于肝素带有较多负电荷，其能够与多种血浆蛋白、血细胞组分和血小板结合。肝素与血小板结合后，对血小板的功能产生干扰，可导致过度出血。由于其具有高分子质量（3～30 kDa），普通肝素给药只能在医院进行缓慢的点滴输液，或进行皮下给药。

上述药物在治疗过程中的诸多缺点促使人们寻找可替代的更加安全、有效地抗血栓药物。由于凝血酶在凝血过程中的核心作用，其很早就被选为靶标来开发直接口服的小分子抑制剂药物[19]。历史上第一种直接的凝血酶抑制剂来源于水蛭等吸血生物。例如水蛭素，是一种有效地直接凝血酶抑制剂，通过医用水蛭提取得到。水蛭素为多肽，分子质量约7 kDa，与凝血酶结合后形成一种慢可逆的复合物。这一动力学抑制方式对凝血酶具有非常高的抑制能力。不幸的是，水蛭素与凝血酶的结合几乎完全不可逆，加上缺乏特定的解毒剂，导致患者在治疗期间出血风险增加，限制了药物的治疗安全窗口。此外，由于水蛭素及其衍生物均为多肽，不适用于口服给药。

然而，对水蛭素及其衍生物的研究表明，通过直接抑制凝血酶来抗凝血的策略是可行的，并且有希望开发出口服、安全的抗凝血药物。多个研究小组已着手开发低分子质量的直接凝血酶抑制剂，期望获得具有口服生物利用度的抗凝血药物。推动该领域发展的一个重要工作是凝血酶的X射线晶体结构的成功解析[22-24]。

15.4 凝血酶的结构

凝血酶的无活性前体被称为凝血酶原，是一种膜结合蛋白。凝血酶原通过

接收蛋白酶水解信号来活化，并形成水溶性的 α-凝血酶。人源 α-凝血酶由 A
链和 B 链两条链构成，这两条链分别由 36 和 259 个氨基酸残基组成。成熟后的
α-凝血酶属于糜蛋白酶家族，结构类似于糜蛋白酶，其中 B 链会形成两个 β-桶
状结构域(图 15.2)。除了具有糜蛋白酶家族的折叠特性和结构特征，α-凝血酶
还存在几个插环。在 B 链上具有几个功能性的表位，这些活性表位负责调节凝
血酶原和凝血酶的抗凝血活性。活性位点的残基(Ser195，His57 和 Asp102)位
于所述两个 β-桶状结构域的交界处。His57 和 Asp102 由 N 端的 β-桶状结构
域贡献，而氧离子空穴残基和催化位点残基 Ser195 由 C 端的 β-桶状结构域贡
献。肽键的结合区域垂直于两个域的交叉部位[22-26]。

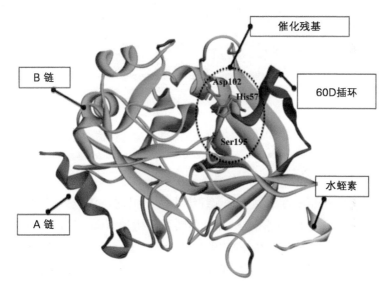

图 15.2　凝血酶与水蛭素形成的二元复合物的 X 射线晶体结构
　　为便于查看，凝血酶抑制剂在图中未特别标示出来。绿色：B 链；红色：A
链；黄色：水蛭素；蓝色：60D 插环。活性位点残基(His57，Ser195 和 Asp102)
以棍状形式显示。(PDB 代码：3HTC)

　　凝血酶具有较为狭小的特异性区域，并可通过上述插环来调节。其中最重
要的两个插环是 60D 和 149 插环。60D 插环呈发夹形状，并延伸向整个蛋白的
外侧。它在识别敏感底物和抑制剂的过程中起到重要的作用。在插环的顶端，
Trp60D 是暴露于溶剂中的，而 Tyr60A 覆盖蛋白的 S_2 结合次位点。另外，149
插环具有高度的柔性。由于这两个插环均能阻止底物和抑制剂在底物的结合位
点连接，故在凝血酶对其底物结合的高特异性方面能够发挥重要影响。

　　α-凝血酶的表面呈现不均匀的电荷分布，且有两个区域具有显著特征。其

中一个区域包含高度正电的静电场,被称为阴离子结合外部位点Ⅰ和阴离子结合外部位点Ⅱ,而另外一个是负电区域(图15.3)。

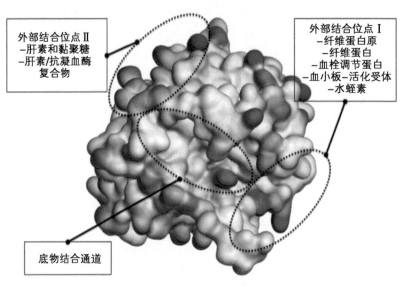

图15.3 上述三元复合物晶体的蛋白表面示意图

静电电位通过不同颜色显示(红色:负;蓝色:正)。阴离子结合外部位点Ⅰ和Ⅱ以及与底物结合的凹槽用环状虚线标示(PDB:1DWB)

　　阴离子结合外部位点Ⅰ也被称为纤维蛋白原识别外部位点(残基67~80)。它是由以K70为中心的环路构成,并且与胰蛋白酶和糜蛋白酶的Ca^{2+}结合环同源。该K70带有正电荷,并占据了与同源酶中的Ca^{2+}相同的位置。由于易被水解和自行水解(胰蛋白酶水解和自催化水解),这一环也被称为自溶环。在人源β-凝血酶中,其是通过多肽Ⅱe68 - Arg77A的水解切除而形成。它位于靠近活性位点的底物进入部位的边缘,能够参与识别纤维蛋白原。阴离子结合外部位点Ⅰ不仅结合纤维蛋白原,也结合血栓调节蛋白、PAR1(位于血小板表面的受体,负责血小板的活化)、纤维蛋白和直接凝血酶抑制剂水蛭素。

　　阴离子结合外部位点Ⅱ能够结合肝素、相关的黏聚糖和血小板受体。肝素与抗凝血酶的复合物也可以与该位点结合。凝血酶底物的裂解序列是高度特异性的,$P_4 - P_3'$所有底物残基的主要特征总结于图15.4中。

　　对胰蛋白酶家族的酶中精氨酸的高P_1选择性由位于凝血酶S_1位点底部的Asp189调节。然而,凝血酶也可以裂解掉P_1残基为苯丙氨酸的底物。与属于同一家族的其他酶相比,凝血酶中该次位点具有一个独特的特征,其在S_1次位点的入口处存在一个谷氨酸残基(Glu192)。由于受Lys60F悬挂的侧链(位于60D插环

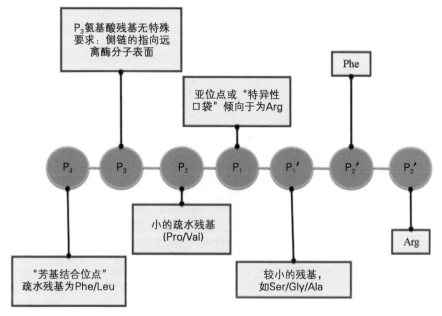

图 15.4　凝血酶裂解底物 $P_4 - P_3'$ 序列的特异性

内)限制,在 S_1' 次位点处仅能容纳小体积的极性底物残基。在一般情况下,由于相应的残基侧链远离酶的表面,特定的 P_3 残基不存在偏好。S_4 位点或芳基结合位点,由 Leu99、Ile174 和 Trp 215 的残基来限定。S_2 位点可容纳带有小的疏水性侧链的底物残基,如脯氨酸或缬氨酸,且由 60D 环上的 60a～60d 残基内衬。

　　一些凝血酶底物,如血纤蛋白原 Aa,F XⅢ,潜在循环 C 蛋白和肝素辅助因子 Ⅱ,具有非最佳的裂解序列,但可通过另外的结合位点(外部位点 Ⅰ 和 Ⅱ)来增加凝血酶对其水解的速率。因此,即使它们不具有最佳的裂解序列,也能够有效地被凝血酶所裂解。

15.5　达比加群酯的发现

　　达比加群酯是在化合物(1)(图 15.5)的结构基础上优化得到。研究人员于 1991 年报道了化合物(1)与凝血酶和水蛭素的共晶结构,晶体结构见图 15.6。如图 15.7 所示,化合物(1)与凝血酶蛋白间存在两个氢键作用,其中磺酰胺官能团的氮原子与 Gly216 残基的羰基间形成一个氢键,而化合物(1)中甘氨酸片段的羰基与凝血酶甘氨酸 216 残基的 NH 间形成另一个氢键。

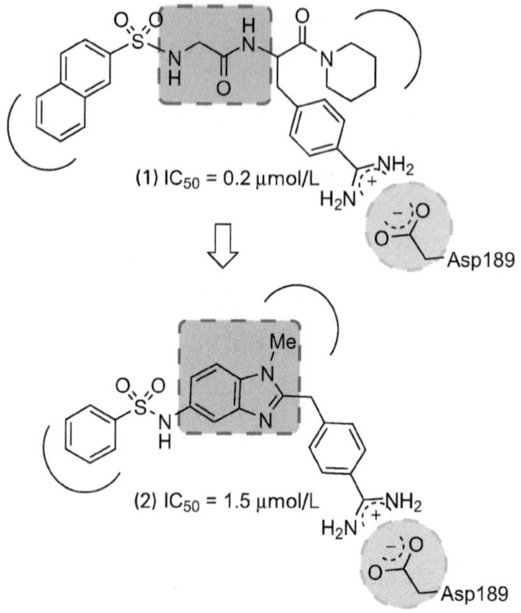

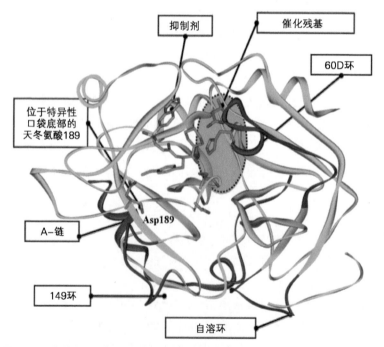

图 15.5　先导化合物(1 和 2)的结构和活性

图 15.6　化合物(1)与凝血酶/水蛭素形成的三元复合物的 X 射线晶体结构

绿色：B 链；红色：A 链；蓝色：插环；黄色：水蛭素；三联体催化残基，即位于特异性口袋(灰色)底部的 ASP189 残基，和所述凝血酶抑制剂(品红色)(PDB 代码：1DWD)

由于磺酰胺官能团的氧原子完全暴露在溶剂中，其与凝血酶的残基间未形成任何极性相互作用。化合物（1）中带正电的脒官能团可以与凝血酶位于特异性口袋底部的残基 Asp189 形成盐桥相互作用。化合物（1）的哌啶环和萘环可以填充到凝血酶的疏水口袋中。该疏水口袋分别由 60D 插环的四个残基、残基Trp215 和 Leu99（图 15.6）所构成（图 15.6）。该疏水口袋分为两个部分：远端的（D)-口袋嵌入萘环，而近侧的（P)-口袋由哌啶环填充。口袋的名称根据其相对于起催化作用的 Ser195 残基的位置而定。抑制剂（1）与凝血酶/水蛭素蛋白活性位点结合的共晶蛋白表面示意图见图 15.7。

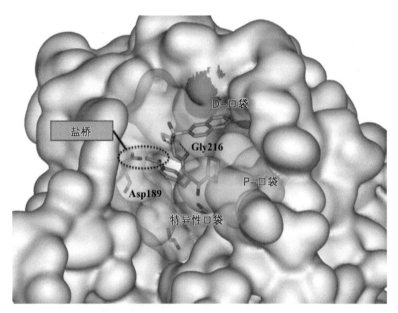

图 15.7 凝血酶/水蛭素和抑制剂（1）的复合物晶体结构表面示意图

高亮显示远端（红色）和近端（蓝色）的疏水口袋；特异性口袋用黄色标示；氢键用虚线表示。残基 Asp189 和 Gly216 以黄色棍状形式显示，抑制剂（1）用品红色棍状显示（PDB 代码：1DWD)

化合物（1）与凝血酶结合的体外活性 IC_{50} 值为 0.2 μmol/L，了解该分子的晶体结构和构效关系（SAR）对达比加群酯的研发具有重要的指导意义。尽管具有中等强度的酶亲和力，但化合物（1）的口服吸收较差，静脉注射给药后的半衰期也较短。勃林格殷格翰公司的研究人员在化合物（1）基础上进行了结构优化[28]。他们采用的策略是使用各种环状的甘氨酸等排体来替代位于分子中心的桥联甘氨酸片段，希望通过合适的杂环骨架替代甘氨酸后使相应的官能团与特异性口袋相结合，同时保持相关的亲脂性基团朝向凝血酶的 D-口袋和 P-口袋。预期得到的分子与凝血酶的结合力会增强，另外减少酰胺键数量后能够显著降低分子的肽性质。其中,将甘氨酸片段替换后,化合物(**1**)的该片段与酶形成的氢键在新的结构中被忽略。优化后得到的第一个先导化合物为含 N-甲基苯并咪唑结构的化合物(**2**),其 IC_{50} 值为 $1.5~\mu mol/L$,同时静脉注射后的半衰期比化合物(**1**)明显增加。然而,注射化合物(**2**)后观察到严重的心血管副反应。从图 15.8 化合物(**2**)与凝血酶的 X 射线晶体结构图中可以看到,化合物(**2**)的结合模式与化合物(**1**)类似。其中,苯甲脒单元与位于凝血酶特异性口袋底部的 Asp189 形成盐桥作用。同时,苯磺酰胺填充 D-口袋,而甲基取代的苯并咪唑环嵌入 P-口袋内。

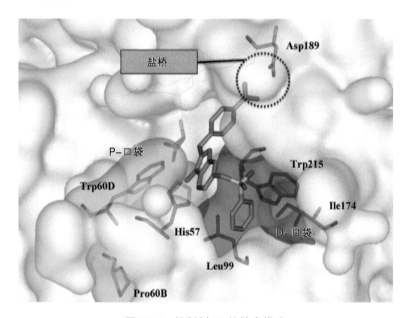

图 15.8　抑制剂(**2**)的结合模式

红色：D-口袋；青色：P-口袋；形成疏水口袋的残基和 Asp189 以棍状形式显示(PDB 代码：1KTT)

　　在 X 射线晶体结构的辅助下,研究人员对核心结构苯并咪唑环进行了一系列的修饰来研究构效关系。基于 P-口袋的尺寸大小,为了进一步增强活性,研究人员将该并环上的甲基用体积更大的基团,如乙基和丙基取代,分别得到了对应的化合物(**3**)和(**4**),见图 15.9。令人意外的是,尽管该口袋有足够大的空间来容纳苯并咪唑环上的烷基链,但这些修饰并没有提高化合物的活性。原因可能是烷基链体积的增加对分子与凝血酶结合的熵损失产生了负面的作用。另一方面,苯并咪唑环上没有甲基取代的化合物(**5**)活性也比化合物(**2**)差。这些数据表明,甲基取代基所具有的亲脂性作用在这一结合位点非常重要。

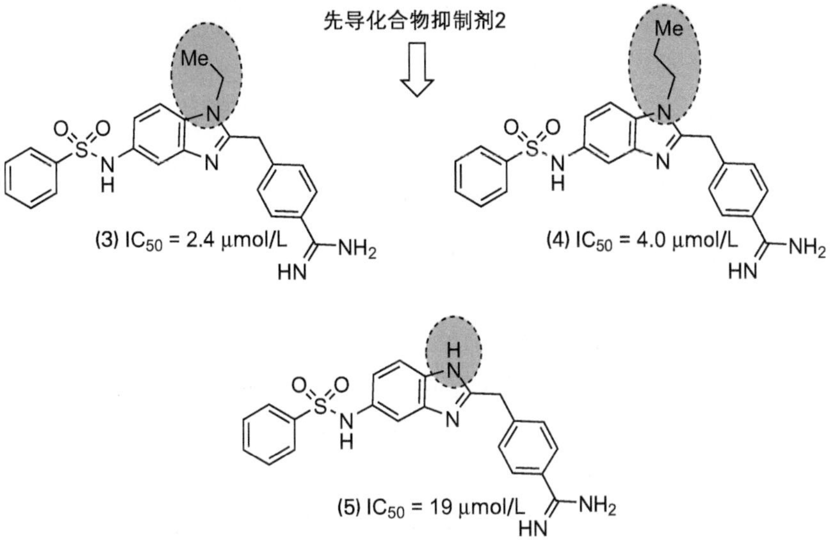

先导化合物抑制剂2

(3) IC$_{50}$ = 2.4 μmol/L

(4) IC$_{50}$ = 4.0 μmol/L

(5) IC$_{50}$ = 19 μmol/L

图 15.9　抑制剂(3~5)的结构和活性

化合物(2)的另一个亲脂性部位是芳环，对该部位的修饰比前面位点的修饰更有效果。其中，将苯环用更大的片段，如 2-萘基或者各种喹啉和异喹啉替代后得到了活性更好的化合物(抑制剂 6~8，见图 15.10)。而用 1-萘基取代后所得的化合物比 2-萘基取代化合物活性差 40 倍，表明 D-口袋具有特定的方向性。另外，吡啶环也能较好的替代苯环与该口袋结合。

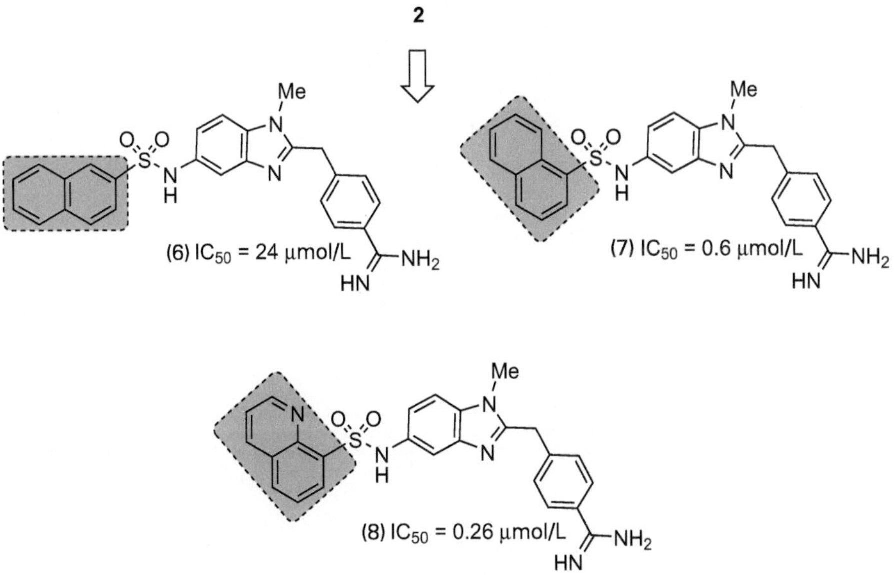

2

(6) IC$_{50}$ = 24 μmol/L

(7) IC$_{50}$ = 0.6 μmol/L

(8) IC$_{50}$ = 0.26 μmol/L

图 15.10　抑制剂(6~8)的结构和活性

　　这些早期的先导化合物的主要问题是，当化合物在血浆环境下进行酶活性的测试时，其 IC_{50} 值比之前有明显的增加。这一现象意味着化合物极易与血浆蛋白结合，从而需要进一步对化合物的药代动力学参数进行优化。从共晶结构分析，磺酰胺基团的 NH 主要是暴露在溶剂中，故可以在该位置引入极性基团，而不会对分子与酶的已有结合位点造成影响。测试结果与推测一致，在磺酰胺基团的氮原子上引入乙酸基团后所得的化合物（**9**）在血浆环境下的活性得到了改善。但是化合物（**9**）的活性还是相对偏低，需进一步的提高。通过对化合物的共晶结构进行分析，推测通过调节苯并咪唑环的 2 位与苯甲脒环间的连接桥也有可能改善其活性。连接桥的延伸有可能将芳香环和带正电荷的脒基官能团的构象更好地朝向其各自特异性的结合口袋。与推测相吻合，通过脂肪链、烷氧基链和烷基胺链桥连得到的化合物（**10～12**）（图 15.11），其活性分别都提高了将近一个数量级。其中，胺基衍生物（**12**）在本系列化合物中活性最高。

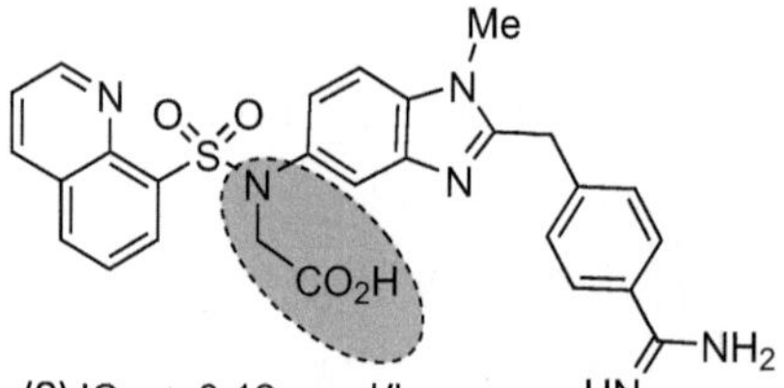

(9) IC_{50} = 0.12 μmol/L

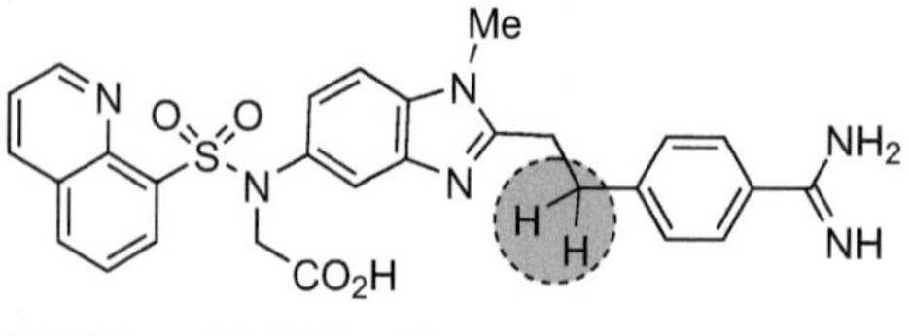

(10) IC_{50} = 0.032 μmol/L

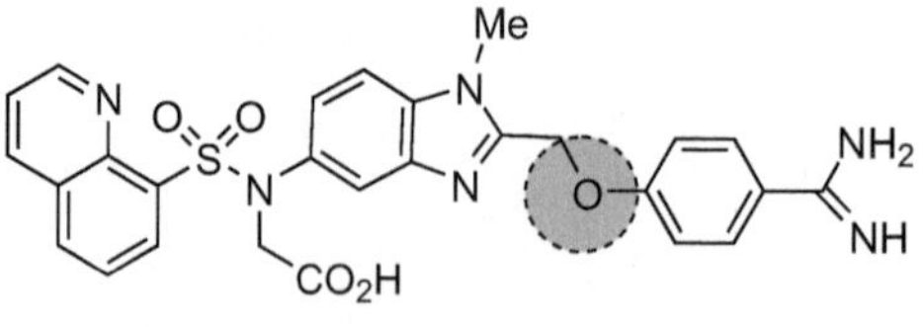

(11) IC_{50} = 0.058 μmol/L

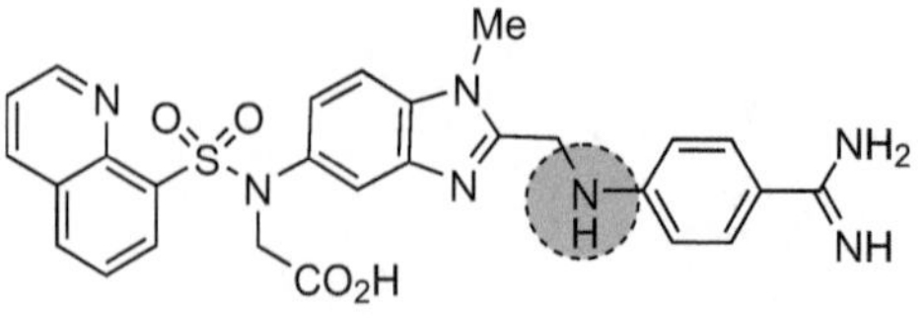

(12) IC_{50} = 0.011 μmol/L

图 15.11　抑制剂（**9～12**）的结构和活性

　　在发现具有新的胺基连接桥的化合物(**12**)后，研究人员又进一步尝试用N-芳香酰胺官能团来替代喹啉环上的磺酰胺结构。他们推测酰胺键连接的苯环比磺酰胺连接的苯环与靶点 D-口袋的朝向更为匹配。通过这一修饰策略，研究人员合成了一系列化合物(图 15.12)。化合物(**13**)与化合物(**12**)的酶活性类似，但在药代动力学性质方面有改善。随后研究人员继续探索了羧酸基团与酰胺氮原子间的连接桥的长度。两者间通过三个碳原子连接的化合物(**14**)与化合物(**13**)的活性类似，而通过两个碳原子连接的化合物(**15**)比三碳连接的化合物(**14**)或一碳连接的化合物(**13**)的活性均有大幅的提升。为了进一步改善 PK 性质，研究人员将苯环用 2-取代吡啶替代，从而得到化合物(**16**)(BIBR 953)。该化合物的 IC_{50} 值为 9.3 nmol/L，且对相关的丝氨酸蛋白酶具有良好的选择性(表 15.2)。该化合物在体内药效模型中具有良好的抗血栓活性，并被选为候选化合物进行更深入地研究(**16**，达比加群)。

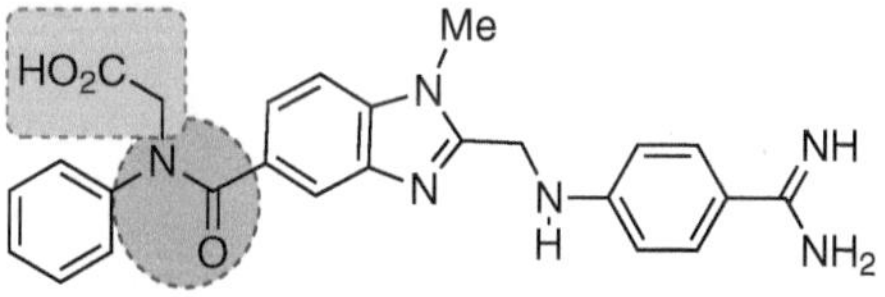

(13) IC_{50} = 0.010 μmol/L

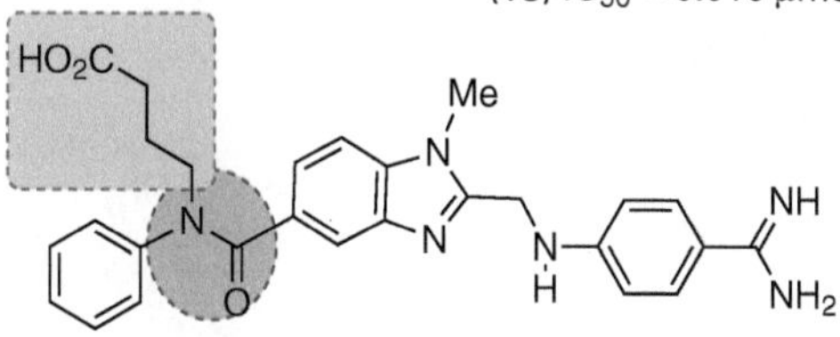

(14) IC_{50} = 0.010 μmol/L

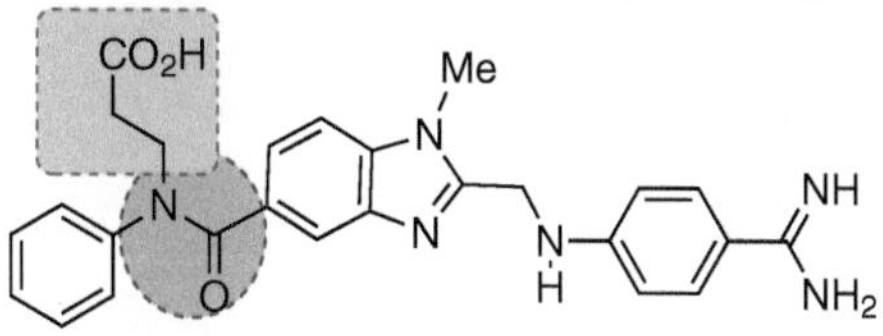

(15) IC_{50} = 0.005 4 μmol/L

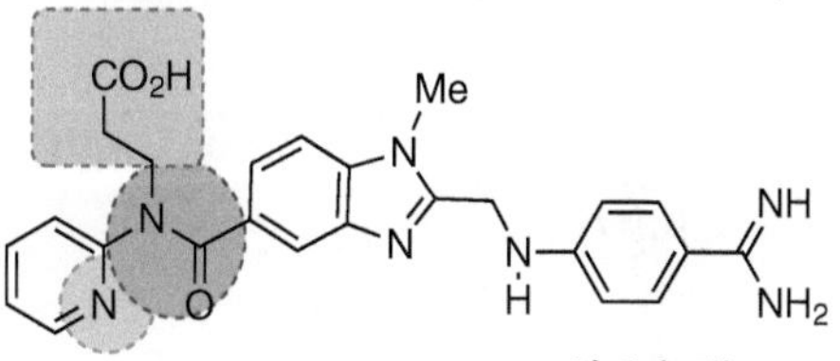

达比加群

(16) IC_{50} = 0.009 3 μmol/L

图 15.12　抑制剂(**13～16**)的结构和活性

表 15.2　化合物(16)(BIBR 953,达比加群)对丝氨酸激酶家族的选择性概况

人源酶	K_i(nmol/L)
凝血酶	4.5 ± 0.2
因子Xa	3760 ± 20
胰蛋白酶	50.3 ± 0.3
纤溶酶	1695 ± 50
组织纤溶酶激动剂	$45\,360\pm10$
活化C蛋白	$20\,930\pm10$

　　在动物模型中,化合物(16)通过静脉注射给药后表现出良好的药效,但口服生物利用度较低。由于分子中存在两个带电荷的基团,形成两性分子,致使分子的亲水性非常强。而亲水性太强的药物在口服后难以被吸收,从而导致口服生物利用度低。这一问题在之前的研究工作中已得到解决——两个带电荷的基团可以使用代谢不稳定的官能团来保护。达比加群的前药(17)(达比加群酯,图15.13)随后被选定为临床化合物用于临床研究。最终,达比加群酯被 FDA 批准用于静脉血栓栓塞的治疗和预防房颤患者卒中。

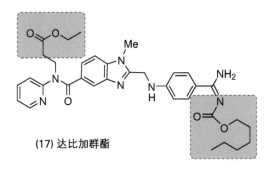

(17) 达比加群酯

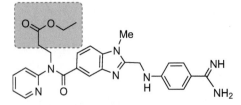

(18) 达比加群乙基乙酯

图 15.13　抑制剂(17)和(18)的结构

　　达比加群乙酯化合物(18)与凝血酶的共晶结构见图 15.14。尽管化合物(18)与凝血酶的亲和力达到了纳摩尔,但其亲和力主要来源于分子中的苯甲脒

基团与凝血酶特异性口袋的 Asp189 残基形成的盐桥。抑制剂(**18**)的中央区域被包裹在亲脂性的 P-口袋中，而吡啶环探入周边包含残基 Leu99 和 Ile174 的D-口袋中。X 射线晶体结构蛋白表面示意图如图 15.15 所示。从图中可以看到，抑制剂(**18**)有效地填充在D-口袋和P-口袋中，并且与蛋白之间存在广泛的疏水作用。

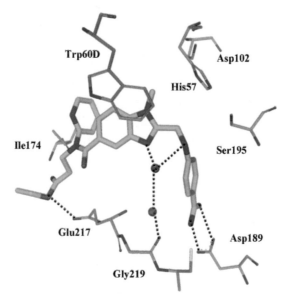

图 15.14　达比加群乙酯衍生物(**18**)与凝血酶的 X 射线晶体结构

碳链用绿色表示，氢键用虚线表示(PDB 代码：1KTS)

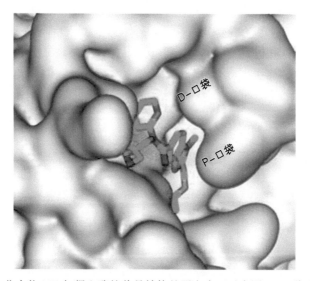

图 15.15　化合物(**18**)与凝血酶的共晶结构的蛋白表面示意图(PDB 代码：1KTS)

15.6　结论

　　在达比加群酯被发现之前，临床抗血栓主要依赖注射用药物肝素、低分子质量肝素或口服药物法华林。然而，这两类药物的治疗安全窗都不宽，患者需要接受住院治疗和密切监护。直接凝血酶抑制剂的发展很好地填补了这一领域的临床需求。达比加群酯于 2010 年获得 FDA 批准被用于治疗深静脉血栓，紧接着被批准用于房颤患者预防卒中。重要的是，服用达比加群酯不需要对患者的凝血功能进行密切监测并调整患者的给药剂量。该药物成为近 60 年来第一个用于临床治疗血栓的非香豆素类化合物。

（颜小兵　译）

参 考 文 献

第 16 章
用于治疗 HIV/AIDS 的非核苷类反转录酶抑制剂：依曲韦林和利匹韦林的设计及开发

16.1 引言

反转录酶在 HIV 的生命周期中起着了重要的作用[1-4]。HIV 一旦进入宿主细胞，将首先释放其基因组 RNA，RNA 随后转化成双链 DNA 以进入感染细胞的基因组。这个过程就是通过反转录酶的作用来完成的[1,5]。

HIV 反转录酶是一个杂二聚体激酶，它由具有 DNA 聚合酶和核糖核酸酶 H 活性的两个亚单元 p66 和 p51 组成[6,7]。DNA 聚合反应能以 RNA 或者 DNA 为模板，而核糖核酸酶 H 活性则需要以 RNA 为模板以降解 RNA；DNA 聚合反应形成了双链 DNA，这个过程中首先产生一个单链 DNA，单链 DNA 通过转录酶聚合作用复制成双链 DNA。双链 DNA 通过病毒整合酶作用最终组装到宿主细胞基因中。

由于 HIV 反转录酶在病毒的生命周期中发挥着关键的作用，因此从开始针对 HIV 感染进行研究时，其就被作为一个研究的靶点。首批被批准的临床药物为核苷和核酸反转录酶抑制剂（NNRTI）[1,8,9]。这些药物（或者前药）均属于核苷系列物，它们在 DNA 组装过程中通过转录酶的作用被组装到不断增长的 DNA 链中，然而，由于在糖基部分 C-3' 位置上缺乏 OH 基团，这些药物的组装行为干扰了链的增长。所以这些药物也被称为"链终结者"。随后，第二类作用机制完全不同的反转录酶抑制剂被研发出来，它们就是非核苷类反转录酶抑制剂[10-13]。由于它们不是结合在酶的活性位点，而是结合在酶活性位点附近的疏水口袋，因此它们属于酶变构抑制剂。与其变构抑制机制相同，非核苷类抑制剂的结合作用并不阻止核酸结合到活性位点，而是导致酶的聚合活性位点受阻。非核苷类抑制剂是一类非常重要的抗病毒药物，它们作为基本组分与蛋白酶抑制剂联用被称为高效抗病毒疗法[12]。

非核苷类反转录酶抑制剂使用的一个主要问题是病毒株接触此类药物以后迅速产生变异。因此,很多研究已经集中到开发能够克服大多数常规耐药性突变的新型非核苷类反转录酶抑制剂上[14]。迄今,五种非核苷类反转录酶抑制剂已经在临床上被使用(图 16.1)：奈韦拉平(nevirapine)(**1**)、依非韦伦(efavirenz)(**2**)、地拉韦啶(delavirdine)(**3**)、依曲韦林(etravirine)(**4**)、利匹韦林(rilpivirine)(**5**)。奈韦拉平在 1996 年作为第一个非核苷类反转录酶抑制剂被批准用于治疗 HIV/AIDS[6]。

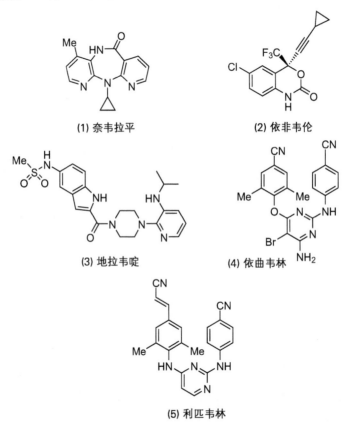

图 16.1 已被批准用于临床治疗的非核苷反转录酶抑制剂的结构

16.2 HIV 反转录酶结构

就像前面介绍的,HIV 反转录酶是由 p66 和 p51[6,15,16]两个亚单元组成的杂二聚体。p66 亚单元是由 DNA 聚合酶和核糖核酸酶 H 域组成(图 16.2)。

p51 亚单元拥有和 DNA 聚合酶域同样的氨基酸序列，但它的活性位点是无功能的，它的作用似乎是为 p66 亚单元催化的正确的聚合过程提供一个支架。DNA 聚合酶域依次可以分为四个子域：手指，拇指，手掌和连接域。聚合酶活性位点位于手掌域，包含有三种具有催化活性的天门冬氨酸残基（Asp110、Asp185 和 Asp186）。在聚合反应中，底部的 3′-OH 邻近高度保守的结构（残基 227～235）以保持底部处于正确的位置，从而保证核酸能够插入到增长的链中[6]。

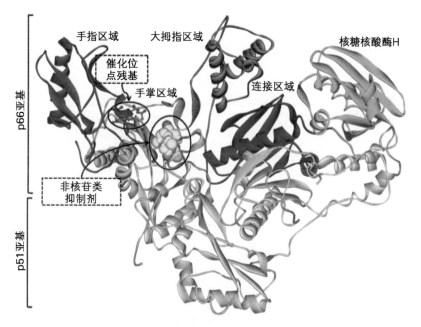

图 16.2　非核苷类反转录酶抑制剂依曲韦林与 HIV 反转录酶结合图

p51 亚基，白色；p66 亚基，红色（手指区域）；手掌区域，青色；拇指区域，品红色；连接区域，蓝色；核糖核酸酶 H 区域，绿色；活性位点残基，球形和棒状；结合抑制剂，CPK 球（PDB code：IS6P）

非核苷类反转录酶抑制剂结合在离聚合酶活性位点 10 Å 的位置。只有当抑制剂结合以后，其结合口袋才存在。非核苷类反转录酶抑制剂结合口袋的形成需要一些 β-折叠。其结果是底部结合区域发生了改变，Tyr181 和 Tyr188 的芳香环发生了旋转而远离了聚合反应位点[15-20]。核酸插入因此受阻，从而导致聚合反应被阻止。

　　基于结合模型和抗突变的韧性[21]等特点，非核苷类反转录酶抑制剂被分为第一代和第二代抑制剂。特别是其中第一代抑制剂呈现出共同的结合构象为"蝴蝶状"（图 16.3）。抑制剂（**1**）与结合口袋作用的结构单元可以定义为 wing Ⅰ、wing Ⅱ和 body[6,21-23]三个片段。在图 16.4 中，wing Ⅰ主要与残基 Tyr181、

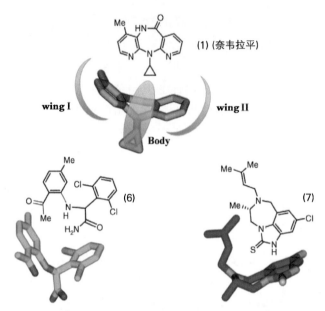

图 16.3 非核苷类反转录酶抑制剂蝴蝶状结合构象：奈韦拉平（粉红色；PDB code：1VRT)，a-APA(绿色；PDB code：1HPZ)和 9-Cl-TIBO(蓝色；PDB code：1TVR)

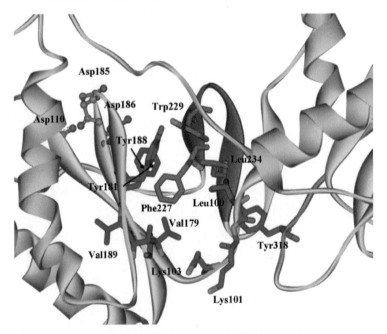

图 16.4 非核苷类反转录酶抑制剂结合口袋

残基结合 wing Ⅰ 和 wing Ⅱ 以蓝色棒状标记；底部紧密区域以红色标记；残基 Trp229、Phe227 和 Leu234 以棒状标记；活性位点残基以球形和棒状标记(PDB code：1S6P)

Tyr188 和 Trp229 形成堆积作用。wing Ⅱ 则主要与残基 Lys101、Lys103、Val106、Val179 和 Tyr318 形成疏水作用。第一代非核苷类反转录酶抑制剂的 body 能同时与主链的残基 Tyr188、Val189、Gly190 和侧链的残基 Val106、Val179 作用。其他能与抑制剂作用的残基有 Leu100 和 Leu234。结合口袋也存在一些氨基酸残基如 Phe227、Trp229 和 Leu234[15]，它们也同样属于底部紧密区域。反转录酶活性位点的代表性表面及各自的 wing 残基见图 16.5。

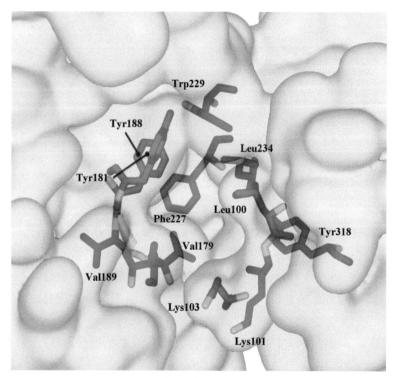

图 16.5 反转录酶活性位点表面图

残基结合 wing Ⅰ 和 wing Ⅱ 以蓝色棒状标记（PDB code：1S6P）

第一代非核苷类反转录酶抑制剂的药效已经被一些具有降低抑制活性的耐药性突变严重削弱了。一些非常常见的突变导致的抑制活性下降已经能够被解释，这是因为直接与抑制剂结合的氨基酸残基发生了突变[22]。比如说突变 L100I、Y181C 或者 Y188L 直接改变了结合口袋的大小，形状和（或）者化学环境。特别地，由于芳香残基 Tyr181 和 Tyr188 被残基 Cys 或者 Leu 取代而失去了疏水作用，这严重影响了抑制剂与结合口袋的紧密关系。突变 L100I 或 G190A 导致的活性丧失可能是由于相对于野生型，发生突变的酶的侧链体积变大或形状改变了。另一方面，耐药性突变 K103N 影响抑制剂活性可归因于其能稳定一个闭合的无结合位点的酶的构象，从而限制抑制剂接近结合口袋的动力学机制[24,25]。

非核苷类反转录酶抑制剂结合口袋的一个显著特征是它的可变性，这导致预测新型化合物的结合模型变得很困难，除非它的类似物的晶体结构是已知的。甚至已知类似物的晶体结构，有时在已知的骨架上引入一个特定的取代基都将导致其结合模型与分子模拟研究预测的结合模型有所不同[16,22,26]。

16.3　依曲韦林和利匹韦林的发现

Tibotec 公司研究非核苷类反转录酶抑制剂时避免产生耐药性的策略是增加靶标分子的柔韧性，以使其适应引起耐药性的氨基酸侧链突变。Tibotec 公司在研制的几种反转录酶抑制剂中，考察了一系列脒硫脲结构，如图 16.6 中化合物（**8**）。这些化合物最初被视为一类 α-APA 非核苷类反转录酶抑制剂的链延伸衍生物进行开发（抑制剂（**8**），图 16.6），然后被发现在抑制野生型或突变型的 HIV-1 型病毒株上也具有高活性。

尽管具有相当好的抗病毒活性，由于其脒硫脲基团容易氧化环化形成五元杂环如化合物（**9**），这些化合物均具有化学不稳定性和生物代谢不稳定性。为了克服这些问题，研究人员尝试合成了其生物等排体氰基胍衍生物（**10**）。但是，该化合物会迅速合环形成相应的均三嗪衍生物（**11**），虽然化合物（**9**）失去了抗病毒活性，其均三嗪衍生物（**11**）却显示出较好的抗病毒活性。它不但对野生型 HIV-1 型显示出纳摩尔级抗病毒活性，对几种普遍的耐药病毒株也显示出纳摩尔级抗病毒活性[27]。

从化合物（**11**）开始，研究人员对 wing I 芳香环（结构 **12**，图 16.6），连接键 X 和均三嗪的 C-4 取代基 Y 进行了构效关系研究。前期的脒硫脲衍生物研究显示均三嗪环 C-6 位较好的取代基是对氰基苯基胺。在这系列化合物中，构效关系研究显示连接键 X 不会显著影响抗病毒活性。简要构效关系研究总结见图 16.7。从中可以看出，wing I 芳香环的 2,6-双取代基对野生型和耐药型病毒株很重要。此外，小的 4 位取代基和 2,6-二取代基可以保持活性。均三嗪 C-4 短链烷基胺也能保持活性，当均三嗪 C-4 胺基被氯取代时则会失去活性[27]。

化合物（**11**）和化合物（**13～19**）对野生型 HIV-1 型和含单点突变的病毒株的抗病毒活性见图 16.8。其中一些有趣的化合物有羟胺衍生物（**13**）及 4-胺基

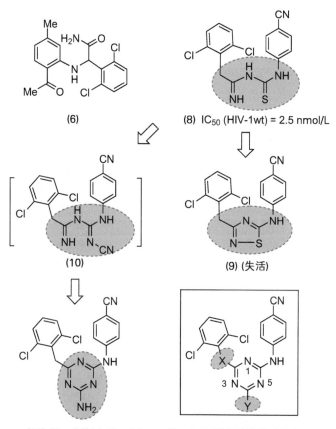

图 16.6　反转录酶抑制剂(8～12)结构

衍生物(**14** 和 **15**)。但是,化合物 **13** 代谢不稳定。化合物(**14** 和 **15**)的 4 -胺基很容易发生谷胱甘肽反应,从而导致其被迅速排泄掉。因此,需要对均三嗪骨架进行进一步的研究以提高其代谢稳定性。去除 4 -氨基基团并调整一些连接基团后得到了化合物(**16～19**)。结果显示,化合物(**16～19**)保持了对野生型和突变型 HIV - 1 型病毒株的抗病毒活性[27]。

作为前述的第一代非核苷类反转录酶抑制剂,类似于脒硫脲(**8**),均三嗪化合物的结合模型采用马蹄形而不是蝴蝶状构型进入结合口袋[16]。与前面提及的那样,wing Ⅰ和 wing Ⅱ均与氨基酸的侧链有一些疏水作用并形成了两个结合口袋(图 16.4)。而中心均三嗪环则与 Val179 和 Leu100 的侧链有作用。底部紧密区域的残基 Trp229 对酶催化的聚合反应起着极其重要的作用。事实上,在突变的 HIV - 1 型反转录酶中从来没有观察到该氨基酸的突变。所以有

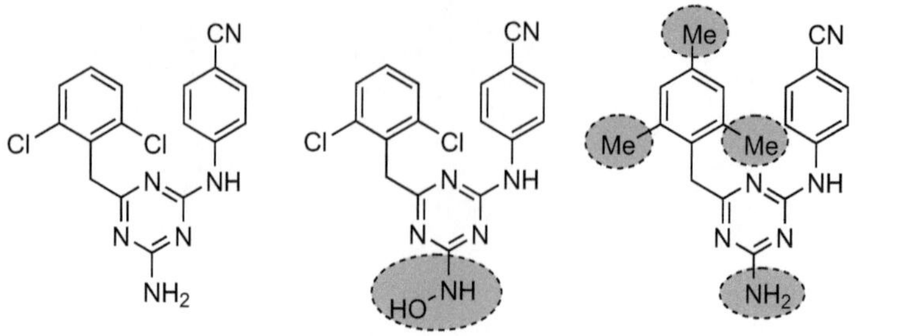

图 16.7　反转录酶抑制剂 1,3,5-均三嗪衍生物构效关系示例

研究尝试最大化 wing Ⅰ 芳香环和色氨酸残基之间的相互作用。因此,基于化合物(**20**)结合野生型反转录酶的 X 射线晶体结构,研究人员设计并合成了氯吲哚系列(**21**)并确定了其结合反转录酶的 X 射线晶体结构。如图 16.9 和 16.10 的结构所显示,相比化合物(**20**),化合物(**21**)的结合构象比预期的更加伸展(图16.9)。氯吲哚 wing Ⅰ 与结合口袋的结合更深,也促使均三嗪与口袋结合更深。这样,就不能形成与典型的均三嗪衍生物的马蹄形结合模型,而且该化合物与Lys101 之间也无相互作用。

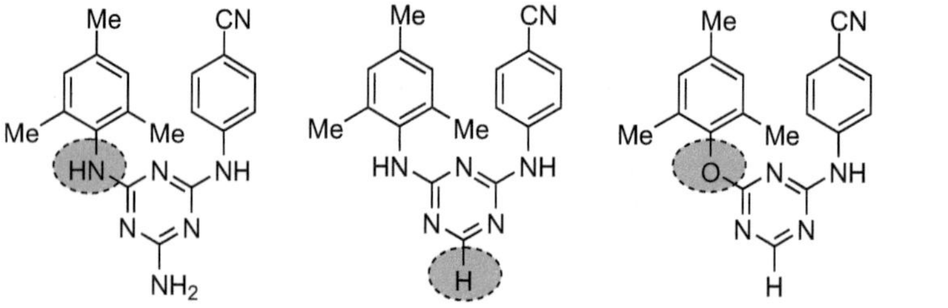

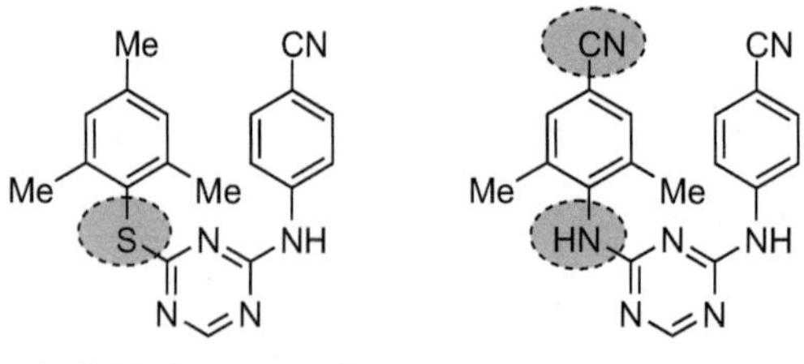

　　整体上,均三嗪化合物显示出较优的抗病毒活性以及对野生型和单点突变型病毒株优异的抗病毒活性。但是,对临床上重要的双点突变病毒的抗病毒活性并不令人满意。在均三嗪衍生物的基础上,接下来发现并合成了三个嘧啶类异构体,其活性如图所示(**22~24**,图 16.11)。这些位置异构化合物包含一个嘧

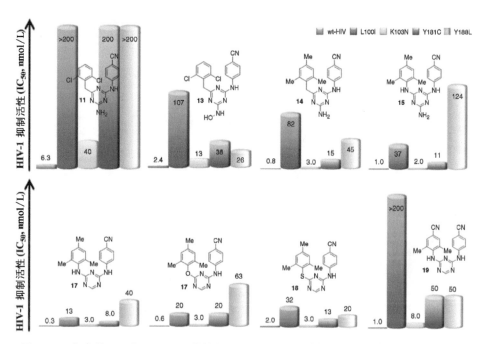

图 16.8　化合物(**11**)和(**13～19**)对野生型 HIV-1 型和单点突变型病毒株的抗病毒活性

棒的高度表示 IC$_{50}$值(nmol/L)。棒的颜色表示不同 HIV-1 型病毒株

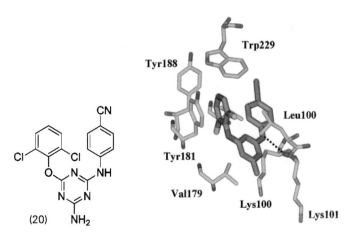

图 16.9　抑制剂(**20**)与野生型 HIV 反转录酶的变构口袋的

结合模型(PDB code：1S9E)

啶中心环，并连接着与参考化合物——均三嗪衍生物(**11**)相同的芳香环。如图所示，两个嘧啶异构体(**22** 和 **23**)对野生型 HIV-1 病毒株显示出相当的抗病毒活性。但嘧啶异构体(**24**)甚至在更高浓度下均未显示出较好的抗病毒活性。对单点突变 HIV-1 型病毒株的抗病毒活性见图 16.12，从中可以看出，化合物(**23**

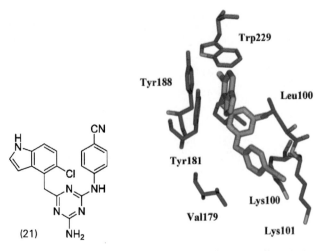

图 16.10　抑制剂(**21**)与野生型 HIV 反转录酶变构口袋的
结合模型(PDB code：1S9G)

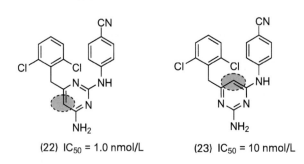

(22) IC$_{50}$ = 1.0 nmol/L　　　　(23) IC$_{50}$ = 10 nmol/L

(24) IC$_{50}$ >200 nmol/L

图 16.11　嘧啶类抑制剂(**22~24**)的结构和活性

和 **24**)在 30 μmol/L 的浓度下均未显示出抗病毒活性。

　　前期构效关系研究结果显示嘧啶衍生物的 4-胺基对活性影响不大，因此合成了一系列无胺基的嘧啶衍生物，并从中发现出一系列具有高活性的化合物。如表 16.1 所示，抑制剂(**25~27**)对野生型和单点突变型，更重要的是对双突变型病毒株显示出非常好的抗病毒活性[28]。

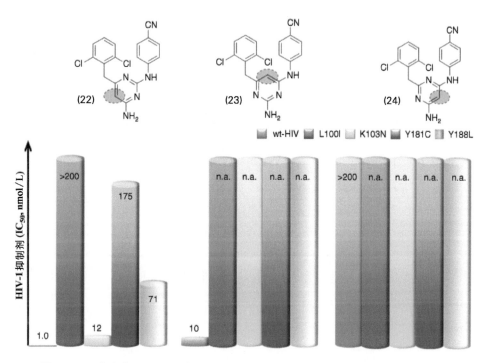

图 16.12　化合物(22～24)对野生型 HIV-1 和单点突变型病毒株的抗病毒活性

棒的高度表示 IC$_{50}$值(nmol/L)。棒的颜色表示不同的 HIV-1 型病毒株。n.a. = 在浓度大于 30 μmol/L 时无活性

表 16.1　化合物(25～27)抗病毒活性

抑制剂结构	IC$_{50}$ (nmol/L)						
	HIV-1	L1001	K103N	Y181C	Y188L	L100I+ K103N	K103N+ Y181C
(25)	1.0	18	4.3	7.5	48	>10 000	44
(26)	0.4	34	1.9	7.1	7.8	1086	37

续　表

抑制剂结构	IC$_{50}$ (nmol/L)						
	HIV-1	L1001	K103N	Y181C	Y188L	L100I+ K103N	K103N+ Y181C
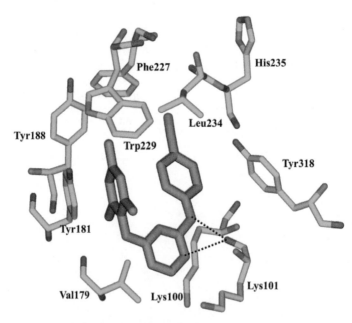 (27)	1.1	73	2.7	37	19	798	94
Rilpivirine(5)	0.4	0.4	0.3	1.3	2.0	—	1.0

　　反转录酶和抑制剂(**25**)复合物(图 16.13)的 X 射线晶体结构显示抑制剂以马蹄形构象与非核苷反转录酶结合口袋结合,其 wing Ⅰ 和 wing Ⅱ 药效团与结合口袋中的亲脂性位点结合,而且其与 Lys101 的氢键作用也得到了加强[16]。

图 16.13　抑制剂(**25**)与野生型反转录酶复合物 X 射线晶体结构

　　Trp229 是在反转录酶活性位点高度保守的一个关键残基,因此,接下来的工作将致力于提高抑制剂与 Trp229 的结合作用。同时由于残基 Tyr188 和 Tyr181 的易突变性,另一部分工作将致力于降低抑制剂与这两个残基的相互作用。在化合物(**25**)的 wing Ⅰ区引入一个氰基乙烯基官能团成功地得到了抑制剂(**5**)(利匹韦林,图 16.1 和表 16.1)。该抑制剂已经被 FDA 批准治疗 HIV 感染和 AIDS。利匹韦林与工程 HIV 反转录酶复合物的 X 射线晶体结构已有报道[26],而通过一种不同的结晶方法得到该抑制剂复合物的 X 射线晶体结构也已被报道。两种结构均揭示出氰基乙烯基与 Trp229 有结合作用。但是,利匹韦林在这两种晶体中的结合模式同其与突变的反转录酶复合物的结合模式是不同的(图 16.14)。

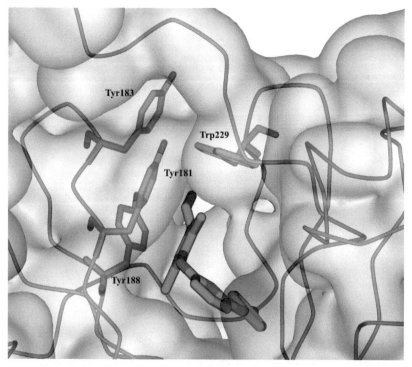

图 16.14　利匹韦林(抑制剂 **5**)与野生型 HIV 反转录酶复合物 X 射线晶体结构
特征表面表明氰基乙烯基基团(绿色棒状)与 Trp229 通道线相互作用(PDB code：2ZD1)

三嗪类和嘧啶类非核苷反转录酶抑制剂所具备的特性可以归因于其结构韧性。依曲韦林和利匹韦林(**4** 和 **5**,图 16.1)对一些耐药性病毒株的显著抗病毒活性也可归因于其构象的灵活可变性,该特性让这些抑制剂可以根据结合口袋形状的变化而调整。此外,这些化合物构象的可变性使得其在结合口袋中存在着不同的结合模式。其构象的可变性也使得抑制剂-酶复合物的高分辨 X 射线晶体结构的获得更具挑战性。

新颖的嘧啶骨架同样被用来开发依曲韦林,尤其是嘧啶环能够容忍在其 5

位引入基团，从而开发出一个新的结合口袋，这是前期的三嗪衍生物所无法实现的。在嘧啶环的 5 位引入特殊的取代基提高了其抗病毒活性，如图 16.15，所有的抑制剂（**28～31** 和 **4**）均对野生型 HIV‑1 病毒株显示出优异的抗病毒活性。

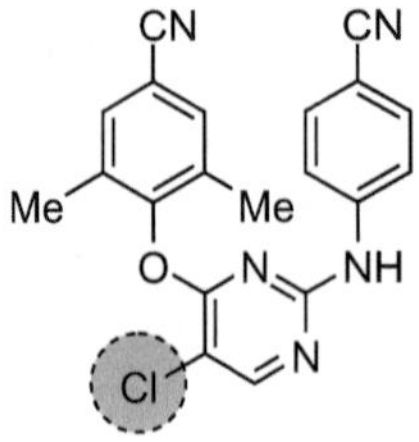

(28) IC_{50} = 1.4 nmol/L

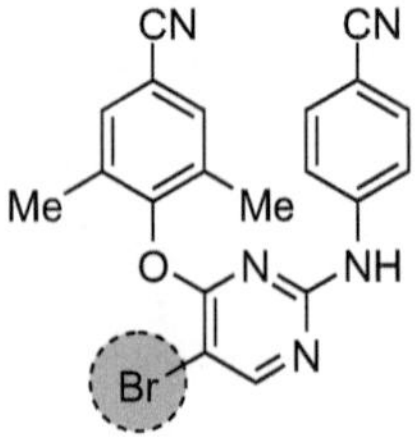

(29) IC_{50} = 1.4 nmol/L

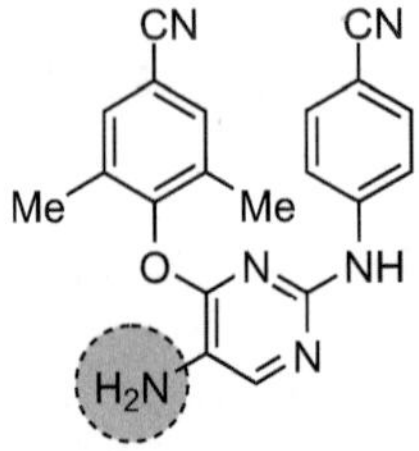

(30) IC_{50} = 1.0 nmol/L

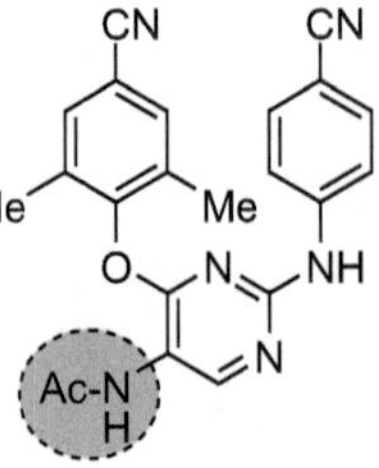

(31) IC_{50} = 1.9 nmol/L

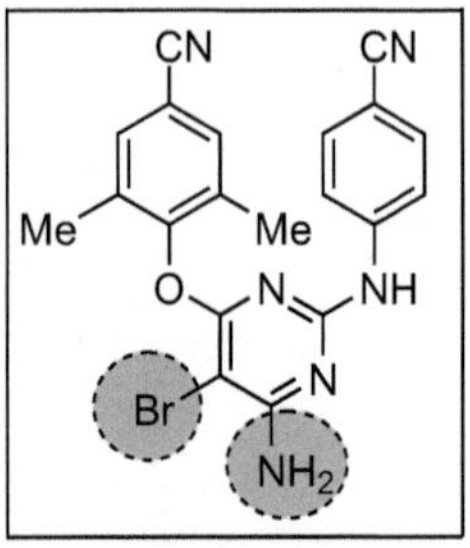

依曲韦林
(4) IC_{50} = 1.4 nmol/L

图 16.15　野生型 HIV‑1 抑制剂（**28～31** 和 **4**）的结构和抗病毒活性

随后研究了这些化合物对单点突变型和双突变型病毒株的抗病毒活性，结果见表 16.2，有些抑制剂显示出很好的活性，其中化合物 **4** 对单点突变型和双突变型病毒株显示出最优的抗病毒活性，化合物 **4**（依曲韦林）的临床开发已经在进行中。

依曲韦林（抑制剂 **4**）和利匹韦林（抑制剂 **5**）均已被 FDA 批准作为第二代非核苷类反转录酶抑制剂用于治疗 HIV 感染及 AIDS。相对于第一代非核苷类反转录酶抑制剂，依曲韦林对病毒株的耐药性突变显示出更高的基因屏障。更重要的是，依曲韦林保持了其对 K103N 突变株的药效[29]。利匹韦林现已被批准

表 16.2　化合物(28～31 和 4)(依曲韦林)抗病毒活性

化合物	IC$_{50}$(nmol/L)						
	HIV-1	L100I	K103N	Y181C	Y188L	L100I+K103N	K103N+Y181C
28	1.4	7.5	2.6	34	4.8	138	38
29	1.4	6.6	1.4	22	5.9	49	25
30	1.0	16	1.3	9.3	5.7	282	14
31	1.9	31	3.3	30	8.4	205	30
4	1.4	3.3	1.2	7.0	4.6	19	4.3

治疗那些未经治疗的患者。在Ⅲ期临床研究中，通过比较了利匹韦林与依非韦伦的药效发现，在 25 mg/d 的剂量下，利匹韦林(与两个核苷/核酸反转录酶抑制剂联用)与 600 mg/d 剂量下的依非韦伦等效，且利匹韦林显示出更好的耐受性[30,31]。

16.4　结论

依曲韦林和利匹韦林均属于含有二芳基嘧啶骨架的第二代非核苷类反转录酶抑制剂。这些抑制剂是基于结构片段设计策略设计出来的。两种抑制剂均结合在反转录酶的可变结合位点，这些可变结合位点靠近活性位点，但与活性位点不同。这些抑制剂的一个非常有趣的特征就是两种抑制剂的构象均灵活可变且能够适应反转录酶结合位点的变化。这些结构特征使得此类抑制剂在酶发生突变时，也能与之产生很强的结合作用。依曲韦林在 2008 年被 FDA 批准，而利匹韦林在 2011 年被批准。两种药物均对在奈韦拉平和依非韦伦中产生耐药性的 HIV 病毒株具有抗病毒活性。利匹韦林相比较于依曲韦林活性更高，可能是因为其氰基乙烯基与 Trp229 的结合作用，而且其对依曲韦林产生耐药性的病毒株也有效，利匹韦林常与恩曲他滨(核苷类反转录酶抑制剂)和替诺福韦(tenofovir,核酸类反转录酶抑制剂)一起联合给药。

（夏建华　译）

参 考 文 献

第 17 章
用于治疗高血压的肾素抑制剂：
阿利吉仑的设计与开发

17.1 引言

　　肾素是一种在肾脏近肾球旁细胞中释放的酶。它能通过肾素-血管进张素-醛固酮系统引发一系列血管加压效应[1,2]。肾素的生理学作用是用于切断肝脏中分泌的血管紧张肽原上两个氨基酸残基：Leu10 - Val11 的肽键。通过水解作用，肾素将血管紧张肽原转变为血管紧张素 I（10 肽），后者通过血管紧张素转化酶（ACE）转化为血管紧张素 II（8 肽）。血管紧张素 II 主要通过直接的血管收缩和刺激醛固酮的分泌来产生血管加压作用。从用于治疗高血压的 ACE 抑制剂的开发已经证明：中断肾素-血管进张素-醛固酮系统对于控制血压是一个非常有效地策略。然而由于 ACE 具有广泛的底物特异性，对不同的底物都能产生不同的生理学活性，因此 ACE 抑制剂类药物会产生一系列副反应。肾素是高选择性的天冬氨酸蛋白酶，其唯一已知的生理学底物是血管紧张肽原[1]。基于这个原因，肾素成为一个治疗高血压的新靶标，而且该靶标由于没有血管紧张素转化酶抑制剂所带来的常见副反应而吸引了众多药物化学家的关注。

17.2 肾素的结构

　　人类重组肾素的三维结构[3,4]与天冬氨酸蛋白酶一族的单体在折叠上有所类似，并主要由 β-链折叠生成了两个相似的区域（图 17.1）。每个区域都对活性位点贡献一个具有催化活性的天冬氨酸。而这个催化位点位于底物结合口袋的中心，远离两个区域的交叉点。氨基酸残基 71～81 构成了一个酶的盖子，用以关闭氮末端区域的活性口袋。

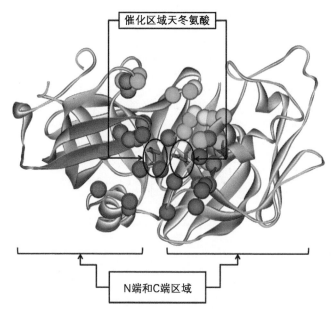

图 17.1　人类重组肾素的 X 射线晶体结构

催化活性的天冬氨酸用棍代替。氨基酸所形成的 S_1-S_4 和 S_1-S_3' 口袋用带颜色的球体标示。S_4：黄色；S_3：绿色；S_2：蓝绿色；S_1：洋红色；S_1'：橙色；S_2'：红色；S_3'：蓝色。作为盖子的残基用橙色条纹标示（PDB 编码：2REN）

17.3　含有过渡态等排体的多肽抑制剂

第 1 个设计开发的肾素抑制剂是人工合成的多肽分子，这些分子带有切断后能被肾素识别的肽序列，同时用过渡态类似物替代被切断的肽键[5,6]。能被肾素切断的最小肽序列是一个 8 肽，它与肾素的天然底物——血管紧张肽原的氨基酸 **6~13** 相同［表 17.1 中化合物（**1**），其肽序列与马的血管紧张肽原相符］[7]。在 8 肽序列不变的基础上，用 Val 残基（与人血管紧张肽原相符的氨基酸残基）替代 P_1' 的 Leu 残基，在易切断肽键的位置修饰合成得到的过渡态衍生物显示了很高的肾素抑制活性。在表 17.1 中罗列了相关抑制剂，其中化合物（**2**）为含有抑胃酶氨酸的过渡态衍生物[5]。

抑胃酶氨酸片段在非特异性天门冬氨蛋白酶抑制剂——抑肽酶中出现两次。抑肽酶是从天然链真菌（Streptomyces）中分离得到的化合物，虽然该天然产物对于肾素的抑制活性较低，但在基于血管紧张肽原的多肽 P_4-P_3' 部位引入不易切断的抑胃酶氨酸，可以得到一个纳摩尔级别的抑制剂（**2**）。在化合物（**3**）中[8]，过渡态类似物是被还原的多肽,其肽键的羰基被亚甲基所替代,得到了一个二级胺。

表 17.1　多种过渡态类似物的类肽肾素抑制剂结构与活性

结构($P_5 - P_4 - P_3 - P_2 - P_1 \mid P'_1 - P'_2 - P'_3 -$)	IC_{50}(nmol/L)

His $-$ Pro $-$ Phe $-$ His $-$ Leu $\mid$ Val $-$ Ile $-$ His $-$ (human angiotensinogen residues 6 $-$ 13)

质子化的二级胺和活性位点上的天冬氨酸之间的静电作用直接影响了化合物(**3**)与酶的亲和力。抑制剂(**4**)带有羟乙基的电子等排体,其中肽键上的 NH 官能团被移除,相应的羰基被还原成手性的羟基。通过这种改构获得了一个活性很高的肾素抑制剂,其显示了小于 1 nmol 的抑制活性。为了解决原始多肽化合物的溶解度问题,需要对抑制剂(**3**)和(**4**)中原始底物的八肽序列作微小改构。

这种改构包括：残基末端氮用 Boc 基团保护（化合物 **4**）或在肽链的末端碳上像化合物（**3**）一样引入赖氨酸。

17.4 类肽抑制剂

化合物（**2～4**）分子质量较大，且具有很强的多肽特性，因此并不适合作为一款抗高血压的药物开发。抗高血压治疗需要药物的稳定性较好，并且具有较高口服生物利用度。有一些基于多肽的肾素抑制剂在体内显示了中等的活性[5,6]，这也给肾素抑制剂能够治疗高血压这一理论提供了依据。然而许多药物研发实验室想通过对上述多肽的修饰，研发出一系列类肽化合物，这些化合物将拥有较小的分子质量和较低的多肽性质。药物化学家基于这个研究方向开展了很多工作，并得到了数个临床前化合物。图 17.2 中展示了其中一些抑制剂（化合物**5～9**）[10-13]。

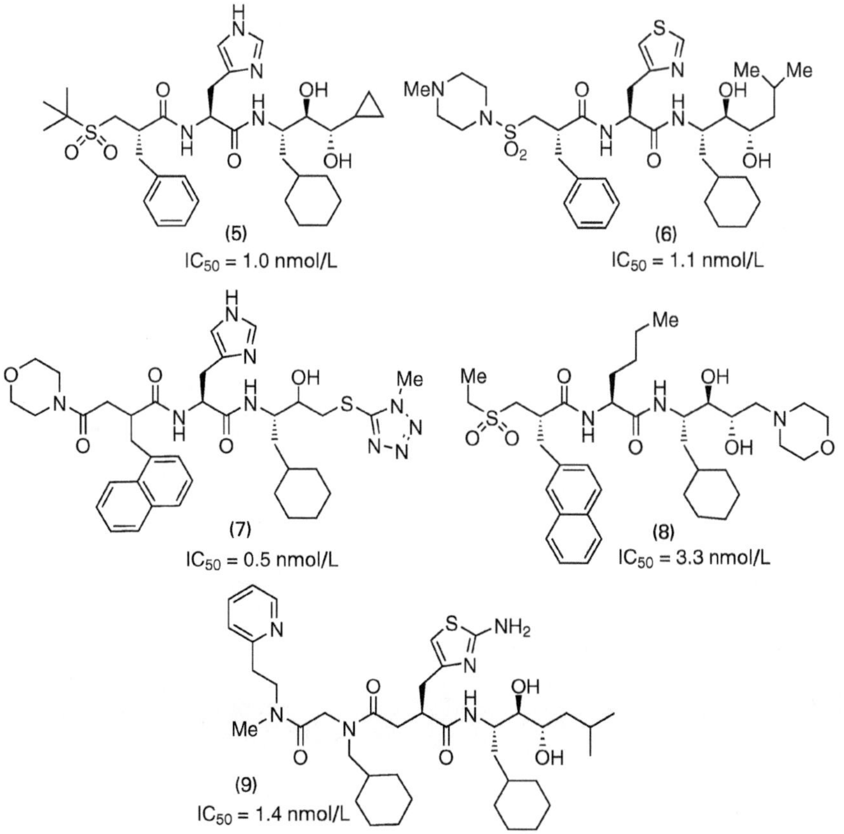

图 17.2 一些具有代表性的临床前和临床类肽肾素抑制剂候选化合物结构

Ciba – Geigy 公司（现诺华公司）的研究人员从含有一个羟乙基电子等排体的类肽抑制剂（**10**）出发（表 17.2），研究了跨越酶 $S_3 - S_3'$ 区域各种官能团的构效关系。该研究目的在于保持抑制活性的同时能降低抑制剂的分子质量。

表 17.2　化合物（10~15）的结构和活性[14]

化合物	结　构	X	IC$_{50}$（nmol/L）
10		—	15
11a		X=NH	20
11b		X=O	20
12		X=iPr	20
13		X=Cy	7
14		—	6
15a		X=SO$_2$	2
15b		X=SO	2
15c		X=S	4

首先将化合物 **10** 的氨基甲酸酯官能团替换为特戊酰胺(**11a**,表 17.2)。由于酰胺的 NH 官能团被氧原子替代时并没有损失与酶的亲和力,因此可以认为其并不是一个氢键给体。把 P_2' 和 P_3' 位置的氨基酸用丁酰胺替代,能得到活性等同的抑制剂[化合物(**12**)相对于化合物(**11b**)]。将 P_1 区域的 Leu 侧链用环己基替代,能够提高活性(化合物 **13**),这个策略之前应用在羟乙基相似物中[15,16]。将化合物(**13**)中化学稳定性较低的酯基转变为电子等排体酮类化合物(**14**),不会损失活性。最后,砜(**15a**)、亚砜(**15b**)和含硫(**15c**)官能团在替代羰基时均能保持较好的活性。虽然砜化合物(**15a**)的光学纯异构之间显示了 5 倍的活性差异表明存在立体选择性作用,但后续这些化合物都是以外消旋体的形式测试(译者注:这里外消旋体仅仅就左侧酰胺而言,对整个分子来说是一对非对映异构体)。

在进一步的研究中证实,在注射和口服给药后,化合物(**15a**)能够抑制缺钠绒猴的血浆肾素活性并降低它们的血压。然而动物体内实验显示,化合物(**15a**)的口服生物利用度不足,经胆汁排泄过高,不具备合适的药代动力学性质支持进一步开发。基于类似原因,其他制药公司对化合物(**5~9**)的临床评估也被终止了。

在 2.4 Å 的分辨率下,通过解析抑制剂(**15a**)与人类重组肾素复合物的 X 射线晶体结构(图 17.3)发现,该化合物以一个伸展构型占据了底物的结合口袋。抑制剂的羟基模拟了四面体中间体结构,处在与具有催化活性的 Asp32 和 Asp215 等距的位置,并与两个羧基形成了氢键。

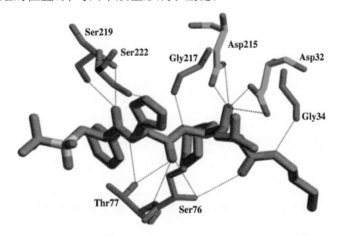

图 17.3　化合物(15a)与肾素复合物的 X 射线晶体结构

抑制剂碳链:粉色;具有催化活性的天冬氨酸:绿色;所有的氢键作用以虚线表示
(PDB 编码:1RNE)

其他重要的氢键处于抑制剂的骨架主干与氨基酸残基 Ser 219、Thr 77、Ser 76的非主侧，以及与 Gly34 的主侧之间。组氨酸杂环上的氮原子与氨基酸残基 Ser 222 之间也进一步形成了氢键。抑制剂(**15a**)与肾素结合的曲面表达如图 17.4 所示。正如所看到的，异丙基官能团占据了 S_1' 口袋，而其他两个疏水基团(环己基甲基和苄基)分别占据了 S_1 和 S_3 两个口袋。正丁基官能团并没有与结合部位产生作用。

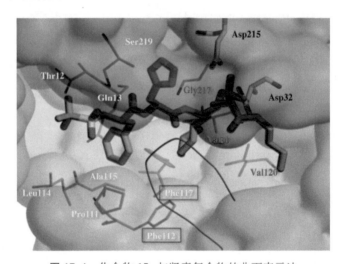

图 17.4　化合物 **15a** 与肾素复合物的曲面表示法

酶残基形成 S_3 亚结构：黄色；残基形成的 S_1 口袋：红色；属于两侧的残基：红色矩形（PDB 编码：1RNE）

17.5　类肽抑制剂的设计

肾素与其抑制剂的复合物具有一个显著而重要的结构特征[17,18]：S_1 和 S_3 结合口袋的大小和相互距离。当这两个巨大的疏水口袋合并，就形成了一个延伸的"超级口袋"。基于这个结构信息，一些抑制剂的设计方法就会建立在多肽抑制剂与 P_1 和 P_3 两个疏水区域的化学连接，来形成一个 P_1-P_3 的扩展区域。由于这个方法主要是针对加强疏水的酶-抑制剂相互作用，因此可以对先前一系列的肾素抑制剂采用截断策略，以减小化合物的尺寸和多肽性质[19-21]。图 17.5 列举了一些前期开发的 P_1-P_3 的扩展抑制剂。基于抑制剂(**16**)，环己基和苯基区域通过一个合适的片段连接，通过切断苄基区域和氨基酸的 α-碳之间的键，就能得到抑制剂(**17a** 和 **17b**)。化合物(**18**)也是由类似的途径得到。通过缩短抑制剂(**17a** 和 **17b**)的 P_1 残基，能够得到中等活性的先导化合物(**19a** 和 **19b**)，相比于(**17a** 和 **17b**)，这两个化合物具有更低的分子质量和更少的肽键。

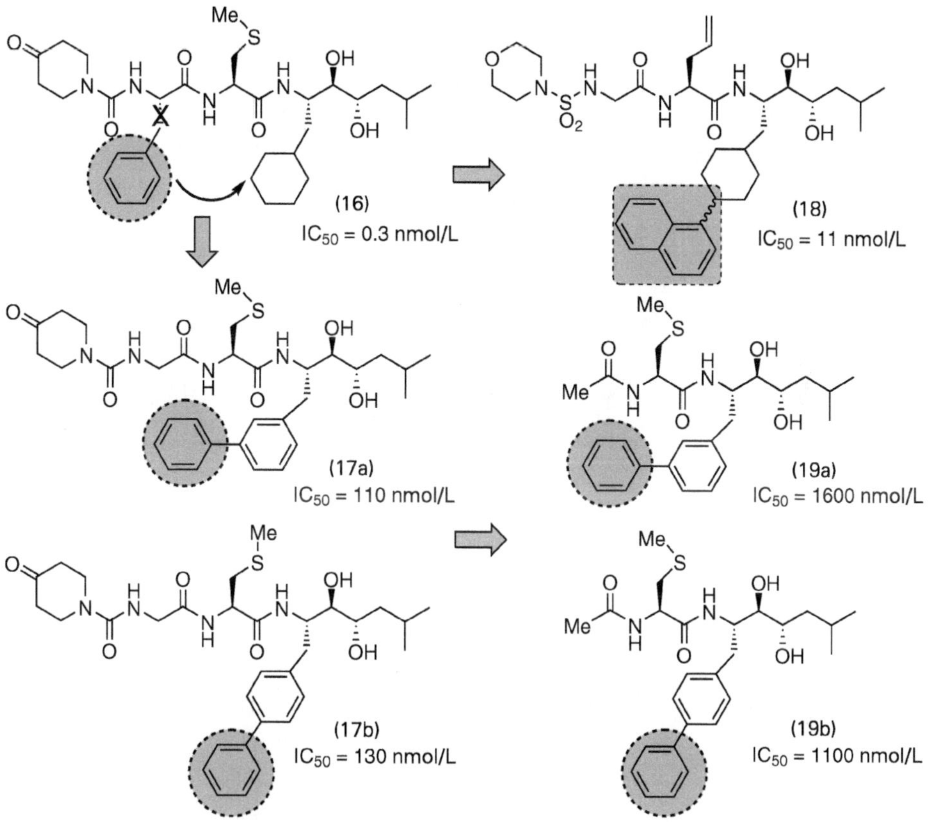

图 17.5　通过 P_1-P_3 延伸端设计的类肽肾素抑制剂结构

为了开发非多肽类的肾素抑制剂，对化合物(**15a**)进行了进一步优化。如图 17.6 中所描述，将作为参考结构的抑制剂(**15a**)的 P_2 和 P_4 区域连同他们的连接肽键一起移除，能得到非多肽类抑制剂。假设 P_1 和 P_3 两个官能团间一个合适的连接片段能正确地引导这两个部分分别与各自的口袋 S_1 和 S_3 结合，那么抑制剂的疏水作用就可以通过这样的连接来优化。为了提高活性，同样需要将特定的氢键供体/受体安置在延展的 P_1-P_3 脂溶性区域，与 Ser219 残基产生相互作用[22]。此外，对特定物理化学性质的优化，如 logP、水溶性和极性表面积，可由改变 P_2' 正丁胺基上的取代基实现，该位置并不会形成与结合口袋产生特定的结合作用。基于此类设计理念所展开研究的分子结构通式如图 17.7 所示。

在图 17.8 中列出了系列 A 中所属的化合物(**20a**～**20d**)的抑制活性[23]。P_1

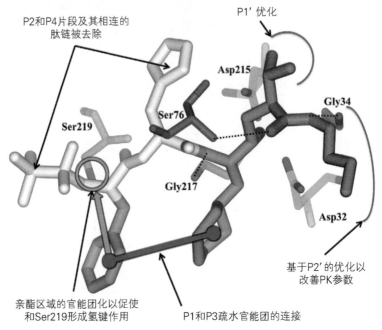

图 17.6 开发非多肽类肾素抑制剂的设计策略

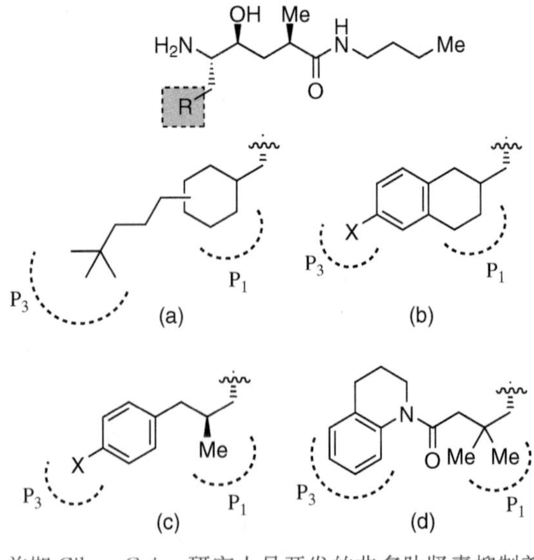

图 17.7 前期 Ciba‐Geigy 研究人员开发的非多肽肾素抑制剂结构通式

区域的环己基甲基官能团通过三个亚甲基与 P₃ 区域（本例中的叔丁基）相连。当使用反式‐1,3‐二取代环己烷作为连接片段时，能得到活性小于 1 μmol/L 的抑制剂（**20a**）。由于顺式‐1,3‐二取代和反式‐1,4‐二取代衍生物（分别对应化

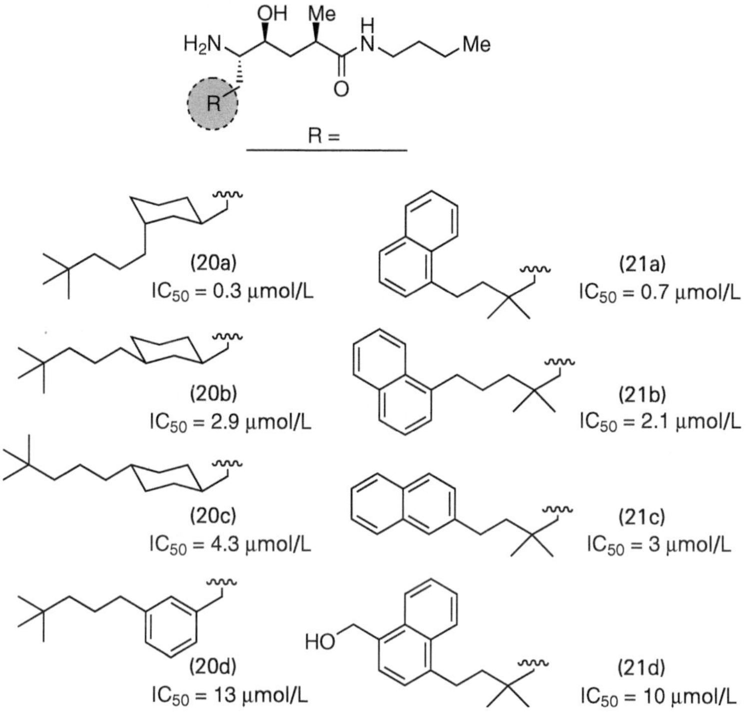

图 17.8　化合物（20a～20d）和化合物（21a～21d）的结构和抑制活性

合物 20b 和 20c）与化合物（20a）相比抑制活性较差，因此反式-1,3-二取代环己烷被认为是最佳的连接片段。同时，使用平面结构的 1,3-二取代芳香环替代环己基也会导致活性降低（20d）。

衍生物（21a～21d）带有不同的 P_1-P_3 延伸段疏水基团，其中偕二甲基占据了 S_1 口袋，并通过一个亚甲基和进入结合位点 S_3 的 α-萘基相连[23]。两个亚甲基组成的连接片段是较优的选择［化合物（21a）与化合物（21b）相比］，而当 α-萘基被 β-萘基取代时活性降低［化合物（21a）与化合物（21c）相比］。在萘环上引入一个羟甲基官能团，这样设计目的在于与氨基酸残基 Ser219 形成一个氢键。然而这种改变并没有提高活性，可能是由于所需氢键并未实际形成所致。

为了与氨基酸残基 Ser219 形成氢键，接下来的设计是基于四氢喹啉的 P_1-P_3骨架。如图 17.9 所示，当化合物（21a）中的萘环被四氢喹啉取代并通过两个亚甲基连接到叔碳上，所得到的抑制剂（22）的 IC_{50} 值为 50 nmol/L[22]。相应的苯胺衍生物（化合物 23）的活性相比于四氢喹啉衍生物降低了一个数量级（10倍），由此可见四氢喹啉部分是非常重要的。另外，在四氢喹啉的 3-位引入一个立体选择性的甲酯官能团（化合物 24），其抑制活性又能提高几乎两个数量级

（100 倍）。计算机模拟研究预测,酯基官能团上的羧基氧原子能够在一个合适的位置与氨基酸残基 Ser 219 形成氢键。

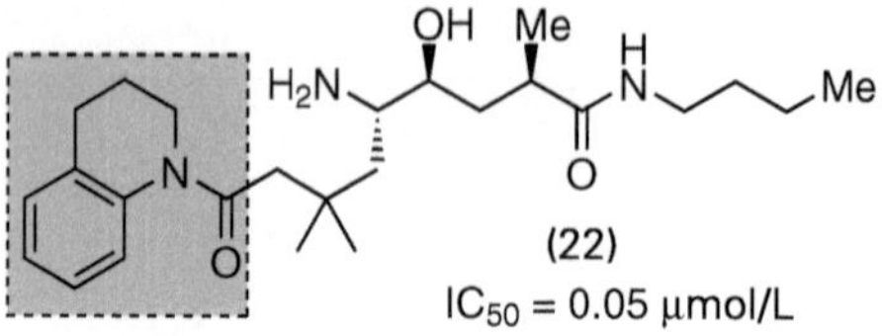

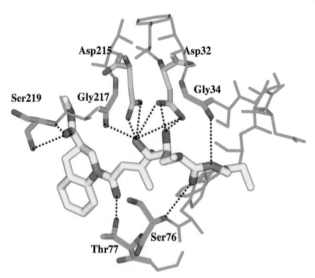

(22)

$IC_{50} = 0.05$ μmol/L

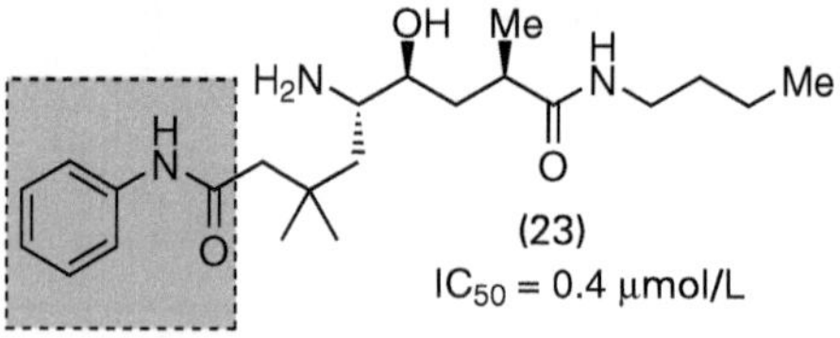

(23)

$IC_{50} = 0.4$ μmol/L

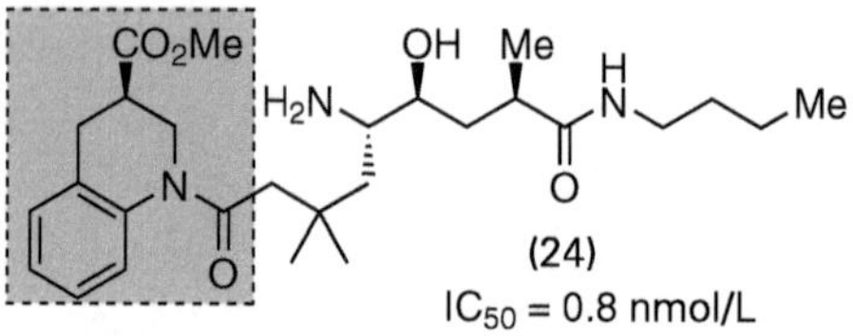

(24)

$IC_{50} = 0.8$ nmol/L

图 17.9　基于四氢喹啉酮的抑制剂(**22~24**)的结构

为了深入理解抑制剂在肾素活性位点的结合特征,进一步研究了抑制剂(**24**)与肾素络合物的 X 射线晶体结构[24]。如图 17.10 所示,羧甲酯官能团和已

图 17.10　抑制剂(**24**)与肾素复合物的 X 射线晶体结构

抑制剂碳链：黄色；催化活性的天冬氨酸：蓝绿色；氢键作用：虚线(PDB 编码：2V16)

知的垂直于结合缝隙处的 S_3 子口袋（S_3^{sp}）形成了一个意想不到的相互作用[25]。这个子口袋并不是之前已知的肾素抑制剂的目标。S_3^{sp} 直接指向酶的内部，拥有 9 Å的纵深。除了与 S_3 的子口袋有相互作用，化合物（**24**）在多个活性位点都形成了氢键。伯胺官能团同时与具有催化活性的天冬氨酸以及氨基酸残基 Gly 217 的羰基氧原子形成了氢键。过渡态羟基与氨基酸残基 Asp32 形成了氢键。P_1-P_3 区域酯基上的羰基官能团与氨基酸残基 Ser219 主链上的 NH 以及支链上的羟甲基形成氢键。

　　图 17.11 中展示了抑制剂（**24**）与肾素复合物的 X 射线晶体结构的曲面表示法。S_1、S_3 和 S_3^{sp} 的结合空腔被标记出来，而各自的结合配体可能充满了整个结合口袋。尤其是四氢喹啉上的甲酯官能团被很好地安置在 S_3 子口袋中，并与子口袋中的氨基酸残基 Ser219 形成了氢键。

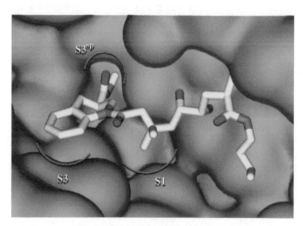

图 17.11　抑制剂（**24**）和肾素复合物的 X 射线晶体结构
曲面表示法（PDB 编码：2V16）

　　除了四氢喹啉系列的抑制剂，对另一系列的 P_1-P_3 延伸端抑制剂也展开了研究。这一系列化合物的特征是存在一个作为连接片段的苄基官能团，在这个官能团上会向着 S_3 口袋延伸出一个苯基或是一个叔丁基[26]。在这个系列化合物中，先导化合物抑制剂（**25**）和（**26**）的结构如图 17.12 中所示。相比于基于四氢喹啉的抑制剂（**24**），这两个抑制剂的活性相对较低。然而，在 P_1-P_3 区域配体的取代基上进行优化可能会提高活性。

　　对于含有不同空间需求的烷基、芳基取代基的抑制剂的生物学研究结果总结在表 17.3 中。用乙基（**27a**）或者异丙基（**27b**）取代化合物 **26** 的甲基，能提高结合能力。S_1 口袋大小的限制可以由取代基的空间效应来测定。抑制剂（**27c** 和 **27d**）的结合能力降低。最佳的取代基为抑制剂（**27b**）中的异丙基。而当化合物(**27e**)中取代基为苯基时，活性损失较大。

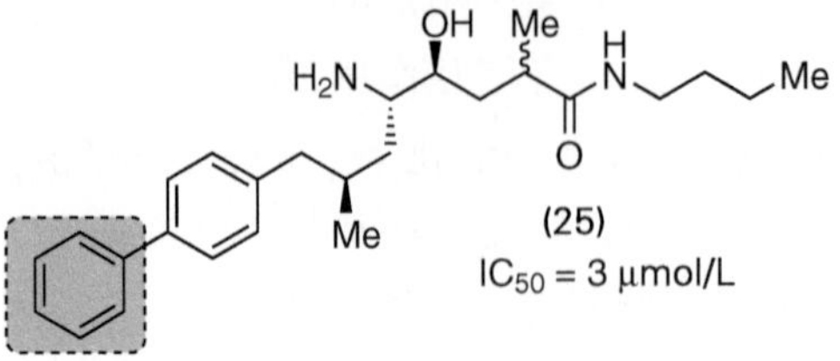

(25)
IC_{50} = 3 μmol/L

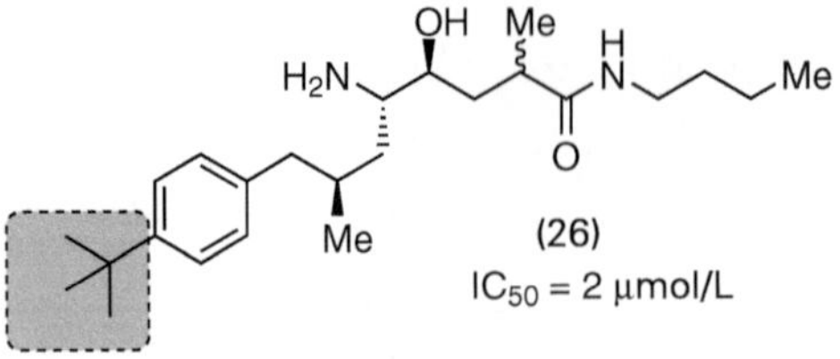

(26)
IC_{50} = 2 μmol/L

图 17.12　抑制剂(**25** 和 **26**)的结构与活性

表 17.3　化合物(26 和 27a～27e)的结构和活性

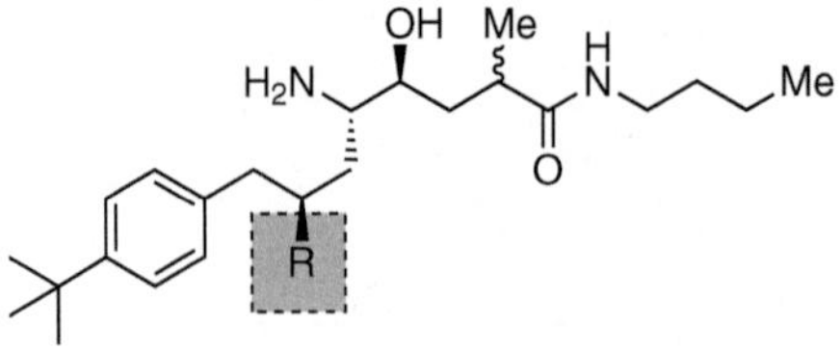

化 合 物	R	IC_{50} (μmol/L)
26	Me	2
27a	Et	0.8
27b	Me_2CH	0.1
27c	$Me_2CH\ CH_2$	4
27d	Me_3C	1.5
27e	Ph	39

下一轮对 P_1-P_3 区域的优化主要是基于四氢喹啉系列化合物所获得的结构信息。在芳环上引入特定的取代基，与氨基酸残基 Ser219 形成氢键，预测能够进一步提高活性。计算机模拟显示，在化合物(**26**)的芳环间位(叔丁基的邻位)引入一个氢键受体，比如酯或者酰胺官能团，能够与 Ser 219 的氢键受体链接形成一个合适的氢键。如表 17.4 中所示，相应抑制剂(**28a～28d**)能够显著提高亲和力。将酯基官能团通过甲氧基和芳环结合得到的化合物(**28a**)，对纯化后的重组肾素的抑制活性显著提高[26,27]。除了羧酸衍生物(**28d**)，所有抑制剂都显示

了个位数或者两位数的纳摩尔级别的活性。

表 17.4　化合物(28a～28d)的结构和抑制活性

化　合　物	IC$_{50}$(nmol/L)	
	纯化后	加血浆
(28a)	3	210
(28b)	20	460
(28c)	13	160
(28d)	120	—

　　为了克服潜在的化合物生物稳定性问题，研究人员不仅在纯化后的人类重组肾素缓冲液中测试活性，还尝试在人血浆存在的条件下测试抑制活性。如表17.4中所示，在人血浆存在的测试条件下，这一系列化合物活性有所降低。因此后续抑制活性的IC$_{50}$值测试将在纯化的重组肾素和血浆肾素中同时进行，而提高血浆肾素抑制活性作为一个重要标准，被用来筛选即将进入体内研究的化合物。

　　化合物在血浆中抑制活性的降低可能和在血浆稳定性较差有关，也可能因为抑制剂与血浆蛋白结合导致。不管怎样，这都会大大降低能有效抑制酶活性的抑制剂的数量。这个问题和整个药物分子的亲脂性相关。为了降低化合物的亲脂性，芳环上连接的叔丁基区域可以被一个疏水性较弱的甲氧基取代[27]。实验结果如表 17.5 所示。在纯化的人类重组肾素和血浆肾素中，化合物(**29a**)显示了与带有叔丁基的抑制剂(**28a**)接近的活性。化合物(**29b**)和(**29c**)的结果也是令人鼓舞的，这表明亲脂性的口袋 S_3 能够容纳甲氧基，且不会显著降低活性。

表 17.5　化合物(**29a**~**29c**)的结构和抑制活性

化 合 物	IC_{50} (nmol/L)	
	纯化后	加血浆
(29a)	4	340
(29b)	92	—
(29c)	50	220

　　接下来对甲氧基系列化合物展开进一步优化，主要工作是改变芳环邻位烷氧基官能团。其目的在于找到能替代化合物(**29a**~**29c**)中酯基或酰胺侧链的合适取代基。值得注意的是，这些取代的官能团都被期望与肾素中 S_3^{sp} 结合空腔上的 Ser 219 残基形成氢键。如表 17.6 所示，在这个位置上引入了一系列带有不同长度链状烷氧基的化合物[4 个原子：(**30a** 和 **30b**)，5 个原子：(**30c**,**30d** 和

30e)，6 个原子：（**30f**），7 个原子：（**30h**）]。此外，氧原子的位置可以沿着链移动（**30g**）。在表 17.6 中可以看到，除了化合物（**30a** 和 **30h**），所有的抑制剂用纯化的肾素所测得的 IC_{50} 值都是在个位数纳摩尔每升范围内。然而在血浆肾素中，活性均有一定程度的下降。抑制剂（**30d**）显示了最优的活性，其血浆肾素 IC_{50} 值与纯化肾素 IC_{50} 值的比值为 1。

表 17.6　化合物（30a～30h）的结构和抑制活性

R	IC_{50} (nmol/L)		R	IC_{50} (nmol/L)	
	纯化后	加血浆		纯化后	加血浆
(30a)	11	38	(30e)	4	32
(30b)	6	36	(30f)	2	22
(30c)	4	70	(30g)	3	20
(30d)	1	1	(30h)	19	90

为了更深入地理解抑制剂(**30d**)在肾素活性位点的结合特性,接下来对化合物(**30d**)与肾素复合物的 X 射线晶体结构进行了测定。如图 17.13 所示,结构显示大部分延伸的 S_1-S_3 亲脂口袋被抑制剂上的异丙基和取代的芳环所占据。甲氧基指向 S_3 口袋,同时甲氧丙氧基紧靠在主要由亲脂性氨基酸组成的 S_3^{sp} 内部。有趣的是,末端甲氧基的氧原子与氨基酸残基 Ser219 之间并没有形成预期的氢键。取而代之的是末端甲氧基的氧原子与主链上氨基酸残基 Tyr14 的 NH 形成了氢键。由于带有正戊基链的抑制剂(**30c**)显示了较强的活性,所以这个氢键对于化合物整体的亲和能力并未显示出决定性的作用。在结合口袋的另一边,P_2' 的正丁基占据了 S_2' 口袋,同时 NH 与氨基酸残基 Gly34 形成了氢键,酰胺的羰基又反过来和主链上的氨基酸残基 Ser76 形成了第二个氢键。过渡态中的羟基与具有催化活性的残基 Asp32 形成了氢键。与之前的抑制剂(**24**)形成对照的是,氨基官能团与任意一个具有催化活性的天冬氨酸都不在氢键形成的距离之内。由于羟基和氨基位置的迁移,P_1' 的甲基对 S_1' 口袋的占据未达到最优。

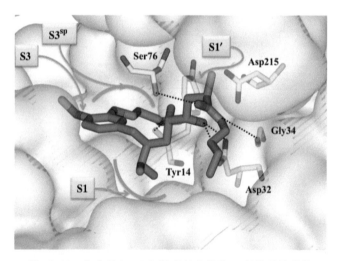

图 17.13　化合物(**30d**)和肾素复合物的 X 射线晶体结构
抑制剂碳链:蓝色;酶残基所形成的氢键:黄色;酶表面:白色(PDB 编码:2V10)

基于 X 射线晶体结构信息,将抑制剂 **30d** P_1' 的甲基用异丙基取代。如图 17.14 所示,所生成的抑制剂(**31**)在血浆肾素上的活性会有所下降。这可能是因为相比于化合物(**30d**),抑制剂(**31**)增加了一定的亲脂性。为了进一步提高血浆肾素活性,接下来对 P_2' 的正丁基取代的氨基进行了修饰。

基于之前的实验结果,抑制剂 P_2' 部分的修饰对于结合能力影响较小,因此

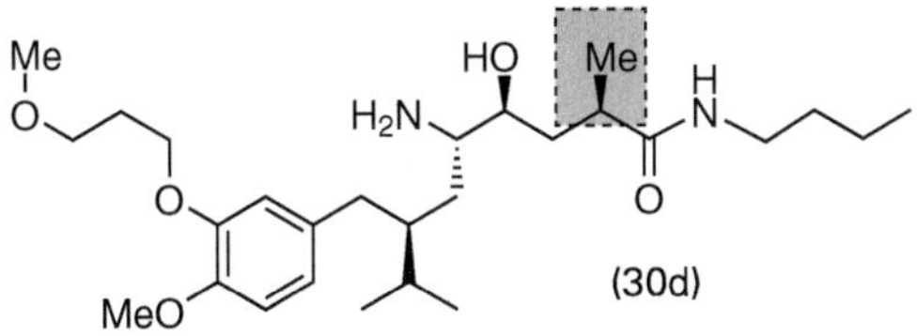

图 17.14　抑制剂（30d 和 31）的结构和活性

对于抑制剂物理化学性质的优化将主要基于对该区域进行改构[11,27,28]。值得注意的是，极性、中性和酸性官能团以及一些杂环取代基能够很容易地引入到这个位置。特别是之前观察到，末端的甲酰胺可以保持与纯化肾素的结合能力，同时提高血浆存在的抑制活性。如表 17.7 所示，各种一级和二级甲酰胺通过不同长度、不同空间性质的碳链链接到抑制剂的肽键上[29]。最优的两个化合物为（32d）和它的 N-甲基衍生物（32f），它们在纯化肾素和血浆肾素中都显示了低于纳摩尔级别的抑制活性。其中抑制剂（32d）（阿利吉仑）被挑选作为进一步临床研究的候选化合物。

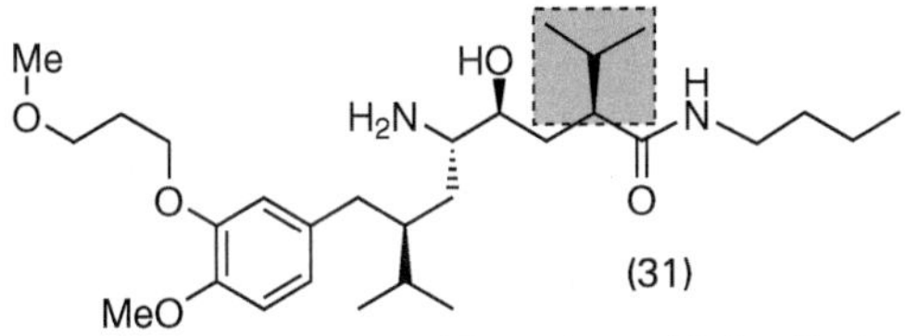

　　阿利吉仑和肾素复合物的 X 射线晶体结构显示 P_1-P_3 疏水基团能在延伸的 S_1-S_3 口袋中以最理想化的状态结合，同时抑制剂的甲氧丙氧链能紧紧占据 S_3^{sp}（图 17.15）[24,29]。$P_1{}'$ 的异丙基占据了 $S_1{}'$ 口袋。此外，晶体结构显示，相对于抑制剂（30d），阿利吉仑在结合口袋内发生了一定的迁移。过渡态羟基在两个催化活性的天冬氨酸中处于一个更均衡的位置，与具有催化活性的天冬氨残基 Asp 32 形成了很强的氢键。同时，抑制剂的氨基官能团在结合口袋中也发生了迁移，现在它的位置处于能和天冬氨残基 Asp215 形成氢键的范围之内。与化合物（30d）一样，该氨基也可以和氨基酸残基 Gly217 形成一个氢键。

　　在抑制剂结合口袋的主侧和非主侧还存在着一些氢键作用。两个苯氧基的氧原子与氨基酸残基 Ser219 上的侧链羟基通过水分子形成了氢键。阿利吉仑

表 17.7　化合物(32a～32g)的结构和抑制活性

R	IC$_{50}$ (nmol/L)		R	IC$_{50}$ (nmol/L)	
	纯化后	加血浆		纯化后	加血浆
(32a)	3	10	(32e)	3	7
(32b)	13	100	(32f)	0.4	0.7
(32c)	3	2	(32g)	3	3
(32d)（阿利吉仑）	IC$_{50}$=0.6 nmol/L (renin) IC$_{50}$=0.6 nmol/L (plasma)				

烷氧基末端的氧原子与氨基酸残基 Tyr14 主链上的 NH 形成了氢键。在主侧上，末端的羧基通过水分子与许多氨基酸残基形成了氢键，而 P$_1'$ 的酰胺基团与 Gly34 和 Ser76 形成了两个氢键。图 17.16 显示了肾素与阿利吉仑的晶体结构的曲面表示法。P$_1$-P$_3$ 的疏水配体被放置到 S$_1$-S$_3$ 口袋。延伸的甲氧丙氧侧链占据了 S$_3^{sp}$ 上较浅的位置，而 P$_1'$ 的异丙基仍然很好地占据着 S$_1'$ 的疏水口袋。

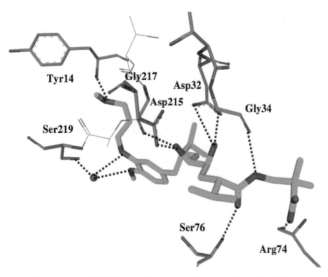

图 17.15　阿利吉仑和肾素复合物的 X 射线晶体结构
抑制剂碳链：绿色；氢键网状结构：虚线标示（PDB 编码：2V0Z）

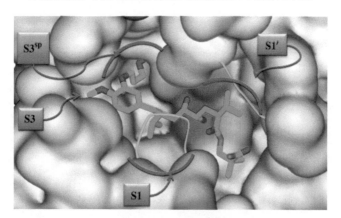

图 17.16　阿利吉仑与肾素复合物的 X 射线晶体结构的曲面表示法
抑制剂碳链：绿色（PDB 编码：2V0Z）

17.6　阿利吉仑的生物学特性

相对于组织蛋白酶 D、组织蛋白酶 E 和胃蛋白酶，阿利吉仑已证实对相关的人类天冬氨酸蛋白酶具有极佳的选择性。其狨猴口服生物利用度为 16%，人口服生物利用度为 3%。每天服用一次阿利吉仑，能降低缺钠狨猴的血压。由于阿利吉仑对人类肾素的抑制活性高于对大鼠肾素抑制活性的 100 倍，因此对于阿利吉仑的临床前评估主要在表达人类肾素和血管紧张肽原基因的转基因大鼠上进行。这些转基因大鼠能够表现出高血压和终端器官损伤（比如心脏和肾脏），所以它们尤其适合用来评估终端器官的保护能力。在 9 周的治疗期间，未经治疗的转基因大鼠表现出高血压，而给药组（阿利吉仑）证明能使血压正常化。此外，给药组（阿利吉仑）的存活率为 100%，与其形成对照的是未经治疗组的 100% 病死率以及低剂量缬沙坦（一种血管紧张素Ⅱ受体拮抗剂）治疗组的 26% 病死率。另外还有一些研究也证明了阿利吉仑对于降低病死率和终端器官损伤的有效性[2,22,30-32]。

在多个临床实验中，不论单独给药还是与其他降压药联用，口服阿利吉仑被证明是安全有效地。阿利吉仑在血浆中半衰期较长（>20 h），因此它能保持较长时间的药效，同时它的耐受性较好。这些特征特性都是极其重要的，因为能够提高治疗过程中的患者依从度。在 2007 年，阿利吉仑被 FDA 批准为肾素抑制剂的首创新药，用于治疗高血压。

17.7 结论

肾素是肾素-血管紧张素-醛固酮系统中首个在血压控制中起到重要作用的酶。研究人员意识到选择性地抑制肾素能够有效地控制高血压也已经有很长时间了。从 1975 年到 1995 年，众多有效地肾素抑制剂的研发，都是由前期基于底物的设计思路和之后基于结构的设计思路所指导。但它们较高的分子质量、较差的药代动力学特性、较低的代谢稳定性以及较低的药效阻碍了更进一步的临床研发。首个用于治疗高血压的肾素抑制剂阿利吉仑于 2007 年获批。在其开发过程中应用了大量分子模拟和基于结构的设计工作。临床和临床前研究表明，阿利吉仑能够显著降低高血压患者的血压。另外，单独使用阿利吉仑或者与其他药物联用，能够起到肾脏保护作用并能降低终端器官损伤。肾素抑制剂的更多功效正在进一步的研究过程中。

（袁之漆　译）

参 考 文 献

第 18 章
用于治疗流感病毒神经氨酸酶抑制剂：
扎那米韦和奥司他韦的设计与发现

18.1 引言

 流感病毒曾造成 20 世纪多起严重流感大流行。根据三种不同的血清学类型，流感病毒被分为甲型、乙型和丙型[1]。甲型和乙型流感病毒对人类有高致病性。根据病毒表面两种膜糖蛋白血凝素与唾液酸酶抗原(神经氨酸酶)的性质，可将甲型流感病毒进一步分类[2]。目前已表征出 16 种抗原性不同的血凝素(H1-H16)和 9 种神经氨酸酶(N1-N9)[5]。血凝素和神经氨酸酶的多种组合病毒都已经被记录。基于神经氨酸酶的表达，病毒还可进一步区分为两种系统发育不同的组：第 1 组病毒表达 N1、N4、N5 和 N8 亚型，而第 2 组病毒含有 N2、N3、N6、N7 和 N9 神经氨酸酶糖蛋白[5,6]。更具挑战的是：流感病毒会随时间而变化，这些可以是小的、连续的变化(抗原漂移)，有时会有一个突然的转变(抗原性转移)，导致一种新的病毒能够造成新的大流行。1918 年、1957 年和 1968 年的大流行分别由含有 H1N1、H2N2 和 H3N2 亚型的病毒引起的。近年，H5N1 和 H1N1 病毒类型已经发展到具备新一轮大流行的威胁[7-10]。

 历史上，最早用于治疗流感的药物是金刚烷胺和金刚乙胺。它们的作用机制涉及离子通道 M2 的抑制作用。然而，这种离子通道仅存在于甲型流感病毒中，因此这类药物对治疗乙型流感无效。此外，在使用离子通道 M2 抑制剂后流感病毒耐药株迅速出现。由于这些原因，新的抗病毒药物研究开发的重点是专门针对甲型和乙型流感病毒造成的感染，专注于设计新的血凝素和神经氨酸酶的抑制剂。这两种酶都识别 N-乙酰神经氨酸(唾液酸的一种)，它是位于上呼吸道上皮细胞膜糖复合物的末端糖单元。血凝素结合到 N-乙酰神经氨酸(**1**)并锚接病毒与细胞膜。此外，这种相互作用通过融合病毒膜与靶细胞的细胞膜促进病毒的内吞[11,12]。神经氨酸酶的作用是使连接的 N-乙酰神经氨酸和糖缀合物之间的糖苷键断裂,从而协助子代病毒从被感染细胞释放和病毒沿上呼吸道上皮细胞运动[13,14]。

迄今,只有神经氨酸酶被成功发展为抗病毒药物的靶点,用于对甲型和乙型流感的治疗[15]。第一个用于治疗的神经氨酸酶抑制剂是由葛兰素史克研发的扎那米韦(**2a**,图 18.1)[16]。紧接着出现的第一个口服神经氨酸酶抑制剂是吉利德发现的奥司他韦(**3**)[17]。这两种抑制剂的发现都是通过基于结构的药物设计。这种方法得益于可以获得一大财富：神经氨酸酶的结构信息。该结构以其载脂蛋白的形式存在,并与天然底物唾液酸或抑制剂形成复合物。最近,帕拉米韦(**4**)[18]已被批准用于对一线治疗没有反应的住院患者,而拉尼娜米韦(**2b**)[19]目前正在进行Ⅲ期临床试验。

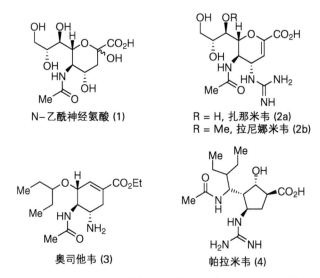

图 18.1 唾液酸(1),扎那米韦(2a),拉尼娜米韦(2b),奥司他韦(3)、
帕拉米韦(4)的化学结构

神经氨酸酶是一种完整的膜糖蛋白,位于病毒膜疏水性的 N 端区域。它是一个四聚体结构,1983 获得其 2.9 Å 分辨率的晶体结构,后来细化到 2.2 Å 分辨率[20-22]。N9 亚型 X 射线晶体结构后来被解析,没有显示出相对于 N2 亚型明显的结构差异[23]。每个单体有一个螺旋桨的形状,由 6 个相同的 β-折叠的排列,每个由四个 β-折叠组成(图 18.2)。在已被测序的各亚型流感病毒结构中,不变残基的主要集群位于唾液酸结合位点。唾液酸与酶结合方式如图 18.3 所示[24]。N-乙酰神经氨酸(**1**)的羧基指向一个由三个保守的精氨酸构成的一簇区域。乙酰胺基与酶形成两个氢键：一个由氮原子通过水分子桥接,另一个位

于羧基氧与 Arg152 之间。甲基位于由 Trp178 和 Ile222 残基组成的疏水口袋。吡喃环 C‑6 位置的多醇链末端的羟基与 Glu276 羧基形成二齿双氢键。

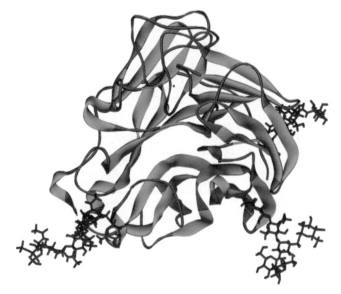

图 18.2　神经氨酸酶的结构（PDB 代码：1NN2）

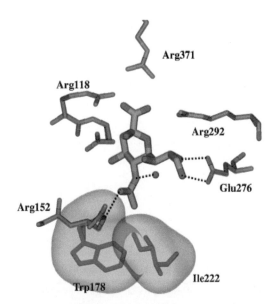

图 18.3　N‑乙酰神经氨酸结合的模式（1）（PDB 代码：2BAT）

唾液酸（**1**）的吡喃糖环结合构象扭曲成一个船式构象（图 18.4），同时羧酸位于一个伪平伏位置。非结合唾液酸的羧酸位于直立键方向[24,25]。神经氨酸酶催化连接末端 N-乙酰神经氨酸和附着在宿主细胞膜表面糖复合物残基的糖苷键的水解。对糖苷键水解的机制似乎涉及形成一种唾液酸阳离子（羰基氧𬭊离子，图 18.4），而在中间态的正电荷由带负电荷的环境稳定[15,26,27]。2-脱氧-2,3-脱氢-N-乙酰神经氨酸(5，图 18.4)是最早确定的神经氨酸酶抑制剂之一。它的发现是通过模拟过渡态类似物的设计方法实现的，其不饱和吡喃糖环能够模拟假定的羰基氧𬭊离子中间态的结合构象。神经氨酸酶与 5 形成的复合物 X 射线晶体结构显示其结合模式与唾液酸 1 的结合模式能相互重叠(图 18.5)[28]。

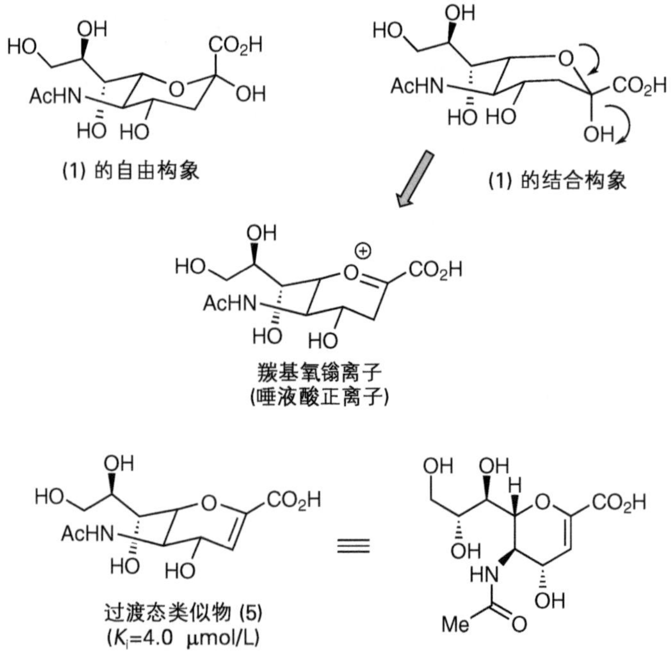

图 18.4 1 的自由构象和结合构象，羰基氧𬭊离子中间体和过渡态类似物(5)示意图

18.2 扎那米韦的研发

　　导致扎那米韦发现的设计策略得益于获得其靶向酶的结构数据，该酶以其载脂蛋白的形式、抑制剂(5)或唾液酸结合形式被解析(1)。最初的设计依赖于分子模拟研究[16,26,29]。通过 GRID 程序计算唾液酸结合口袋的酶表面。这个程序是用来计算酶的表面和不同的化学特征探针分子之间的能量相互作用。对结合口袋的表面进行极性、碱性、酸性和疏水性探索。特别是，唾液酸结合位点的

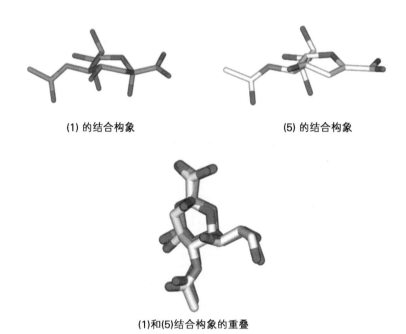

(1) 的结合构象　　　　　　　　　　(5) 的结合构象

(1)和(5)结合构象的重叠

图 18.5　1 的结合构象在 PDB 代码：2BAT(左)，5 在 PDB 代码：1NNB(右)，
　　　　　和 1/5 的重叠(中间)

表面有三处不同的热点能够与带正电荷的氨基探针形成良好的相互作用(图 18.6)。其中一个热点位于唾液酸 4-羟基结合口袋周围。据推测，当放置一个碱性底物(如氨基)在吡喃糖环 C-4 位置并且具有和 4-羟基相同的立体化学构型时，可与 Glu119 形成氢键。

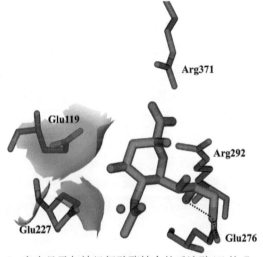

图 18.6　突出显示与神经氨酸酶结合的唾液酸(1)的 C-4 羟基
　　　　　周边环境(PDB 代码：2BAT)

氨基衍生物(**6**)的合成及生物活性研究[16]支持了该设计思想(图 18.7)。第二热点位于吡喃糖环 C－4 的下方，正对着羟基。这导致了衍生物(**6**)的 4－氨基差向异构衍生物(**7**)的合成，该化合物的活性比过渡态类似物 **5** 有改善(K_i ¼ 4 mmol/L)，然而，它的活性比衍生物(**6**)低[29]。为了努力实现与 Glu227 作用，计划用一个碱性更强且更大的基团去替换衍生物(**6**)的氨基。C－4 位胍基的引入产生了一个非常有活性的抑制剂 **2a**，该化合物后来发展为药物扎那米韦(**2a**)。

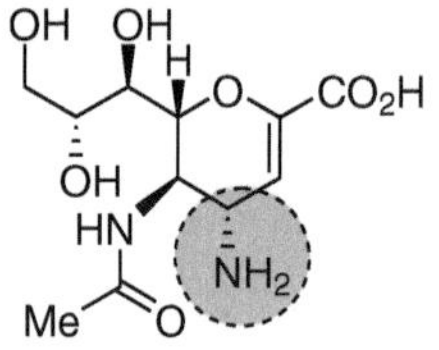

(6)
K_i = 40 nmol/L

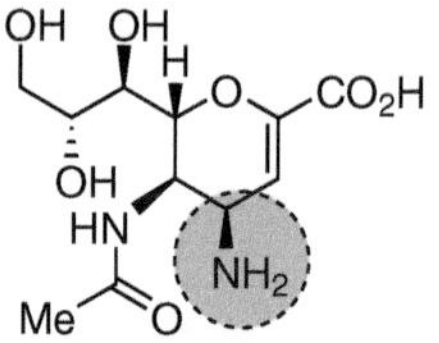

(7)
K_i = 300 nmol/L

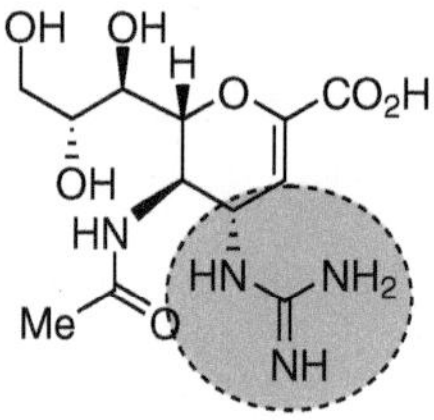

扎那米韦
(2a) K_i = 0.03 nmol/L

图 18.7 神经氨酸酶抑制剂(**6**)、(**7**)和 **2a**(扎那米韦)的结构与活性

扎那米韦与神经氨酸酶的 X 射线晶体结构(图 18.8)显示了扎那米韦在活性位点内的相互作用[16,30]。有趣的是，胍基的作用模式似乎不同于我们对接研究时的推测。假定的胍基与 Glu119 之间的氢键相互作用并没有形成，谷氨酸侧链与胍基微微分开了，然而却发现胍基与 Glu227 之间形成了盐桥和氢键作用。扎那米韦的羧基保持在类似的范围内继续与精氨酸残基有静电相互作用。

这些抑制剂被证明对甲型流感病毒和乙型流感病毒是有效地。此外，它们选择性地抑制病毒的神经氨酸酶，而对哺乳动物或细菌的神经氨酸酶没有影响。甲型和乙型不同病毒株的神经氨酸酶在 C－4 结合口袋的氨基酸组成保守，而细菌和哺乳动物神经氨酸酶等效结合位点的氨基酸不同，这解释了扎那米韦对病毒神经氨酸酶的选择性[31]。

由于预计这一类化合物生物利用度有限，研发人员用小鼠开发出了鼻腔给药方式。后来实验证明，扎那米韦鼻腔给药对人也有效。缺乏选择性的抑制剂

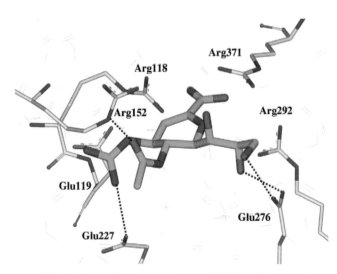

图 18.8 扎那米韦与神经氨酸酶复合物的 X 射线晶体结构（PDB 代码：1NNC）

（**6**），最初在病毒感染的小鼠体内模型试验中，常规给药没有显示出活性。然而后来通过鼻腔给药展现出疗效[16,29]。

18.3 奥司他韦的研发

开发可口服神经氨酸酶抑制剂的研究目标导致了奥司他韦（**3**）的发现[17,32]。这个方向的研究工作开始于分析酶和唾液酸结合的 X 射线晶体结构和吡喃糖环构象，以及对 **1** 和神经氨酸酶复合物 X 射线晶体结构中的酶结合方式的研究。目标是用包含一个环内双键的碳环模板模拟改变结合构象的唾液酸。选择碳环模板是由于概念中一个环内双键碳环将比不饱和吡喃糖环（**5**）具有更好的化学稳定性。此外，先前的研究已经指出碳环取代基的立体化学性质对活性很重要。先前尝试用含有适当的极性基团的苯环去模仿吡喃糖环，但该类分子不能够与酶的极性结合口袋相互作用而未能显示抑酶活性。

根据环内双键和羧酸基团的相对位置，最初设计出两种可能的同分异构体的碳环结构（**8,9**，图 18.9）[17]。结构（**8**）是一个模仿过渡态羰基氧鎓离子中间体如图 18.4 所示，而结构 **9** 双键位置同已知抑制剂和过渡态模拟化合物 **5** 相同。碳环其他附属官能团的选择是基于酶与特定的官能团相互作用的信息。需特别指出的是：羧酸基团需要被保留，用于和三天冬氨酸簇之间形成相互作用。适当立体化学的 4-氨基基团也应被保留，因为前期的工作已证明了它在酸性结合口袋能以静电和氢键相互作用方式增加抑制效力。此外，该乙酰氨基基团在碳环以相应的立体化学方式与活性位点形成关键的相互作用。在 5 甘油型脂肪链的地方，一个羟基被插入在 C-3 位，用于模拟过渡态双键的电子特性。为了解哪种区域异构体更适合与酶的相互作用，两个简单的羟基衍生物被制备及测试。化合物（**8**）是有活性的[17]，而化合物（**9**）即使在较高测试浓度时也没有显示出抑制活性。

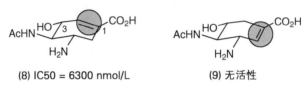

(8) IC50 = 6300 nmol/L   (9) 无活性

图 18.9   碳环抑制剂（**8** 和 **9**）的结构和活性

早期的神经氨酸酶抑制剂较差的口服生物利用度是由于大量亲水性基团的存在，亲水性基团阻碍了分子通过细胞膜吸收。需要优化新设计化合物的亲油和亲水平衡这一重要的特性。为了提高亲脂性，吉利德的研究人员决定优化甘油脂肪链。X 射线晶体结构的研究表明：**1** 或 **5** 的甘油型链的近端羟基不参与酶残基极性相互作用，末端羟基与 Glu276 形成双齿氢键。也有人指出，甘油型链的碳原子之一能够与酶形成疏水性相互作用。基于这种分子的洞察力，研究人员通过探索位于环己烯骨架 3 位不同的脂肪族醚来优化与酶的疏水作用[17]。

如图 18.10 所示，化合物（**8**）的 C-3 位羟基被转化成甲基醚（**10a**），显示出更高的活性。随后，从甲基醚 **10a** 逐渐增加脂肪链的长度，所得新化合物的活性不断增加（**10a～10c**）。这一结果表明，该链是填充在对应位置的疏水性口袋中。链长度从一个碳增加到三个碳时，活性持续增加，但到四个直链碳（**10d**）时活性降低（比较 **10d** 和 **10c**）。有趣的是，支链有提升活性的趋势（**10e～10g**）。由于异构体（**10f** 和 **10g**）具有相似的抑制效力，明确指出侧链的立体化学并不是特别重要，无论乙基的哪种立体构型都可参与填充疏水口袋。因此，相应的 3-戊基类似物（**10h**）被设计并合成了出来。该衍生物比抑制剂（**10f** 和 **10g**）表现出近 10 倍的活性增强。化合物（**10h**）（奥司他韦的活性形式）在细胞筛选实验中对实验室菌株和临床分离流感病毒株表现出良好的抗病毒活性。奥司他韦羧酸分别具有 EC50 和 EC90 值的范围从 0.0008 到 > 35 mmol/L 和 0.004 到 >100 mmol/L。

虽然化合物（**10h**）显示出良好的抗病毒特性，但它由于吸收差还不足以做成口服制剂。为了提高口服生物利用度，它被制成一个前药（奥司他韦，**3**，图

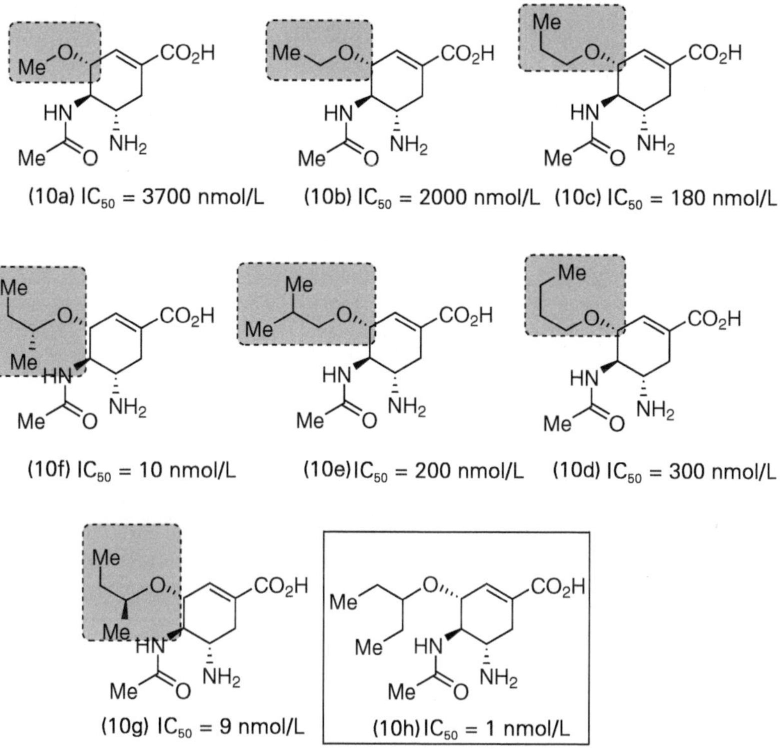

(10a) IC$_{50}$ = 3700 nmol/L　(10b) IC$_{50}$ = 2000 nmol/L　(10c) IC$_{50}$ = 180 nmol/L

(10f) IC$_{50}$ = 10 nmol/L　(10e) IC$_{50}$ = 200 nmol/L　(10d) IC$_{50}$ = 300 nmol/L

(10g) IC$_{50}$ = 9 nmol/L　(10h) IC$_{50}$ = 1 nmol/L

图 18.10　神经氨酸酶抑制剂(10a~10h)的结构和活性

18.1)，将游离羧基替换为代谢不稳定的酯。该药物被配制成磷酸盐，经口服，药物在患者胃肠道中被迅速吸收。肝酯酶将酯前体药物转化为活性奥司他韦羧酸（图 18.11）。这一策略可使人体绝对口服生物利用度达到 80% 左右。此外，在给药 30 min 后奥司他韦羧酸可在血浆中能检测到，其最大药物浓度出现在给药后 3~4 h[33]。

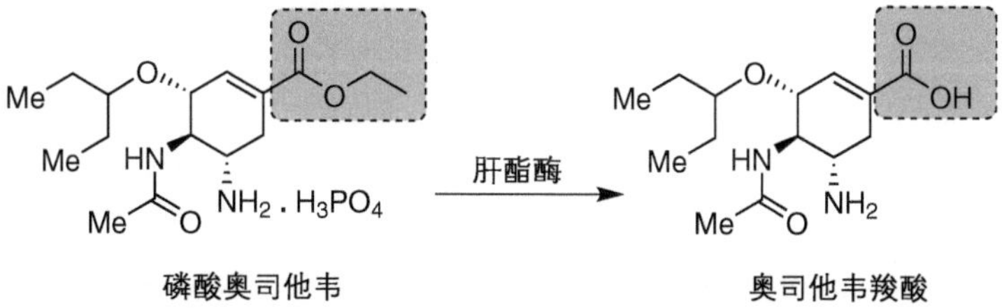

磷酸奥司他韦　　　　　　　奥司他韦羧酸

图 18.11　前药转化为活性药物

通过抑制剂(10h)和神经氨酸酶复合物的 X 射线晶体结构，研究人员获得了配体-酶结合位点分子级别的相互作用[32,34]。如图 18.12 所示，抑制剂(10h)在神经氨酸酶多个关键活性位点都产生了相互作用。研究发现：脂肪醇醚之所以能产生结合，是由于在神经氨酸酶和其抑制剂 **1** 和 **5** 复合物的 X 射线晶体结构中观察到的谷氨酸羧基发生运动并离开了原来的位置。这个运动是由抑制剂（**10h**）诱导并辅以 Glu276 和 Arg224 之间的静电相互作用形成的。该运动创造出的亲脂性口袋恰好被（**10h**）的 C-3 位 3-戊基醚部分完美填充。不幸的是，这一残基的运动也产生奥司他韦的致命弱点，使它容易对耐药病毒株失效。事实上，耐药病毒株含有 R292K 变异，该变异通过 Lys292 和 Glu276 之间形成的盐桥阻止了亲脂性口袋的结合[34]。

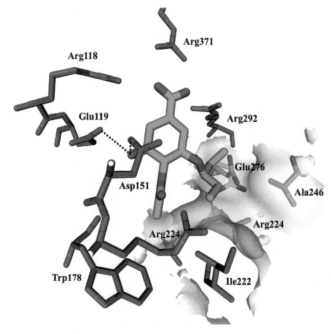

图 18.12 神经氨酸酶和抑制剂（**10h**）复合物的 X 射线晶体结构（PDB 代码：2QWK）

神经氨酸酶-1 复合物的 Glu276 残基显示为粉红色

18.4 结论

20 世纪 80 年代解析出的神经氨酸酶晶体结构，以及从天然底物和抑制剂与酶的晶体结构中获得的结构信息和相互作用为基于结构的药物设计奠定了坚实的基础。这种对结构信息的洞察是基于结构的药物设计中的核心，并最终导致了扎那米韦和奥司他韦的发现。对扎那米韦的临床实验显示其口服生物利用度差并快速被排泄。因此，奥司他韦作为一种口服替代药物被研发出来。由于它们被用于临床治疗重症流感，这两种药物都已被报道产生了耐药病毒株，特别是在 2009 年猪流感和季节性甲型流感中，都出现了病毒对奥司他韦耐药的报道。流感病毒至今依旧会导致显著的发病率和病死率，严重的病毒流行，特别是涉及耐药病毒株的流行威胁巨大。进一步的药物研发，特别是针对病毒复制的关键生化靶标，对开发新的、更有效地治疗方法至关重要。

（韦昌青　译）

参 考 文 献

第 19 章
碳酸酐酶抑制剂治疗青光眼－多佐胺的设计和开发

19.1 引言

青光眼是一种严重的视神经损伤,假如不加以治疗可导致永久性失明。青光眼主要分为两大类:开角型青光眼和闭角型青光眼,最常见的是开角型青光眼[1]。原发型青光眼是一种后天获得的,慢性渐进的视神经疾病。几大危险因素已经被证实,它们包括:高龄、家族史、糖尿病和眼内压升高。眼内压升高导致视神经损伤进而发展为青光眼[1-4]。

眼内压升高主要原因是睫状体产生的眼房水产生和流出不平衡造成的。房水主要是由于眼后房碳酸酐酶活跃的代谢过程产生的。房水通过瞳孔由后房进入前房,再通过眼小梁网状结构流回后房。由于流出受阻,造成房水积压,导致眼内压升高进而发展为视神经损伤[5-6]。眼内压升高可以通过局部或全身给药来降低,如:胆碱能抑制剂、前列腺素、β肾上腺素能受体(β受体)抑制剂、α肾上腺素能受体(α受体)抑制剂或碳酸酐酶抑制剂[5]。抑制碳酸酐酶,降低了碳酸氢根负离子的产生,从而减少了房水的生成,进而降低眼内压。目前,多佐胺和布林佐胺(图 19.1)是两个口服碳酸酐酶抑制剂,用于治疗青光眼[1,5,6]。

碳酸酐酶是一类广泛表达的酶,能够催化二氧化碳的水合反应产生碳酸氢根负离子(反应式 19.1)。人体中,已知十六种碳酸酐酶同工酶分布在不同的组织和亚细胞定位中[7]。多种碳酸酐酶作为靶点治疗疾病,例如:水肿青光眼肥胖和骨质疏松症[8,9]。

$$CO_2 + H_2O \Longrightarrow HCO_3^- + H^+ \qquad 反应式\ 19.1$$

人体碳酸酐酶的 X 射线晶体结构是 1972 年解析出来[10],又在 1982 年进行了修订[11]。从此,人们深入研究了它的催化机制,了解了很多细节[8,11-14]。碳

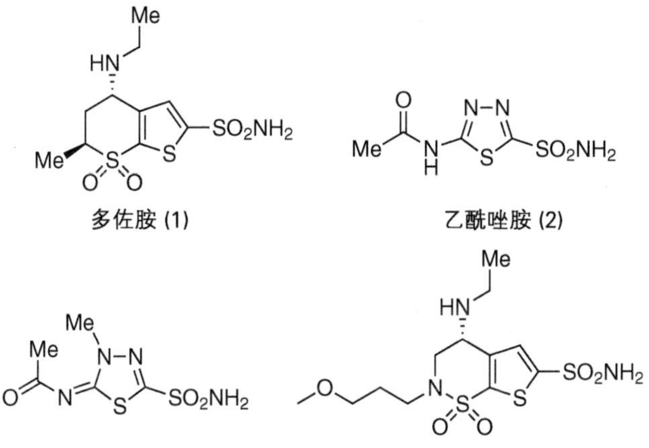

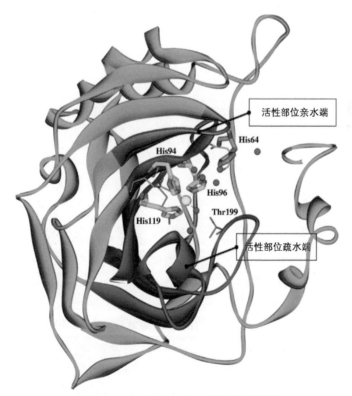

图 19.1 多佐胺(**1**)、乙酰唑胺(**2**)、醋甲唑胺(**3**)、布林佐胺(**4**)的化学结构

酸酐酶是一种金属酶,包含一个催化活性所必需的锌离子,锌离子位于深度 15 Å 的活性部位底部间隙(图 19.2)。锌离子与三个组氨酸残基配位(His119,

图 19.2 碳酸酐酶 Ⅱ 的 X 射线晶体结构

锌离子如黄色球体所示(PDB code:1CA2)

His96 和 His94），还和一个在活性构象中脱去质子的水分子配位。活性部位包含一个疏水端，亲脂性的二氧化碳结合在这里。

　　碳酸酐酶的催化机制如图（图 19.3）所示。氢氧根离子进攻二氧化碳的碳原子，形成一个碳酸氢根结合锌离子的中间态，水分子随后取代碳酸氢根离子。之后，质子锌-水复合物通过 His64 上的咪唑转移，产生氢氧根离子，酶活性重新形成。

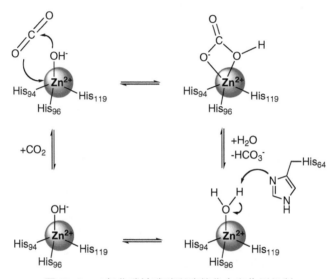

图 19.3　二氧化碳被碳酸酐酶催化水和作用机制

19.2　多佐胺的设计和开发

　　多佐胺（**1**，图 19.1）是一个基于结构设计的碳酸酐酶抑制剂。目标是开发成为眼部局部用药的活性炭酸酐酶抑制剂。之前，碳酸酐酶抑制剂乙酰唑胺已经作为全身给药治疗青光眼被广泛使用。它只能短期使用降低眼内压。全身给药的乙酰唑胺常常伴有副反应，例如，四肢刺痛、金属味、疲劳、沮丧、失重和代谢酸性中毒。这些副反应可能由于碳酸酐酶同工酶在人体组织中广泛分布和其广泛参与的生理学过程所致。

　　因此，局部给药的碳酸酐酶抑制剂是被认为可以避免全身给药而带来的副反应。不巧的是乙酰唑胺的水溶性差，不能做成局部给药所需的剂型。作为眼部给药合适的剂型通常需要药物至少 2% 的水溶性。因此，研究目标是设计更加亲水的碳酸酐酶抑制剂。然而,过于亲水将导致药物在靶组织中很难被吸收,相反,过于亲脂将很难做成局部用药的溶液。所以,维持亲水亲脂平衡是很重要的。

乙酰唑胺属于一类磺胺类碳酸酐酶抑制剂,未被取代的磺胺基团通过取代金属离子水合物中的氢氧根离子与酶中的锌离子结合[8,14]。为了发现局部给药的碳酸酐酶抑制剂,Merck 的研究者们研究了几种利用一级磺胺和锌结合的芳杂环化合物。这一系列 2-磺酰胺基-7,7-二氧噻喃并噻吩化合物,显示出令人注目的抑制活性和水溶性[16,17]。化合物(S)-5 和(R)-5(图 19.4)展示了纳摩尔级的碳酸酐酶Ⅱ的抑制活性。有趣的是这些衍生物也展示了对于碳酸酐酶活性位点的立体化学倾向性。对映体中 S-构型比 R-构型更有效。

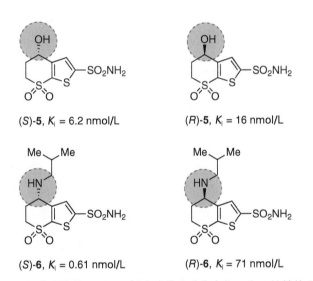

(S)-**5**, K_i = 6.2 nmol/L　　　　(R)-**5**, K_i = 16 nmol/L

(S)-**6**, K_i = 0.61 nmol/L　　　(R)-**6**, K_i = 71 nmol/L

图 19.4　2-磺酰胺基-7,7-二氧噻喃并噻吩化合物 5 和 6 的结构和活性

取代氢氧根基团引入烷基胺类衍生物,改善酶活性的同时,提高水溶性。化合物(S)-6 比(S)-5 在抑制活性上提高 10 倍。而 R-构型[(R)-6]在活性方面不到(S)-6 的百分之一。为了弄明白酶-抑制剂的相互作用的立体选择性问题,化合物(R)-6 和(S)-6 分别和碳酸酐酶Ⅱ的 X 射线晶体结构被解析出来[17]。

X 射线晶体结构揭示了两个对映体和酶之间有相似的相互作用,未被取代的磺酰胺取代氢氧根离子和锌离子结合。两个对映体抑制剂之间主要的不同点在于它们的结合构象或者说生物活性构象(图 19.5)。尤其,N-S-C-S 构成的二面角(红色所示,图 19.5)显示两个抑制剂构象有 14° 的扭曲。在(S)-6 和

(R)-**6** 没有结合酶的低能构象中,这两个二面角约是 90°(从头计算)。然而,和酶结合后的构象所展示的二面角分别是 144°和 158°。这个二面角越是偏离低能值,化合物的自身能量对抑制剂-酶结合物的结合能的影响越不利。

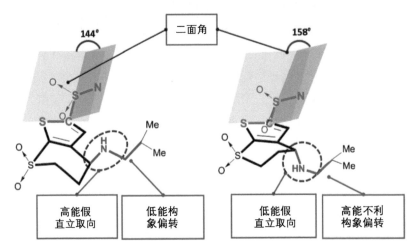

图 19.5 (S)-**6**(左边)和(R)-**6**(右边)在碳酸酐酶Ⅱ的 X 射线晶体结构中的生物活性构象图解

在(S)-**6** 和(R)-**6** 中二面角的不同取决于噻吩环上胺基取代基的构象不同。在酶和化合物(S)-**6** 结合的过程中,烷基胺基链处在高能假直立构象,这对于异丁基找到一个合适的位置发挥最佳的作用是必需的。在对映体(R)-**6** 中,烷基胺位于更有利的假平伏构象,异丁基在酶和化合物(S)-**6** 结合时一样占据了一个相似的位置。然而,对于(R)-**6**,异丁基有稍微不利的构象偏转。异构体(S)-**6** 和(R)-**6** 这种构象的不同导致两个对映体和酶结合时亲和力的不同。

为了稳定化合物(S)-**6** 处于直立键的烷基胺基构象,在噻吩的 2 号位引入了一个有确定立体化学的甲基[18]。为了抵消引入甲基而增加的亲酯性,异丁基胺基被乙基胺基所代替。这样的修饰导致了多佐胺(**1**)的诞生[18,19]。甲基能够控制噻吩环的构象有利于乙基胺处于假直立构象,减少化合物 6 和酶结合过程中的能量损失以增加亲和力($K_i=0.37$ nmol/L；$IC_{50}=0.23$ nmol/L)。多佐胺的生物活性构象以及其和酶结合的模型如图(图 19.6)所示。磺酰胺基取代了氢氧根离子和锌原子发生相互作用。此外,骨架上氮原子和 Thr 199 侧链上的羟基形成两个氢键(骨架上氮原子和 Thr 199 侧链上的羟基形成一个氢键,磺酰胺上的氧和 Thr 199 侧链上的胺基形成另一个氢键,译者按)。另外,砜上的一个氧原子和 Gln 92 形成一个氢键。

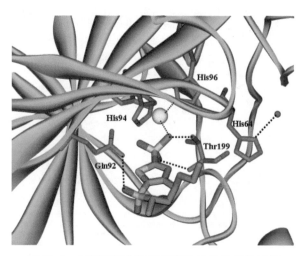

图 19.6 多佐胺结合碳酸酐酶 II X 射线晶体结构

结合抑制剂的和未结合抑制剂的碳酸酐酶 II 一个主要的差异在于 His 64 侧链的移动变化。在抑制剂结合时，His64 侧链的变化已经通过比较多佐胺和其结构类似物（**7**）和（**8**）（图 19.7）和酶结合模型以及亲和力进行了研究。化合物 **7** 和 **8** 分别由氨基和甲氨基取代多佐胺的噻吩 4 位。

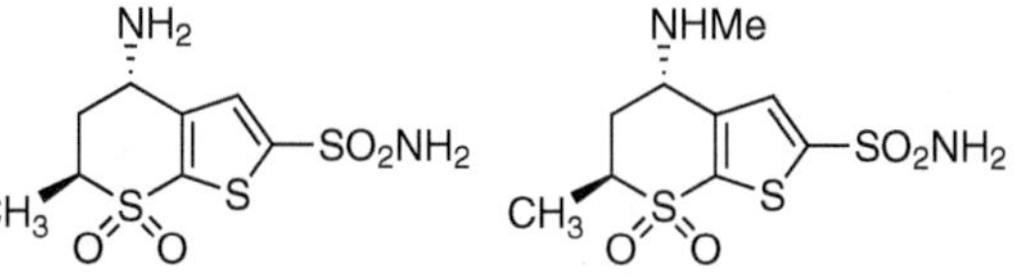

(**7**) K_i = 1.52 nmol/L   (**8**) K_i = 1.88 nmol/L

图 19.7 碳酸酐酶抑制剂 7 和 8 的结构和活性

两者和酶有相似的亲和力，都低于 4 位是乙基胺的多佐胺。如图 19.8 所示，多佐胺结合碳酸酐酶（黄色所示）叠加化合物 **7** 和酶结合结构（蓝色所示）。在多佐胺结合碳酸酐酶时，体积更大的乙基氨基迫使 His64 侧链采取一个相对于化合物 **7** 和酶结合或不结合抑制剂时所采取的不同构象。多佐胺和化合物（**7**）结合时亲和力的不同能够用熵来解释。在化合物（**7**）和酶结合或不结合抑制剂时，His64 中的咪唑环都结合两分子水。当多佐胺和酶结合时，His64 侧链移位释放两个结合水分子中的一个到溶媒中，这样可以使熵增加。通常认为，相对于化合物（**7**）和（**8**），多佐胺和碳酸酐酶独一无二的亲和力的一个主要原因在于 His64 失去了结合的水分子而导致熵增加。

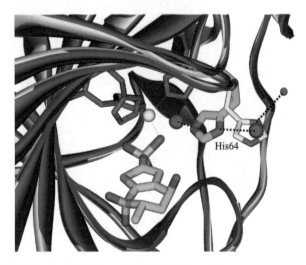

图 19.8 多佐胺结合碳酸酐酶Ⅱ X射线晶体结构（黄色；PDB code：1CIL）和化合物
（7）结合碳酸酐酶Ⅱ X射线晶体结构（蓝色；PDB code：1CIM）的叠合图
清晰度的原因，多佐胺的结构在此省略了

19.3 结论

治疗青光眼的多佐胺的成功开发标志着早期基于结构的设计策略的成功应用。多佐胺抑制人类碳酸酐酶的 K_i 值是 0.37 nmol/L。多佐胺眼药水制剂通过局部给药降低眼压。碳酸酐酶抑制剂现在作为利尿剂和青光眼抑制剂被广泛使用。5 个已知的碳酸酐酶家族几乎分布在有机体的所有细胞和组织中。每个碳酸酐酶家族又有几种亚型。开发针对不同同工酶亚型的特异性调节剂，有可能开发出有效地治疗癌症、肥胖、骨质疏松和传染性疾病的新药。

（周凯 译）

参 考 文 献

第 20 章
β-分泌酶抑制剂用于阿尔茨海默病的治疗
——临床前和临床抑制剂研究

20.1　引言

　　阿尔茨海默病(Alzheimer's disease,AD)是一种退行性神经变性疾病,可导致神经元细胞死亡、记忆丧失、认知功能下降和行为学改变。病理学定义为分子间黏性的淀粉样蛋白斑块的堆积和分子内由 tau 蛋白生成的难溶性纤维引起的神经纤维缠结。淀粉样蛋白斑块的主要成分是一种由 40～42 个氨基酸残基组成的多肽,即 β-淀粉样蛋白(β-amyloid,Aβ)。Aβ 多肽由一种或多种亚型的淀粉样前体蛋白(amyloid precursor protein,APP)经蛋白水解酶裂解产生,而后者是由第 21 号染色体上单一基因编码的一类跨膜糖蛋白。APP 的裂解包括两种途径,基本途径是由 α-分泌酶剪切位于 Aβ 序列中的 Lys16,进而形成可溶性的sAPPα,排除进一步生成 Aβ 的可能。此外,APP 还可被 β-分泌酶又名 β-位点淀粉样前体蛋白裂解酶或膜天冬氨酸蛋白酶 2(β-secretase 或 β-site APP-cleaving enzyme,BACE1 或 memapsin 2)和 γ-分泌酶水解生成 Aβ。APP 加工过程的异常调节通常发生在疾病早期,引起淀粉样 Aβ 多肽表达增加,进而导致阿尔茨海默病患者脑内的病理学改变。这些改变包括突触损伤、免疫活化、氧化应激和神经元死亡[1,2]。近期研究还表明可溶性 Aβ 低聚物可能介导神经毒性的产生[3-5]。

　　由于 Aβ 在阿尔茨海默病致病过程中所扮演的重要角色,β-分泌酶和 γ-分泌酶被视为阿尔茨海默病治疗的理想靶标用于药物开发[6,7]。其中,*BACE1* 作为阿尔茨海默病药物开发的重要靶标主要包括以下几点原因。首先,*BACE1* 作用于 Aβ 生成过程的限速步。其次,虽然 BACE1 的生理学作用未被完全阐明,但敲除 *BACE1* 的转基因小鼠未表现出明显的表型异常,表明抑制 *BACE1* 的治疗策略是可行的,而且不会引起严重的不良反应[8,9]。此外,BACE1 是一类天冬氨酸蛋白酶，目前已有数个天冬氨酸蛋白酶抑制剂开发成功（见第 11 章和第 17 章）。然而，BACE1 抑制剂的临床开发过程却面临一系列挑战。BACE1 抑制剂不仅需要具备良好的药代动力学性质，还必须能够透过血-脑屏障，并且具有一定的选择性以避免脱靶效应带来的毒性问题。相对而言，HIV 蛋白酶抑制剂和肾素蛋白酶抑制剂的选择性问题没有那么复杂，主要因为 HIV 蛋白酶与哺乳动物蛋白酶相比具有不同的底物适应性，而肾素蛋白酶具有高度的底物特异性。相反地，结构生物学研究表明 BACE1 具有广泛的底物适应性[10,11]。此外，BACE1 和 BACE2 这一类相关的天冬氨酸蛋白酶具有高度同源性，进一步增加了开发选择性 BACE1 抑制剂的难度。

虽然困难重重，诸多学术和工业界的实验室还是投入了极大的热情进行基于结构的 BACE1 抑制剂的设计用于阿尔茨海默病的治疗。由 CoMentis 公司开发的 CTS - 21166 是第一个进入临床研究的 BACE1 抑制剂[12]。由 AstraZeneca 开发的 AZD3839① 和 Merck 实验室开发的 MK - 8931 也在进行临床评价。此外，数个前景很好的临床前候选化合物正在开发之中[13,14]。近期也有许多综述总结了 BACE1 抑制剂的研究进展[10,15-17]。为了更深入地理解基于结构的 BACE1 药物的开发过程，接下来将介绍从类肽 BACE1 抑制剂到后期抑制剂 GRL - 8234 的演变过程。此外，还将讨论临床前和临床小分子抑制剂的发现和开发概况。

20.2 β-分泌酶及其 X 射线晶体结构

β-分泌酶的空载状态及其与抑制剂形成复合物的 X 射线晶体结构被成功解析[18-20]。β-分泌酶是一种跨膜天冬氨酸蛋白酶，包含一个管腔侧的 N 端结构域、一个跨膜结构域和一个胞质内的 C 端结构域。其晶体结构呈现胃蛋白酶家族经典的"双叶型"构象（图 20.1），N 端和 C 端结构域分别构成两个叶片，而配体结合裂缝位于两叶片中央。天冬氨酸催化残基 AsP32 和 AsP228 均位于底物结合裂隙的中央，flap 区域可以部分覆盖底物，具有较大的柔性，酶与底物结合之后和空载蛋白相比 flap 区域的位置发生了变化。N 端结构域的 Thr72 残基和 C 端结构域的 Arg235、Ser328 和 Thr329 残基共同构成活性位点的"瓶颈式"开放构象，这些氨基酸残基之间的距离决定了裂缝供底物通过的最小口袋。在

---

① 译者注：AZD3839 已经终止临床试验，现阶段处于临床三期研究的是 AZD3293。

这样的构象下为了能使底物顺利接触活性位点,底物和酶的侧链都必须具备一定程度的柔性。因此推测这种瓶颈式的构象限制了底物与活性位点的接触,有助于提高 BACE1 的底物特异性。

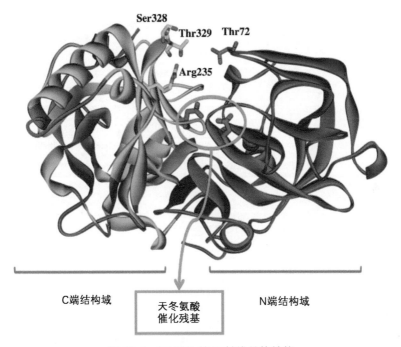

图 20.1 BACE1 的 X 射线晶体结构

N 端结构域(红色)和 C 端结构域(蓝绿色)用带状表示,催化天冬氨酸残基(AsP32 和 AsP228)用蓝色棒状表示,flap 区域用蓝色带状标示,底物结合裂缝用棒状标示(PDB 代码:1SGZ)

20.3 第 1 个类肽 BACE 抑制剂的开发

天冬氨酸蛋白酶 BACE1 由 5 个研究组独立进行了结构确认[11,21-24]。由于 BACE1 经克隆和表征被证实是一种 AD 干预治疗的可行性靶标,因此 Ghosh AK 等基于其作用机制设计合成了第 1 个由底物衍生而来的活性 BACE1 抑制剂[25]。这些抑制剂的最初设计思路是通过在剪切位点引入一个 Leu-Ala 二肽水解过渡态的电子等排体来模拟该过渡态。其中一个抑制剂展现出较高的 BACE1 抑制活性,K_i值为 1.6 nmol/L(**1**,图 20.2)。基于生物化学研究得到的剪切位点的优先顺序信息,研究人员选择了这个特殊的二肽等排体[11,12]。研究

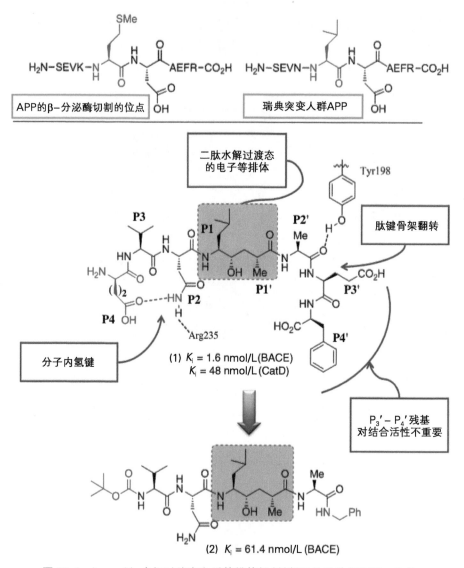

图 20.2　Leu-Ala 水解过渡态电子等排体抑制剂（1）的设计（OM99-2）及
后续类肽抑制剂先导化合物（2）的设计

表明，APP 被 β-分泌酶切割的位点包含一段 P5-P5′ 的 10 肽（SEVKM/
DAEFR），其中 P1 位的甲硫氨酸残基难以被 BACE1 水解。而源于瑞典突变人
群的 APP 10 肽（SEVNL/DAEFR）却是一类非常好的水解底物，因此，P_1 位置
选择了亮氨酸。虽然已知 $P_1′$ 位置理想的氨基酸为丝氨酸或天冬氨酸，但研究表
明丙氨酸也同样兼容[10]。此外，Leu-Ala 二肽等排体比 Leu-Asp 或 Leu-Ser
类似物亲脂性更强。为了得到真正有效地抑制剂，分子的亲脂性需要进一步细

致优化,因此 Leu - Ala 二肽等排体是一个非常好的研究起点。此外,它的合成便利性有助于更广泛地进行构效关系探索。引入被 β-分泌酶切割的瑞典突变人群 APP 的 Leu - Ala 二肽等排体得到了具有纳摩尔活性水平的 BACE1 抑制剂(**1**)(OM99 - 2)。随后,抑制剂(**1**)(OM99 - 2)与 β-分泌酶复合物的首个晶体结构于 2000 年被成功解析[18];不久之后,β-分泌酶的空载状态的 X 射线晶体结构也被成功解析[19,20]。基于 X 射线晶体结构的研究结果,类肽抑制剂(**1**)被缩减为以化合物(**2**)为代表的小分子类肽抑制剂。

20.4　抑制剂与 BACE1 复合物的 X 射线晶体结构

抑制剂(**1**)与 BACE1 复合物的 X 射线晶体结构如图 20.3 所示,抑制剂与酶的残基形成一系列氢键作用。与预期一致,抑制剂水解过渡态的羟基与 BACE1 催化位点的 AsP32 和 AsP228 残基形成关键的氢键作用。此外,在晶体结构中还观察到抑制剂与酶活性位点的相应氨基酸残基形成了数个氢键,而在真核天冬氨酸蛋白酶中这些大多是保守的氢键作用。值得一提的是,侧链 P_4 的谷氨酸残基和 P_2 的天冬酰胺形成一个分子内氢键,通过固定天冬酰胺残基的方向有助于其与 Arg235 形成氢键作用。此外,P_4 部分的羧基靠近 Arg235 和

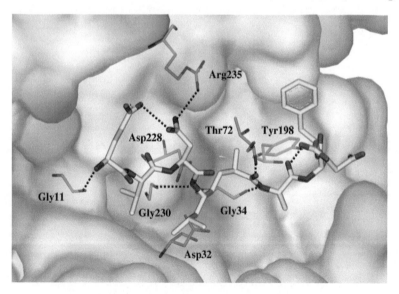

图 20.3　BACE1 与抑制剂(**1**)复合物的 X 射线晶体结构
抑制剂与酶相应残基的主要氢键作用已标示(PDB 代码:1FKN)

Arg304，因此，缺失 P_4 部分的抑制剂 OM99-1 的活性下降近 20 倍。抑制剂的分子骨架从 P_3 至 P_2 部分呈延伸构象，但 P_2 的羰基与 Tyr198 的羟基之间的氢键作用使分子骨架倾斜，偏离原来的延伸构象，使 P_3' 和 P_4' 侧链伸向酶的表面，与酶的相应位点紧密结合。X 射线晶体结构显示 S_1 和 S_3 子口袋恰好被抑制剂相应的疏水氨基酸残基占据[18]，表明 S_1 和 S_3 子口袋主要是由疏水氨基酸构成的。

此外，X 射线晶体结构还阐明了 BACE1 结合位点与胃蛋白酶家族其他相关的天冬氨酸蛋白酶的区别，例如与其他胃蛋白酶家族的天冬氨酸蛋白酶相比，BACE1 的 S_2 和 S_4 子口袋是亲水性的。抑制剂(**1**)与酶的结合模式和相互作用的详细解析为基于结构的 BACE1 抑制剂的设计提供了非常重要的模板，这些分子结合性质被用于指导后续的抑制剂优化以降低分子质量和改变分子的类肽性质[10,18]。

上述 X 射线晶体结构的信息表明，部分抑制剂残基的缺失对结合模式影响不大(图 20.3)。P_2' 的羰基和 Tyr198 的羟基之间的氢键作用导致分子骨架发生翻转，使 P_3'-P_4' 之间的残基发生倾斜，伸向酶表面，因此这两个残基与酶之间没有形成关键的相互作用。据推测苄基可以占据酶疏水的 S_3' 子口袋，因此研究人员去除了抑制剂的这两个残基而用苄基酰氨基团代替。

此外，研究人员还推测可以通过引入一个非天然氨基酸残基进一步优化天冬酰胺侧链和 Arg235 残基之间的氢键作用。通过增强 P_2 部分与其他氨基酸残基的相互作用可以去掉 P_4 部分的谷氨酸侧链，新增的基团能通过空间导向作用增强分子中天冬酰胺的酰胺键与 Arg235 残基的相互作用。研究者应用这种基于结构的切断策略得到了类 5 肽化合物(**2**)，并将它作为先导化合物用于构效关系探索[12,26]。

X 射线晶体结构表明，P_2' 位置可以容纳更大的取代基，因此研究人员设计并合成了 P_2' 位置为缬氨酸残基的抑制剂(**3**)。如图 20.4 所示，化合物(**3**)的抑制活性较化合物(**2**)有明显提高。研究人员以化合物(**3**)为基础，进一步尝试优化 P_2 部分的天冬酰胺残基，结果表明用甲砜基替代天冬酰胺的酰胺片段(抑制剂 **4**)同样适合 S_2 子口袋。相应的甲硫基取代的化合物活性下降 10 倍，表明砜基氧原子可能与 S_2 子口袋形成氢键作用。通过延长碳链得到化合物(**5**)，其 P_2 部分为甲硫氨酸衍生的砜基，但该化合物的活性并未得到提升。有趣的是，P_2 部分为甲硫氨酸的抑制剂(**6**)，其活性与化合物 5 相比提升了 3 倍左右。进一步尝试通过移除 P_3 部分的缬氨酸残基来降低分子质量(抑制剂 **7**)，导致抑制活性大幅下降[10,26]。

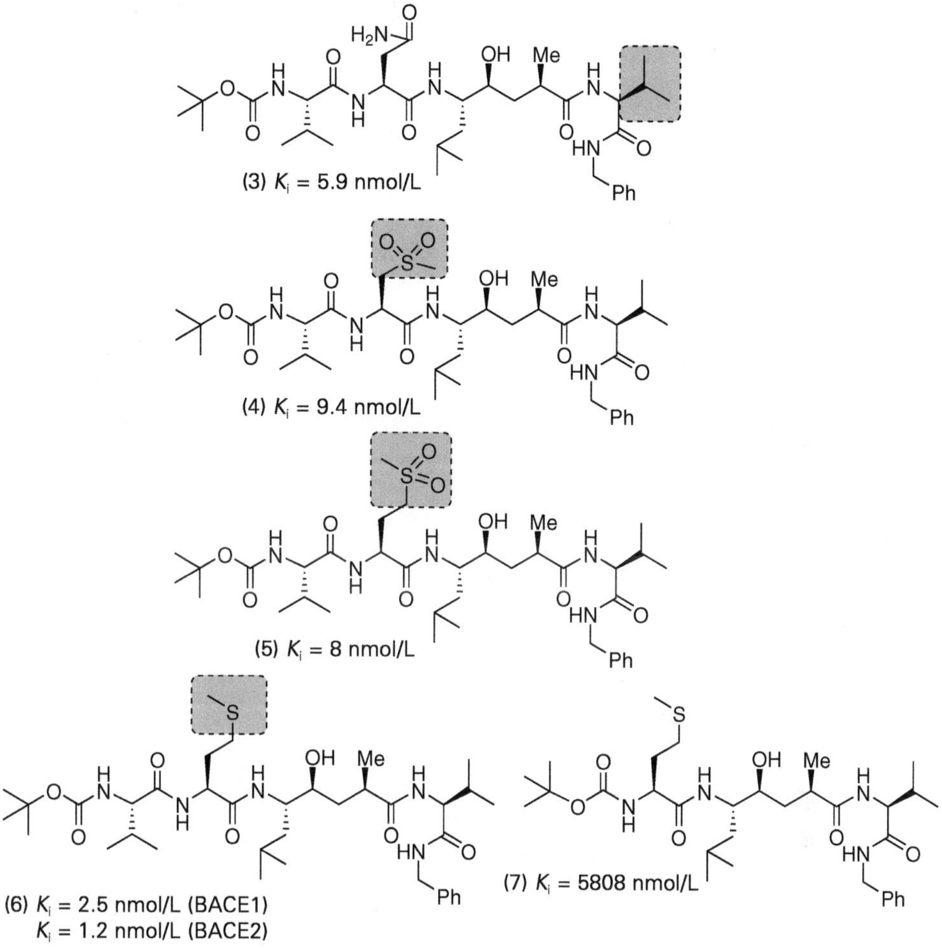

(3) K_i = 5.9 nmol/L

(4) K_i = 9.4 nmol/L

(5) K_i = 8 nmol/L

(6) K_i = 2.5 nmol/L (BACE1)
　　 K_i = 1.2 nmol/L (BACE2)

(7) K_i = 5808 nmol/L

图 20.4　抑制剂(**3**～**7**)的构效关系

20.5　选择性抑制剂的设计与开发

　　从治疗角度考虑，BACE1 抑制剂对其他天冬氨酸蛋白酶的选择性，尤其是对 BACE2 和组织蛋白酶 D 的选择性至关重要[27-29]。虽然上述抑制剂对 BACE1 具有较高的抑制活性，但不具备选择性，抑制剂 **6** 对 BACE2 的 K_i 值为 1.2 nmol/L。本书作者 Ghosh, A. K. 及其团队继续应用基于结构的设计策略开展了对 BACE2 和组织蛋白酶 D 具有选择性的抑制剂的开发。BACE1 和抑制剂(**1**)的复合物的 X 射线晶体结构阐明了 BACE1 与组织蛋白酶 D 口袋的关键差异,可以用于选择性研究。然而,针对 BACE2 的选择性问题则更难解决,因为前期研究表明 BACE1 和 BACE2 的底物特异性非常相近[29]。为了解决这个问题,研究人员应用同源建模来比较 BACE1 和 BACE2 的结构差异。

根据两者在 S_2 和 S_3 口袋的细微差异,研究人员采取的策略是将 P_2 和 P_3 位置替换为更小的杂环来增加氢键作用[30]。如图 20.5 所示,吡唑衍生物(8)与抑制剂(6)相比活性得到了保持,而针对 BACE2 的选择性则大幅提高,并且针对组织蛋白酶 D 也展现出一定的选择性。将碳端苄基酰胺替换为异丁基酰胺,并将 P_2 部分甲硫氨酸替换为 S-甲基半胱氨酸得到的抑制剂(9),对 BACE1 的抑制活性和对 BACE2 的选择性都进一步提升,但其对组织蛋白酶 D 的选择性只有 3 倍。氧化化合物(9)的硫原子为砜基得到相应的抑制剂(10),展现出次纳摩尔级的 BACE1 抑制活性和非常高的对 BACE2 和组织蛋白酶 D 的选择性。将化合物(10)中的次甲基吡唑氨基甲酸酯替换为次甲基噁唑衍生物得到了高活

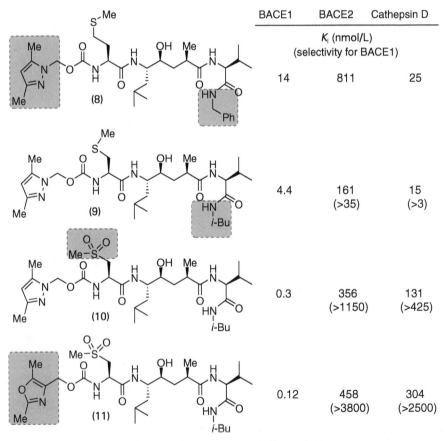

	BACE1	BACE2	Cathepsin D
		K_i (nmol/L) (selectivity for BACE1)	
(8)	14	811	25
(9)	4.4	161 (>35)	15 (>3)
(10)	0.3	356 (>1150)	131 (>425)
(11)	0.12	458 (>3800)	304 (>2500)

图 20.5　抑制剂(8~11)的结构和选择性

性的BACE1抑制剂(**11**),对 BACE2 和组织蛋白酶 D 都具有非常好的选择性[30]。

抑制剂(**10**)与 BACE1 复合物的 X 射线晶体结构已被解析[30]。如图 20.6 所示,晶体结构表明吡唑氮原子所处的位置可以与 Thr232 侧链的羟基形成氢键作用,而吡唑环上的甲基恰好占据疏水的 S₃ 子口袋。此外,砜基的氧原子可以与 Arg235 形成氢键作用,推测这些相互作用有助于提高化合物(**10**)的选择性。基于以上分析,重新设计将吡唑杂环替换为更加稳定的二甲基噁唑衍生物,得到的抑制剂(**11**)进一步提高了 BACE1 活性和对 BACE2 以及组织蛋白酶 D 的选择性。

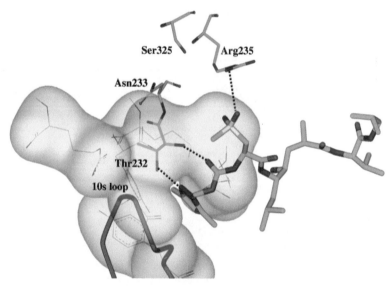

图 20.6　抑制剂(**10**)(蓝绿色)与 BACE1 复合物的 X 射线晶体结构
P₂ 和 P₃ 部分的氢键相互作用已标示(PDB 代码:2G94)

虽然抑制剂(**11**)具有非常高的选择性,但是其细胞活性有待进一步提高,在中国仓鼠卵巢(Chinese hamster ovary,CHO)细胞中的BACE1 抑制活性仅为低微摩尔水平。减少化合物的类肽性质、降低分子质量以及增加亲脂性成为新的优化目标。进一步研究探索了将 P₂ - P₃ 配体部分替换为官能团化的间苯二甲酰胺衍生物的可行性[31,32],如图 20.7 所示,P₂ 部分为 N-甲基磺酰胺的间苯二甲酰胺衍生物(**12**)具有较好的活性和选择性[33],但其细胞活性仍不能令人满意。

为了提高亲脂性,将二甲基噁唑片段替换为简单的芳环得到抑制剂(**13**),但其只具有中等的 BACE1 抑制活性。将苯甲酰胺替换为(R)-α-甲基苯甲酰胺得到的抑制剂(**14**)[33],在纳摩尔浓度下对 CHO 细胞展现出较好的 BACE1 抑

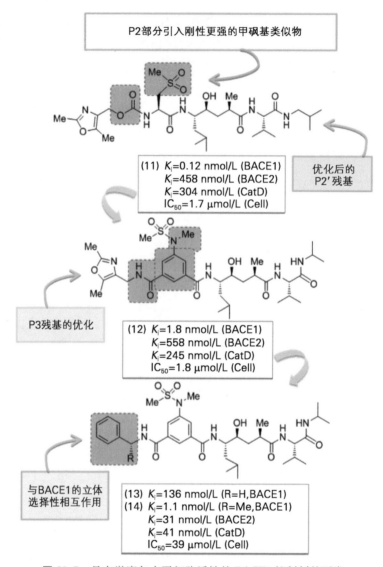

图 20.7　具有微摩尔水平细胞活性的 BACE1 抑制剂的开发

制活性。该化合物 α-苯甲酰胺位置的立体结构对活性至关重要，对应的(S)-α-甲基苯甲酰胺抑制剂活性则明显下降($K_i = 315$ nmol/L)。在转基因的 Tg2576 小鼠上进行的体内药效研究表明，腹腔注射抑制剂(**14**)(8 mg/kg)能观察到血浆的 $A\beta_{40}$ 水平下降了 30%[33]。由于这种小鼠模型中 $A\beta_{40}$ 的生成是大脑特异性的，而且 $A\beta$ 从脑组织到血液的外排过程很迅速，因此血浆中 $A\beta$ 水平的降低很可能是由于脑组织中 $A\beta_{40}$ 的生成被抑制导致的[33]。

　　抑制剂(**14**)与 BACE1 复合物的 X 射线晶体结构已被解析(图 20.8)，晶体结构表明抑制剂(**14**)的 P_1'-P_3' 部分的疏水和极性相互作用与抑制剂(**11**)类似,二者的显著区别在于次级侧链残基的相互作用。砜基与 Ser325 和 Asn233 残基形成氢键相互作用,而 α-甲基苯甲酰胺的位置,突显了 BACE1 结合缝隙的柔韧性。事实上,与化合物(**10**)的复合物晶体结构相比(图 20.6),化合物(**14**)的大位阻取代基导致了 10 s loop 的迁移[20],打开了一个疏水口袋,恰好可以被抑制剂(**14**)的苯环所填充。

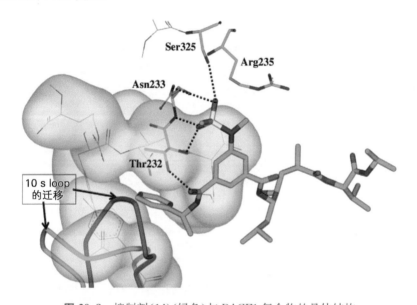

图 20.8 抑制剂(**14**)(绿色)与 BACE1 复合物的晶体结构

P_2 和 P_3 部分的氢键相互作用已标示;此外,与抑制剂(**10**)相比(图 20.6)、化合物(**14**)(绿色)复合物的 10 s loop 的迁移也已标示;构成 S_3-S_4 复合物子口袋的氨基酸用曲面表示(PDB 代码:2P4J)

20.6 具有临床开发潜力的小分子抑制剂的设计

如上所述,BACE1 抑制剂的研发历程由基于结构的设计流程指导,并利用体外和体内测试进行严格的评价,对 X 射线晶体结构的分析有助于更好地理解一些设计参数之间的关系和局限性。Ghosh AK 等最初的目标是希望得到对 BACE1 和细胞活性达到低纳摩尔水平的化合物,其分子质量应介于 550~600 Da 之间。基于结构的设计策略得到的先导化合物已经具备理想的类药性质,比如选择性、对体内 Aβ 生成的抑制作用、分子质量介于 600~650 Da 之间仍具有良好的血-脑屏障通透性[34]。

本书作者 Ghosh AK 及其团队接着探索将羟乙胺的电子等排体与不同类型官能团化的间苯二甲酰胺(isophthalamide)衍生物结合，作为 $P_2 - P_3$ 配体部分的 BACE1 抑制剂，由此得到一系列类药性的 BACE1 抑制剂（**15～18**），如图 20.9 所示[35]，部分抑制剂展现出活性、选择性和细胞抑制活性的提升。$P_2 - P_3$ 配体部分为$(R)-\alpha-$甲基苯甲酰胺而 P_2' 部分为缬氨酸异丙酰胺片段的抑制剂（**15**）只具有中等水平的 BACE1 抑制活性。当 P_2' 缬氨酸的酰胺部分用吲哚磺酰胺衍生物替换时，得到的抑制剂（**16**）对 BACE1 的抑制活性明显提升，并且对 CHO 细胞的 IC_{50} 值达到 200 nmol/L。将吲哚磺酰胺衍生物替换为 P_1' 为间三氟甲基苯基提高了抑制剂的亲脂性，细胞活性得到进一步提升。抑制剂（**17**）具

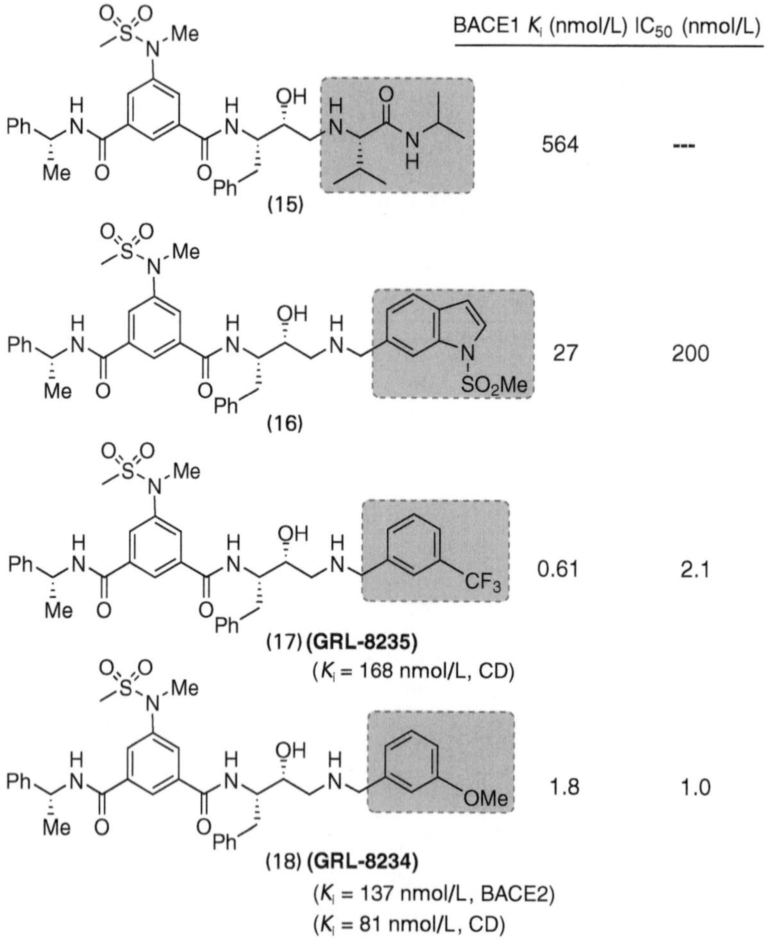

图 20.9　抑制剂（**15～18**）的结构和活性

有很高的 BACE1 抑制活性和很好的细胞水平 IC_{50} 值，此外与抑制剂（**14**）相比，抑制剂（**17**）对组织蛋白酶 D 的选择性进一步提升（>275 倍）。接下来将间甲氧基苯基引入 $P_1{'}$ 配体得到抑制剂（**18**）（GRL-8234），该化合物具有非常高的 BACE1 抑制活性和细胞活性，分子质量为 658 Da。基于该化合物的类药性质，研究人员选择它进行了体内药效研究。向转基因小鼠（Tg2576）腹腔注射 8 mg/kg 抑制剂（**18**）能够抑制 Aβ 的生成，给药 3 h 后血浆 $Aβ_{40}$ 的平均水平下降 65%。抑制剂（**18**）表现出适度的 BACE2 选择性（K_i= 137 nmol/L，对 BACE1 的选择性达 75 倍）和组织蛋白酶 D 选择性（K_i= 81 nmol/L，对 BACE1 的选择性达 45 倍）[35]。

　　通过解析抑制剂（**18**）与 BACE1 复合物的 X 射线晶体结构可以增强对配体-结合位点相互作用的理解，图 20.10 标示了在 BACE1 活性位点的多样化的疏水和氢键相互作用。抑制剂的磺酰胺取代基在 S_2 子口袋形成数个氢键作用，间苯二甲酰胺取代基的羰基与 flap 区域的 Thr72 残基形成极性相互作用，α-甲基苯甲酰胺恰好可以占据子口袋，而另一个芳环则表现出广泛的疏水作用。

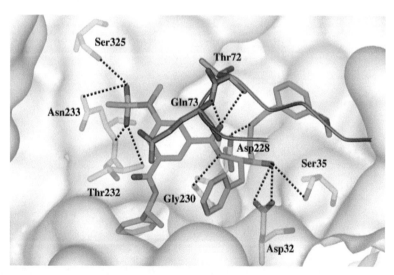

图 20.10　抑制剂（**18**）（GRL-8234）与 BACE1 复合物的 X 射线晶体结构
主要的氢键用虚线标示，被抑制剂所填充的酶的相应子口袋用曲面标示（PDB 代码：2VKM）

　　此外研究人员还通过减少酰胺键设计了一系列高活性和高选择性的 BACE1 抑制剂[36]。包含该类骨架的抑制剂由于具有可质子化的氨基，除了可以增加水溶性，还有利于抑制剂穿透细胞膜，因此很有希望被开发成一系列新颖的 BACE1 抑制剂。如图 20.11 所示，将包含（*R*）-α-甲基苄基间苯二甲酰胺的 P_2-P_3 配体部分连接到一个简化的多肽电子等排体上来模拟多肽水解的过渡态[36]，得到的抑制剂(**19**)具有一定的酶和细胞水平活性。为了进一步提升结合活性，基于抑制剂(**1**)与 BACE1 复合物晶体结构的指导，在 P_1' 侧链引入一个羟基有助于与 Tyr198 的羟基形成氢键作用。由此得到的抑制剂(**20**)具有很高的 BACE1 抑制活性(K_i＝17 pmol/L)和细胞活性(IC_{50}＝ 1 nmol/L)。此外，该化合物对 BACE2 表现出大于 7000 倍的选择性，对组织蛋白酶 D 表现出大于 250 000 倍的选择性。抑制剂(**20**)与 BACE1 复合物的 X 射线晶体结构已被解析，结果表明 P_1' 的羟基位置靠近 Tyr198 以形成一个氢键作用。羟基的立体化学非常重要，因为包含差向异构羟基的抑制剂(**21**)对 BACE1 的抑制活性显著下降。抑制剂(**20**)相应的甲醚衍生物(**22**)的抑制活性同样下降。此外，去掉一级侧链的羰基后，化合物的 BACE1 抑制活性丧失[36]。

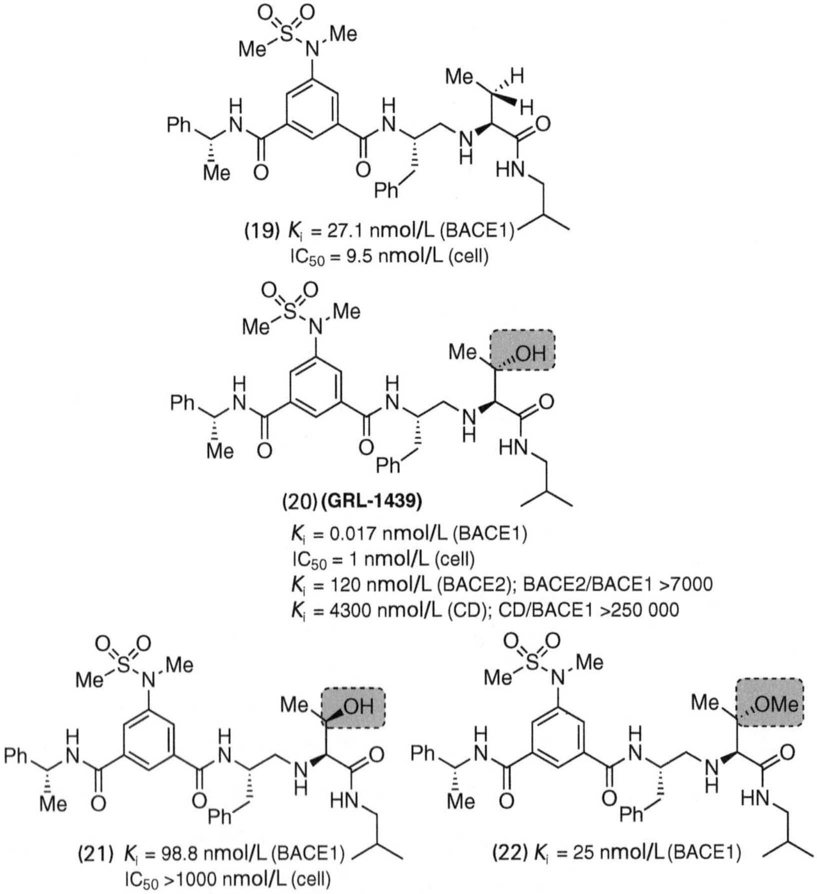

图 20.11 BACE1 抑制剂(**19～22**)的结构和活性

20.7 GRL‐8234(18)在 AD 小鼠中改善认知功能减退

在概念验证性的动物体内实验中,Ghosh AK 通过与 Jordan Tang 和 David Holtzman 的合作研究,证实了抑制剂(18)能够改善转基因 AD 小鼠的认知功能减退[37]。在实验的 220 日期间,通过植入 Tg2576 幼鼠体内(5.5 个月鼠龄时植入)的渗透泵来输送药物溶液(33.4 μg·g⁻¹·d⁻¹)或阳性化合物溶液,可以观察到给药组与阳性对照组相比,血浆 Aβ$_{40}$ 和 Aβ$_{42}$ 的水平降低了 65%(图 20.12)。在 1.5 和 4.6 个月时用水迷宫(Morris water maze)进行认知功能测验,结果表明两组疗效没有显著差别。但在 6.7 个月时,通过时间延迟(time latency)、环交叉指数(annulus crossing index,ACI)和时间象限(time in quadrant)评价,给药组的认知表现明显优于对照组。其他实验发现在鼠龄 8 个月或 9.6 个月时开

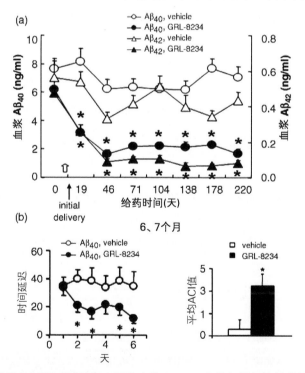

图 20.12 给予 BACE1 抑制剂 **18** 可以改善 Tg2576 小鼠年龄相关性的认知功能减退

(a) 对照组和给药组小鼠血浆 Aβ 水平。(b) 治疗 6.7 个月后对照组和给药组小鼠的认知表现(左侧:时间延迟;右侧:环交叉指数)。治疗组小鼠的认知能力明显提升

(本图由参考文献 **37** 的图 3 和图 4 修改得到)

始给药,认知功能改善分别发生在给药 5 个月和 7.5 个月之后。

此外,研究人员观察到治疗组小鼠与阳性对照相比,斑块水平和淀粉样蛋白负荷量下降,但脑内 Aβ 低聚物水平只有轻微改变,此外还发现给予抑制剂治疗的小鼠数月后脑内也没有出现 Aβ 前体蛋白的聚积。这些实验结果第一次直接证明了用 BACE1 抑制剂(GRL-8234,**18**)治疗 Tg2576 小鼠能够改善年龄相关的认知功能减退。观察结果证实了 Aβ 的聚积可以导致 Tg2576 小鼠认知功能减退,进一步支持了以减少 Aβ 聚积为 AD 治疗策略的观点。需要特别指出的是,用 GRL-8234 治疗 10 月鼠龄的 Tg2576 小鼠未能改善其认知功能,表明在人类 AD 患者中需要及早开展降低淀粉样蛋白水平的治疗[37]。

通过 Ghosh AK 位于 Purdue University 的实验室与 Jordan Tang 位于 Oklahoma Medical Research Foundation 的研究人员的协作研究,第一个高活性的 BACE1 抑制剂被设计合成,并成功解析了其与 BACE1 复合物的 X 射线晶体结构,为后续药物设计提供了模板。随后,Ghosh AK 等发展了基于结构的 BACE1 抑制剂的设计策略,并开发了一系列工具和策略用于化合物对 BACE2 和组织蛋白酶 D 的选择性研究。Ghosh AK 还通过由 Jordan Tang 和 Arun Ghosh 创立的生物制药公司 CoMentis 实施了一系列的抑制剂优化工作,其中一个 β-分泌酶抑制剂 CTS-21166(结构暂未披露)成为第一个进入临床开发的 BACE1 抑制剂[12]。

20.8 处于临床开发阶段的 BACE1 抑制剂

为了开发 BACE1 抑制剂药物,药物候选化合物需要具备能够穿透血-脑屏障的能力,保持对生理方面重要的天冬氨酸蛋白酶的选择性,此外还需要具备能够抑制 Aβ40-Aβ42 多肽生成的活性。具有低分子质量和低氢键供体数(最好≤3)的抑制剂更容易透过血-脑屏障,从而到达靶标酶发挥治疗作用[34]。为了实现这些目标,近年来基于片段的药物设计受到持续关注,这种方法有助于发现低分子质量的新结构骨架。通过合理的基于结构的药物设计可以进一步提高这些小分子抑制剂的活性和选择性。通过这种途径,已有数个能够透过血-脑屏障的小分子 BACE1 抑制剂被成功开发甚至已经完成临床一期试验,其中有两个药物已经进入下一阶段临床研究。

20.8.1　临床抑制剂 AZD3839 的开发

　　来自 AstraZeneca 的 Folmer RHA 及其同事应用基于磁共振的片段筛选方法发现了一类具有 6-丙基异胞苷(6-propylisocytosine)骨架(**23**)的结构新颖的 BACE1 抑制剂[38]。应用表面等离子共振(surface plasmon resonance,SPR)测试,化合物(**23**)在 1 mmol/L 浓度时表现出 28%的抑制率[38,39]。随后,对包含异胞苷母核的内部化合物库进行筛选发现了二氢异胞苷(**24**),500 μmol/L 浓度下其抑制率为 20%[39]。化合物(**24**)与 BACE1 复合物的 X 射线晶体结构表明其以一种不稳定的船式构象与酶结合,如(**24a**)所示(图 20.13)。这种构象比相应的椅式构象的能量高 1.4 kcal/mol。AstraZeneca 的研究人员设想将 6-位引入甲基取代以提高船式构象的稳定性进而提高活性,因此合成了化合物(**25**),并通过 SPR 和荧光共振能量转移(*fluorescence resonance energy transfer*,FRET)方法进行活性测试,结果表明其活性确实得到提升(IC$_{50}$=140 μmol/L,SPR)。进一步针对抑制剂(**25**)进行结构优化得到的抑制剂(**26**),具有次微摩尔水平的活性[39]。

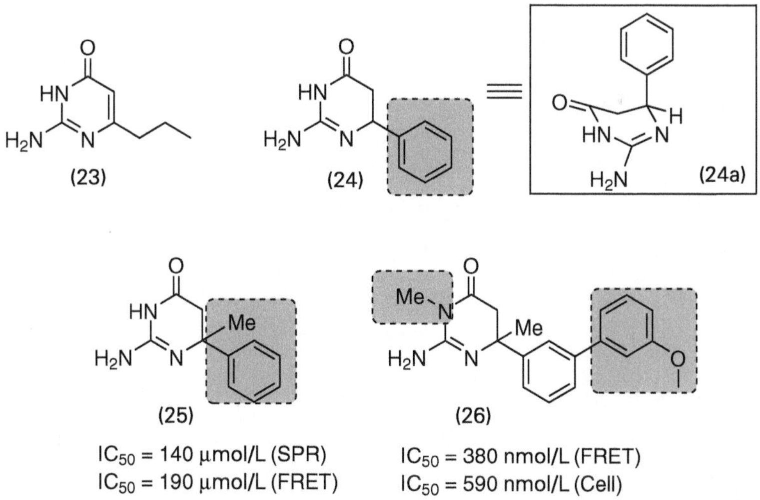

IC$_{50}$ = 140 μmol/L (SPR)　　　IC$_{50}$ = 380 nmol/L (FRET)
IC$_{50}$ = 190 μmol/L (FRET)　　　IC$_{50}$ = 590 nmol/L (Cell)

图 20.13　早期包含异胞嘧啶骨架的 BACE1 抑制剂(**23~26**)的结构和活性

　　抑制剂(**26**)与 BACE1 复合物的 X 射线晶体结构已被解析。如图 20.14 所示,异胞嘧啶母核与催化位点的 Asp32 和 Asp228 残基形成氢键相互作用,3′-甲氧基的氧原子与 Ser229 残基的羟基形成氢键作用,抑制剂的二苯基取代基占据疏水的 S$_1$ 和 S$_3$ 子口袋。

　　考虑到脒类官能团可以与催化的天冬氨酸残基形成相互作用,为提升抑制

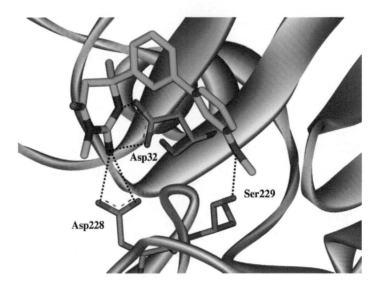

图 20.14 抑制剂 **26** 与 BACE1 复合物的 X 射线晶体结构

BACE1 与 **26**(蓝绿色)相互作用的关键残基(品红色)用棒状标示,二者的氢键作用用虚线标示(PDB 代码:2VA6)

剂活性,随后的研究将针对性地引入脒类官能团。由此得到分别具有氨基咪唑(aminoimidazole)和氨基异吲哚(aminoisoindole)骨架的活性抑制剂(**27** 和 **28**)(如图 20.15)[40]。抑制剂(**27** 和 **28**)具有低微摩尔水平的活性,但是其渗透性较差,研究人员选择抑制剂(**28**)进行结构优化以改善其药代动力学性质。在脒骨架的邻位引入氟原子,通过与脒的氨基形成分子内氢键来屏蔽氨基的溶剂效应,从而改善化合物的渗透性和降低 pKa。此外,将抑制剂(**28**)的 2 - 氟吡啶替换为嘧啶,得到的抑制剂(**29**)的渗透性明显提升,其 P - 糖蛋白(P - gp)外排比也有所下降,但化合物的活性随之下降 4 倍。进一步将二氟甲基引入化合物(**29**)的吡啶环邻位,得到的抑制剂(**30**)(AZD3839)活性恢复至与化合物(**28**)相近的水平,且具有较好的渗透性和低 P - gp 外排比。此外,抑制剂(**30**)对 BACE2 表现出 14 倍的选择性而对组织蛋白酶 D 表现出大于 1000 倍的选择性。

抑制剂(**30**)与 BACE1 复合物的 X 射线晶体结构阐明了化合物具有高结合活性的分子机制(图 20.16)。抑制剂(**30**)与 BACE1 以"瓣开"(flap - open)的构象结合,使得吡啶氮原子能够与 Trp76 形成氢键作用,脒片段与催化的 AsP32 和 AsP228 残基形成氢键相互作用,而嘧啶环的一个氮原子通过水分子介导与 Ser229 的羧基形成氢键作用。脒邻位的氟原子与 Thr231 的羟基距离接近,相

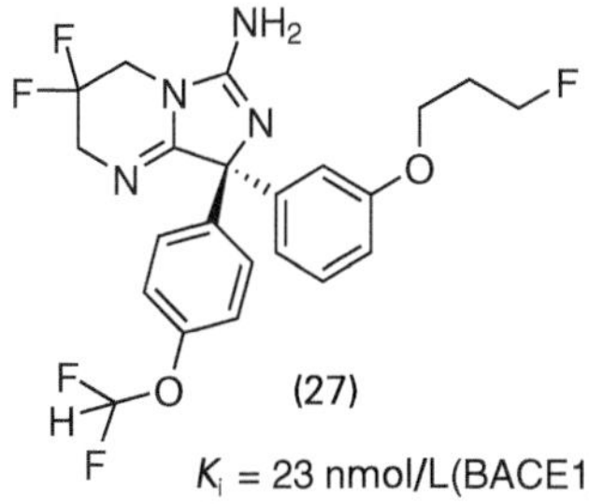

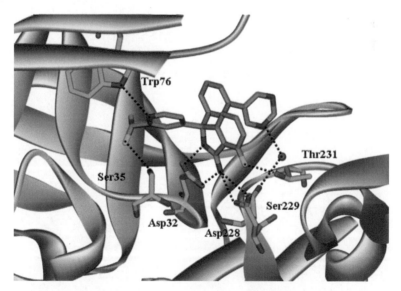

（27）
K_i = 23 nmol/L(BACE1)
Caco-2: 8

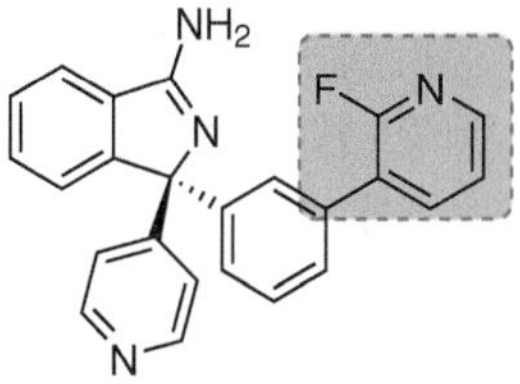

（28）
K_i = 20 nmol/L (BACE1)
Caco-2: 1
pKa: 8.4
外排比: >35

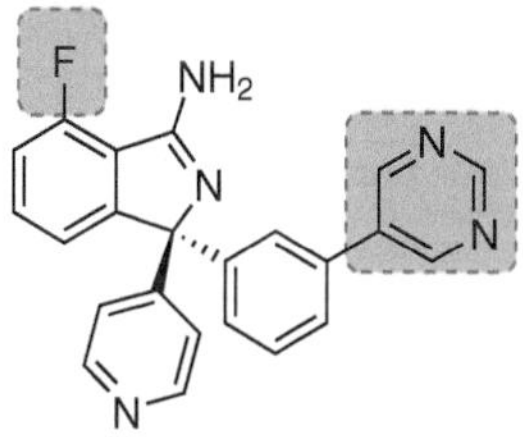

（29）
K_i = 93 nmol/L (BACE1)
Caco-2: 12
pKa: 7.2
外排比: 10

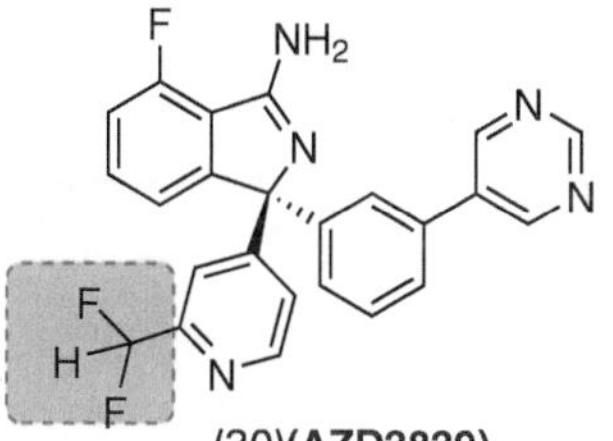

（30）(AZD3839)
K_i = 26 nmol/L(BACE1); K_i = 372 (BACE2)
Caco-2: 23
pKa: 7.1
外排比: 3.5

图 20.15 BACE1 抑制剂 27～30 的结构和活性

图 20.16 抑制剂（30）与 BACE1 复合物的 X 射线晶体结构。BACE1 与
30（品红色）相互作用的关键残基（绿色）用棒状标示，二者的
氢键作用用虚线标示（PDB 代码：4B05）

邻的苯基占据疏水的 S_1 子口袋。吡啶邻位二氟甲基上的其中一个氟原子与 Ser35 的羟基距离接近，这或许是其相对抑制剂(**29**)活性提高的原因。

研究人员选择 AZD3839(**30**)用于进一步临床开发。在高表达野生型 APP695 的 SH‐SY5Y 细胞株中，AZD3839 表现出降低 $A\beta_{40}$ 水平和减少 sAPPβ 生成的显著作用。它的血浆稳定性达 24 h 以上，C57BL/6 小鼠或豚鼠口服给予 AZD3839 或猴子静脉注射 AZD3839，均可降低血浆、大脑和脑脊液中的 $A\beta_{40}$、$A\beta_{42}$ 和 sAPPβ 水平[40]。AstraZeneca 于近期结束了 AZD3839 在健康受试者体内的临床一期试验，结果清楚地表明 AZD3839 能够剂量依赖性的降低 $A\beta_{40}$ 和 $A\beta_{42}$ 的生成，同时具有良好的耐受性[13]。

20.8.2 亚胺嘧啶酮类 BACE1 抑制剂的开发

Zhu, Z 等应用基于磁共振的片段筛选方法发现了一类低结合活性的小分子 BACE1 抑制剂——二苯基亚胺乙内酰脲(diphenyliminohydantion)(**31**)(图 20.17)[41]，Malamas MS 等同样独立地发现了抑制剂(**31**)[42]。抑制剂(**31**)具有较好的配体效率(ligand efficacy，LE)、药代动力学性质和对组织蛋白酶 D 的选择性。Merck 公司的 Cumming JN 等选择了化合物(**31**)进行后续优化[43]。化合物(**31**)与 BACE1 复合物的 X 射线晶体结构表明脒片段与催化的 AsP32 和 AsP228 残基形成氢键作用，其中一个苯环占据 S_1 疏水口袋(图 20.18)，第二个苯环占据靠近 S_2' 区域的位置。此外，X 射线晶体结构还表明 BACE1 的 S_3 口袋有足够的空间可以用于抑制剂(**31**)的进一步优化。研究人员推测将亲脂性取代基引入 P_1 苯环(环 A)，可以通过占据 S_3 口袋来提高结合活性，对接实验同样表明 3‐联芳环有助于占据 S_1 – S_3 口袋[43]。

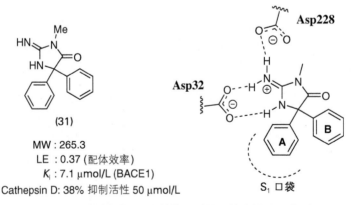

MW : 265.3
LE : 0.37 (配体效率)
K_i : 7.1 μmol/L (BACE1)
Cathepsin D: 38% 抑制活性 50 μmol/L

图 20.17 抑制剂(**31**)的结构和活性及结合模式示意图

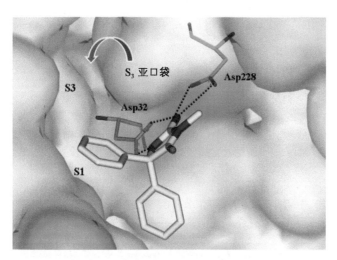

图 20.18　抑制剂(31)(黄色)与 BACE1 复合物的 X 射线晶体结构
(为了清晰度未标示 flap 区域)(PDB 代码：4DJU)

　　为了发现先导化合物,研究人员筛选了一系列具有 3-联芳基取代的消旋亚胺乙内酰脲类结构。其中具有 5-氯吡啶取代基的抑制剂(**32**)具有纳摩尔水平的活性(图 20.19)。对第二个苯环(环 B)进行优化得到活性进一步提升的抑制剂(**33**)(黄色),其与 BACE1 复合物的 X 射线晶体结构表明

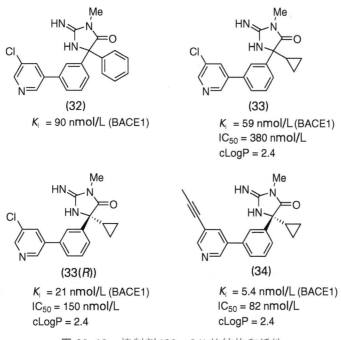

(32)
K_i = 90 nmol/L (BACE1)

(33)
K_i = 59 nmol/L (BACE1)
IC_{50} = 380 nmol/L
cLogP = 2.4

(33(R))
K_i = 21 nmol/L (BACE1)
IC_{50} = 150 nmol/L
cLogP = 2.4

(34)
K_i = 5.4 nmol/L (BACE1)
IC_{50} = 82 nmol/L
cLogP = 2.4

图 20.19　抑制剂(32～34)的结构和活性

吡啶环占据 S_3 口袋，氯取代基指向 S_3 子口袋，而脒官能团与催化的天冬氨酸残基形成氢键作用（图 20.20）。由于在消旋的 **33** 与 BACE1 复合物的晶体结构中只观察到 (R)-对映异构体的结构，因此认为 (R)-对映异构体活性优于 (S)-对映异构体。

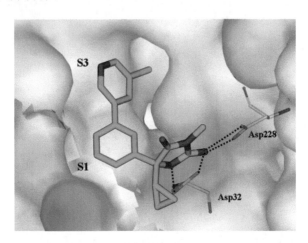

图 20.20 抑制剂 (**33**) 与 BACE1 复合物的 X 射线晶体结构（PDB 代码：4DJX）（为了清晰度未标示 flap 区域）。抑制剂 (**33**)（蓝绿色）与催化的天冬氨酸残基（黄色）的氢键作用用虚线标示

对 (**33**) 的 (R)-对映异构体进行评价，发现酶和细胞的抑制活性均得到提升，此外该化合物具有非常高的配体效率（LE=0.44），对组织蛋白酶 D 的选择性超过 350 倍。将氯原子替换为丙炔基希望它能够占据 S_3 子口袋的更深区域，得到的抑制剂 (**34**) 的 BACE1 和细胞活性进一步提升，对组织蛋白酶 D 的选择性也进一步提高（7500 倍）。

虽然抑制剂 (**34**) 具有纳摩尔水平的 BACE1 抑制活性、对组织蛋白酶 D 的高选择性和高达 0.43 的配体效率，但它的细胞和酶的抑制活性比仍然太高（>15），且难以很好地透过血-脑屏障。研究人员接下来以降低细胞和酶的抑制活性比为方向开展研究。为了实现这个目标，他们推测将五元的亚胺乙内酰脲替换为六元的亚胺嘧啶酮有助于提高抑制剂的碱性，这样可以使抑制剂进入酸性的胞内区域抑制 BACE1 介导的 APP 的加工。分子对接研究表明初级位点（结构 **35** 中的取代基 R，图 20.21）的取代基需要比苯环小，以避免与酶产生空间排斥，因此，研究者设计和评价了多种含亚胺嘧啶酮母核的化合物。如下所示，化合物 (**36**) 的细胞与酶的活性比为 1.3（抑制剂 **34** 的比率为 15），然而化合物 (**36**) 的活性并不高。将苯环替换为其电子等排体噻吩环，得到的化合物 (**37**) 的

BACE1 抑制活性和细胞活性提升了 6 倍以上。随后研究人员合成了将 3-丙炔基吡啶替换为 3-氰基吡啶的化合物（**38**），以期更深地占据 S_3 子口袋。抑制剂（**38**）表现出非常高的 BACE1 抑制活性和细胞活性，此外，它对组织蛋白酶 D 的选择性达 130 倍，且具有很好的配体效率（0.46）[44]。

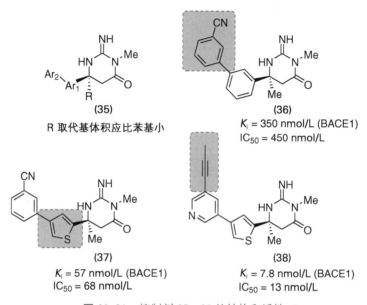

图 20.21 抑制剂 **35～38** 的结构和活性

除了 CTS-21166 和 AZD3839，Merck 研发实验室还宣布其小分子 BACE1 抑制剂 MK-8931（结构暂未披露）已经进入临床开发阶段。该抑制剂目前已经完成了临床 I 期试验并已开展临床 II、III 期试验[14]。

20.9 结论

在 BACE1 被发现、克隆和结构解析之后，基于结构的设计工具和开发有效地阿尔茨海默病治疗药物的研究策略都得到了快速的发展。但 BACE1 抑制剂的临床开发阶段却面临很多障碍和不确定性。需要面临的挑战有很多，包括药代动力学性质的优化、高选择性和有效透过血-脑屏障等需求。特异性转运体蛋白的存在使得外源性底物很容易从中枢神经系统中被排出，这也是该类研发工作的独特困难。非肽类小分子 BACE1 抑制剂的开发是一个多产的研究领域，已有数百篇文章和专利发表。基于结构的设计策略意义重大，研究人员仍在不断地构建结构、活性和酶功能的知识体系来克服困难。BACE1抑制剂的开发复杂而且极具挑战，而基于结构的设计策略为研究人员提供了有效的方法。

（赵乐乐　译）

参 考 文 献

索 引